W0255471

Überreicht
mit freundlicher Empfehlung

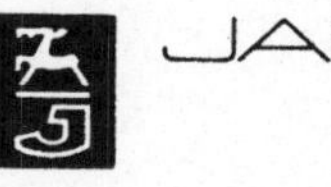

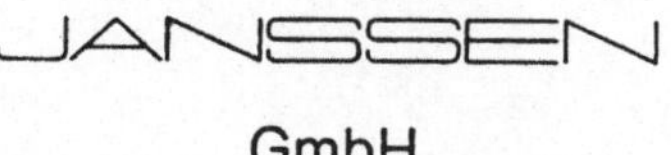

GmbH

MIGRÄNE

Praxis der Diagnostik und Therapie für Ärzte und Psychologen

Herausgegeben von
W. D. Gerber und G. Haag

Mit Beiträgen von

W. D. Gerber G. Haag W. Hamster H. D. Langohr
W. Larbig P. F. Schlottke G. Schroth A. Ziegler D. Zimmer

Geleitwort

K. Mayer und N. Birbaumer

Mit 50 Abbildungen

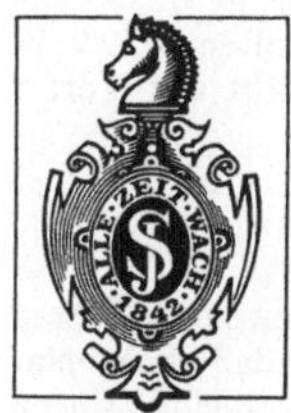

Springer-Verlag
Berlin Heidelberg New York 1982

Dr. Wolf-Dieter Gerber
Neurologische Klinik
der Universität Tübingen
Liebermeisterstraße 18–20
D-7400 Tübingen

Dr. Gunther Haag
Psychologisches Institut
der Universität Tübingen
Gartenstraße 29
D-7400 Tübingen

ISBN-13:978-3-642-93204-5 e-ISBN-13:978-3-642-93203-8
DOI: 10.1007/978-3-642-93203-8

CIP-Kurztitelaufnahme der Deutschen Bibliothek
Migräne: Praxis der Diagnostik u. Therapie
für Ärzte und Psychologen/
hrsg. von W. D. Gerber u. G. Haag. Mit Beitr. von W. D. Gerber . . .
Berlin; Heidelberg; New York: Springer, 1982.
ISBN-13:978-3-642-93204-5

NE: Gerber, Wolf-Dieter [Hrsg.]

Softcover reprint of the hardcover 1st edition 1982

2125/3130-54321

Geleitwort

Dieses Buch ist beispielhaft für die interdisziplinäre medizinisch-psychologische Zusammenarbeit in Forschung und Praxis, für die sich auch im deutschen Sprachraum der Begriff *Verhaltensmedizin* einzubürgern beginnt.

Der vorliegende Text sollte zunächst ein Praxishandbuch für Ärzte und Psychologen zur Behandlung des Migränekopfschmerzes durch Verhaltensmodifikation werden. Es ist mehr als das geworden: ein Handbuch der Migräne, in dem alle bisherigen Theorien und Erkenntnisse zur Ätiologie, Pathogenese und Klinik, alle bisherigen Erfahrungen und versuchten Techniken zur Diagnostik und Therapie der Migräne dargestellt und kritisch gewürdigt werden.

Die Ausführungen zeigen die Notwendigkeit und die Möglichkeit der Anwendung sowohl medizinischer als auch psychologischer Untersuchungs- und Behandlungsverfahren bei vorwiegend psychophysiologisch erklärbaren Beschwerden und Störungen, ferner, wie wichtig und sinnvoll es ist, psychologische Forschung und physiologische Forschung als integrierende psychophysiologische Wissenschaft zu betreiben.

Die in diesem Buch mitgeteilten psychologischen Behandlungsverfahren des Migränekopfschmerzes wurden zum Großteil in einem Forschungsprojekt des Schwerpunktprogrammes „Verhaltensmodifikation" der Deutschen Forschungsgemeinschaft entwickelt und erprobt in Zusammenarbeit der Arbeitsbereiche „Klinische und Physiologische Psychologie der Universität Tübingen" und der „Abteilung Neuropsychologie und Neurologische Poliklinik der Universität Tübingen". Die Autoren sind Ärzte und Klinische Psychologen der beiden Institutionen und anderer in- und ausländischer Forschungsgruppen. Alle sind zugleich therapeutisch engagierte Praktiker und Forscher.

Daher sind Grundlage der erprobten Therapieverfahren nicht spekulative Konzepte, sondern experimentell begründete Theorien der Allgemeinen und Klinischen Psychologie. Der Therapieerfolg und die Abgrenzung von einer Placebowirkung ist mit einem methodisch-statistisch anspruchsvollen Prüfverfahren abgesichert. Neue Therapieverfahren müssen sich in möglichst strengen experimentellen Prüfungen bewähren, bevor sie wiederholbar, empfehlenswert und in der Praxis anwendbar sind. So steht die kontrollierte psychologische Behandlung der Migräne durch Verhaltensmodifikation zweifellos erst am Anfang. Weitere Fortschritte sind nach den bisherigen Ergebnissen zu erwarten, einfachere und in der Praxis leichter anwendbare Modifikationen der Therapie sind noch zu erproben.

Dieses Handbuch dürfte sowohl dem an der Forschung der Migräne und ihrer Therapie Interessierten als auch dem behandelnden Praktiker dienen. Es wendet sich daher auch an die praktizierenden Ärzte und klinischen Psychologen aller Fachrichtungen.

Prof. Dr. Dr. Klaus Mayer
Abteilung Neuropsychologie und
Neurologische Poliklinik
der Universität Tübingen

Prof. Dr. Niels Birbaumer
Arbeitsbereich Klinische und
Physiologische Psychologie
der Universität Tübingen

Vorwort

Kaum eine andere Erkrankung fand in der Literatur so sehr empirisches, aber auch poetisches Interesse, wie die Migräne. Die Fülle der Studien, der anekdotischen Falldarstellungen und der Monographien scheint fast unübersehbar. Warum dann ein weiteres Buch zur Migräne?

Der Gedanke zur Abfassung dieses Buches entstand gerade aus der Unübersichtlichkeit der Migräneliteratur und der damit für uns oftmals evidenten Verunsicherung von Ärzten und Psychologen bei der Migränebehandlung. Vererbung, Wetterkrankheit, Aristokratenkrankheit und andere Stereotypien waren Schlagwörter, die diese Verunsicherung trugen. Diesen Stereotypien, die sich mitunter für den Patienten nachteilig als Vorurteile etablieren, durch eine Bestandsaufnahme zu begegnen, ist ein wesentliches Ziel dieses Buches. Darüber hinaus wollen wir den Versuch wagen, unsere mehrjährigen empirischen und praktischen Erfahrungen in Diagnose und Therapie der Migräne systematisch darzustellen, wobei die neurologischen und klinisch-psychologischen Kooperationsmöglichkeiten aufgezeigt werden sollen.

Ohne die persönliche und institutionelle Unterstützung von Herrn Prof. Dr. Dr. K. Mayer und Herrn Prof. Dr. N. Birbaumer, als Leiter unserer Abteilungen und zugleich federführende Leiter des von der DFG geförderten interdisziplinären Migräneprojekts, wäre dieses Buch nicht möglich gewesen. Ihnen beiden gilt unser ganz persönlicher Dank.

Allen Kollegen und Freunden, die uns mit Rat und Tat zur Seite standen, insbesondere den vielen engagierten Studenten, möchten wir an dieser Stelle für ihre Hilfe danken. Dem Springer-Verlag, und hier voran Herrn Dr. Thiekötter und Herrn Picht, möchten wir ob der immensen Geduld unseren Respekt zollen und danken. Schließlich wären die Untersuchungen und somit dieses Buch nicht möglich gewesen, ohne die Mitwirkung zahlreicher Patienten, die uns ihre Erfahrungen mit den durchgeführten Behandlungsmaßnahmen mitteilten.

Widmen möchten wir dieses Buch all denjenigen Kollegen, die bereit sind, Brücken zu schlagen und zu begehen, die eine Basis für die Kooperation zwischen Ärzten und Psychologen bei der Behandlung von Migränepatienten darstellen.

Tübingen, im Juli 1982

W. D. Gerber
G. Haag

Vorwort

Inhaltsverzeichnis

Mitarbeiterverzeichnis

Gerber, W. D., Neurologische Klinik der Universität Tübingen, Liebermeisterstraße 18–20, D-7400 Tübingen

Haag, G., Psychologisches Institut der Universität Tübingen, Gartenstraße 29, D-7400 Tübingen

Hamster, W., Neurologische Klinik der Universität Tübingen, Liebermeisterstraße 18–20, D-7400 Tübingen

Langohr, H. D., Neurologische Klinik der Universität Tübingen, Liebermeisterstraße 18–20, D-7400 Tübingen

Larbig, W., Psychologisches Institut der Universität Tübingen, Gartenstraße 29, D-7400 Tübingen

Schlottke, P. F., Psychologisches Institut der Universität Tübingen, Gartenstraße 29, D-7400 Tübingen

Schroth, G., Neuroradiologische Abteilung des Strahleninstitutes der Universität Tübingen, D-7400 Tübingen

Ziegler, A., Klinikum der Christian-Albrechts-Universität, Abteilung Pharmakologie, D-2300 Kiel

Zimmer, D., Psychologisches Institut der Universität Tübingen, Gartenstraße 29, D-7400 Tübingen

Einführung

W. D. Gerber und G. Haag

Die Migräneerkrankung ist nach wie vor ein in modernen Zivilisationsstaaten weit verbreitetes Leiden. Nach verschiedenen Schätzungen, die meist unterschiedlichen diagnostischen Kriterien unterliegen, nehmen bei uns ca. 2,5–5% der Bevölkerung wegen Migränebeschwerden irgendwann einmal in ihrem Leben therapeutische Hilfe in Anspruch. Bei zahllosen Kontakten mit Ärzten, Psychologen, Heilpraktikern, sogar manchen sogenannten Wunderheilern, hoffen die Patienten, endlich von ihrem qualvollen Leiden befreit zu werden. Dankbar nehmen sie jedes neue Medikament oder neue, mehr oder weniger skurrile Behandlungsverfahren auf, um dann jedoch oftmals bitter enttäuscht zu werden (Soyka 1979, S. 6). Gerade diese Enttäuschungen und das subjektiv oft als qualvoll erlebte Schmerzbild der Migräne, das meist mit einer starken Beeinträchtigung der allgemeinen Lebensführung – insbesondere der Arbeits- und Genußfähigkeit – einhergeht, läßt die häufigen Therapeutenkontakte dieser Patienten verständlich erscheinen. Ihr von Hilflosigkeit geprägtes Verhalten erweist sich auch volkswirtschaftlich als eine starke finanzielle Belastung des Gesundheitssystems. Aus all diesen Gründen erscheint jede Anstrengung gerechtfertigt, die zu empirisch gesicherten Methoden, zur Prävention und Therapie der Migräne führt.

Solche Bemühungen haben in der Medizin eine lange Tradition, wie die heute fast unüberschaubare Fachliteratur zur Pathogenese, Diagnostik und Therapie der Migräne eindrucksvoll belegt. Einige z. T. ausgezeichnete und umfassende Monographien (Wolff 1963; Barolin 1969; Dalessio 1972; Heyck 1975; Serratrice 1976; Huber 1981) stellen detaillierte Beschreibungen und differentialdiagnostische Abgrenzungen in den Vordergrund und diskutieren anhand vorliegender biochemischer und physiologischer Studien die pathogenen Mechanismen der Migräneerkrankung. Leider findet sich in vielen dieser Arbeiten wenig Raum für die Darstellung und Evaluation therapeutischer Maßnahmen. Auch wenn die Intensivierung der Forschung zur Ätiologie bzw. Genese der Migräne – insbesondere durch die Entwicklung neuerer medizinischer und psychologischer Technologien – nach wie vor eine zentrale Bedeutung in der Migräneforschung einnehmen muß, erscheint u. E. die Suche nach geeigneten Therapiemaßnahmen ebenso wichtig. Letztendlich wird es daher um die empirische Absicherung einer differentiellen Indikationsfragestellung zur Therapie der Migräneerkrankung gehen (vgl. Gerber et al. 1981). Die Planung und Durchführung möglichst geeigneter Therapiestrategien bei einem Migränepatienten muß dabei fern jeglicher vorurteilsbelasteter schulenzentrierter Ausrichtung von Therapeuten erfolgen. Globalaussagen wie „dieser Patient sollte psychoanalytisch" oder „verhaltenstherapeutisch" behandelt werden, entspringen meist mehr den Interessen oder Fähigkeiten des Therapeuten als den Bedürfnissen des hilfesuchenden Patienten.

Eine differentielle Indikation, d. h. die Zuordnung eines Patienten zu einer bestimmten Therapie aufgrund spezifischer Kriterien, muß zum derzeitigen Stand der Therapieforschung als noch unbefriedigend angesehen werden. Zu wenige Studien liegen vor, die Prädiktoren für wirkungsvolle Therapiemaßnahmen bei Migränepatienten aufzeigen. Zudem möchten wir mit Grawe (1981) bezweifeln, daß jemals eine direkte Zuweisung eines Patienten anhand ermittelter Kriterien zu einer bestimmten Therapiestrategie möglich sein wird, da nicht alle therapeutischen Techniken (z. B. die Psychoanalyse) einer empirischen Überprüfung zugänglich sind.

Wenn wir in diesem Buch den Versuch wagen, eine Reihe therapeutischer Verfahren darzustellen und unter der Indikationsfragestellung zu bewerten, so müssen unsere Ausführungen mangels empirischer Eindeutigkeit zuweilen hypothetischen Charakter annehmen und unser Bemühen, den Stand der Therapieforschung auf dem Hintergrund der Frage der Indikation bzw. der Effizienz darzustellen, kann strengen Kriterien nicht genügen (vgl. Grawe 1981). Trotzdem scheint es uns angebracht, den interessierten Leser möglichst anschaulich in die Therapie und auch in die Diagnostik der Migräne einzuführen. Dabei möchten wir neben einer Übersicht zum heutigen Stand der Migräneforschung konkrete Handlungsstrategien für den mit Migränepatienten konfrontierten psychologischen und ärztlichen Therapeuten vermitteln. Wir möchten hier den Versuch wagen, aufgrund vorliegender Studien zur Therapie der Migräne und aufgrund eigener mehrjähriger wissenschaftlicher Erfahrungen zur Diagnose und Therapie der Migräne einen praxisbezogenen Leitfaden zu entwickeln und darzustellen.

Eine praxisorientierte Darstellung diagnostischer und therapeutischer Techniken birgt leicht die Gefahr in sich, daß der Leser zu einer starren Übernahme oder aber zu einer voreilig kritischen Bewertung neigt. Um beiden Tendenzen zu begegnen, möchten wir die Darstellungen in diesem Buch als Anregung zum eigenen diagnostischen und therapeutischen Handeln mit Migränepatienten verstanden sehen. Zudem soll – unter Umgehung des Leib-Seele-Problems – aufgezeigt werden, daß medizinische und klinisch-psychologische Interventionen keinen einander ausschließenden, sondern ergänzenden bzw. teilweise austauschbaren Charakter haben sollen und können. Diesem Anspruch verpflichten sich die an diesem Buch beteiligten Autoren, die als Neurologen und Psychologen in der Diagnose und Therapie von Migränepatienten zusammenarbeiten.

Der Aufbau dieses Buches orientiert sich an der gemeinsamen Zielsetzung der Autoren, den Leser praxisorientiert von der ersten Kontaktnahme mit einem Migränepatienten bis zur Beendigung erfolgter Interventionen zu geleiten. Es versteht sich von selbst, solche Leser, die einen Überblick über die Migräneerkrankung erhalten möchten, durch eine kurze Einführung in die Symptomatik und Pathogenese zu informieren. Zur Vermeidung von Redundanz werden wir dabei die Leser, die sich gezielter mit spezifisch medizinischen und psychologischen Fragestellungen beschäftigen wollen, durch entsprechende Literaturverweise anregen (Kap. 1). Leser, die sich für die Ätiologie bzw. Genese und Pathophysiologie der Migräne interessieren, möchten wir auf Kap. 1 dieses Buches verweisen, in dem einige der vorliegenden Modellvor-

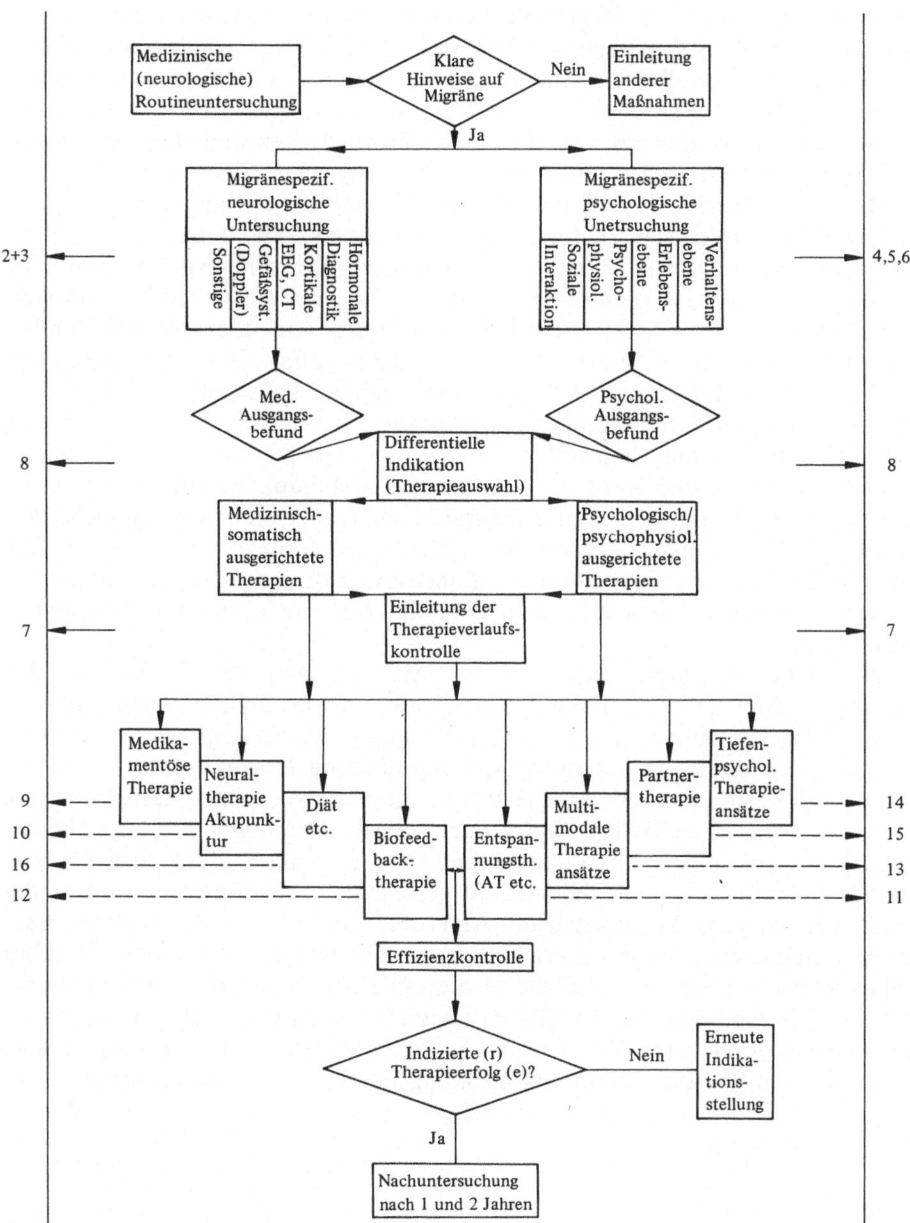

Abb. 1. Ablaufschema zur Diagnose und Therapie der Migräne – zugleich Gliederung und Übersicht über das vorliegende Buch

stellungen zur Ätiologie dargestellt werden. Diesen informierenden Kapiteln folgt die Darstellung des diagnostischen und therapeutischen Ablaufgeschehens, das wir übersichtshalber in einem Flußdiagramm (Abb. 1) veranschaulicht haben.

So ist es leicht möglich, die einzelnen diagnostischen und therapeutischen Schritte aus medizinischer und klinisch-psychologischer Sicht zu verfolgen.

Der *diagnostische Bereich* umfaßt eine allgemeine und migränespezifische medizinisch-neurologische Untersuchung sowie eine psychologische Diagnostik. Die gesammelten Daten aus beiden diagnostischen Bereichen sind die Basis für Planung und Auswahl geeigneter therapeutischer Strategien (Indikationsstellung), die mit einer systematischen Einleitung von therapiebegleitenden Kontrollmaßnahmen verknüpft sind (Effizienzkontrolle). Die Wirksamkeit der durchgeführten Maßnahmen läßt sich somit anhand systematischer Aufzeichnungen durch den Patienten über den Verlauf der Symptomatik vor, während und nach der Therapie beurteilen.

Der therapeutische Bereich umfaßt die Darstellung verschiedener Interventionsverfahren bei der Migräneerkrankung. Dabei möchten wir nicht den Anspruch erheben, alle therapeutischen Verfahren aufgegriffen zu haben. Die Auswahl der hier genannten Interventionsformen orientiert sich vielmehr am Vorliegen von empirischen Studien zur Effizienz sowie an ihrer häufigeren Anwendung.

Wie Abb. 1 zeigt, sind wir der Ansicht, daß die Evaluation der Therapieeffekte anhand therapiebegleitender Kontrollmaßnahmen ggf. zu weiteren Interventionsmaßnahmen führen kann. Diese Maßnahmen werden sich aus einer erneuten Indikationsstellung ableiten lassen.

Die hier schematisch skizzierten diagnostischen und therapeutischen Strategien werden sicherlich häufig durch die institutionellen Rahmenbedingungen des jeweiligen Therapeuten mehr oder weniger eingeschränkt sein. Trotzdem hoffen wir, daß die hier vorgeschlagenen Strategien dem mit der Migräneerkrankung konfrontierten Arzt und Psychologen Anregungen zum eigenen diagnostischen und therapeutischen Handeln geben können. Darüber hinaus wünschen wir uns, daß die in diesem Buch angesprochenen medizinischen und psychologischen Inhalte zu einem besseren gegenseitigen Verständnis, zu einer verstärkten Kooperation zwischen Ärzten und Psychologen bzw. allen, die sich mit der Migräneerkrankung beschäftigen, führen werden.

1 Zum Krankheitsbild

G. Schroth und G. Haag

Auch in einem praxisorientierten Leitfaden sollte ein kurzer Überblick über den derzeitigen Wissensstand zu Fragen der Definition, Klassifikation, Ätiologie, Pathogenese und Epidemiologie der Migräne nicht fehlen. Im folgenden werden daher die wichtigsten Ergebnisse hierzu zusammengefaßt. Ausführlicher sind diese Grundlagen u. a. bei Barolin (1969), Heyck (1975) und Serratrice (1976) dargestellt (vgl. auch Abb. 3, S. 22).

1 Symptomatikdefinition

Definition und Symptomatik der Migräne werden in der umfangreichen Migräneliteratur keineswegs einheitlich beschrieben. Die Grenzen zu anderen Kopfschmerzformen sind fließend, und die Symptome können sehr vielfältig sein. Es wurde auf internationaler Ebene daher mehrmals versucht, eine einheitliche Definition des Erkrankungsbildes Migräne zu finden:

Das „Ad Hoc Committee on Classification of Headache" (1962) definierte Migräne als „wiederkehrende Kopfschmerzen von unterschiedlicher Intensität, Häufigkeit und Dauer. Die Anfälle beginnen im allg. einseitig und sind verbunden mit Appetitlosigkeit und manchmal auch Übelkeit und Erbrechen. Einigen Anfällen gehen auffallende Veränderungen der Sensorik, Motorik und Stimmung voraus oder begleiten sie. Die Anfälle treten oft familiär gehäuft auf".

Von der „Research Group on Migraine und Headache of the World Federation of Neurology" wurde 1970 eine ganz ähnliche Definition erarbeitet, jedoch mit dem Zusatz, daß „alle genannten Charakteristika nicht notwendigerweise bei jedem Anfall oder jedem Patienten vorhanden sein müssen". Beide rein symptomatischen Definitionen versuchen, dem vielfältigen Erscheinungsbild der Migräne gerecht zu werden. Die unscharfen, weit gefaßten Definitionen führten jedoch zu erheblichen Mißverständnissen und Fehlinterpretationen. So werden von einigen amerikanischen Schulen auch typische Formen der „cephalea vasomotorica" und andere z. T. nur einmalig auftretende Kopfschmerzen unter den Begriff „common migraine" zusammengefaßt (vgl. auch Mumenthaler 1979). Wir möchten daher die Definitionsbreite des Krankheitsbildes Migräne sehr eng fassen und haben hierzu 3 Symptomgruppen gebildet:

a) Symptome erster Ordnung

Anfallsartig und unregelmäßig periodisch auftretende Kopfschmerzen, deren Beginn und Ende deutlich abgegrenzt sind. Die (bei Migränepatienten nicht seltenen) Kopfschmerzen im Intervall müssen sich vom anfallsartigen Migränekopfschmerz deutlich abheben. Unbehandelt sollte die Schmerzphase länger als 3 h, im Regelfall jedoch nicht länger als zwei Tage andauern. Im Gegensatz zu den Gesichtsneuralgien sind Anfallsbeginn und -ende durch langsame Zu- bzw. Abnahme der Schmerzintensität charakterisiert.

b) Symptome zweiter Ordnung
Auftreten einer Aura in Form einer neurologischen Herdstörung mit fokalem Beginn und langsamer Ausbreitung, etwa 5–30 min vor der eigentlichen Kopfschmerzphase. Die kortikalen Reiz- oder Ausfallssymptome (Flimmerskotom) sind vorwiegend okzipital (ophthalmische Migräne), seltener im Gebiet der Zentralregion (Migraine accompagnée) lokalisiert. Die Symptome können auch noch während der Schmerzphase und sogar über sie hinaus andauern.

c) Symptome dritter Ordnung
Gastrointestinale Beschwerden in Form von Übelkeit, Brechreiz und Erbrechen;
Reizüberempfindlichkeit, vorwiegend gegen optische und akustische, seltener osmische Reize;
typische Kopfschmerzausprägung in Form einer Halbseitigkeit (Hemikranie; hiervon ist das Wort Migräne etymologisch ableitbar);
ex juvantibus: Erfolgreiche Anfallskupierung mit Sekalealkaloiden (Ergotamintartrat);
familiäre Häufung, d. h. Migräneerkrankungen bei Eltern oder Geschwistern.

Eine zusätzliche Erhärtung der Diagnose ist durch den Einsatz apparativer Diagnostik möglich (s. Kap. 3). Die migränetypischen Befundkonstellationen werden dort beschrieben.

2 Klassifikation der Migräne

Auch bezüglich der Klassifikation unterschiedlicher Migräneformen haben die derzeitigen rein phänomenologisch orientierten Unterscheidungen zu einer verwirrenden Vielfalt geführt (vgl. Schroth 1981, unveröffentlichte Dissertation, Tübingen). Tabelle 1 gibt einen Überblick über die deutsche und angloamerikanische Nomenklatur der wichtigsten Migräneformen und deren Häufigkeiten nach Heyck (1975) und in unserer eigenen Stichprobe.

2.1 Einfache Migräne

Hier fehlen definierte neurologische Herdsymptome. Eine unspezifische Aura wird jedoch nicht selten angegeben (in unserem eigenen Krankengut 16%). Der Begriff „common migraine“ wird im englischen Sprachraum nicht immer synonym mit „einfacher Migräne“ gebraucht. Oft werden unter diesem Begriff auch andere Kopfschmerzformen erfaßt.

Tabelle 1. Deutsche und angloamerikanische Nomenklatur der wichtigsten Migräneformen und deren Häufigkeit nach Heyck (1975) und nach unserer eigenen Stichprobe

Deutsche Nomenklatur	Prozentuale Häufigkeit		Angloamerikanische Nomenklatur
	Heyck	Eigene	
1. Einfache oder gewöhnliche Migräne	67,6	69,4	common migraine
2. Ophthalmische Migräne	32,4	17,4	classic migraine
3. Migraine accompagnée	–	8,3	hemiplegic migraine complicated
4. Basilarismigräne	–	3,3	basilar migraine
5. Ophthalmoplegische Migräne	–	–	ophthalmoplegic migraine
6. Sonderformen: retinale Migräne, Migräneäquivalente, Mischformen	–	1,7	retinal, facial migraine migraine equivalents

2.2 Ophthalmische Migräne

Diese ist charakterisiert durch kortikal hervorgerufene visuelle Reizanfallsymptome während der Auraphase. Im klassischen Fall sind dies homonyme, sich buschfeuerartig zur Peripherie hin ausbreitende Flimmerskotome in der Art von Fortikationsspektren (vgl. auch Heyck 1975).

Der klinischen Symptomatik (Dauer etwa 20 min) entspricht die kortikale „spreading depression“ (Leao 1944), die experimentell durch Hypoxie ausgelöst wird und sich unter Kaliumfreisetzung 2–3 mm/min ausdehnt. Der zeitliche Ablauf und die optische Struktur ist zwar interindividuell unterschiedlich, aber intraindividuell bei allen Anfällen weitgehend identisch.

2.3 Migraine accompagnée

Hierbei liegen neurologische Herdsymptome in der Zentralregion vor, z. B. Parästhesien, flüchtige Paresen, Aphasien, homonyme Hemianopsien etc. Meist treten diese Herdsymptome während der Aura auf, seltener mit oder nach Eintritt der Schmerzattacke und sind im Regelfall reversibel.

2.4 Basilarismigräne

Es handelt sich dabei um eine Migraine accompagnée des Hirnstamms (vertebrobasiläres Stromgebiet). Charakteristische Symptome sind: vorübergehende visuelle Reiz- oder Ausfallserscheinungen im gesamten Gesichtsfeld, ataktische Störungen, Menière-Symptomatik, Dysarthrie, beidseitige Parästhesien oder Paresen und insbesondere auch Vigilanzschwankungen mit amnestischen Phasen, „dreamy state“, zeitweilige Verwirrt- und Desorientiertheit sowie Zustände von Bewußtlosigkeit.

2.5 Ophthalmoplegische Migräne

Sie ist gekennzeichnet durch Hemikranien mit oft lange anhaltenden ipsilateralen Augenmuskelparesen. Angiographisch nachgewiesene Karotisverengungen im Sinus cavernosus (Walsch u. O'Doherty 1960) führten zu der Annahme, daß ein lokales Ödem der A. carotis interna zu einer Kompression der benachbarten Nerven führe. Bei dieser Migräneform ist es besonders wichtig, organische Veränderungen (z. B. Aneurysmen) differentialdiagnostisch auszuschließen (s. Kap. 2 und 3).

2.6 Seltene Sonderformen

Diese sind teilweise nur unscharf definiert: Typisch für die *retinale Migräne* sind monokulare Gesichtsfeldausfälle während der Aura. Die bei Kindern nicht seltene *abdominelle Migräne* mit kolikartigen Leibschmerzen wird oft erst retrospektiv diagnostiziert. Sie ist charakterisiert durch Erbrechen, Durchfälle und kolikartige Schmerzen im Bauchraum. Diese Symptome können sowohl isoliert als auch gleichzeitig mit Kopfschmerzen auftreten (s. auch Heyck 1975; Serratrice 1976).

Kopfschmerzfreie Migräneäquivalente entsprechen klinisch dem Bild transitorisch-ischämischer Attacken, deren Zuordnung zur Migräne umstritten ist (vgl. Rau u. Vetterli 1978).

Weitere Unterteilungen in menstruelle, diätetische, dysrhythmische oder zervikale Migräne sind eher verwirrend, da sie pathogenetische Zusammenhänge suggerieren, die bisher nicht nachgewiesen wurden. Eine sichere Zuordnung zu einer der aufgeführten Migräneformen ist nicht immer möglich, da sich nicht selten bei einem Patienten Elemente mehrerer Migräneformen mischen oder einander ablösen. Diagnostisch richtet man sich dann entweder nach dem häufigeren bzw. vorrangigen Erscheinungsbild oder, bei eindeutigem Symptomwandel, auch nach den zuletzt aufgetretenen Symptomen.

3 Symptomatologie und Phänomenologie aus psychologischer Sicht

Migränepatienten stehen im Vergleich zu anderen Patientengruppen (z. B. Hypertonikern) meist unter einem besonders starken Leidensdruck (vgl. Soyka 1979). In unserer Studie zeigte sich in der vorgelegten Beschwerdenliste (BL und BL'; v. Zerssen 1976) bei insgesamt 113 Migränepatienten ein statistisch erhöhter subjektiver Leidensdruck (Standardmittelwerte unserer Stichprobe bei BL = 7.37; bei BL' = 7,5, wobei der mögliche Höchstwert bei 9 liegt). Im Vordergrund der von den Patienten in der BL und BL' genannten Beschwerden stehen psychosomatische Symptome (eine faktorenanalytische Auswertung erbrachte einen Faktor, der v. a. psychosomatische Beschwerden beinhaltet). In Tabelle 2 sind die von den Patienten angegebenen Einstufungen der Beschwer-

Tabelle 2. Beschwerdenbereiche von 113 Migränepatienten unserer Stichprobe (in Prozentangaben) BL/BL' nach v. Zerssen (1976)

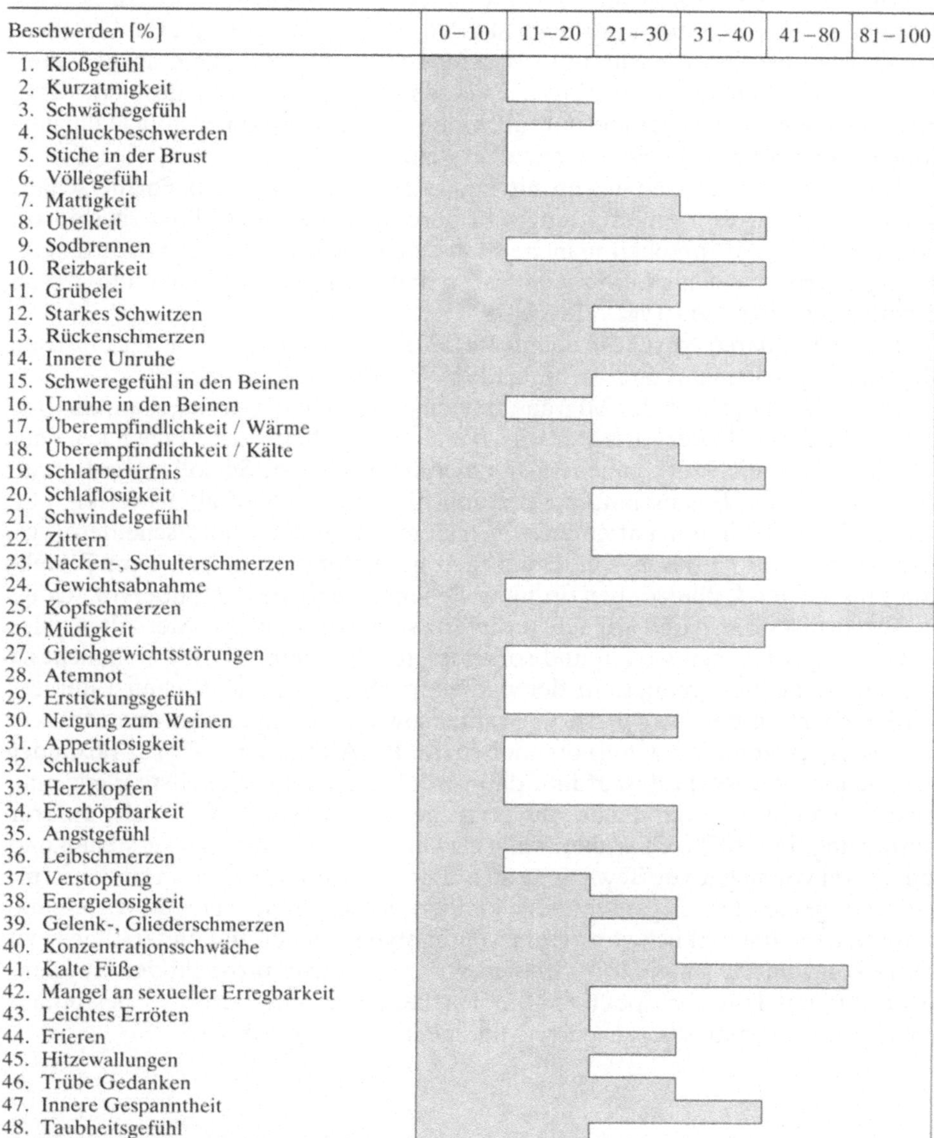

den graphisch dargestellt. Im Gegensatz zu einer Kontrollgruppe mit nichtmigränösen (z. B. zervikoenzephalen) Kopfschmerzen ließen sich aufgrund der Angaben in der Beschwerdenliste bei den Migränepatienten weniger neurologische Beschwerdebilder wie Schwindelgefühle, Zittern und Unruhe in den Beinen nachweisen. Psychisches Vorzeichen eines drohenden Migräneanfalls kann sowohl eine euphorische als auch eine depressive Stimmungslage sein.

Möglicherweise steht dies im Zusammenhang mit Störungen des Serotoninstoffwechsels oder Durchblutungsschwankungen im Temporallappen (vgl. Schroth 1981, Unveröffentlichte Dissertation, Tübingen). Im Anfall ist alles Sinnen und Trachten meist nur noch auf den schmerzenden Kopf, die Übelkeit, die Kreislaufbeschwerden und die Beseitigung dieser Symptome ausgerichtet. Er kann von hochgradigen Angstzuständen, depressiven Symptomen, Erregungszuständen, Verwirrtheit und auch deliranten Symptomen mit Halluzinationen und Dämmerzuständen begleitet sein.

Die Auswirkungen einer chronischen, starken Migräne auf Partnerschaft, Sexualverhalten, Freizeitgestaltung und berufliche Leistungsfähigkeit sind oft ganz erheblich. So sprechen manche Statistiken dafür, daß z. B. kopfschmerzbedingte Arbeitsausfälle bei Frauen fast so häufig sind wie Ausfälle infolge von Erkältungskrankheiten (vgl. Heyck 1975).

Die sekundären psychosozialen Begleiterscheinungen einer chronischen Migräne können mehr und mehr in den Vordergrund treten.

Bei der Pathogenese der Migräne spielen psychische Faktoren ebenfalls eine gewichtige Rolle. In der Literatur wird immer wieder heftig die Frage nach einer „Migränepersönlichkeit", einem „Migränetyp" diskutiert. So soll es bestimmte charakteristische Eigenschaften, Persönlichkeitszüge, Verhaltensweisen etc. geben, die den Migränepatienten von anderen Menschen unterscheiden (vgl. Kap. 4). Sie werden als besonders ehrgeizig, leistungsorientiert, zum Perfektionismus neigend, übertrieben ordnungsliebend, wenig flexibel, übervorsichtig, als sozial distanziert und sexuell desinteressiert beschrieben. Sie sollen alles besonders gut machen wollen und sollen unglücklich sein, wenn etwas nicht zu ihrer Zufriedenheit gelingt. In der psychiatrisch-psychoanalytischen Literatur werden ebenfalls der zwanghafte Charakter sowie verdrängte oder unterdrückte Feindseligkeitstendenzen hervorgehoben (z. B. Alexander 1977). Alexander weist jedoch mit Recht darauf hin, daß verdrängte Feindseligkeitstendenz eine äußerst häufig vorkommende menschliche Eigenschaft ist. Nach unserer Auffassung sind solche Charakteristika als Durchschnittswerte zu verstehen und sollten frei von negativer Bewertung sein. Die Schwankungsbreiten sind enorm, und die genannten Eigenschaften können lediglich als Trend verstanden werden; denn um wirklich von einem Migränetyp sprechen zu können, liegen zu wenig kontrollierte empirische Studien vor, v. a. keine prospektiven Studien. Denn nur mit Hilfe prospektiver Studien ließe sich klären, ob es bestimmte Charakteristika gibt, die zu einer Migräneerkrankung führen.

4 Ätiologie und Pathogenese

Die weitgehend unklare Definition und Klassifikation der Migräne ist nicht zuletzt auch auf die noch immer unklare Pathogenese der Migräne zurückzuführen. Bezüglich der Migränepathogenese haben mehrere Theorien Bedeutung gewonnen, die wir im folgenden kurz skizzieren möchten.

4.1 Dreiphasentheorie

Grundlage dieser Theorie (Wolff 1948, 1955, 1963) sind sphygmographische Untersuchungen des Druckpulses der A. temporalis superficialis. Nach ihrem chronologischen Ablauf wird die Migräne dabei in drei Phasen eingeteilt:

1. Vasokonstriktorische Phase mit reduzierter Pulsamplitude der extrakraniellen Arterien. Eine Beteiligung intrakranieller Gefäße als Ursache der typischen Symptome während der Kopfschmerzaura (Flimmerskotome, Übelkeit etc.) wird hypothetisch angenommen.
2. Vasodilatatorische Phase mit Erschlaffung und passiv pulsatorischer Überdehnung der extrakraniellen Gefäße, die zum migränetypischen, pulsierenden Kopfschmerz führt. Eine Beteiligung intrakranieller Gefäße wird ausgeschlossen, nachdem Graham u. Wolff (1938) mittels Lumbalpunktion gemessene pulsatorische Liquordruckschwankungen nicht feststellen konnten.
3. Chronische Schmerzphase infolge perivaskulärer Ödeme und Transsudate.

4.2 Shunttheorie

Grundlage dieser Theorie von Heyck (1958, 1975) sind regionale Messungen der arteriovenösen Sauerstoffdifferenz ($D_{a-v}O_2$) mittels gleichzeitiger Blutentnahme aus der A. superficialis und der V. jugularis externa. Im Vergleich zu Normalpersonen ($D_{a-v}O_2$ = 4,82%) konnte bei Migränepatienten bereits im Intervall eine „Luxusdurchblutung" am Schädel festgestellt werden ($D_{a-v}O_2$ = 4,1%), die im Migräneanfall noch zunimmt ($D_{a-v}O_2$ = 3,5%) und auf der Schmerzseite deutlich ausgeprägter ist ($D_{a-v}O_2$ = 1,5%). Die Ursache wird auf einen „Stealeffekt" durch Eröffnung arteriovenöser Kurzschlüsse (Shunts) zurückgeführt, d. h. das Blut geht direkt von der arteriellen in die venöse Blutbahn über, indem es den Kapillaren „gestohlen" wird. Mit diesem einfachen Modell arterienvenöser Shunts läßt sich der Widerspruch zwischen der offensichtlich geringen Durchblutung des Gewebes, d. h. der Kapillaren (blasses Gesicht) bei gleichzeitig stark durchbluteten Gefäßen (weite Venen, kräftige Pulsation der Schläfenarterie) erklären.

4.3 Serotonintheorie

1961 konnten Sicuteri et al. im Migräneanfall einen Anstieg der 5-Hydroxyindolessigsäureausscheidung eines Serotoninmetaboliten nachweisen. Es zeigte sich, daß der Serotoninblutspiegel vor dem Migräneanfall erhöht, während der Schmerzphase aber erniedrigt ist (Lance et al. 1967). Serotonin wirkt auf kleine Arteriolen ($< 70\ \mu m$) vasodilatatorisch, auf größere Gefäße vasokonstriktorisch. Mögliche Ursache der Serotoninschwankungen sind Thrombozytendefekte; Blutblättchen von Migränepatienten sollen leichter aggregieren, schneller Serotonin freisetzen und ihr Serotonin-re-uptake soll gestört sein (Hilton u. Cumings 1972).

Nach der Entdeckung serotonerger, schmerzinhibitorischer Regelkreise im Hirnstamm und der zentralen Bedeutung von Serotonin (5-Hydroxytryptamin) als Transmitter bei der Regulation von ultra-, zirka- und infradianen Rhythmen wie Schlaf, Appetit, Sexualverhalten, Zyklothymie etc. entwickelten Sicuteri et al. (1974) ihre „biochemische Einheitstheorie“. Ausgehend von der Gate-control-Theorie des Schmerzes (Melzack u. Wall 1965) entsteht Migräne durch Senkung der Schmerzschwelle infolge eines verminderten Serotoninumsatzes im Hirnstamm im Zusammenwirken mit den oben kurz skizzierten analogen Schwankungen der Serotoninspiegel im Blut.

4.4 Reflexhypothese von Skinhøj (1970, 1971, 1973)

Mit der ^{133}Xenon-Clearance-Methode konnte Skinhøj (1973) während der Migräneaura eine Reduktion, im Schmerzanfall eine Steigerung der Gehirndurchblutung nachweisen. Im mittels Lumbalpunktion gewonnenen Liquor waren die Laktatwerte erhöht, die Bikarbonatwerte erniedrigt. Da gleichzeitig durchgeführte Angiogramme unauffällig waren, interpretiert Skinhøj diese Durchblutungszunahme als reflektorische Folge von Spasmen kleinster Arteriolen, die über regionale Ischämie zu Hypoxie, genereller Laktatazidose und Gefäßdilatation führe.

4.5 Mitkoppelungshypothese von Ingvar (1976)

Ausgangspunkt sind die Ergebnisse regionaler Gehirndurchblutungsmessungen von Ingvar, wonach Schmerz allgemein zu einer Erhöhung der Gehirndurchblutung führe. Im Rahmen der hier als „Mitkoppelung“ vorgestellten Hypothese stellt Ingvar Überlegungen an, ob diese erhöhte Gehirndurchblutung ihrerseits nicht wiederum den Schmerz verstärke und über eine weitere Steigerung der Gehirndurchblutung im Sinne eines positiven Feedback zur Migränekatastrophe führen könnte (Mitkoppelung oder positives Feedback besteht im wesentlichen darin, daß der Ablauf einer Reaktion ihren weiteren Verlauf auslöst oder fördert, daß also die Reaktion positiv auf sich selbst zurückwirkt).

4.6 Hypothese meningealer Zirkulationsstörungen

Ausgehend von vorwiegend klinischen Beobachtungen kommt Blau (1978) zu dem Schluß, Migräneschmerzen seien vorwiegend bedingt durch plötzliche Druckänderungen kleinerer meningealer Arteriolen, Venen und insbesondere der Sinus durae matris.

4.7 Hypothesen zur vasomotorischen Dysregulation und autonomer Kontrollsysteme

Ausgangspunkt waren Untersuchungen von Wennerholm (1961), Raskin u. Knittle (1976) u. a., die bei Migränepatienten vermehrt orthostatische Dysregulationen nachweisen. Appenzeller (1978) u. a. konnten zeigen, daß bei Migränepatienten der thermoregulatorische Reflex einer peripheren Gefäßerweiterung nach Erwärmung gestört ist. Selby u. Lance (1960) fanden nach genauer Anamneseerhebung bei 59% der Migränepatienten bereits in der Kindheit häufiges Erbrechen, Reisekrankheiten und Ohnmachtsanfälle. Zur Erklärung wurden instabile, zentrale, vasomotorische Kontrollmechanismen angenommen, die über psychische Faktoren via limbisches System und Hypothalamus zu einer überschießenden Sympatikusaktivierung führen sollen (Dalessio 1963; Sargent et al. 1973a, b). Andere Autoren, z. B. Bakal (1975), führen diese Befunde auf eine überschießende Reaktionsbereitschaft peripherer Gefäße auf autonome Stimuli zurück.

4.8 Theorie der gestörten Thrombozytenfunktion

Eine gesteigerte Aggregabilität von Blutblättchen aus dem Blut von Migränepatienten wird von zahlreichen Untersuchern berichtet (Hilton et al. 1974; Couch u. Hasanein 1977; Kalendovsky u. Austin 1977). Deshmukh u. Meyer konnten 1977 zeigen, daß die Thrombozytenaggregation während der Aura zu- und in der Kopfschmerzphase wieder abnimmt. Auslösende Faktoren sind nach diesen Autoren der Anstieg von Katecholaminen, Thrombin und Arachidonsäure z. B. infolge von Streß, Angst, Hunger, Nikotin, Genuß von Tyramin- oder phenyläthylaminhaltigen Nahrungsmitteln und/oder Einnahme von Kontrazeptiva.

Die zerebralen Symptome der Auraphase werden erklärt durch mechanische Obstruktion von Blutgefäßen infolge passagerer Thrombozytenaggregate und zerebralen Gefäßspasmen durch Serotonin, Histamin und Prostaglandinen, die aus den hyperaggregablen Thrombozyten freigesetzt wurden. Anhand zahlreicher Kreuzexperimente konnten Mück-Seler et al. (1979) zeigen, daß eine vermehrte Freisetzung von Serotonin nur dann erfolgt, wenn Thrombozyten eines Migränepatienten mit im Migräneanfall entnommenem Plasma inkubiert werden. Notwendige Bedingung für eine vermehrte Freisetzung von Serotonin sind demnach Veränderungen der Thrombozyten und eine Substanz, die dann im Migräneanfall Serotonin aus diesen abnormen Thrombozyten freisetzt. Nach Untersuchungen von Anthony (1976) handelt es sich bei diesem „serotonin releasing factor“ wahrscheinlich um freie Fettsäuren.

4.9 Hormonelle Theorien

4.9.1 Monoaminoxydasedefizit

Monoaminoxydasen (MAO) sind aminabbauende Enzyme, wobei MAO-A relativ spezifisch für Serotonin und Noradrenalin, MAO-B relativ spezifisch für Phenyläthylamin und Tyramin ist. Bereits im Intervall, verstärkt im Anfall, soll bei Migränepatienten MAO-Enzymaktivität erniedrigt sein, und zwar in den Thrombozyten, möglicherweise auch in zerebralen Gefäßendothelien (Sandler 1977). Die Folgen sind ansteigende Aminkonzentrationen im Serum und gleichzeitig eine schnellere Passage durch die Blut-Liquor-Schranke.

4.9.2 Histamin

Nach Anthony u. Lance (1971) kommt es während (0,042 μg/ml) und nach (0,048) dem Migräneanfall zu einem Anstieg des Bluthistaminspiegels, verglichen mit der kopfschmerzfreien Phase (0,039). Damit übereinstimmend beobachteten bei Hemikraniepatienten Sicuteri (1963) auf der Schmerzseite eine Degranulation der Mastzellen und Thonnard-Neumann u. Taylor (1968) einen Anstieg basophiler Leukozyten. Neben zentralen Funktionen als Neurotransmitter mit hoher Konzentration im Hypothalamus wirkt Histamin über H_1-Rezeptoren extrakranieller und H_1- und H_2-Rezeptoren intrakranieller Gefäße vasodilatatorisch.

4.9.3 Katecholamine

Curran et al. konnten 1965 einen Anstieg des Adrenalinabbauproduktes Vanillinmandelsäure im Urin nachweisen; während des Schlafs konnten Hsu et al. (1978) 3 h vor Eintritt einer „Aufwachmigräne" erhöhte Plasmanoradrenalinwerte bestimmen. Noradrenalin ruft eine reine Vasokonstriktion hervor. Da Adrenalin sowohl α- wie β_2-Rezeptoren stimuliert, ist seine Gefäßwirkung komplexer: Je nach Verteilung der Rezeptoren und nach Dosierung wird eine Vasodilatation oder -konstriktion ausgelöst. Über Adenylzyklase als „second messager" wird u. a. zusätzlich der Glykogen- und Fettabbau mit Anstieg der Fettsäurekonzentrationen im Blut angeregt.

4.10 Theorie gestörter Fett- und Kohlenhydratstoffwechsel

Trotz intakter Hypothalamus-Hypophysen-Achse (Rao u. Pearce 1971) sinkt bei Migränepatienten der Blutzuckerspiegel im Insulin-Hypoglykämie-Test weiter ab als bei Normalpersonen. Ein ungenügender Anstieg der Blutzuckerwerte im Glukagon-Hyperglykämie-Test (De Silva et al. 1974) läßt die Ursache in einer gestörten Mobilisation der Glukose aus der Leber vermuten. In Übereinstimmung damit konnte Anthony (1976) einen Anstieg freier Fettsäuren im Blut nachweisen. Der Arachidonsäure als Vorstufe der Prostaglandine, zyklisierter, ungesättigter Fettsäuren, kommt dabei eine besondere Bedeutung zu. Intravenöse Injektion des vasodilatierenden PG E_1 provoziert migräneartige Kopfschmerzen, andere Prostaglandine führen zur Verengung hirnzuführender Gefäße. Darüber hinaus führen die Prostaglandine, ähnlich wie die Peptide Bradykinin, Neurokinin u. a. peripher zu einer Sensibilisierung der Schmerzrezeptoren und zu einer Steigerung der Kapillarpermeabilität.

4.11 Psychophysiologische Modellvorstellungen

Diese werden in Kap. 5 besprochen.

5 Auslöser

Im folgenden möchten wir auf migräneauslösende Faktoren eingehen, d. h. auf die Bedingungen, Reize etc., welche die Wahrscheinlichkeit eines Migräneanfalles erhöhen. Hierbei kann zwischen physikalisch-biologischen und psychischen Auslösern unterschieden werden, wobei die Trennung allerdings teilweise recht willkürlich ist (s. auch Barolin 1969; Heyck 1975).

5.1 Physikalisch-biologische Auslöser

5.1.1 Klimatische Störungen

Luftdruckänderungen, Föhnlagen etc. werden von Migränepatienten häufig (in unserer Stichprobe von 31%) als Auslöser ihrer Beschwerden angegeben, wobei die klimatischen Veränderungen oft bereits einige Zeit vor ihrem Eintreten körperlich empfunden werden. Möglicherweise besteht hier ein Zusammenhang mit den von Dannon u. Sulman (1969) gemessenen wetterabhängigen Schwankungen des Serotonin- und Katecholaminstoffwechsels. Allerdings konnten Wilkinson u. Woodrow (1979) keine Beziehung zwischen Schmerzattacken und Windrichtung, Windgeschwindigkeit, Barometerdruck, Luftfeuchtigkeit und Temperatur feststellen.

5.1.2 Menstruation

Bei Frauen beginnt die Migräne häufig mit der Pubertät, und bis zu 25% der Frauen geben einen Zusammenhang zwischen ihrer Regelblutung und der Migräne an, wobei die Migräneattacke meist der Menstruation vorausgeht (s. auch Barolin 1969; Epstein et al. 1975; Adams et al. 1980). Daß Östrogene für die Auslösung der menstruellen Migräne verantwortlich zu sein scheinen, hat Somerville (1972) in einer Reihe von Experimenten aufgezeigt. Danach korreliert die prämenstruelle Migräne mit einem Absinken der Plasmaöstrogen- und Progesteronspiegel, wobei Somerville et al. allerdings keine Unterschiede in der Hormonkonzentration zwischen Migränepatientinnen und einem Kontrollkollektiv fanden. Eine Besserung der prämenstruellen Migräne tritt häufig ab dem 3. Schwangerschaftsmonat ein, da während der Gestation die Fluktuation der Hormonspiegel von einem Anstieg der Östrogen- und Gestagenproduktion abgelöst wird.

Demgegenüber ist überraschend, daß die Einnahme von oralen Kontrazeptiva nicht – in Analogie zur Gravidität – zu einer Abnahme, sondern in der Mehrzahl der Fälle zu einer Zunahme der Anfallshäufigkeit und -intensität führt (Kudrow 1975; Ryan 1978). Möglicherweise besteht ein Zusammenhang mit der Intimahyperplasie und dem erhöhten Infarktrisiko nach Einnahme oraler Kontrazeptiva (Irey et al. 1978).

Ob die Triggerung der Migräneanfälle bei der prämenstruell auftretenden Migräne durch hormonelle Schwankungen, durch direkte Wirkung auf die Gefäße oder über zentrale Mechanismen ausgelöst wird, ist bisher noch unklar.

Ein möglicher pathogenetischer Zusammenhang zwischen Östrogenentzug und Migräne könnte darin bestehen, daß Östrogene eine parasympathikomimetische Wirkung haben. Östrogenentzug (z. B. prämenstruell oder im Klimakterium) führt zu einem Umschwung des vegetativen Nervensystems zugunsten des Sympathikus mit entsprechender vasomotorischer Instabilität Außerdem wirken Östrogene auf die Histaminbildung und den Prostaglandinstoffwechsel. Durch Erhöhung der Enzymaktivität von Tryptophanoxygenase wird die Serotoninvorstufe Tryptophan schneller abgebaut, was zu einer Senkung der Serotoninkonzentration im Gehirn und somit zu einer Senkung der Schmerzschwelle führt (Coppen et al. 1973; s. auch Abschn. 4.3). Nach neueren Arbeiten (Hockaday et al. 1976; Nattero et al. 1979) sollen der menstruellen Migräne primär Störungen serotonerger hypothalamischer Regulationsmechanismen zugrunde liegen. Dies führe über eine Ausschüttung von „gonadotropin releasing factors" zu einem erhöhten Plasmaspiegel von Östrogenen, Progesteron und Prolaktin.

5.1.3 Nahrungs- und Genußmittel

Auf Befragen berichten uns Patienten immer wieder von Unverträglichkeit einiger Nahrungsmittel. Außerdem geben einige unserer Patienten an, nach Genuß von Alkohol und Nikotin gehäuft Anfälle zu bekommen. Wir möchten daher kurz auf die am häufigsten berichteten Unverträglichkeiten eingehen.

Tyramin: Bei depressiven Patienten wurden unter Behandlung mit MAO-Hemmern nach Genuß tyraminreicher Nahrungsmittel (z. B. bestimmte Käsesorten, Räucherwaren und manche alkoholische Getränke) migräneartige Kopfschmerzen beobachtet (Blackwell et al. 1967). Hannington et al. (1970) konnten bei einer Gruppe von Migränepatienten durch Gabe von Tyramin Anfälle provozieren. Dagegen konnten andere Autoren (Shaw et al. 1978) nach oraler Zufuhr von 200 mg Tyramin weder Anfälle auslösen, noch einen Anstieg des Tyramins im Blut nachweisen. Im „tyraminedose/pressor response test" reagieren Migränepatienten nach intravenöser Zufuhr mit einem überschießenden Blutdruckanstieg (Ghose et al. 1978). Tyramin wirkt wahrscheinlich durch Freisetzung von Noradrenalin aus den sympathischen Nervenendigungen (indirektes Sympathikomimetikum) und von Serotonin aus Thrombozyten (Bartholini u. Pletscher 1964).

Phenyläthylamin: Mögliche Ursache der seltenen Provokation eines Migräneanfalls nach Genuß von Schokolade, Zitrusfrüchten oder bestimmten Molkereiprodukten soll deren hoher Gehalt an Phenyläthylamin sein (Sandler et al. 1974; McCulloch et al. 1977).

5.1.4 Lange Bettruhe

Zu langes Schlafen bzw. längeres „Vorsichhindösen" kann ebenfalls das Auftreten von Migräneattacken begünstigen. Es gibt Hinweise dafür, daß nächtliche und frühmorgendliche Migräneattacken in zeitlichem Zusammenhang mit REM-Phasen im EEG stehen. Im Gegensatz zu Tiefschlafphasen sind REM-Phasen ähnlich wie Migräneanfälle, durch eine erhöhte zerebrale

Durchblutung gekennzeichnet, was eine mögliche pathogenetische Erklärung für den Zusammenhang zwischen Schlaf und Migräne sein könnte (vgl. Heyck 1975; Sakai u. Meyer 1979; Raskin u. Appenzeller 1980).

5.1.5 Chronischer Mißbrauch von Kopfschmerzmitteln

Dieser führt häufig zu suchtartigen Erscheinungen und u. a. auch zu verstärkten Kopfschmerzen. In manchen Fällen ist dann kaum noch zwischen einer primären Migräne und den sekundären Symptomen eines chronischen Medikamentenmißbrauchs zu unterscheiden (vgl. Brogden et al. 1976).

Nach unseren Erfahrungen können Verlauf und Prognose der Migräne durch chronische Medikamenteneinnahme (insbesondere Mutterkornalkaloide) verschlechtert werden.

5.2 Psychische Auslöser

5.2.1 Entspannung nach Belastungen

Besonders häufig und stark treten Migräneanfälle am Wochenende, am Feierabend oder zu Beginn eines Urlaubs auf. Physiologisch kann dieses Phänomen im Sinne der Wolffschen Dreiphasentheorie gedeutet werden. Danach kommt es zu einer überschießenden Vasodilatation nach vorausgegangener Vasokonstriktion unter starkem Streß.

5.2.2 Streß

Das Auftreten von Migräneanfällen kann durch Streß sowohl begünstigt als auch verringert werden, d. h. in Zeiten erhöhter Anforderungen und Belastungen, beruflicher oder privater Krisen können sowohl häufiger als auch seltener Migräneattacken auftreten. So berichtet z. B. Friedmann (1968a), daß bei migränekranken KZ-Insassen während des Lageraufenthalts keine Anfälle auftraten. Wolff (1963) konnte dagegen mit Hilfe von streßhaften Situationen experimentell Migräneanfälle provozieren.

5.2.3 Starke Emotionen

Freude, Furcht, Angst, Ärger erhöhen bei einem Teil der Betroffenen ebenfalls die Wahrscheinlichkeit eines Anfalls.

Zusammenfassend kann gesagt werden, daß von einigen Migränepatienten zwar physikalisch-biologische oder psychische Auslöser von Migräneanfällen angegeben werden, diese Auslösefaktoren jedoch keine hinreichende Bedingung für das Auftreten von Migräne darstellen. Vielmehr handelt es sich dabei lediglich um Faktoren, die in vielen Fällen das Auftreten von Migräneattacken begünstigen.

6 Epidemiologie

6.1 Häufigkeit

Die Angaben über die Häufigkeit der Migräneerkrankung schwanken in der Literatur zwischen 2 und 25% der Bevölkerung. Neben Unterschieden zwischen den untersuchten Populationen sind unterschiedliche Auswahl- und Klassifikationskriterien, die oft nur unscharf oder gar nicht angegeben werden, die Hauptursache dieser großen Streubreite.

Bille (1962) fand bei 8993 Schulkindern eine mit dem Alter zunehmende Häufigkeit von 1% (6 Jahre) bis 5% (11 Jahre). Nach Vahlquist (1955) steigt die Häufigkeit von 4,5% bei etwa 11jährigen auf 7,4% bei etwa 17jährigen Schulkindern an. Ekbom et al. (1978) fanden bei 9803 Wehrpflichtigen (18jährigen) schwedischen Männern mit klar definierten Auswahlkriterien eine Morbidität von 1,7%. Barolin (1969) fand bei österreichischen Erwachsenen eine Migränehäufigkeit von 2,5%. Waters u. O'Connor (1970) gaben für Frauen in Wales zwischen 20 und 64 Jahren eine Migränehäufigkeit von 19% an, wobei sie jedoch sehr unscharfe Kriterien verwendeten. Ärztliche Hilfe wurde von den befragten 2933 Frauen nur in 25% der Fälle in Anspruch genommen. Auch andere Untersuchungen haben bestätigt, daß nur etwa 20–25% der Personen mit Migränesymptomen ärztliche Hilfe aufsuchen. Neuere Arbeiten derselben Autoren (1975, 1978) ergeben Morbiditätsziffern von 20–25%. Dalsgaard-Nielsen (1970) notiert für dänische Frauen eine Häufigkeit von 12–19%, für Männer von 10–11%. Bräutigam u. Christian (1981) beziffern die Morbidität auf 6–8%.

Der immer wieder erwähnte Anstieg der Migränehäufigkeit mit dem Zivilisationsgrad einer Population läßt sich empirisch bisher nicht belegen. Auch die in der Literatur wiederholt auftauchende Vermutung einer höheren Morbidität Intellektueller läßt sich nicht aufrechterhalten (vgl. Waters 1971; Heyck 1975). Sowohl eine Zunahme der Zivilisation als auch eine stärkere Intellektualisierung führen erfahrungsgemäß zu häufigeren Arztbesuchen und somit zu einer nur scheinbar höheren Morbiditätsziffer.

6.2 Alter der Patienten bei Beginn der Migräne

Die Migräneerkrankung beginnt häufig im Schul- und Adoleszentenalter (Friedman et al. 1954; Selby u. Lance 1960. Erstmanifestationen nach dem 40. Lebensjahr sind selten. Bei der von uns erfaßten Stichprobe von 121 Patienten lag das Durchschnittsalter bei Erkrankungsbeginn bei 19 Jahren.

Abbildung 1 gibt einen Überblick über das Alter bei Erkrankungsbeginn nach Heyck (1975) und unserer eigenen Stichprobe, wobei das durchschnittliche Lebensalter bei Migränebeginn unserer Patienten 19 Jahre betrug.

Bei näherer Befragung gab die Mehrzahl unserer Patienten an, vor Beginn der eigentlichen Migräne an Spannungskopfschmerzen im Bereich des M. frontalis gelitten zu haben.

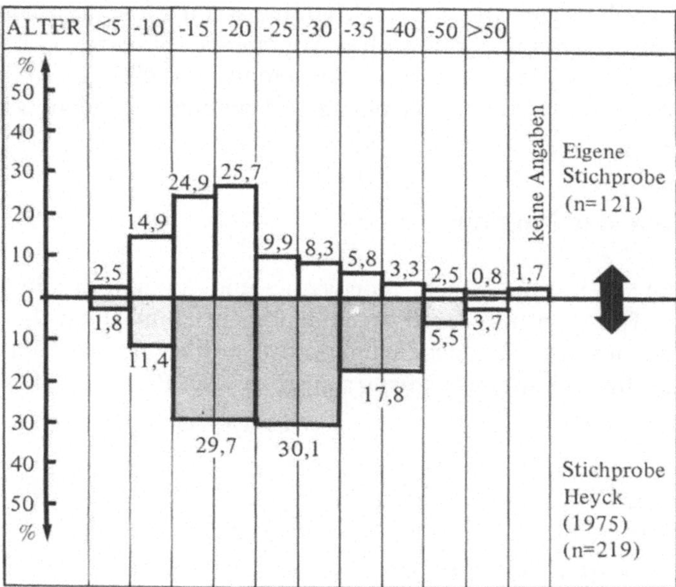

Abb. 1. Erstmaliges Auftreten von Migräneanfällen in der Stichprobe von Heyck (1975) und in unserer eigenen Stichprobe

6.3 Geschlechterverteilung

Frauen sind häufiger von Migräne betroffen als Männer. Bei Friedman et al. (1954) waren in einem Kollektiv von 1000 Patienten 70% Frauen. Selby u. Lance (1960) fanden bei 500 Patienten 60% Frauen, Lance u. Anthony (1971) bei ebenfalls 500 Patienten 75% Frauen. Eine neuere Erhebung der Kopenhagener Kopfschmerzklinik bei 750 Patienten (Olesen 1978) ergab, daß der prozentuale Anteil der Frauen sogar 78% betrug. Eine ähnliche Verteilung (77,7% Frauen; 22,3% Männer) konnten auch wir bei den von uns untersuchten 121 Patienten feststellen. Nach Dalsgaard-Nielsen (1969), Vahlquist (1955) und Deubner (1977) ist die Migränemorbidität für Knaben und Mädchen bis etwa zum 11. Lebensjahr gleich; nach der ausführlichen katamnestischen Studie von Hokkaday (1978) besteht hier sogar eine leichte Prävalenz für das männliche Geschlecht. Erst mit Eintritt der Menarche steigt die relative Häufigkeit der Migräne bei Mädchen erheblich an. Die Frage, ob hormonelle Schwankungen oder die unterschiedliche Sozialisation Ursache dieser stärkeren Betroffenheit des weiblichen Geschlechts ist, kann anhand der vorliegenden epidemiologischen Daten nicht beantwortet werden. Als wahrscheinlichste Ursache der unterschiedlichen geschlechtsabhängigen Morbidität der Migräne wird z. Z. eine Triggerung der Migräne durch hormonelle Schwankungen angenommen (vgl. Somerville 1972).

Bemerkenswert ist, daß nach unseren Ergebnissen Frauen häufiger an einfacher und an Basilarismigräne erkrankten (vgl. Bickerstaff 1961), Männer dagegen häufiger an ophthalmischer Migräne, an Migraine accompagnée und an Sonderformen. Die relative Häufung der einfachen Migräne bei Frauen spricht dafür, daß hier lokale Gefäßfaktoren als Ursache der Anfälle zurücktreten und dafür zentrale Mechanismen z. B. die zyklusabhängige Senkung der Schmerzschwelle überwiegen.

6.4 Dauer und Verlauf der Migräne

Eine Migräneerkrankung verläuft oft sehr langwierig und kann sich über Jahrzehnte erstrecken. Die von uns untersuchten Patienten machten bei Untersuchungsbeginn die aus Abb. 2 ersichtlichen Angaben über die bisherige Dauer ihrer Erkrankung. Im Durchschnitt betrug sie bei unseren Patienten 18,5 Jahre.

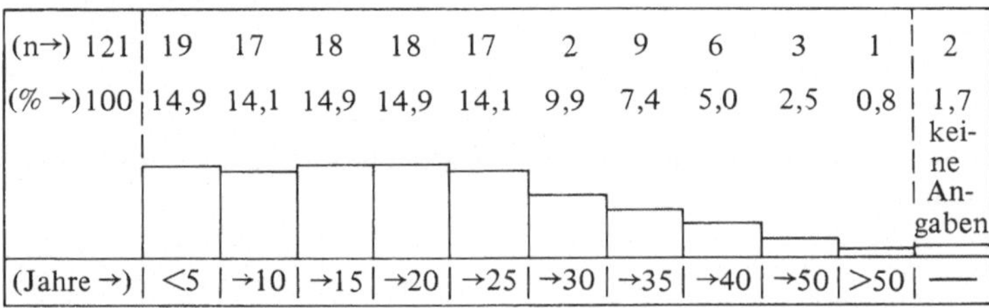

Abb. 2. Bisherige Dauer der Migräneerkrankung bei 121 von uns befragten Migränepatienten (Mittelwert: 18,5 Jahre)

Aufgrund von Beobachtungen zahlreicher Untersucher kann man davon ausgehen, daß die Migräne nach dem 40. Lebensjahr und bei Frauen nach der Menopause zur Spontanremission tendiert. Systematische Verlaufsuntersuchungen finden sich in der Literatur jedoch äußerst selten. Bille (1962) gibt an, daß etwa die Hälfte seiner untersuchten Patienten nach durchschnittlich 6 Jahren symptomfrei waren. Hockaday (1978) fand bei 108 Patienten mit einem Erkrankungsalter unter 20 Jahren 8–25 Jahre nach Diagnosestellung in 7% der Fälle eine Verschlimmerung der Symptomatik, in 12% keine Veränderung, in 50% eine Verbesserung und in 28% eine vollständige Spontanremission. Er konnte zeigen, daß unabhängig von der bisherigen Dauer und dem Verlauf der Erkrankung eine gleichbleibende Wahrscheinlichkeit von 10% besteht, daß die Erkrankung innerhalb der nächsten 5 Jahre sistiert, wobei die Basilarismigräne die beste und die klassische Migräne mit einseitiger Aura die schlechteste Prognose habe.

6.5 Vererbung

Von vielen Autoren wird ein familiär gehäuftes Auftreten der Migräne angegeben und die familiäre Häufung ist als typisches Merkmal in die

Krankheitsdefinition aufgenommen worden (s. oben Abschn. 1). Dabei steht jedoch der genetische Faktor nicht immer so im Vordergrund wie bei der „familial hemiplegic migraine" (Whitty 1953). Allan (1928) fand bei 349 von 382 Migränepatienten eine entsprechende Vorgeschichte bei mindestens einem Elternteil. Selby u. Lance (1960) geben in 55% eine positive Familienanamnese an (Großeltern, Eltern, Geschwister). Wolff (1972) nimmt nach Untersuchungen an 832 Kindern von Migränepatienten einen rezessiven Erbgang mit einer Penetranz von 70% an. Die teilweise sehr unterschiedlichen Ergebnisse von Zwillingsforschungen sprechen dagegen eher für einen autosomal dominanten Erbgang mit geringer Penetranz des Migränefaktors. Nach Harvald u. Hauge (1956) litten von 3800 Zwillingen 84 an Migräne. Von 24 Monozygoten waren 12 kon- und 12 diskordant in bezug auf das Merkmal Migräne. Von 60 zweieiigen Zwillingen waren nur 3 Paare kon- und 54 Zwillinge diskordant. Refsum (1968) gibt in seiner Übersichtsarbeit Konkordanzraten von 60–100% für Monozygote und 10–40% für Dizygote Zwillinge an. Ziegler et al. (1975) fanden dagegen keine Unterschiede beim Vergleich von 65 zwei- und 41 eineiigen Zwillingspaaren.

In unserer eigenen Untersuchung ist, wie bei vielen anderen Untersuchungen über hereditäre Zusammenhänge, die Aussagekraft der Ergebnisse durch die Art der Datenerhebung eingeschränkt. 26 Patienten konnten keine, viele nur unklare Aussagen zur Familienanamnese machen („Mutter hatte früher gelegentlich Kopfschmerzen", „mußte Tabletten einnehmen wegen Kopfschmerzen", „legte sich dann ins Bett, zog die Vorhänge vor, und wir Kinder mußten ganz ruhig sein" etc.).

7 Zusammenfassung

Der Migräne liegen offensichtlich keine manifesten anatomischen oder morphologischen Veränderungen zugrunde. Die Definition und Klassifikation dieser Erkrankung wird dadurch erheblich erschwert. Die während des Migräneanfalles nachgewiesenen physiologischen und biochemischen Veränderungen können durchaus sekundär sein. Aufgrund der Ergebnisse regionaler Gehirndurchblutungsmessungen im Migräneanfall und eigenen dopplersonographischen Untersuchungen kann davon ausgegangen werden, daß der Migräneschmerz selbst mit einem deutlichen Anstieg der intra- und extrakraniellen Durchblutung einhergeht. Die Auraphase ist dagegen gekennzeichnet durch eine verminderte Gehirndurchblutung. Ähnliche Befunde werden auch bei Schlaganfällen und transitorisch ischämischen Attacken erhoben, die jedoch im allg. schmerzlos verlaufen. Es bleibt also die zentrale Frage, warum die gegenregulatorische Hyperämie bei der Migräne schmerzhaft ist.

Nach der Serotonintheorie ist eine Senkung der Schmerzschwelle durch Verminderung des Turnover und der Konzentration von Serotonin im Hirnstamm Ursache des Migräneschmerzes. Gleichzeitig wird aus den hyperaggregablen Thrombozyten der Migränepatienten Serotonin freigesetzt, was zu

UMWELT

Diät
(Kallos u. Deffner 1955; Kaufmann 1955; Selby u. Lance 1960; Barolin 1969; Heyck 1975; Medina u. Diamond 1978; Dalessio 1979; Schroth 1981, unveröffentl. Dissertation

Alkohol
Nikotin
(Barolin 1969; Heyck 1975; Dalessio 1979)

Wetter
(Barolin 1969; Heyck 1975)

Plötzlicher Aussendruckabfall
(Selby u. Lance 1960)

Sauerstoffmangel
(Graham 1979)

Flimmern
(Barolin 1969; Heyck 1975)

INTRAINDIVIDUELLE FAKTOREN

	Eher situative Faktoren	Eher überdauernde Faktoren	
somatisch	*Hunger/Hypoglykämie* (Barolin 1969; Dalessio et al. 1979; Graham 1979) *Hormonspiegel (Menstruationszyklus, Schwangerschaft, Kontrazeptiva)* (Barolin 1969; Epstein et al. 1975; Kudrow 9 1975; Adams et al. 1980) *Reaktionsstereotypie* (Cohen et al. 1978, 1980); Rickles et al. 1979) *Besonderheiten in der Orientierungsreaktion* (Dalessio 1972)	*Genetik* (Selby u. Lance 1960; Dalsgaard-Nielsen 1965; Waters 1971; Bakal 1975; Barolin 1976; Smetak 1978; Knapp 1980, unveröffentl. Dissertation; Schrozh 1981, unveröffentl. Dissertation) *Labilität autonomer Regulationssyteme/generelle vasomotorische Dysfunktion* (Selby u. Lance 1960; Appenzeller 1963, 1969, 1978; Barolin 1969, 1976; Dalessio 1972; Downey u. Frewin 1972; Sargent et al. 1973; Elliott et al. 1974; Heyck 1975; Morley 1977; Soyka 1977; Cohen et al. 1978; Graham 1979) *Erhöhte Reaktionsbereitschaft extrakranieller Arterien* (Bakal 1975; Barolin et al. 1975; Morley 1977) *Geschlecht* (Smetak 1978; Adams et al. 1980; Schroth 1981, unveröfentl. Dissertation) *Blutdruck* (Selby u. Lance 1960; Barolin 1069; Henryk-Gutt u. Rees 1973; Heyck 1975; Graham 1979) *Allergie* (Salby u. Lance 1960; Lance u. Anthony 1966; Dalessio et al. 1979) *Epilepsie* (Lance u. Anthony 1966; Smetak 1978)	somatisch
psychisch	*Subjektiv empfundener (emotionaler) Stress* (Selby u. Lance 1960; Mitchell u. Mitchell 1971; Dalessio 1972; Henryk-Gutt u. Rees 1973; Pearce 1977; Smetak 1978, unveröffentl. Diplomarbeit; Graham 1979) *Misserfolg/Unzufriedenheit* (Pearce 1977) *Furcht, Wut, Angst* (Harrison 1975; Graham 1979) *Depression* (Barolin 1976) *Starke Freude* (Dalsgaard-Nielsen 1965)	*Persönlichkeit* (Wolff 1955, 1963; Barolin 1969, 1976; Mitchell u. Mitchell 1971; Henryk-Gutt u. Rees 1973; Bakal 1975; Harrison 1975; Pearce 1977; Smetak 1978; Friedman et al. 1979; Knapp 1980) *Spezifische Einstellung* (Smetak 1978; Knapp 1980) *Verdrängte Feindseligkeitstendenz* (Alexander 1971)	psychisch

Biochemische Fehlregulationen	Vaskuläre Fehlregulationen: extrakraniell	Vaskuläre Fehlregulationen: intrakraniell
(Lance et al. 1967; Fanchamps 1974, 1975; Lindahl 1974; Sicuteri et al. 1974; Sicuteri 1976; Fozard u. Carr 1979; Dalessio 1979; Dalessio et al. 1979; Schroth 1981, unveröfentl. Dissertation)	(Pickering 1939; Wolff 1955, 1963; Dalessio 1972, 1979; Heyck 1969, 1975)	(Weigelin 1956; Skinhøj u. Paulson 1969; O'Brien 1971; Skinhøj 1973; Ingvar 1976; Soyka 1977; Blau 1978; Marshall 1978; Sakai u. Meyer 1978)
	Vaskuläre Fehlregulationen: allgemein	
	(O'Brien 1973; Kaneko et al. 1978; Otis et al. 1979; Schroth 1981, unveröffentl. Dissertation)	

FEHLREGULATIONEN

MIGRÄNE

Abb. 3. Literatur zu Faktoren der Ätiologie und Pathogenese der Migräne

Tonus- und Kaliberschwankungen der Gefäße führt. Eine Triggerung dieser Vorgänge ist durch eine Vielzahl exogener Auslöser wie z. B. Wetter, Hormone, Schlaf, Streß etc. möglich.

Notwendige Bedingungen einer Migräne sind demnach zentrale und periphere Gefäßfaktoren. Eine unterschiedliche Ausprägung dieser Faktoren erklärt möglicherweise die verschiedenen Migränesymptome und -typen.

Äußerst fragwürdig ist das Vorhandensein einer immer wieder postulierten „Migränepersönlichkeit". Bisher ist es jedenfalls nicht möglich, mit Persönlichkeitstests etc. Migränepatienten von Patienten mit anderen psychosomatischen Störungen zu trennen.

Abschließend möchten wir anhand einer systematischen Übersicht Leser, die sich ausführlicher mit einzelnen Fragen zu Faktoren der Ätiologie und Pathogenese der Migräne befassen wollen, auf entsprechende Primärliteratur verweisen (Abb. 3)[1].

---

1 Für die Zusammenstellung danken wir Frau A. Ehlers und Herrn M. Schrode

2 Klinische Diagnostik

H. D. Langohr und G. Schroth

1 Anamnese

Die Diagnose einer Migräne, die Zuordnung zu verschiedenen Untergruppen und die Abgrenzung von anderen Kopfschmerzformen kann in den meisten Fällen allein mit Hilfe einer ausführlichen Erhebung der Krankheitsvorgeschichte vorgenommen werden. Dabei ist von besonderer Bedeutung, daß der Patient die Möglichkeit erhält, seine Symptome frei zu schildern. Aufgrund der eigenen, spontanen Darstellung der Beschwerden läßt sich am besten die Einstellung des Patienten zu seinen Schmerzen erfassen. Häufig fällt auf, daß trotz der schweren Beeinträchtigung des Allgemeinbefindens im Migräneanfall der Leidensdruck des Migränikers im Intervall eher gering ausgeprägt ist und die Beschwerden bagatellisiert und mit Distanz geschildert werden. Im Gegensatz dazu hat man bei Patienten mit Spannungskopfschmerzen den Eindruck, daß aus dem Symptom Kopfschmerz eine Schmerzkrankheit geworden ist und die ganze Persönlichkeit und das Erleben des Patienten dadurch geprägt sind. Die Beschwerdenschilderung erfolgt sehr ausführlich, oft weitschweifig und manchmal depressiv gefärbt. Andererseits wirken Patienten mit Kopfneuralgien auch im schmerzfreien Intervall oft gespannt und scheinen in ständiger Furcht vor einer neuen Schmerzattacke zu leben.

Nach der freien Beschwerdenschilderung müssen dann durch eine gezielte Befragung systematisch die noch fehlenden anamnestischen Angaben gesammelt werden. Die zur Diagnosestellung und Zuordnung der Migräne notwendigen anamnestischen Daten werden im folgenden besprochen.

1.1 Familiäres Vorkommen

Da eine familiäre Häufung der Migräne als gesichert angesehen werden kann, sollte gezielt nach weiteren Familienmitgliedern mit einer Kopfschmerz- oder Migräneanamnese gefragt werden. Als mögliche Ursachen der familiären Häufung spielen neben der Erbanlage auch exogene Faktoren eine Rolle, die hereditäre Zusammenhänge vortäuschen können. Deshalb sollten bei der Anamneseerhebung auch soziale und familiäre Milieueinflüsse und Interaktionen berücksichtigt werden (Friedman et al. 1954).

1.2 Krankheitsbeginn

Da sich die Erstmanifestationen im Schulkindes- und Adoleszentenalter häufen (Friedman et al. 1954, Selby u. Lance 1960; Bille 1962), muß auf jeden Fall danach gefragt werden, wann Kopfschmerzen zum ersten Mal aufgetreten sind. Das durchschnittliche Erkrankungsalter bei unserer Stichprobe von 121 Migränepatienten lag bei 19 Jahren. Nach unseren Beobachtungen leiden die Patienten vor Beginn der eigentlichen Migräne nicht selten eine Zeitlang unter vasomotorischen Kopfschmerzen. Oft kann die Diagnose einer Migräne nur retrospektiv gestellt werden, dann nämlich, wenn sie bereits im Säuglingsalter mit vorwiegend abdomineller Symptomatik in Form von kolikartigen Leibschmerzen und Erbrechen auftritt.

Erstmanifestationen nach dem 40. Lebensjahr sind die Ausnahme. Gelegentlich tritt eine Migräne erstmals im Zusammenhang mit klimakterischen Beschwerden auf und wird wahrscheinlich durch Abfall des Östrogenspiegels ausgelöst. Wie das folgende Beispiel zeigt, muß bei Spätmanifestation ein Zusammenhang mit anderen organischen Erkrankungen ausgeschlossen werden.

Bei einem 57jährigen Patienten trat im Alter von 50 Jahren zum ersten Mal eine ophthalmische Migräne auf. Die Migräneattacken konnten durch Schokoladegenuß ausgelöst werden. Sechs Jahre später wurde die Diagnose einer Sprue gestellt. Wir nehmen an, daß infolge der Grunderkrankung migräneauslösende biogene Amine wie Tyramin und Phenyläthylamin (Schokolade) die atrophischen Darmwandzotten schneller passieren konnten (Shaw et al. 1978).

Im Gegensatz dazu liegt das Durchschnittsalter beim Beginn eines Bing-Horton-Kopfschmerzes bei 36 Jahren und das Erkrankungsalter bei der idiopathischen Trigeminusneuralgie zwischen 40 und 60 Jahren (Heyck 1975).

1.3 Häufigkeit und Dauer

Die Häufigkeit der Migräne unterliegt einer großen Schwankungsbreite. Migräneattacken können beim gleichen Patienten mehrmals wöchentlich, aber auch in weit größeren Zeitabständen vorkommen. Episoden von gehäuften Anfällen in regelmäßigen Abständen wie beim Clusterkopfschmerz sind für die Migräne nicht typisch.

Wie die Tabelle 1 zeigt, dauert die Schmerzphase des Migräneanfalls meistens einen halben bis einen Tag. Bei tagelang anhaltenden Migräneschmerzen wird von einem Status migraenosus gesprochen.

Tabelle 1. Häufigkeitsverteilung der Anfallsdauer

Dauer [h]	*n*	%
$\leqq 6$	6	5,0
7–12	15	12,5
13–24	84	69,4
25–48	14	11,6
> 49	2	1,7
Gesamt	121	100

Tabelle 2. Häufigkeit migräneauslösender Faktoren (n = 121)

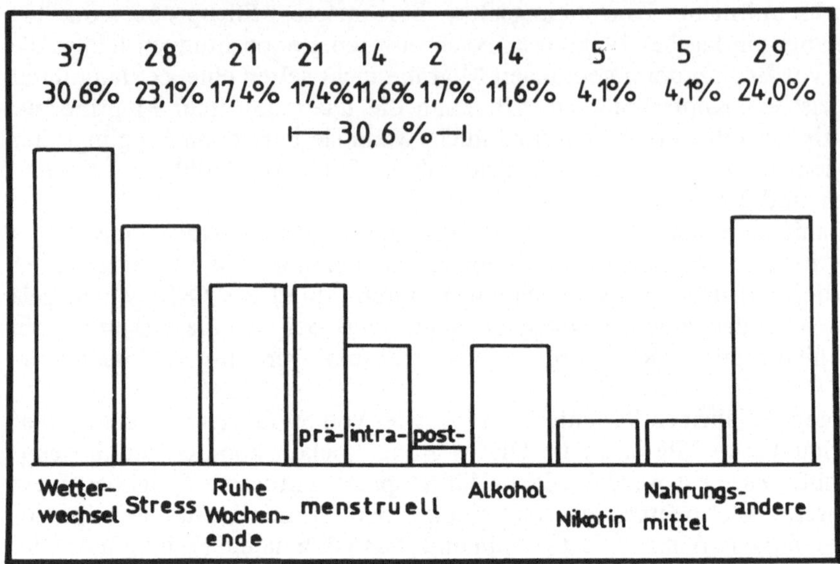

Dagegen ist die *Horton-Neuralgie* durch 15–20 min, nicht länger als 1 h dauernde Schmerzattacken charakterisiert, die mehrfach am Tage und in der Nacht auftreten können. *Gesichtsneuralgien* wie z. B. die idiopathische Trigeminusneuralgie zeichnen sich durch häufige Wiederholungen kurz einschießender und Sekunden anhaltender Schmerzattacken von heftigster Intensität aus.

1.4 Auslösende Faktoren

Von Migränepatienten werden oft spontan bestimmte exogene Faktoren genannt, die sie mit der Auslösung ihrer Migräne in Verbindung bringen. Tabelle 2 zeigt die Häufigkeitsverteilung der Auslöser innerhalb unseres Kollektivs von 121 Patienten. Am häufigsten wurden Wetterwechsel, Streß und Entspannung z. B. am Wochenende genannt (vgl. auch Kap. 1).

Spezifische Auslöser wie Nitrolingual und Alkohol bei der Horton-Neuralgie oder Berührung der Triggerpunkte bei der Trigeminusneuralgie sind bei der Migräne jedoch äußerst selten. So kann bei manchen Patienten durch Zufuhr von biogenen Aminen wie Tyramin (Käse, marinierte Heringe, Bierhefe, Chianti) und Phenyläthylamin (Schokolade, Käse, Südfrüchte) ein Migräneanfall ausgelöst werden.

2 Symptome

2.1 Prodromalsymptome

Nach unseren Beobachtungen kündigt sich der Migräneanfall bei 16% der befragten Patienten durch Symptome an, die der Schmerzattacke um Tage oder Stunden vorausgehen können. Meist handelt es sich dabei um eher unangenehm erlebte psychische Veränderungen wie innere Unruhe, Konzentrationsstörungen, Müdigkeit und depressive Verstimmung.

2.2 Symptome der Auraphase

Die Erfassung neurologischer Herdsymptome, die der Schmerzphase unmittelbar vorausgehen, gelegentlich aber auch länger anhalten können, ist entscheidend für die Klassifizierung der Migräne.

Tabelle 3 zeigt die häufigsten Aurasymptome bei den von uns untersuchten 121 Migränepatienten. Wenn Aurasymptome von den Patienten nicht spontan geschildert werden, muß gezielt nach neurologischen Symptomen vor Beginn der Schmerzattacken gefragt werden. Wenn die Auraphase ganz fehlt oder der Schmerzattacke lediglich unspezifische Symptome wie Veränderungen von Stimmung und Sinneswahrnehmung vorausgehen, spricht man von einer *einfachen Migräne*. In unserem Krankengut hatten 60% der Patienten keine Aurasymptome. Wenn neurologische Herdsymptome wie Parästhesien, flüchtige Paresen, Aphasien oder homonyme Hemianopsien vorhanden sind, handelt es sich um eine *Migraine accompagnée*. Diese Herdsymptome treten meistens 10–30 min vor der Schmerzattacke auf, können auch nach Eintritt der Schmerzen weiterbestehen und (selten) nach Abklingen der Schmerzen noch andauern. Gelegentlich treten diese neurologischen Herdsymptome aber erst mit Beginn der Schmerzphase oder nach Eintritt derselben in Erscheinung. Bei zerebellaren oer vestibulär-kochlearen Symptomen wie Schwindel, Ohrensausen, Ataxien, Nystagmus und Dysarthrien, die dem vertebrobasilaren Stromgebiet zugeordnet werden können, kann die Diagnose einer *Basilarismigräne*

Tabelle 3. Häufigkeit der Aurasymptome

Aura (mehrere Minuten bis 1 h vorher)	*n*	%
Typische Flimmerskotome	19	15,7
Unklare Sehstörungen	7	5,8
Gefühlstörungen	7	5,8
Lähmungserscheinungen	2	1,7
Sprachstörungen	1	0,8
Vorwiegend Gleichgewichtsstörungen	1	0,8
Keine Aura	73	60,3
Sonstiges	11	9,1
Gesamt	121	100

gestellt werden. Gelegentlich geht diese auch mit visuellen Ausfallserscheinungen im gesamten Gesichtsfeld bis hin zur Blindheit einher. Auch Vigilanzschwankungen mit amnestischen Phasen und Dämmerattacken sowie Verwirrtsheits- und Bewußtlosigkeitszuständen können vorkommen (Bickerstaff 1961).

Wenn kortikal hervorgerufene visuelle Reiz- und Ausfallssymptome den Kopfschmerzen vorangehen, kann eine *ophthalmische Migräne* angenommen werden. Typisch sind homonyme, sich buschfeuerartig zur Peripherie hin ausbreitende Flimmerskotome, d. h. größer werdende negative Gesichtsfeldausfälle mit gezackten, hellen und gelegentlich farbigen Rändern in der Art der Fortifikationsspektren oder Teichopsien. Bei anderen Sehstörungen wie unspezifischen Fotopsien (Lichtblitze), Schleier- oder Nebelsehen wird der Übergang zur einfachen Migräne fließend. Davon muß die einfache Lichtscheu während der Schmerzphase abgegrenzt werden, die auch bei den anderen Migräneformen vorkommt und deren alleiniges Auftreten nicht die Diagnose einer ophthalmischen Migräne rechtfertigt.

Eine Hemikranie mit Doppelbildern infolge ipsilateraler Augenmuskelparesen ist typisch für die *ophthalmoplegische Migräne.* In diesen Fällen sollte durch eine neuroradiologische Diagnostik z. B. eine basales Aneurysma ausgeschlossen werden.

2.3 Schmerzcharakter

Typisch für die Migräne sind anfallsartige und in der Regel in unregelmäßigen Zeitabständen auftretende Kopfschmerzen. Im Gegensatz zu den Gesichtsneuralgien sind Anfallsbeginn und -ende durch langsame Zu- bzw. Abnahme der Schmerzintensität charakterisiert. Oft kann vom Patienten der Schmerzcharakter spontan nicht wiedergegeben werden, deshalb muß er gezielt erfragt werden. Wie Tabelle 4 zeigt, ist der pochende, pulsierende Schmerzcharakter keineswegs ein häufiges oder gar obligates Symptom der Migräne.

Oft lösen verschiedene Schmerzformen einander ab. Typisch für die einfache Migräne ist ein langsam zunehmender, andauernder und drückender Kopfschmerz, der von pochendem pulsierendem Schmerz abgelöst werden kann.

Tabelle 4. Art des Schmerzcharakters

Schmerzcharakter	*n*	%
Dauerförmig	56	46,3
Pulsierend	35	28,9
Bohrend	25	20,7
Druckförmig	4	3,3
Unklar	1	0,8
Gesamt	121	100

Differentialdiagnostisch ist davon der brennende, hinter dem Auge lokalisierte Schmerz beim *Bing-Horton-Syndrom* abzugrenzen. Nach den Angaben der Patienten ist diese Schmerzform am besten vergleichbar mit der durch Berührung von Brennesseln ausgelösten Schmerzqualität.

Im Vergleich dazu sind die *Neuralgien im Kopfbereich* gekennzeichnet durch plötzlich und abrupt einschießende, mehrmals täglich auftretende Schmerzattacken von heftigster Intensität und kurzer Dauer (Tic douloureux). Der Schmerzcharakter wird als stechend, hell und oberflächennah beschrieben, so als ob die Haut mit einem scharfen Messer oder einem glühenden Eisen durchbohrt würde.

2.4 Schmerzlokalisation

Im Gegensatz zu Patienten mit vasomotorischen- und Spannungskopfschmerzen können Migräniker im Regelfall ihre Schmerzen gut lokalisieren oder ein Punctum maximum der Schmerzintensität angeben. Häufig wird jedoch geschildert, daß die Schmerzen nur zu Beginn der Attacke gut abgrenzbar sind bzw. von einer bestimmten Stelle des Kopfes ausgehen, aber im Verlaufe der Attacke irradiieren und nicht mehr genau zu lokalisieren sind. Ausgangspunkt der Schmerzen sind am häufigsten die Stirn-Schläfen-Region (48% im eigenen Migränekollektiv), seltener wird das Punctum maximum in der Nacken-Hinterhaupt-Region lokalisiert (10%); nicht selten wechselt die Kopfschmerzlokalisation von Anfall zu Anfall (vgl. Tabellen 5 und 6).

Sehr häufig ist nur eine Kopfhälfte betroffen (Hemikranie); beidseitige Kopfschmerzen (Holokranie) wurden von etwa 25% der Patienten angegeben. Besonders die Migraine accompagnée geht häufig mit halbseitigem Kopfschmerz einher. Dabei muß die Seite der Hemikranie nicht in jedem Fall kontralateral zur Seite der neurologischen Herdstörung lokalisiert sein.

Bei Kindern können die gastrointestinalen Beschwerden gelegentlich so stark ausgeprägt sein, daß die Kopfschmerzen weitgehend oder ganz in den Hintergrund treten. In diesen Fällen spricht man von einer *abdominellen Migräne.*

Tabelle 5. Schmerzlokalisation: Seitenverteilung

Seitenlokalisation	*n*	%
Ausschließlich links	21	17,4
Ausschließlich rechts	13	10,7
Vorwiegend links	17	14,1
Vorwiegend rechts	9	7,4
Einseitig, Seite wechselnd	29	24,0
Beidseitig	31	25,6
Wechselnd ein- bzw- beidseitig	1	0,8
Gesamt	121	100

Tabelle 6. Schmerzlokalisation: vorwiegend betroffene Kopfregion

Schmerzlokalisation Punctum maximun	*n*	%	
Frontal	15	12,4	47,9
Retroorbital	10	8,3	
Frontal + retroorbital	18	14,9	
Temporal	15	12,4	
Gesamte Hemisphäre	48	39,7	39,7
Okzipital	8	6,6	9,9
Okzipital + nuchal	4	3,3	
Vertex	2	1,7	2,5
Andere Lokalisation	1	0,8	
Gesamt	121	100	100

Die Kennzeichen einer *Karotidynie* („lower face headache", „facial migraine") sind migräneartige Schmerzen, vorwiegend der unteren Kopfregion, die von Schmerzen im Bereich der A. carotis begleitet sind (Raskin u. Prusiner 1977). Zur genauen lokalisatorischen Zuordnung der Schmerzen im Bereich der A. carotis ist insbesondere die Dopplersonographie hilfreich. Die ebenfalls gut abgrenzbaren Schmerzen beim *Bing-Horton-Syndrom* werden typischerweise einseitig in die Orbita projiziert. Im Regelfall ist immer dieselbe Seite betroffen, äußerst selten erfolgt ein Wechsel zur Gegenseite. Typische Begleitsymptome sind Tränenfluß, Rhinorrhö, Rötung des Auges und der periorbitalen Gesichtshaut, in seltenen Fällen findet sich ein Horner-Syndrom.

Bei den *Kopfneuralgien* werden die Schmerzen im Ausbreitungs- und Versorgungsbereich des betroffenen Hirnnervs angegeben. Bei der *idiopathischen Trigeminusneuralgie* sind am häufigsten der 2. und der 3. Trigeminusast, seltener der 1. Ast des N. trigeminus betroffen. Dagegen befällt die meist sehr schmerzhafte Herpes-Zoster-Infektion fast ausschließlich den 1. Trigeminusast, worauf eine *postherpetische Neuralgie (Zosterneuralgie)* folgen kann. Bei Schmerzen im Ohr ist an eine Herpesinfektion des Ganglion geniculi zu denken *(Ramsay-Hunt-Syndrom)*. Bläschen im Bereich des äußeren Gehörgangs und eine periphere Fazialislähmung machen diese Diagnose wahrscheinlich.

Bei blitzartig im Zungengrund, im Bereich der Tonsillen und im mittleren und unteren Pharynx auftretenden intensiven Schmerzattacken kann es sich um eine *Glossopharyngeusneuralgie* handeln. Diese Schmerzen können gegen das Ohr hin irradiieren. Triggerpunkte finden sich im Versorgungsgebiet des N. glossopharyngeus.

Bei anfallsartigen oder dauernden Schmerzen im Nasenbereich und im inneren Augenwinkel, mit Konjunktivitis und Tränenfluß einhergehend, wird von einer *Nasoziliarisneuralgie* gesprochen. Eine ähnliche Symptomatik findet sich bei der *Neuralgie des Ganglion pterygopalatinum,* die auch als Sluder-Neuralgie bezeichnet wird. Bei letzterer ist der Schmerzcharakter jedoch eher dumpf, und die Beschwerden können tage- oder wochenlang anhalten.

Bei fehlerhafter Okklusion des Gebisses kommt es gelegentlich zu einer Funktionsstörung des Kiefergelenks. Die dabei vorhandenen Schmerzen in der Präaurikulargegend können in die gesamte betroffene Gesichts- und Kopfhälfte ausstrahlen und dadurch die Diagnose einer Myarthropathie des Kiefergelenks *(Costen-Syndrom)* erschweren. Wenn bei alten Menschen erstmals anhaltende und temporal lokalisierte Kopfschmerzen auftreten, muß an eine *Arteriitis temporalis* gedacht werden. Nur durch eine frühzeitige Erkennung und Behandlung mit Kortikosteroiden kann einem Optikusbefall mit Erblindung vorgebeugt werden. Gelegentlich treten als erste Symptome intermittierende Kaubeschwerden in Form einer Claudicatio der Kaumuskulatur auf. Akut auftretende, intensive frontale Kopfschmerzen kommen beim *akuten Glaukomanfall* sowie bei *akuten Entzündungen der Stirnhöhle,* der *Ethmoidalzellen* und der *Keilbeinhöhle* vor.

Mögliche Ursache okzipitaler Kopfschmerzen sind *degenerative oder traumatische Veränderungen* im Bereich der *Halswirbelsäule.*

Diffus im ganzen Kopf auftretende Schmerzen können durch verschiedene Ursachen ausgelöst werden. Neben internistischen Grunderkrankungen wie *Phäochromozytom, Karzinoidsyndrom* und *Hypoglykämie* muß auch eine *Hypertonie* ausgeschlossen werden.

Die bei *intrakraniellen, raumfordernden und anderen Prozessen* übertragenen Schmerzen treten in der Regel als diffuse dumpf-drückende Kopfschmerzen auf, und nicht immer besteht eine Übereinstimmung zwischen der Schmerzseite und der Seite des pathologischen Prozesses. Allerdings können beim Syndrom der Felsenbeinspitze *(Gradenigo-Syndrom)* und bei granulomatösen Entzündungen im Bereich des Sinus cavernosus *(Tolosa-Hunt-Syndrom)* umschriebene Schmerzen im 1. Trigeminusast auftreten.

Frontotemporale Schmerzen können auf Prozesse im Sellabereich hinweisen.

2.5 Begleitsymptome des Migräneanfalls

Häufig sind die vegetativen Begleitsymptome der Migräne, insbesondere Übelkeit und Erbrechen, so stark ausgeprägt, daß sie von den Patienten spontan angegeben und als das unangenehmste Symptom der Migräne empfunden werden. Im Gegensatz zu anderen Kopfschmerz- und Neuralgieformen scheint im akuten Migräneanfall regelmäßig das gesamte vegetative Nervensystem beteiligt zu sein. Bei 91% unserer Migränepatienten trat während der Schmerzattacken Übelkeit und bei 86% Erbrechen auf. Andere vegetative Begleiterscheinungen sind Diarrhö, Oligurie während der Schmerzphase und Polyurie nach Abklingen der Schmerzen. Weitere Begleitphänomene sind Gesichtsblässe, vermehrte Pulsationen der Temporalarterien und eine Überempfindlichkeit gegenüber sensorischen Reizen; z. B. litten 80% unserer Patienten unter Lichtscheu, während Lärm- und Geruchsüberempfindlichkeit weitaus seltener vorkamen. Im allgemeinen unternehmen die Migränepatienten den Versuch, sich während der Schmerzphase weitgehend von Umwelteinflüssen und Außenreizen abzuschirmen, und zwar offensichtlich deshalb, weil im

Anfall die normalerweise adäquaten Reize des optischen, akustischen und vestibulären Systems Schmerzen auslösen. Möglicherweise spielt dabei eine generelle Senkung der Schmerzschwelle eine Rolle.

3 Medikamentenanamnese

Patienten mit chronischem Kopfschmerz und Migräne betreiben nicht selten einen Medikamentenabusus. Im eigenen Kollektiv von 121 Migränepatienten zeigten 10 eine eindeutige Abhängigkeit von Kombinationspräparaten, insbesondere von Ergotaminderivaten, Analgetika und Hypnotika. Es ist bekannt, daß bei chronischem Gebrauch Analgetika allein einen Dauerkopfschmerz auslösen bzw. unterhalten können. Deshalb muß in diesen Fällen der Circulus vitiosus von Kopfschmerz-Medikamenteneinnahme durch eine Entzugstherapie unterbrochen werden. Dabei wird häufig beobachtet, daß viele Patienten schon nach dem Analgetikaentzug eine Reduktion der Schmerzintensität angeben und daß sich der Dauerschmerz wieder in einen intermittierend auftretenden Schmerz umwandeln kann.

Kopfschmerzen bei chronischer Einnahme von Analgetika vom Typ der Salicylsäure (Salicylismus) gehen oft einher mit Ohrensausen, Schwindel, Sehstörungen und Parästhesien (vgl. Kap. 9). Prognostisch ernster zu werten sind Unruhe, Tremor und ängstliche Erregungszustände, die in Benommenheit, Stupor und schließlich Koma münden können. Ähnliche Nebenwirkungen haben auch Pyrazolderivate (vgl. Kap. 9). Bei chronischen Phenacetinabusus, bei dem ebenfalls Kopfschmerzen auftreten können, ist nach Zeichen einer Nierenschädigung (interstitielle Nephritis, Phenacetinniere) und nach Symptomen einer Hypoxämie als Folge einer Methämoglobinbildung zu suchen. Klinische Symptome wie verminderte psychophysische Belastbarkeit, vermehrte Stör- und Reizbarkeit, aschfahle Hautfarbe, Lippenzyanose, schlaffe Gesichtszüge und Tremor müssen nicht Folge der Migräne sein, sondern sollten den Verdacht auf einen Phenacetin- oder anderen Analgetikaabusus lenken.

Bei der Verwendung von Ergotamintartrat zur Anfallskupierung ist zu berücksichtigen, daß dieses Medikament ebenfalls Migränesymptome wie Übelkeit, Erbrechen, Diarrhö, Parästhesien, Bauchkoliken, Vertigo und Muskelkrämpfe hervorrufen kann. Diese medikamentös induzierten Symptome sind dann sehr schwer von den primären Migränebeschwerden abzugrenzen. Deshalb muß die Ergotamintartratdosis im Einzelfall so gewählt werden, daß diese Nebenwirkungen vermieden werden. Da der Toleranzbereich individuell verschieden ist, muß die optimale Dosis im Migräneintervall ermittelt werden. Raskin et al. (1980) schlagen zur Ermittlung der Höchstdosis folgendes Vorgehen vor: dem Patienten wird geraten, 2 mg enthaltende Suppositorien von Ergotamintartrat zu dritteln und die Teile nacheinander in Abständen von 60 min einzuführen. Bei Auftreten von Übelkeit, Brechreiz, Erbrechen ist die Höchstdosis überschritten. Zur Kupierung des Anfalls sollte dann die um $^1/_3$ niedrigere Dosis gewählt werden.

Manche Patienten verwenden das ausschließlich zur Anfallskupierung vorgesehene Ergotamintartrat als Dauermedikation mit der Gefahr eines Ergotismus. Die ersten Symptome sind auch hier Kopfschmerzen, Nausea, Schwindel, Verwirrtheit und Symptome der Raynaud-Krankheit wie Akrozyanose und distale Parästhesien infolge von Gefäßspasmen. Eine Fortsetzung des Abusus kann dann zur Gangrän der unteren Gliedmaßen führen, die sich durch Claudicatio intermittens ankündigt. Ergotamintartrat muß in diesen Fällen sofort abgesetzt werden; ggf. ist eine Behandlung mit Vasodilatatoren (Nitroprussid-Natrium) einzuleiten.

Bei der Erhebung der Medikamentenanamnese sollte nicht nur nach Nebenwirkungen der bekannten Migränemittel gefahndet werden, sondern es muß auch daran gedacht werden, daß zahlreiche andere Substanzen Kopfschmerzen auslösen oder unterhalten können (vgl. Kap. 9). Infolge von Gefäßdilatation können nahezu alle Koronardilatatoren, insbesondere Substanzen aus der Nitrogruppe sowie Spasmolytika wie Papaverin und Dihydralacin Kopfschmerzen auslösen. Auch bei Verabreichung von Neuroleptika, z. B. Chlorpromazin, kann es ebenfalls durch Vasodilatation infolge sympatholytischer Wirkung zu Kopfschmerzen mit gleichzeitiger Blutdrucksenkung kommen. Methämoglobinämie und Sulfhämoglobinämie, die sich bei übermäßigem Gebrauch von Anilinderivaten, Sulfonamiden und Nitraten entwickeln können, sind ebenfalls eine mögliche Ursache von Kopfschmerzen als Folge einer zerebralen Hypoxie. Nitrite werden Fleischwaren als Farbkonservierungsmittel zugesetzt; deshalb kann es bei Genuß z. B. von Frankfurtern zu sog. „Hot-dog-Kopfschmerzen“ kommen. Unter dem China-Restaurant-Syndrom versteht man Kopfschmerzen, die $^1/_2-1$ h nach Genuß von glutamathaltigen chinesischen Speisen entstehen können. Der genaue Entstehungsmechanismus ist nicht bekannt.

Antihypertensive Therapie mit Kombinationspräparaten, die Reserpin enthalten, kann migräneähnliche Kopfschmerzen auslösen. Ursache ist eine Entleerung der Katecholamin- und Serotoninspeicher. Bei Frauen, die orale Kontrazeptiva einnehmen, wird nicht selten eine Erstmanifestation oder eine Verschlimmerung einer Migräne beobachtet (Kudrow 1975; Ryan 1978). In der Regel treten die Kopfschmerzen bei den meisten Frauen innerhalb der ersten Monate nach Gebrauch der oralen Kontrazeptiva auf. Bei 30–40% der Patientinnen bessern sich die Kopfschmerzen nach Absetzen der Medikamente. Die Kopfschmerzhäufigkeit scheint mit dem Östrogengehalt der kontrazeptiven Präparate zu korrelieren, so daß bei manchen Frauen das Umsetzen auf ein Präparat mit geringerem Östrogengehalt ausreichend sein kann.

4 Körperliche Untersuchung

Die Diagnose einer Migräne kann nur mit Hilfe der anamnestischen Angaben des Patienten gestellt werden. Migränespezifische Befunde, die bei der allgemeinen oder neurologischen Untersuchung im Intervall festgestellt werden können, gibt es nicht. Dennoch ist eine gründliche, allgemein-körperliche und neurologische Untersuchung erforderlich, um organische Erkrankungen auszuschließen, die eine Migräne imitieren oder verstärken können. Bei der Untersuchung im Intervall muß der Herz-Kreislauf-Situation besondere Beachtung geschenkt werden. Innerhalb unseres Migränekollektivs war eine deutliche Tendenz zur Hypotonie festzustellen: 12 der 121 Patienten hatten diastolische Blutdruckwerte unter 70 mm Hg, bei 59 Migränepatienten lagen die systolischen Blutdruckwerte unter 120 mm Hg und bei 5 Patienten unter 100 mm Hg. Bei der Kreislaufregulationsprüfung nach Schellong war jedoch bei keinem der untersuchten Patienten mit niedrigen Blutdruckwerten ein pathologischer Befund zu erheben, der auf eine orthostatische Dysregulation hingewiesen hätte. Im Vergleich dazu lag die relative Hypertoniehäufigkeit bei unserem Patientenkollektiv mit 5–10% eher unterhalb der allgemeinen Hypertoniemorbidität, die für die Erwachsenenbevölkerung mit 10–25% angegeben wird. Allerdings sind einzelne Autoren der Meinung, daß die Migräne, insbesondere im Alter häufig mit Hypertonie einhergeht, bzw. in Zusammenhang mit dieser Erkrankung allmählich entsteht (Schumacher 1941; Sicuteri et al. 1974; Serratrice 1976). Umgekehrt sind jedoch Kopfschmerzen im Zusammenhang mit einer Hypertonie eher selten und treten dann vorwiegend als morgendlich betonte dauerförmige Zephalgie auf. Ausnahmen sind die maligne Hypertonie, bei der 75% der Patienten über Kopfschmerzen klagen, und die anfallsweisen Kopfschmerzattacken im Rahmen von Hochdruckkrisen bei Phäochromozytom, dekompensiertem Schilddrüsenadenom, M. Basedow, Cushing-Syndrom, primärem Aldosteronismus (Conn-Syndrom) oder bei anderen Mineralkortikoidkrisen.

Bei der Auskultation ist auf Herzgeräusche zu achten, da in der Literatur angegeben wird, daß bei Patienten mit Mitralklappenprolaps Migräne häufiger auftreten soll (Litman u. Friedman 1978). Auch nach Einsatz künstlicher Herzklappen können migräneähnliche Symptome vorkommen (Caplan et al. 1976).

Der Auskultation des Herzens sollte sich eine Auskultation des Schädels und der hirnzuführenden Gefäße zum Ausschluß einer vaskulären Malformation anschließen. Bei etwa 25% der Patienten mit einem arteriovenösen Angiom findet sich ein pulssynchrones Strömungsgeräusch mit Punctum maximum über dem Auge oder über dem Mastoid. Bisher konnte jedoch nicht nachgewiesen werden, daß Gefäßmißbildungen bei Migränepatienten überzufällig häufig sind.

Die häufig beobachtete Tachykardie ist ebenso wie die nicht selten beim neurologischen Befund auffallende Hyperreflexie mit Betonung im Bereich der oberen Extremitäten wahrscheinlich Folge eines erhöhten Sympathikotonus. Der übrige neurologische Status des Migränepatienten im Intervall ist jedoch unauffällig.

Im Gegensatz zum Intervall fällt im Migräneanfall bereits bei der Inspektion das blasse und fahle Hautkolorit, der verminderte Hautturgor und gelegentlich eine vermehrte Pulsation der A. temporalis superficialis sowie eine vermehrte Venenzeichnung auf. Bei der neurologischen Untersuchung ist auf eine zerebrale Herdsymptomatik, insbesondere auf Halbseitensymptome als Hinweis für eine Migraine accompagnée und auf Augenmotilitätsstörungen als Symptom

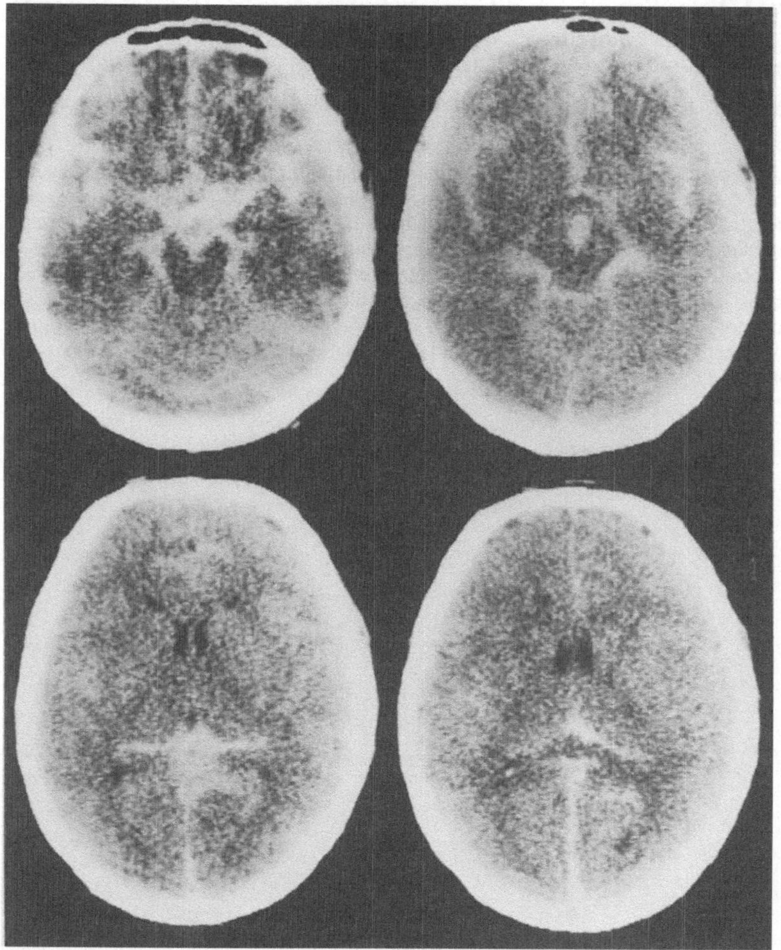

Abb. 1. 44jährige Migränepatientin. CT-Untersuchung wurde veranlaßt, weil sich Charakter und Intensität der Kopfschmerzattacken geändert hatten. CT-Befund: Subarachnoidalblutung mit blutwertiger Dichteanhebung vorwiegend der basalen Zisternen

einer ophthalmoplegischen Migräne zu achten. Neuropsychologische Symptome, z. B. eine Aphasie, müssen erkannt werden. Sie sind abzugrenzen von psychischen Symptomen, die auch bei der einfachen Migräne vorkommen können; dabei stehen Stimmungsveränderungen im Vordergrund. Am häufigsten kommen eine allgemeine Lethargie, Apathie und Müdigkeit, gelegentlich aber auch eine ängstliche Reiz- und Erregbarkeit vor. Insbesondere die Basilarismigräne kann mit Vigilanzstörungen bis zum Verlust des Bewußtseins einhergehen.

Differentialdiagnostisch ist im Migräneanfall eine sichere Abgrenzung von einer akuten Subarachnoidalblutung nicht in jedem Fall möglich. Oft kann die endgültige Klärung nur aufgrund der Verlaufsbeobachtung, der Vorgeschichte und ggf. mittels CT des Schädels und Liquorbefund erfolgen. Wie das folgende Beispiel zeigt, sollte eine plötzliche Änderung des Schmerzcharakters und der Schmerzintensität auch bei jahrelang bestehender Migräne stets zum Anlaß genommen werden, eine weitere diagnostische Abklärung durchzuführen.

Fallbericht

Bei einer 44jährigen Patientin mit seit Jahren bestehender Migräne in Form einer rezidivierenden Hemikranie rechts traten in der Mittagszeit plötzlich diffuse, in die Stirn ausstrahlende Kopfschmerzen von heftigster Intensität auf, die von Übelkeit, Erbrechen und einem Pelzigkeitsgefühl im Bereich der Oberlippe und der Wangen begleitet waren. Im Vergleich zu früheren Migräneattacken hatte sich der jetzige Schmerzcharakter vollständig geändert. Es bestand ein leichter Meningismus. Deshalb wurde eine weitere Diagnostik veranlaßt. Der Liquor war massiv blutig. Im Computertomogramm des Schädels zeigte sich das typische Bild einer Subarachnoidalblutung mit blutwertigen Dichteanhebungen der äußeren Liquorräume, vorwiegend der basalen Zisternen (s. Abb. 1).

3 Apparative Diagnostik: Indikation und Ergebnisse

G. Schroth und H. D. Langohr

1 Einleitung

Die Diagnose der Migräne wird immer durch eine ausführliche und genaue Erhebung der Anamnese gestellt. Allgemein klinischer und neurologischer Befund sind unauffällig.

Wenn auch keine spezifischen Befunde zu erwarten sind, sollten auch bei typischer Migräne – wie bei allen anderen Kopfschmerzformen – routinemäßig Röntgenaufnahmen des Schädels in 2 Ebenen durchgeführt werden. Bei okzipital-betonten Kopfschmerzen sollten diese durch Aufnahmen der HWS in 2 Ebenen ergänzt werden.

Auch bei typischer Migräne empfiehlt sich die Durchführung eines Elektroenzephalogramms; wenn möglich, sollte diese Untersuchung während oder kurz nach einer Kopfschmerzattacke erfolgen, da dann Allgemeinveränderungen und Herdbefunde besser erfaßt werden können. Bei vorausgegangener Medikation sind diese jedoch von medikamentösen Veränderungen des EEG abzugrenzen. Eine EEG-Untersuchung sollte in jedem Fall durchgeführt werden bei atypischem Verlauf und uncharakteristischer Ausprägung der Migräne, insbesondere bei einem Symptomwandel mit Änderung der Anfallsfrequenz, des Schmerzcharakters und der Intensität. In diesen Fällen besteht der nächste diagnostische Schritt in der Durchführung eines Schädelcomputertomogramms, ggf. einschließlich kontrastangehobener Schichtung nach intravenöser Kontrastmittelgabe. Angiographische Abklärung ist nur in seltenen Ausnahmefällen, z. B. bei schweren Verläufen einer ophthalmoplegischen Migräne angezeigt, da basale Aneurysmen als mögliche Ursache dieser Symptomatik auch bei kontrastangehobener Schichtung nur in Ausnahmefällen im Computertomogramm nachgewiesen werden können. Trotzdem sollte auch in diesen Fällen die Indikation zur Gefäßdarstellung eng gestellt werden, weil bei Migränepatienten mit einem erhöhten Risiko durch Auslösung von Gefäßspasmen zu rechnen ist (Patterson et al. 1964).

Ebenso seltene Ausnahmen sind die Fälle, bei denen die Abgrenzung einer schweren Migräne von einer Subarachnoidalblutung nur durch Untersuchung des Liquor cerebro spinalis mittels Lumbalpunktion möglich ist. Bei der klinischen Untersuchung sollte jedoch berücksichtigt werden, daß schwere Migräneanfälle nicht selten mit Zeichen einer leichten meningealen Reizung einhergehen und umgekehrt im frühen Stadium einer Subarachnoidalblutung ein Meningismus noch fehlen kann.

Im folgenden werden die einzelnen Untersuchungsmethoden ausführlich dargestellt. Dabei werden neben Untersuchungsergebnissen mit praktischem

Interesse für die Differentialdiagnostik auch neuere Untersuchungsergebnisse besprochen, die für das Verständnis der Pathogenese der Migräne von Bedeutung sind.

2 Ergebnisse regionaler Gehirndurchblutungsmessungen

Bei dieser Methode werden lokale Konzentrationsänderungen eines radioaktiven Gases, üblicherweise ^{133}Xenon, durch ein Multidetektorensystem gemessen und computergesteuert ausgewertet (Lassen u. Ingvar 1961; Obrist et al. 1975). Das Prinzip dieser Methode besteht darin, daß Edelgase in der „Sättigungsphase" bei der Passage durch die Kapillaren die Blutbahn verlassen, sich gleichmäßig im Gehirnparenchym verteilen und in der folgenden „Wash-out-Phase" durch das nachfolgende gasfreie Blut ausgewaschen werden. Die Geschwindigkeit des Auswaschvorgangs ist proportional der zerebralen Durchblutung. Die Aufsättigung des Gehirns mit Edelgas erfolgt entweder durch Injektion in die A. carotis interna (Injektionsmethode) oder durch Inhalation des Gases (Inhalationsmethode). O'Brien (1967, 1971) fand mit Hilfe der Inhalationstechnik eine mittlere Reduktion der zerebralen Durchblutung um 23% während der Auraphase und einen Anstieg um 8% während der Kopfschmerzphase. Skinhøj (1973) konnte diese Befunde auch bei Anwendung der Injektionstechnik bestätigen. Die Gehirndurchblutung war z. T. bis zu 50% reduziert und erreichte damit kritische Werte für eine ausreichende Sauerstoffversorgung des Gehirns. Während der Kopfschmerzphase wurde ein deutlicher Anstieg der zerebralen Durchblutung gemessen. Gleichzeitig fanden sich im Liquor cerebrospinalis erhöhte Laktat- und erniedrigte Bikarbonatkonzentrationen. Skinhøj nimmt an, daß die initiale Durchblutungsminderung zur Laktatacidose im Liquor cerebrospinalis führt, die ihrerseits eine reaktive Hyperämie als eine Ursache des Migränekopfschmerzes auslöst (Reflexhypothese von Skinhøj). Simard et al. (1973) und Norris et al. (1975) konnten ähnliche Änderungen der zerebralen Durchblutung im akuten Migräneanfall nachweisen. Mathew et al. (1976) fanden mit der Injektionsmethode bei Patienten mit Migraine accompagnée, deren klinische Herdsymptome über die Auraphase hinaus auch während der Schmerzphase persistierten, ein gemischtes Muster der regionalen Gehirndurchblutung: Neben einem globalen Anstieg der Gehirndurchblutung fanden sich in Übereinstimmung mit der neurologischen Herdsymptomatik lokal weiterhin minderperfundierte Hirnrindenareale, die z. T. über die Kopfschmerzphase hinaus nachweisbar blieben.

Bei gleichen Befunden während des Migräneanfalls konnte Edmeads (1977) mittels Injektionstechnik keine Änderung der zerebralen Durchblutung nach Gabe von Ergotamin nachweisen.

Mittels verbesserter Inhalationstechnik fanden Sakai u. Meyer (1977) bei 13 Patienten mit klassischer und einfacher Migräne während der Schmerzphase einen signifikanten Anstieg der Durchblutung der grauen Substanz, die parallel zur Schmerzintensität zunahm und auch nach Abklingen der Schmerzphase bis 6

Tage später erhöht nachweisbar blieb. Ebenso fand sich eine Störung der autonomen Gehirndurchblutung, die sich ebenfalls nur langsam zurückbildete. Analgetika führten zu einer geringen Reduktion der Hemisphärendurchblutung bei unveränderter Flußerhöhung im Basilarisstromgebiet. Umgekehrt blieb nach Ergotaminmedikation die Hemisphärendurchblutung unverändert, während die Durchblutung des Hirnstamms deutlich reduziert wurde.

1979 konnten dieselben Autoren nachweisen, daß bei Migräne und Bing-Horton-Kopfschmerz die Autoregulation der zerebralen Durchblutung gestört ist. Im Vergleich mit Normalpersonen und Patienten mit Bing-Horton-Kopfschmerz reagieren Migränepatienten im schmerzfreien Intervall auf Inhalation von CO_2 mit einem überschießenden Anstieg der zerebralen Gehirndurchblutung. Während der Migräneattacke ist die gegenregulatorische Hyperämie nach Inhalation von CO_2 vermindert. Dagegen ist bei Bing-Horton-Kopfschmerz die Reaktion nach Inhalation von Sauerstoff gestört: Inhalation von 100%igem O_2 führt bei Clusterkopfschmerz zu einer deutlichen Reduktion der Gehirndurchblutung um etwa $^1/_3$, die mit einer Besserung der Schmerzen einhergeht.

Ähnliche Störungen der zerebralen Autoregulation wurden auch bei transitorisch-ischämischen Attacken nachgewiesen (Yamamoto et al. 1979), die jedoch nur in etwa 20% der Fälle mit Kopfschmerzen einhergehen. Der Schmerz der Migräne läßt sich nach der Serotoninhypothese möglicherweise durch eine gleichzeitige Senkung der Schmerzschwelle im Hirnstammbereich erklären.

Neuere Ergebnisse dieser Forschungsgruppe (Yamamoto; Meyer 1980) lassen vermuten, daß bei Migränepatienten die α- und β-Rezeptoren des sympathischen Nervensystems abnorm reagieren. Gabe eines peripher angreifenden α-Sympathomimetikums (Isomethepten) führte bei Kontrollpersonen zu keiner wesentlichen Änderung der Gehirndurchblutung. Dagegen reagierten Migränepatienten auf die Einnahme dieser α-Rezeptoren stimulierenden Substanz mit einer deutlichen Abnahme der Gehirndurchblutung. Das Maximum der Reduktion lag bei Patienten mit Hemikranie auf der Kopfschmerzseite, bei Patienten mit Basilarismigräne nahm die Durchblutung vorwiegend im vertebro-basilären Stromgebiet ab.

Einnahme von α-Blockern (hydrierte Ergotoxinalkaloide: Hydergine) und β-Sympathomimetika (Isoproterenal: Isuprel) führte dagegen zu einem überschießenden Anstieg der Gehirndurchblutung, der auf der Kopfschmerzseite betont war. Weiterhin konnte gezeigt werden, daß unter Behandlung mit einem β-Blocker (Propranolol: Inderal, Dociton) der migränetypische Anstieg der Gehirndurchblutung während der akuten Attacke geringer ausgeprägt war.

Der migränetypische überschießende Anstieg der Gehirndurchblutung nach Inhalation von 5%igem CO_2 (siehe oben) normalisierte sich sowohl nach Verabreichung von α-β-Blockern wie auch von α-β-Sympathomimetika.

Die Autoren erklären diese seitendifferenten und regional unterschiedlichen Schwankungen der Gehirndurchblutung auf sympathische Reize mit einer regional unterschiedlichen Sensitivität der adrenergen α- und β-Rezeptoren des sympathischen Nervensystems, möglicherweise infolge einer partiellen Denervierung. Es wird angenommen, daß die Befunde auf eine generelle vasomotorische Instabilität bei Migränepatienten hinweisen, wie sie bereits von Wolff vermutet und durch spätere Untersuchungen bestätigt wurde (Wolff 1963; Appenzeller 1963; Price et al. 1976; Sakai u. Meyer 1979).

3 Ergebnisse dopplersonographischer Untersuchungen

Mit der Dopplersonographie steht uns eine semiquantitative Methode zur Messung der Blutströmungsgeschwindigkeit in den Blutgefäßen zur Verfügung. Dabei wird eine mit einem Ultraschallsender- und -empfänger ausgerüstete Schallsonde über einem Blutgefäß aufgesetzt. Die Schallwellen werden von den vorbeiströmenden Blutkörperchen reflektiert und nach dem Dopplerprinzip in ihrer Frequenz verändert. Die Strömungsgeschwindigkeit wird berechnet aus der Frequenzdifferenz von ausgesendetem und reflektiertem Signal.

Bei unseren Untersuchungen bei 98 Migränepatienten im kopfschmerzfreien Intervall und 7 Patienten im Schmerzanfall führten wir die direkte und indirekte Dopplersonographie, d. h. die Beschallung der Aa. supratrochleares und der Aa. carotides communes, internae, externae und Aa. vertebrales durch (Abb. 1).

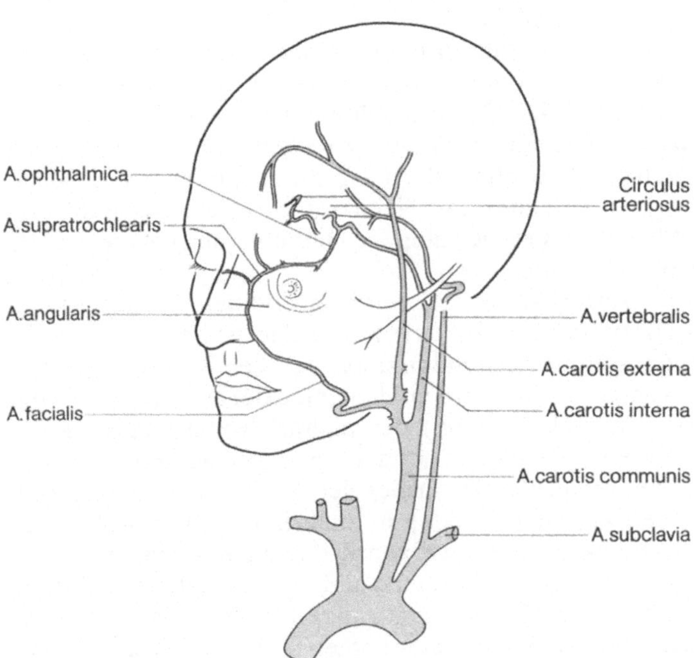

Abb. 1. Schematische Darstellung der Meßstellen zur Beschallung der Halsgefäße (direkte Dopplersonographie) und der A. supratrochlearis am Augenwinkel (indirekte Dopplersonographie)

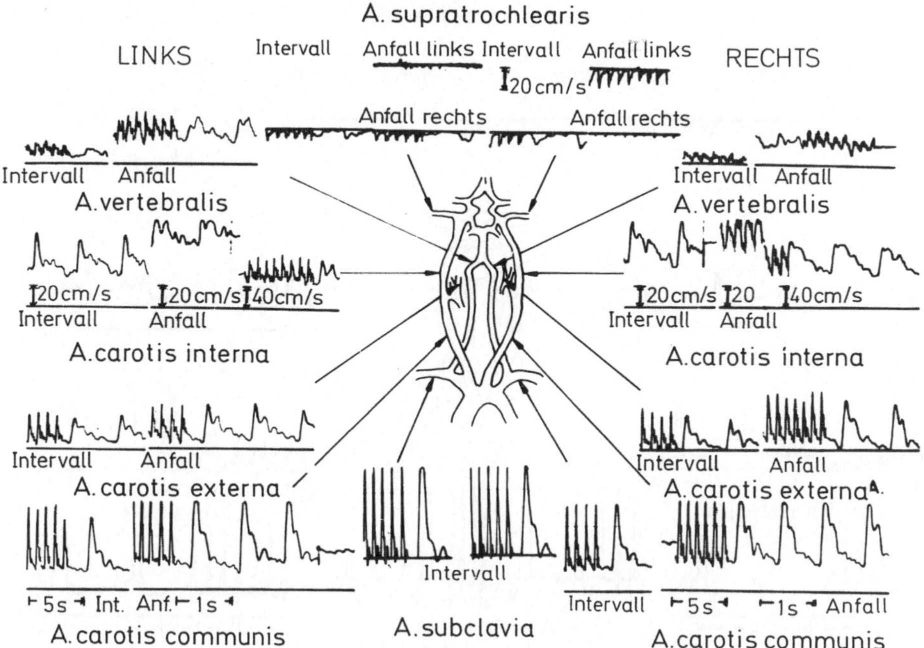

Abb. 2. Dopplersonographie bei einer 20jährigen Patientin mit ophthalmischer Migräne und Hemikranie wechselnder Seite im Anfall und im Intervall

Wir konnten zeigen, daß die *Schmerzphase* des Migräneanfalls durch eine massive Strömungsbeschleunigung aller hirnzuführenden Gefäße bei gleichzeitiger Flußreduktion der Aa. supratrochleares gekennzeichnet ist (s. Abb. 2). Wir nehmen an, daß die dopplersonographisch gemessenen Karotis- und Vertebralisströmungsbeschleunigungen Folge eines herabgesetzten peripheren Gefäßwiderstands im akuten Migräneanfall sind. Nachdem angiographische Untersuchungen (Dukes et al. 1964; Skinhøj 1973; Edmeads 1977) meist Normalbefunde ergaben, müssen diesen Änderungen des peripheren Gefäßwiderstands Schwankungen von Gefäßen im subangiographischen Bereich (< 200 μm) zugrunde liegen. Risberg et al. (1980) konnten eine gute Korrelation der dopplersonographisch gemessenen Strömungsbeschleunigungen mit einem Anstieg der zerebralen Gehirndurchblutung, die mit Hilfe der ^{133}Xenon-Methode gemessen wurde, nachweisen.

Möglicherweise ist die Ursache der in unserer Untersuchung festgestellten Flußreduktion der Aa. supratrochleares im Migräneanfall auf eine Umverteilung des Blutes zurückzuführen. Dabei wird der A. ophthalmica und ihrem Endast, der A. supratrochlearis, durch eine Reduktion des peripheren Widerstands der intrazerebralen Gefäße Blut entzogen. Außerdem kann die Flußabnahme in den Aa. supratrochleares Folge einer Erweiterung der Hirnhautgefäße sein, da die A. ophthalmica durch zahlreiche Anastomosen mit

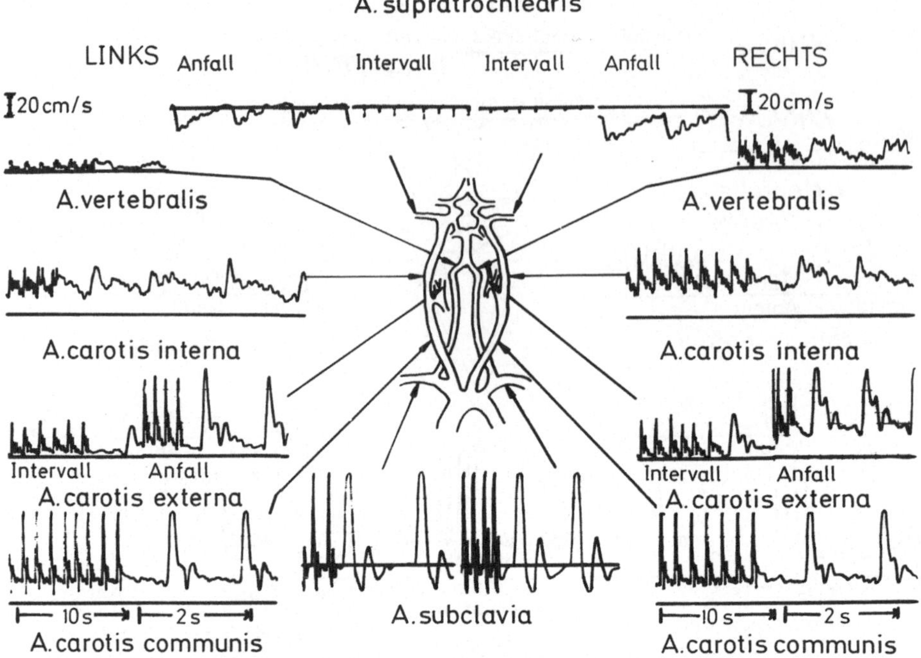

Abb. 3. Dopplersonographie bei einem 18jährigen Patienten mit Clusterkopfschmerz im Anfall und im Intervall

diesem Gefäßsystem in Verbindung steht. Die A.-ophthalmica-Flußreduktion kann dagegen nicht Folge des Druckanstiegs im Externastromgebiet sein, da in unserer Untersuchung die Strömungsbeschleunigung in der A. carotis externa geringer ausgeprägt war als im A.-carotis-interna-Bereich.

Im Gegensatz zu Migränepatienten zeigten Patienten mit Bing-Horton-Kopfschmerz im Anfall eine mehrfache Strömungszunahme der A. ophthalmica und einen ebenfalls deutlichen Flußanstieg im Externastromgebiet, wie Abb. 3 zeigt. Möglicherweise besteht, ähnlich wie beim Perikarotidsyndrom ein Zusammenhang mit der Irritation des sympathischen Nervengeflechts der A. carotis. Ein passagerer Leitungsblock der sympathischen, vasokonstriktorischen Fasern könnte den Flußanstieg der A. supratrochlearis und das bei Clusterkopfschmerz nicht selten zu beobachtende Horner-Syndrom erklären. Das mit Hilfe der Dopplersonographie nachweisbare, unterschiedliche Strömungsverhalten der A. supratrochlearis im Migräne- und im Bing-Horton-Schmerzanfall kann zur Differenzierung dieser beiden Erkrankungen herangezogen werden [vgl. Schroth (1981) Med. Dissertation, Tübingen, unveröffentlicht].

Bei systematischer dopplersonographischer Untersuchung von 98 Migränepatienten im anfallsfreien Intervall fanden wir, daß die Strömung der Aa. supratrochleares im Vergleich mit einem Normalkollektiv (n = 55) deutlich reduziert war. Bei Patienten mit Hemikranie ohne Seitenwechsel (20 Patienten

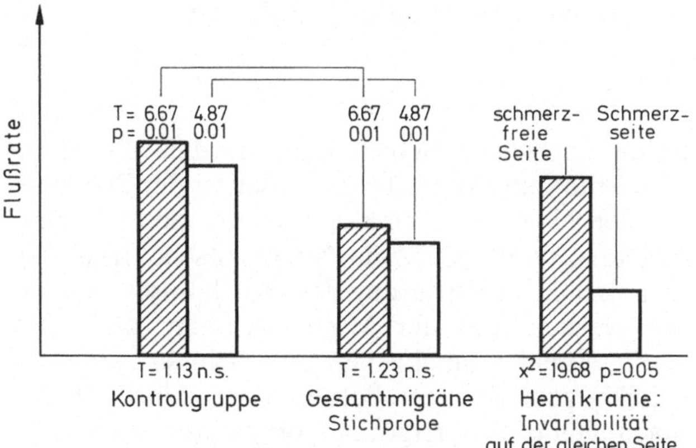

Abb. 4. A.-supratrochlearis-Fluß bei 98 Migränepatienten im Intervall im Vergleich mit 55 Kontrollpersonen und im Vergleich der Schmerzseite mit der schmerzfreien Seite bei Hemikranie ($n = 34$); t-Test und χ^2-Test

mit linksseitigem, 11 Patienten mit rechtsseitigem Kopfschmerz) war die Flußreduktion der A. supratrochlearis auf der Schmerzseite signifikant deutlicher ausgeprägt, wie Abb. 4 zeigt. Zusätzlich besteht bei Migränepatienten bereits im Intervall eine leichte, jedoch nicht signifikante Tendenz zu einer Flußerhöhung der hirnzuführenden Gefäße, die ebenfalls auf der Schmerzseite deutlicher ausgeprägt ist.

Diese im Intervall erhobenen Befunde mit signifikanter A.-ophthalmica-Flußreduktion auf der Kopfschmerzseite bei gleichzeitiger Tendenz einer Flußerhöhung der hirnzuführenden Gefäße lassen sich möglicherweise dadurch erklären, daß die Schmerzseite und andere Migränesymptome durch unterschiedliche Anlage von meningealen Shunts bzw. unterschiedliche Besetzung mit Rezeptoren für biogene Amene, z. B. Katecholamine oder Serotonin, festgelegt sind. Bereits Stöhr (1922), später Samarasinghe (1965), Falck et al. (1965) sowie Edvinsson u. Hardebo (1976) konnten nachweisen, daß diese leptomeningealen Gefäße, einschließlich ihrer zentripetal in das Gehirn penetrierenden und die äußeren Kortexschichten versorgenden Äste, mit adrenergen, cholinergen und serotonergen Rezeptoren ausgestattet sind. Im leptomeningealen und intrazerebralen Verlauf dieser Gefäße sind zahlreiche arteriovenöse Anastomosen angelegt. Eine Beeinflussung durch Durchblutung dieses Gefäßsystems ist durch zahlreiche Faktoren, insbesondere biogene Amine wie Serotonin, Katecholamine, Tyramin, Phenyläthylamin, Histamin, aber auch Prostaglandine und Schwankungen des pH-Wertes im Liquorcerebrospinalis (entsprechend der Reflexhypothese von Skinhøj 1973) möglich.

4 Sphygmo-, plethysmo-, rheo- und thermographische Untersuchungsergebnisse

Ausgehend von den bekannten klinischen Beobachtungen, daß die akute Migräneattacke mit einer Erweiterung und vermehrten Pulsation der Schläfenarterien einhergehen kann und der Schmerz durch Kompression dieser Gefäße gelindert wird, versuchten Graham u. Wolff (1938) eine systematische Erfassung dieser Pulswellen mittels mechanischer Registrierung des Druckpulses (Sphygmographie). Sie konnten nachweisen, daß der Migräneschmerz mit einer Erhöhung der Pulsamplitude einhergeht. Dabei scheint die Schmerzintensität positiv mit Amplitudenschwankungen zu korrelieren. Umgekehrt ist die Linderung der Schmerzen nach Gabe von Ergotaminpräparaten von einer Reduktion der Pulsamplitude begleitet. Diese Untersuchungsergebnisse führten Wolff (1948, [2]1963) zur Druckdehnungs- bzw. Dreiphasentheorie der Migräne. Demnach wird eine initiale Vasokonstriktion abgelöst von einer pulsatorischen Überdehnung der extrakraniellen Gefäße, die mit pulsierendem Kopfschmerz einhergeht. Die dritte Phase ist gekennzeichnet durch eine langanhaltende Gefäßüberdehnung mit perivasaler Transsudation und Ödembildung um die Arterien, die zu langanhaltendem Spätschmerz und zur Druckdolenz des Gefäßes führen kann.

Zur Zeit werden Plethysmographen zur Messung des Volumenpulses in Anlehnung an die Wolff-Dreiphasentheorie vorwiegend zur Biofeedbackbehandlung, seltener zur Beantwortung diagnostischer Fragestellungen (Fischer et al. 1980) eingesetzt. Bei der Infrarotreflexionsphotoplethysmographie wird die Extinktion von infrarotem Licht durch Hämoglobin gemessen. Aufgrund pulsatorisch wechselnder Blutfülle entstehen Volumenschwankungen, die mit dieser Methode registriert und in der Biofeedbacktherapie dem Migränepatienten rückgemeldet werden können. Mit Hilfe der Rheographie oder Impedanzplethysmographie können globale Schwankungen der Blutfüllung von Organen durch Messung der dazu proportionalen Änderung der elektrischen Leitfähigkeit (üblicherweise Wechselstrom von 30 kHz) aufgezeichnet werden. Nach Sojka u. Trettin (1977) finden sich im Migräneanfall starke Abflachungen der Volumenpulskurve auf der Seite der Hemikranie.

Durch Aufzeichnung eines Isothermenreliefs des Gesichts mittels Thermokamera konnten Lance u. Anthony (1971) zeigen, daß im Gegensatz zu Patienten mit Clusterkopfschmerz im Migräneanfall die Seite der Hemikranie im Regelfall kälter ist. Gabe von Ergotamintartrat soll zu einem Ausgleich der Temperaturdifferenz führen. In Übereinstimmung mit der Heyck-Migränetheorie sehen die Autoren die Ursache in einer mehr oder weniger ausgeprägten Eröffnung von arteriovenösen Shunts im akuten Migräneanfall.

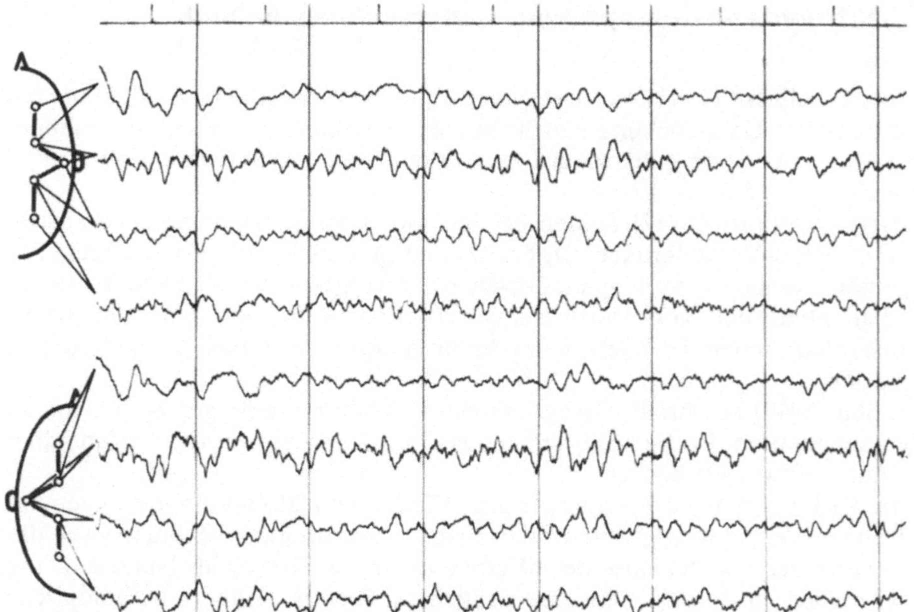

Abb. 5. 37jährige Patientin mit einfacher Migräne: EEG-Ableitung nach längerdauernder Anwendung von Cafergot PB Supp.; leicht bis mittelgradig allgemein verändertes EEG

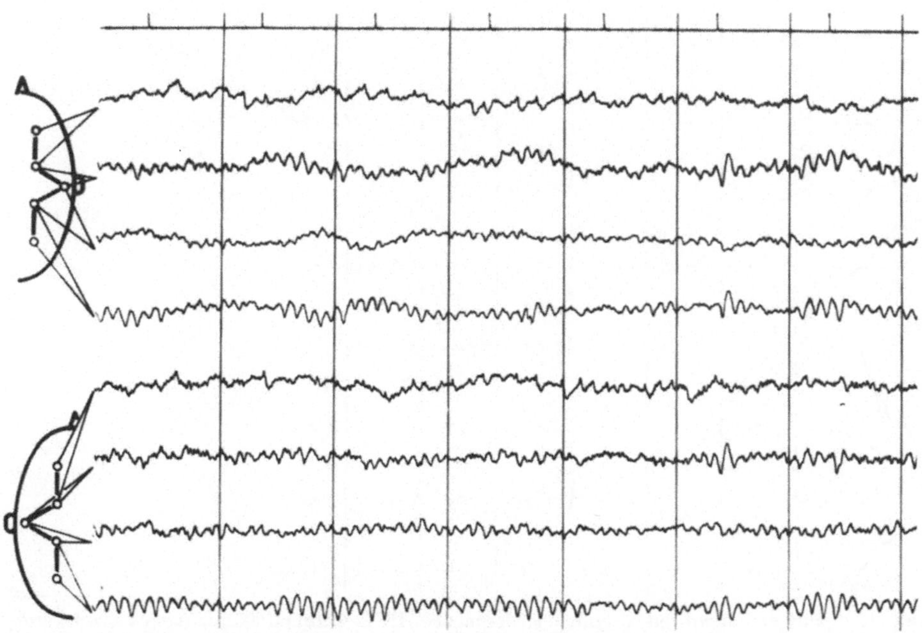

Abb. 6. Patientin wie Abb. 5: EEG nach Medikamentenentzug. α-EEG

5 Elektroenzephalographische Untersuchungsbefunde

Strauss u. Selinsky (1941) waren die ersten, die pathologische EEG-Befunde bei systematischer Untersuchung von 20 Migränepatienten im Anfall beschrieben, und zwar in Form abnormer Reaktionen auf Hyperventilation (in 9 Fällen).

Dow u. Whitty (1947) fanden bei 30 von 51 Migränepatienten bereits im Intervall EEG-Veränderungen in Form einer generalisierten Dysrhythmie (14 Patienten), einer bilateral symmetrischen Verlangsamung der Grundaktivität (12 Patienten) und von Herdbefunden (4 Patienten). Während der Kopfschmerzphase sollen sich nach diesen Autoren die präexistenten Veränderungen verstärken.

Cohn (1949) beschrieb dysrhythmische EEG-Veränderungen bei 41 von 83 Migränepatienten. Er dürfte als erster das Grundkonzept der „dysrhythmischen Migräne" entwickelt haben.

In der Folgezeit wurde eine derartige Vielfalt von EEG-Veränderungen mit Migräne in Verbindung gebracht, daß einzelne Autoren der Meinung sind, das EEG stifte bei der Diagnose der Migräne mehr Verwirrung als Nutzen. Diese verwirrenden und z. T. widersprüchlichen Angaben über pathologische EEG-Befunde bei Migränepatienten habe verschiedene Ursachen.

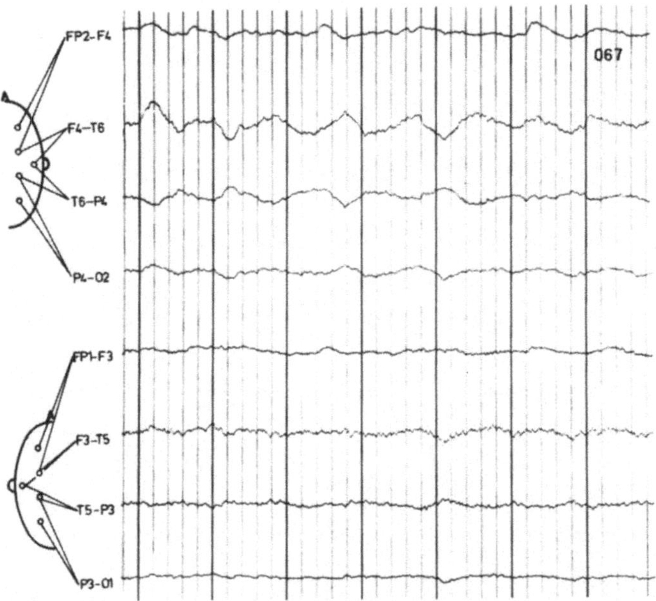

Abb. 7. 30jähriger Patient mit Migraine accompagnée: EEG während akuter Attacke. Schwerer, temporal betonter Herdbefund über der gesamten rechten Hemisphäre

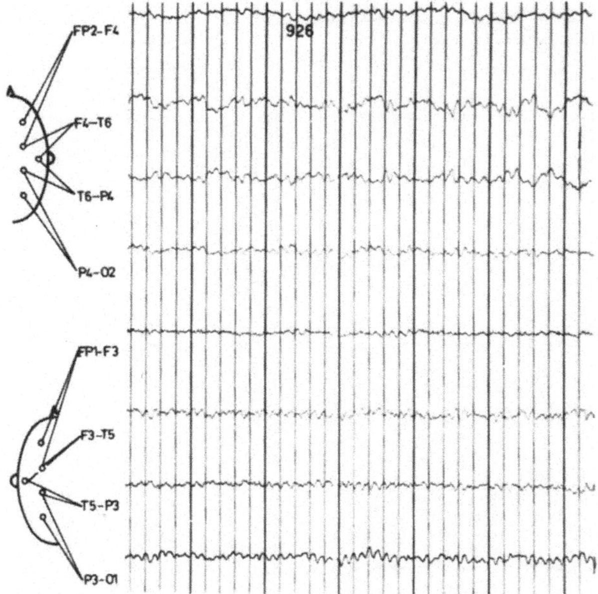

Abb. 8. EEG-Kontrolle nach 2 Tagen: mittelschwerer Herdbefund rechts temporal

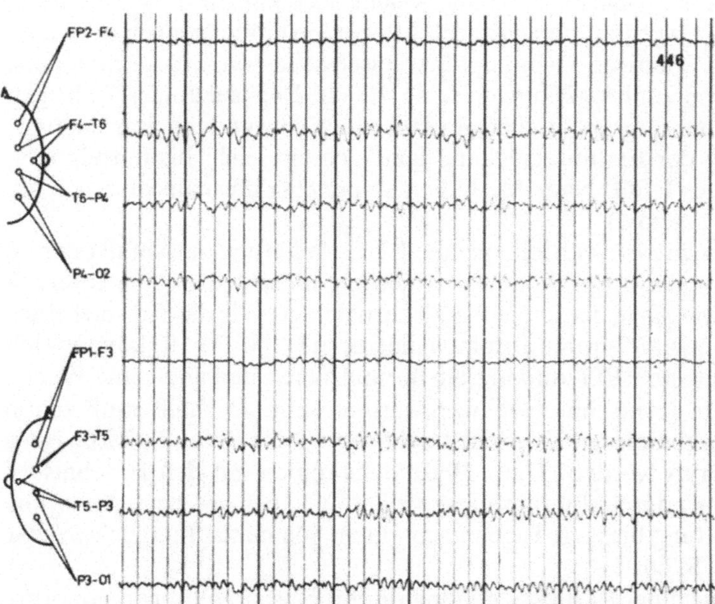

Abb. 9. EEG-Kontrolle 1 Woche später: leichter Herdbefund in Form untergelagerter Zwischenwellen rechts temporal

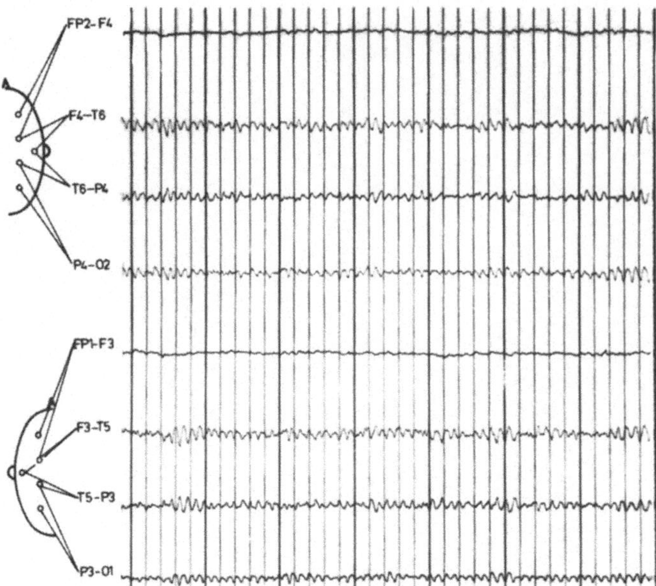

Abb. 10. EEG-Kontrolle nach 4 Wochen: normales α-EEG

a) Oft wird nicht berücksichtigt, ob und welche Medikamente vor Ableitung der Hirnstromkurve eingenommen wurden. Allgemeinveränderungen oder eine Dysrhythmie im EEG müssen nicht migränetypisch sein, sondern können auch Folge von Kopfschmerzmittelwirkungen sein, wie das Beispiel einer 37jährigen Patientin mit einfacher Migräne und längerdauernder Anwendung von Cafergot PB Supp. zeigt. Bei der Erstuntersuchung fand sich ein leicht bis mittelgradig allgemein verändertes EEG. Nach Medikamentenentzug normalisierte sich die EEG-Kurve (Abb. 5 und 6).

b) Es muß unterschieden werden, ob eine EEG-Ableitung im Anfall oder im schmerzfreien Intervall erfolgt. Auch bei Ableitung im schmerzfreien Intervall muß bekannt sein, wie lange der letzte Anfall zurückliegt. Wie das Beispiel eines 30jährigen Patienten mit Migraine accompagnée zeigt (Abb. 7–10) können sich schwere Herdbefunde im EEG nur langsam normalisieren und noch eine Woche nach Abklingen der Kopfschmerzen nachweisbar sein. Deshalb muß durch genaue Anamneseerhebung und Verlaufsbeobachtung der Befund „EEG-Herd im Intervall" überprüft werden. Diese Befunde stimmen mit den Ergebnissen der regionalen Gehirndurchblutungsmessung überein, bei der eine Änderung der Gehirndurchblutung bis zu 6 Tagen nach einem Schmerzanfall nachweisbar sein kann (s. auch S. 60f).

Dennoch sind auch bei Berücksichtigung dieser Einschränkungen abnorme EEG-Befunde bei Migränepatienten im Intervall etwa 3mal häufiger als bei Kontrollpersonen. Hockeday et al. (1969, 1978) fanden bei 560 Patienten mit

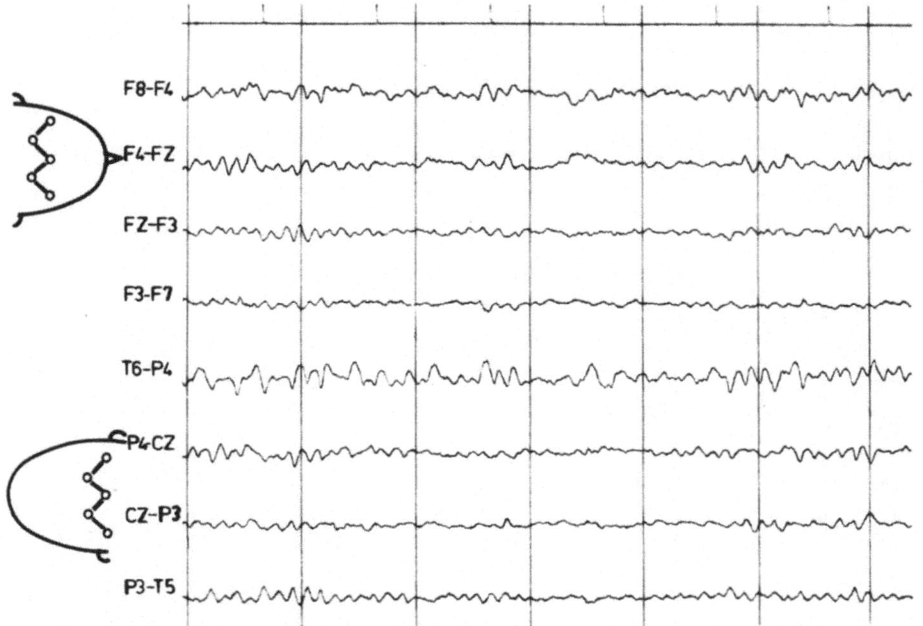

Abb. 11. 33jährige Patientin mit prämenstrueller Migräne. Ableitung ein Tag nach Hemikranie rechts mit Herdbefund rechts temporoparietal

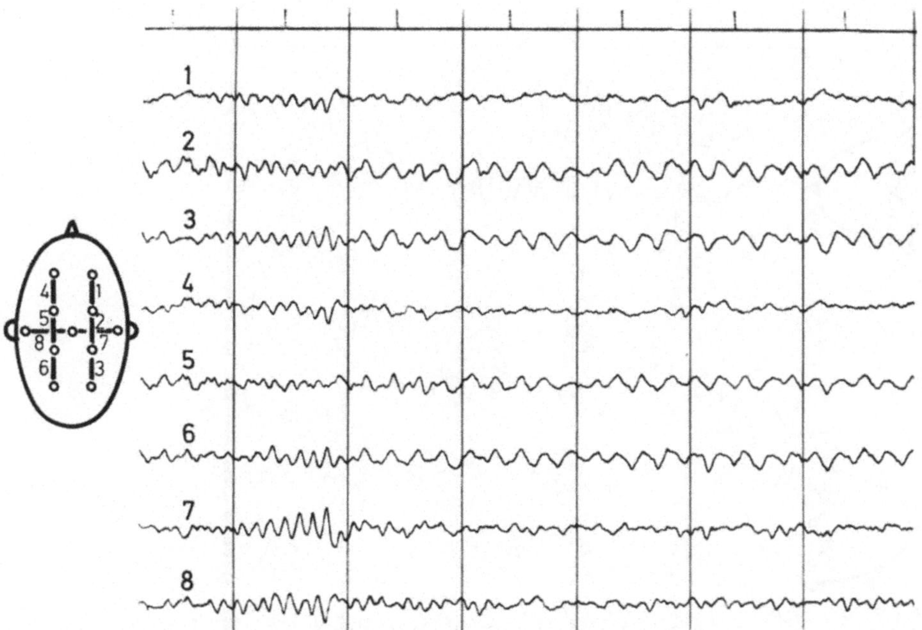

Abb. 12. Patientin wie Abb. 11: Kontrolle einige Tage später im schmerzfreien Intervall. 4 ± 1-Hz-Normvariante mit typischer Ausprägung nach Augenschluß

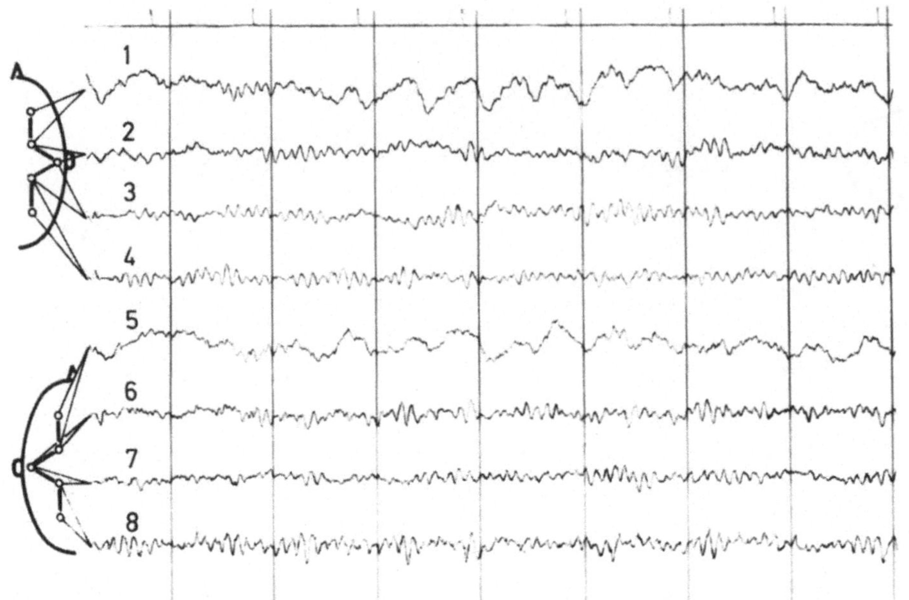

Abb. 13. 25jähriger Patient mit Migraine accompagnée. Letzter Anfall vor 2 Wochen, keine medikamentöse Behandlung: Unregelmäßiges α-EEG (frontale Artefakte durch Augenbewegung)

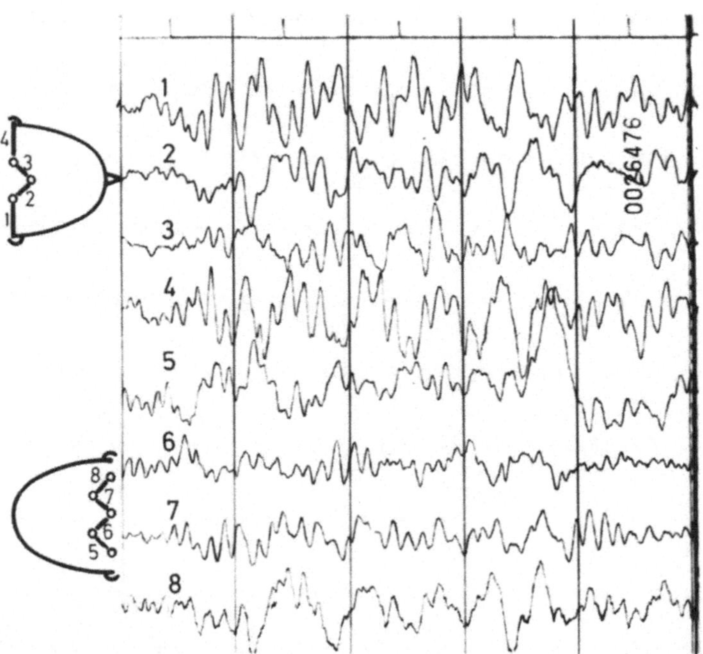

Abb. 14. EEG-Ableitung wie Abb. 13 nach Beendigung der verlängerten Hyperventilation

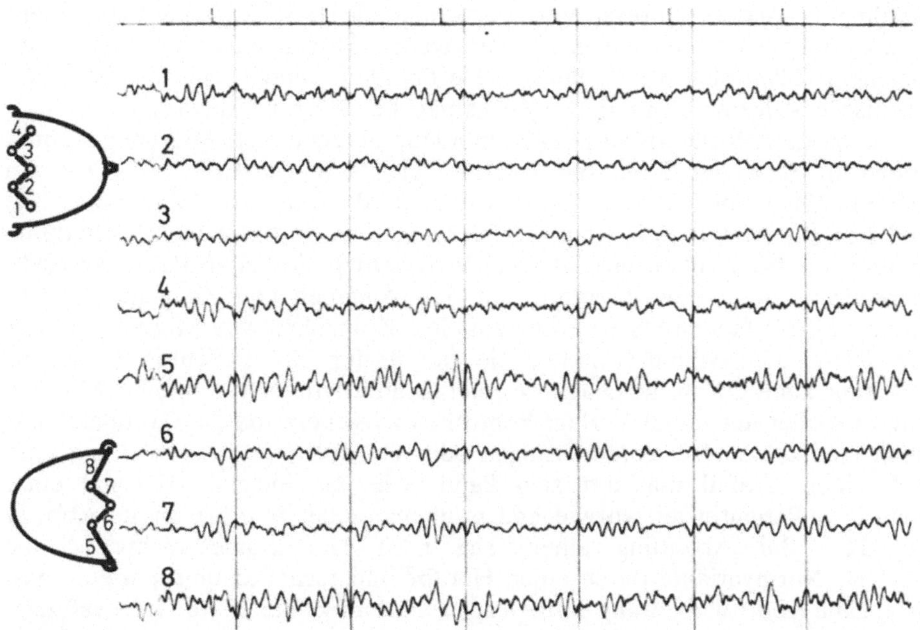

Abb. 15. 37jährige Patientin mit einfacher Migräne: EEG im Intervall, unmittelbar nach Beendigung der Hyperventilation mit leichter temporobasaler Dysrhythmie

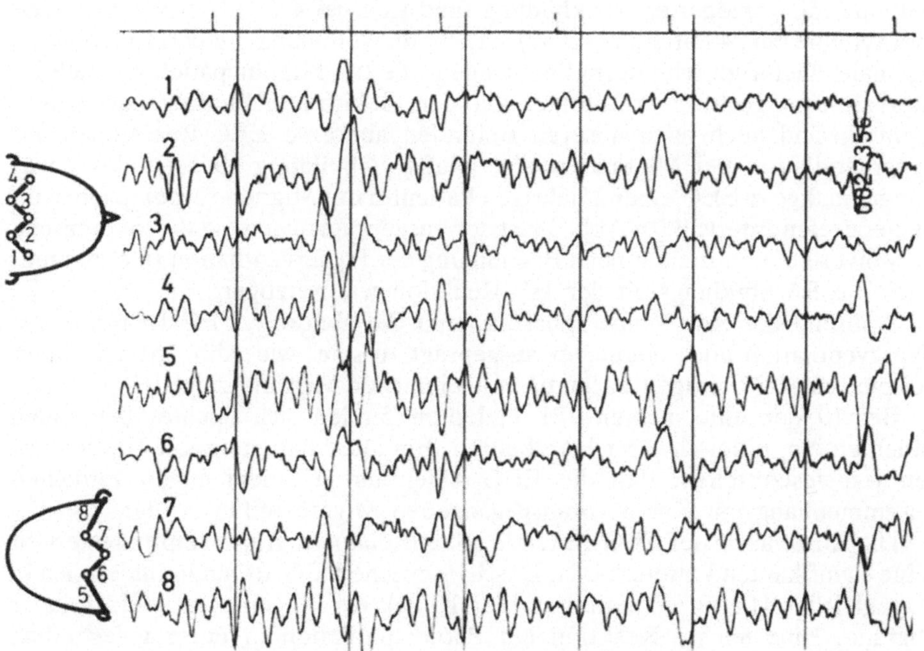

Abb. 16. Patientin wie Abb. 15: EEG im Migräneanfall unmittelbar nach Beendigung der Hyperventilation mit ausgeprägter HV-Reaktion

allerdings besonders schweren Verlaufsformen, die stationär behandelt wurden, in 32% der Fälle normale und in 7% grenzwertige Hirnstromkurven; 19% waren allgemein, 22% fokal dysrhythmisch. Herdbefunde fanden sich bei 12%, und spezifische Allgemeinveränderungen kamen bei 8% zur Ableitung.

Im eigenen Kollektiv von 121 ambulant untersuchten Migränepatienten kamen in 55% der Fälle ein α-EEG, in 5% ein β-EEG, in 24% ein unregelmäßiges und in 2% ein flaches EEG zur Ableitung. Bei 3 Patienten (2%) fand sich eine leichte Allgemeinveränderung. Eine paroxysmale Dysrhythmie konnten wir bei 7 (6%), eine allgemeine Dysrhythmie bei 10 Patienten (8%) nachweisen. In Übereinstimmung mit den Angaben von Zangenmeister u. Bushart (1977) fanden wir eine überzufällige Koinzidenz von Migräne mit der 4 ± 1-Hz-Grundrhythmusvariante, die bei 3 der 121 Patienten (2%) zur Ableitung kam. Oft ist die Diagnose einer Grundrhythmusvariante bei Migräne schwierig oder nur durch Verlaufskontrollen zu sichern, da die Grundaktivität durch medikamentöse Veränderungen oder Herdbefunde bei Ableitung kurz nach einem Anfall maskiert sein kann, wie das folgende Beispiel einer 38jährigen Patientin mit vorwiegend prämenstrueller Migräne zeigt (Abb. 11 und 12). Bei Ableitung einen Tag nach Hämikranie rechts ist die 4 ± 1-Hz-Normvariante durch einen Herdbefund rechts temporoparietal maskiert. Eine Kontrollableitung einige Tage später im schmerzfreien Intervall zeigt die typische Ausprägung der Grundrhythmusvariante nach Augenschluß.

Unter verlängerter Hyperventilation (5 min) zeigten 28 (23%) unserer Patienten eine leichte Reaktion, 34 (28%) leichte temporale Unregelmäßigkeiten und 31 (26%) eine temporale Dysrhythmie. Eine paroxysmale Dysrhythmie mit verzögerter Rückbildung fand sich bei 4 (3%), eine allgemeine Dysrhythmie bei 24 Patienten (20%). In Übereinstimmung mit den Ergebnissen regionaler Gehirndurchblutungsmessungen, die bei Migränepatienten auch im Intervall eine gestörte Autoregulation der Gehirndurchblutung nachweisen konnten, sind auch nach unseren Befunden abnorme EEG-Reaktionen auf Hyperventilation bei Migräne relativ häufig. Abbildung 13 zeigt das etwas unregelmäßige α-EEG einer 25jährigen Patientin mit Migraine accompagnée im schmerzfreien Intervall. In Abb. 14 ist der ausgeprägt allgemein dysrhythmische Kurvenverlauf unmittelbar nach Beendigung der Hyperventilation zu erkennen. Auch die Rückbildungszeit der HV-Reaktion war verzögert.

Während der Kopfschmerzphase scheint die abnorme EEG-Reaktion auf Hyperventilation noch deutlicher ausgeprägt zu sein, wie Abb. 15 und 16 am Beispiel einer 37jährigen Patientin mit einfacher Migräne zeigen.

Bei 10 der untersuchten 121 Patienten fanden sich leichte, bei einem Patienten ein mittelschwerer Herdbefund. Bei allen Patienten mit Herdbefunden war festzustellen, daß die EEG-Ableitung in einem engen zeitlichen Zusammenhang mit einem vorausgegangenen Migräneanfall erfolgte.

Die Korrelation der EEG-Befunde mit einzelnen Migränesymptomen ergibt keine signifikanten Unterschiede. Dysrhythmische EEG-Befunde finden sich in etwa gleicher Häufigkeit innerhalb der Kollektive mit einfacher und fokaler Migräne. Eine leichte Reaktion auf Photostimulation in Form gelegentlich eingestreuter steilerer und regelmäßigerer Abläufe war lediglich bei 4 Patienten mit einfacher Migräne, jedoch nicht bei ophthalmischer Migräne nachzuweisen.

Erkrankungsbeginn, Anfallshäufigkeit und Dauer haben nach unseren Beobachtungen ebenfalls keinen Einfluß auf den EEG-Befund. In Übereinstimmung mit den Ergebnissen von Hockaday (1978) scheinen abnorme EEG-Befunde und überschießende HV-Reaktionen bei jüngeren Patienten jedoch häufiger aufzutreten.

6 Visuell evozierte Potentiale

Die bisher vorliegenden Ergebnisse visuell evozierter Potentiale (VEP) bei Migränepatienten sind sehr uneinheitlich und zum Teil widersprüchlich. Eine mögliche Ursache der unterschiedlichen Befunde sind medikamentös induzierte VEP-Veränderungen, die als migränetypisch interpretiert wurden.

MacLean et al. (1975) fanden bei 3 Patienten mit ophthalmischer Migräne im Stadium der visuellen Aura eine deutliche Erniedrigung der ersten 3 Komponenten des VEP. Bei 4 Patienten mit ophthalmischer Migräne zeigten sich auch im kopfschmerzfreien Intervall asymmetrische VEP. Bei einfacher Migräne unterschieden sich die VEP weder im Intervall noch während der Migräneattacke vom Kontrollkollektiv.

Lehtonen (1974) fand bei Untersuchungen von 33 Migränepatienten im Intervall keine Latenzunterschiede zwischen den verschiedenen Migräneunterformen; gegenüber einem Kontrollkollektiv wiesen die Latenzzeiten bei Migräne eine etwas größere Streubreite auf. Die Amplituden der Migränepatienten waren geringfügig, statistisch jedoch nicht signifikant höher. Bei Überprüfung dieser Ergebnisse fanden Lehtonen et al. (1979) bei Untersuchungen von 11 Patientinnen mit menstrueller Migräne, zyklusabhängige Schwankungen von Amplituden- und Latenzasymmetrien.

Nach Kennard et al. (1978) sind bei ophthalmischer Migräne die VEP-Latenzen auch im kopfschmerzfreien Intervall verzögert. Als Ursache nehmen diese Autoren eine wiederholte ischämische Schädigung der Sehbahn durch die Migräneanfälle oder eine synaptische Verzögerung durch Störung des Neurotransmitterstoffwechsels an.

Bei Untersuchungen von 104 Migränepatienten im kopfschmerzfreien Intervall fanden wir 8 pathologische und 15 grenzwertige Latenzverzögerungen von P 1. Bei statistischer Auswertung verteilen sich die pathologischen VEP-Befunde jedoch hinsichtlich der untersuchten Merkmale zufällig, insbesondere waren keine signifikanten VEP-Unterschiede zwischen ophthalmischer Migräne und den anderen Migräneunterformen nachzuweisen. Lediglich die foveal evozierten Potentiale bei Patienten mit Basilarismigräne waren verzögert; wegen der geringen Fallzahl ($n = 3$) bedarf dieses Ergebnis jedoch weiterer Überprüfung (Tabelle 1).

Bei Auswertung der VEP-Latenzen nach fovealer Stimulation zeigte sich eine deutliche Abhängigkeit vom Medikamentenkonsum: Gegenüber den Gruppen ohne ($n = 6$), mit seltener ($n = 28$), gelegentlicher ($n = 30$), häufiger ($n = 18$) und regelmäßiger ($n = 11$) Medikation war die Latenz von P 1 der 10

Tabelle 1. Mittlere VEP-Latenzzeiten (in ms) verschiedener Migränegruppen. *RA* rechtes Auge, *LA* linkes Auge (Standardabweichungen in Klammern)

Diagnose		Schachbrett	Foveal	Steady state
Ophtalmische	RA	109 (5,7)	133 (12,0)	111 (6,5)
Migräne (n = 20)	LA	111 (6,1)	136 (12,3)	112 (6,3)
Einfache	RA	110 (7,3)	134 (11,3)	114 (7,3)
Migräne (n = 72)	LA	111 (7,8)	133 (10,2)	114 (7,1)
Migraine	RA	114 (7,4)	133 (16,2)	114 (6,3)
Accomp. (n = 9)	LA	115 (10,9)	135 (10,0)	114 (7,8)
Basilaris	RA	117 (11,5)	147 (20,0)	113 (10,4)
Migräne (n = 3)	LA	112 (12,6)	147 (18,9)	112 (12,6)

Patienten mit längerdauerndem Medikamentenabusus deutlich verzögert. Eine Korrelation der Latenzen und Amplituden zur Gesamtdauer der Migräneanfälle war jedoch nicht nachzuweisen. Damit sprechen die Ergebnisse gegen die Theorie einer lokalen Mikrotraumatisierung des Gehirngewebes bzw. der Sehrinde oder Sehbahn durch rezidivierende Mangeldurchblutung infolge gehäufter, zahlreicher und langanhaltender Migräneanfälle (Kennard et al. 1978).

7 Laborbefunde im Serum und Liquor

Wenn auch Migräne entgegen einer weit verbreiteten Meinung nicht mit einer Häufung von Anämie einhergeht – im eigenen untersuchten Kollektiv lagen sämtliche Werte des roten Blutbildes im Normbereich –, sollte bei entsprechendem klinischem Verdacht eine Blutbildkontrolle erfolgen, da sowohl eine Anämie wie auch Polyglobulie Kopfschmerzen auslösen können. Sinnvoll erscheint auch eine Kontrolle der Serumfettwerte, da Migräne häufig mit einer Hyperlipidämie einhergeht und in Einzelfällen durch Senkung der Fettwerte eine Besserung zu erzielen ist (Leviton u. Camenga 1969).

Auf die Schwankungen der Serumkonzentration biogener Amine, insbesondere Serotonin und ihrer Metaboliten im akuten Migräneanfall, sowie eine Thrombozytenfunktionsstörung als mögliche Teilursachen der Migräne wurde im einleitenden Abschnitt hingewiesen.

Neue pathogenetische Aspekte ergaben die in letzter Zeit durchgeführten Untersuchungen des Liquor cerebrospinalis von Migränepatienten. Bereits 1970 hatte Skinhøj seine bekannte Reflexhypothese formuliert, nachdem er im mittels Lumbalpunktion gewonnenen Liquor erhöhte Laktat- und erniedrigte Bikarbonatwerte nachweisen konnte.

Welch et al. (1976, 1978) konnten nach manifesten Schlaganfällen, während transitorisch-ischämischen Attacken und im akuten Migräneanfall einen Anstieg von γ-Aminobuttersäure (GABA) und zyklischen AMP im Liquor nachweisen. Kontrollpunktionen von Migränepatienten im schmerzfreien Intervall und von Patienten mit vaskulären Kopfschmerzformen ergaben dagegen Normalwerte. Mögliche Ursachen sind nach diesen Autoren entweder ein vermehrter Austritt dieser Stoffe durch ischämisch geschädigte Nervenzellmembranen, eine Verminderung des energiereichen Re-uptake der Transmitter vom subsynaptischen Spalt durch die präsynaptische Membran oder eine Störung des ebenfalls energieerfordernden Transports dieser Substanzen vom Liquor cerebrospinalis in die venösen Blutleiter des Gehirns.

Im akuten Migräneanfall, z. T. auch während Attacken von Clusterkopfschmerz, nicht selten nachzuweisende Erhöhungen von Zellzahl und Liquoreiweiß – die nicht zu einer Fehlinterpretation im Sinne einer Kopfschmerzgenese durch eine virale Meningoenzephalitis verleiten sollten – sind offensichtlich Ausdruck einer passageren lokalen Blut-Hirn-Schrankenstörung (Schraeder u. Burns 1980).

8 Neuroradiologische Befunde

8.1 Röntgennativdiagnostik

Wenn auch spezifische Befunde bei Migränepatienten nicht zu erwarten sind, sollten Röntgenaufnahmen des Schädels in 2 Ebenen bei jedem Patienten mit länger anhaltenden Kopfschmerzen durchgeführt werden. Dabei ist v. a. auf folgende Fragen zu achten:

1. Besteht eine Nebenhöhlenentzündung? Ein unklarer oder fraglicher Befund kann durch eine computertomographische Untersuchung unter besonderer Berücksichtigung dieser Region geklärt werden.
2. Liegen Zeichen einer Hirndrucksteigerung vor? (Klaffen der Schädelnähte beim Kind, Entkalkung der Sella turcica beim Erwachsenen.)
3. Bestehen lokale, auf einen Tumor oder eine vaskuläre Malformation verdächtige Veränderungen wie Hyperostosen, atypische Kalottengefäßzeichnungen, Schädellücken?
4. Bestehen Veränderungen am kraniozervikalen Übergang oder an der Halswirbelsäule?

8.2 Schädelcomputertomographie (CT)

Gesicherte Befunde über eine überzufällige Häufung intrakranieller Raumforderungen und vaskulärer Malformationen bei Migräne liegen bisher nicht vor (vgl. 8.3). Die Durchführung einer Schädel-CT ist bei typischer Migräne deshalb

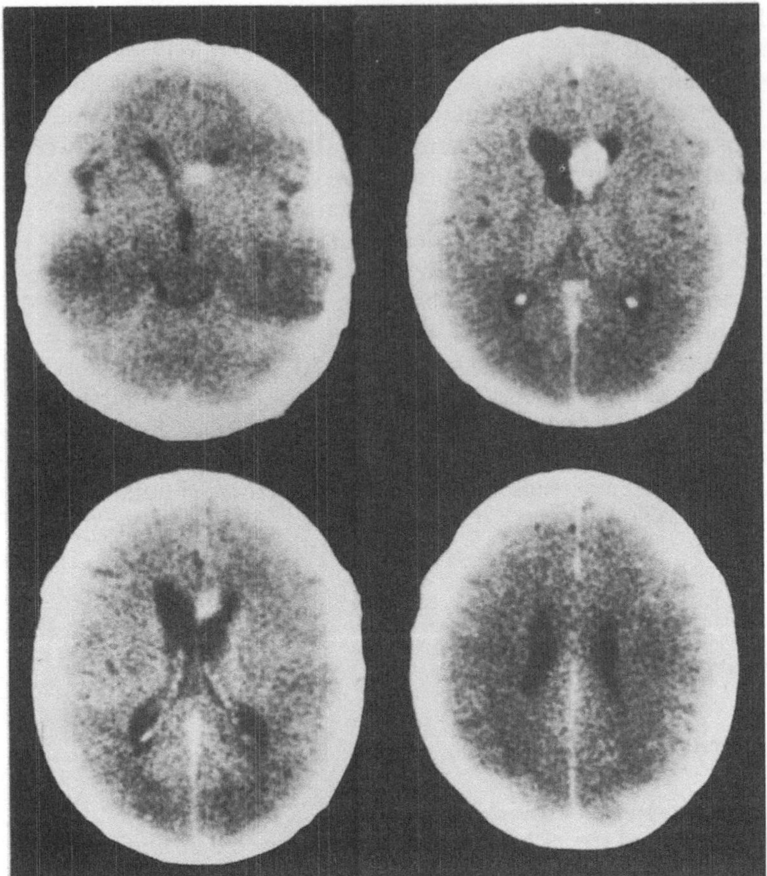

Abb. 17. 50jähriger Patient mit langjähriger einfacher Migräne. Nach akutem Symptomwandel computertomographisch Nachweis einer wahrscheinlich subependymal, rechts an das Septum pellucidum angrenzenden Blutung, die nach apikal bis in das Genu corporis allosi reicht

nicht erforderlich. Sie kann jedoch in Einzelfällen sinnvoll sein, wenn die Migränesymptomatik überlagert wird von Furcht vor einem Gehirntumor. Die schädelcomputertomographische Dokumentation des normalen Gehirns ist dann für den Migräniker oft ein erster Schritt zur Therapie oder eine zusätzliche Motivation, auch längerfristige Therapieversuche durchzuhalten.

Eine computertomographische Untersuchung sollte jedoch veranlaßt werden bei untypischen Begleiterscheinungen einer Migräne, bei einem uncharakteristischen Verlauf und insbesondere bei einem abrupten Wandel der Symptomatik, wie die Abbildungen 17 und 18 zeigen.

8.2.1 Bisherige CT-Untersuchungsergebnisse: eine kurze Übersicht

Pathologische CT-Befunde sind dagegen bei typischer Migräne, auch bei Ableitung während der Kopfschmerzattacke, sehr selten. Die erste Mitteilung

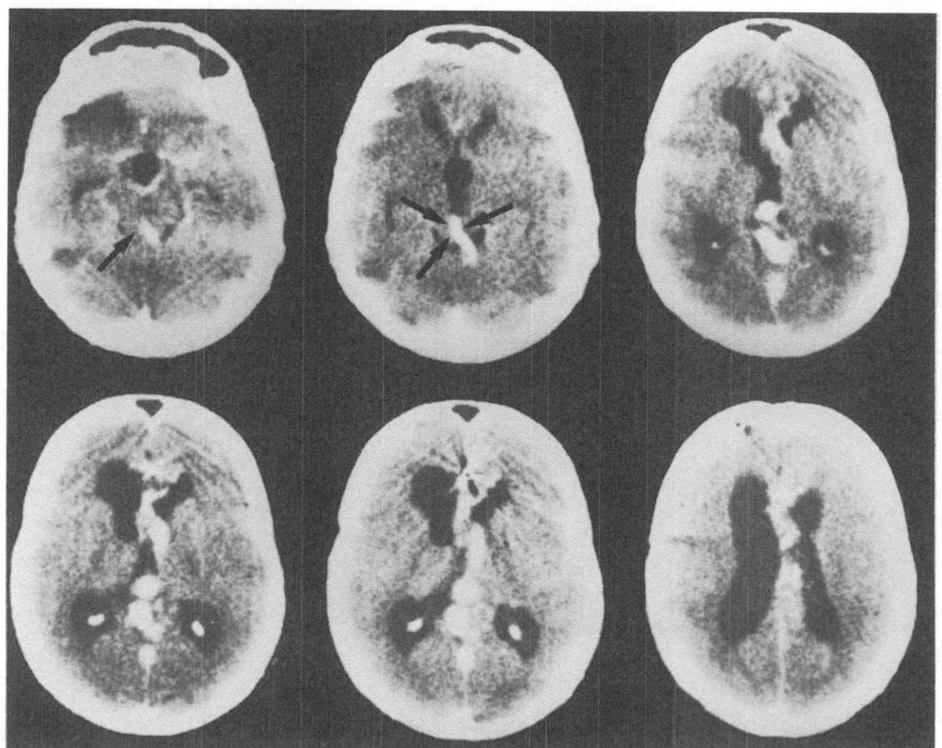

Abb. 18. 37jährige Patientin mit langjährigen Symptomen einer einfachen Migräne bei bekanntem, ausgedehntem Restangiom des Mittelspalts. Symptomwandel infolge intrakranieller Drucksteigerung durch Aquäduktverschluß (*Pfeile*)

einer CT-Veränderung im Migräneanfall stammt von New et al. (1975). Sie beschreiben im Rahmen eines Migräneanfalls ein schweres Hirnödem mit Ventrikelkompression und Verlagerung der Mittelstrukturen.

Ein ähnlicher Befund und Verlauf wurde 1981 von Harrison dokumentiert.

Bei einer 25jährigen Frau mit hemiplegischer Migräne, deren Symptome mehrere Tage, gelegentlich sogar bis zu einem Monat anhielten, zeigte das in der 2. Woche einer Attacke durchgeführte CT eine diffuse Schwellung der gesamten linken Hemisphäre. Emissionscomputertomographisch fand sich zu diesem Zeitpunkt eine Anreicherung von ^{99m}Tc über der gesamten Hemisphäre als Zeichen einer Blut-Hirnschranken-Störung. Die CT-Kontrolle nach 28 Tagen ergab einen Normalbefund ohne Zeichen einer Infarzierung der linken Gehirnhälfte; zu diesem Zeitpunkt ebenfalls durchgeführte Messungen der Gehirndurchblutung nach intravenöser Gabe von ^{133}Xenon waren unauffällig.

Baker (1975) fand bei 2 von 11 untersuchten Migränepatienten umschriebene Dichteminderungen mit langsamer Rückbildung bei Verlaufskontrollen und bei 2 weiteren Patienten einen Hydrocephalus internus. Er nimmt an, daß die hypodensen Bereiche Folge lokaler Hirnödeme sind. Hungerford et al.

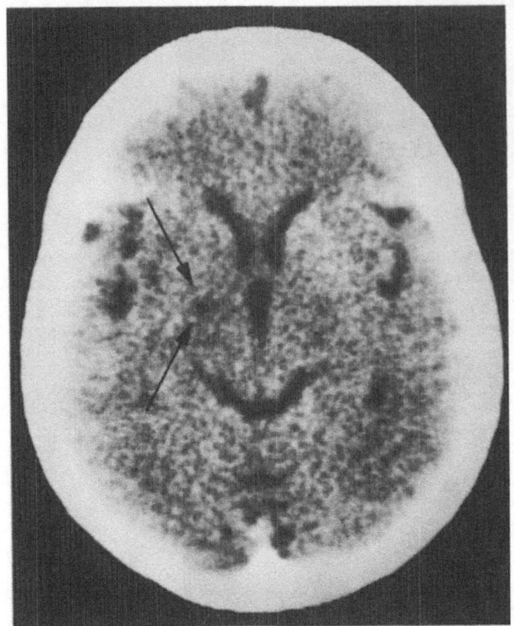

Abb. 19. 53jährige Patientin mit Migraine accompagnée

(1976) wiesen bei 52 untersuchten Migränepatienten in 26% der Fälle Zeichen einer Hirnatrophie und bei 7 Patienten (13%) generalisierte und umschriebene Dichteminderungen im Sinne globaler oder lokaler Hirnödeme nach. Mathew et al. (1977, 1978) fanden bei 6 von 29 untersuchten Patienten umschriebene Dichteminderungen im Bereich des supratentoriellen Parenchymes, 4 Patienten wiesen eine geringe Ventrikelerweiterung mit periventrikulärer Dichteminderung auf und bei 3 der Untersuchten kam eine kortikale Hirnatrophie zur Darstellung. Aufgrund von Verlaufsuntersuchungen nehmen sie an, daß die umschriebenen hypodensen Zonen am schärfsten demarkiert am 3. und 4. Tag nach einem Migräneanfall zur Darstellung kommen und bis zu 14 Tagen nachweisbar bleiben können. Masland et al. (1978) fanden jedoch bei Patienten mit länger dauernder Migräne keine Häufung innerer oder äußerer Hirnatrophien. Sargent et al. (1979) beschreiben bei 26% von 129 untersuchten Migränepatienten abnorme CT-Befunde.

8.2.2 Eigene CT-Untersuchungsergebnisse

Bei computertomographischer Untersuchung einer homogenen Stichprobe von 70 Migränepatienten fanden wir bei einer Patientin mit röntgenologisch ballonierter und teildestruierter Sella ein kleines, ausschließlich intrasellär gelegenes Hypophysenadenom. Die weitere Diagnostik ergab ein kleines Prolaktinom, das transethmoido-transsphenoidal operiert wurde. Die Migräneanfälle sistieren bisher. Im übrigen kamen bei allen anderen untersuchten

Patienten Anzeichen eines intrakraniellen raumfordernden Prozesses oder einer vaskulären Malformation nicht zur Darstellung. Bei 2 Patienten fand sich nach Kontrastmittelgabe eine auffallend ektatische A. cerebri media auf der Seite der Hemikranie.

Isolierte Parenchymdefekte kamen bei 2 Patienten zur Darstellung.

Bei einer 53jährigen Patientin mit langjähriger, früher prämenstrueller, während Einnahme von Ovulationshemmern erheblich exazerbierender Migräne fand sich ein älterer postischämischer Parenchymdefekt im hinteren Schenkel der Capsula interna links (Abb. 19, Pfeile). In Übereinstimmung damit litt die Patientin an einer Migraine accompagnée mit Sensibilitätsstörungen an der Zunge sowie der gesamten rechten Körperhälfte.

Die CT-Untersuchung einer 44jährigen Patientin mit langjähriger rezidivierender Hemikranie links, die zusätzlich an Hypertonie (RR 190/110 mmHg) bei bekannter Schrumpfniere infolge eines langjährigen Phenazetinabusus litt, ergab eine deutliche Erweiterung der linken Inselzisterne, wahrscheinlich infolge schwerpunktmäßig im linken Mediaversorgungsbereich lokalisierter Durchblutungsstörungen.

Obwohl innerhalb unseres Migränekollektivs Patienten mit langjährigen, häufigen und langdauernden Anfällen zahlreich vertreten waren, können wir in Übereinstimmung mit den Untersuchungsergebnissen von Masland et al. (1978) ein gehäuftes Vorkommen von Hirnatrophie bei Migräne nicht bestätigen. Lediglich 4 Patienten wiesen eine geringgradige Erweiterung und Verplumpung der inneren und äußeren Liquorräume auf, die im oberen Bereich der Altersnorm lag. Bei 2 Patienten war das Ventrikelsystem hydrozephal im Sinne einer inneren zerebralen Atrophie erweitert:

Im ersten Fall (19 Jahre, ophthalmische Migräne) wahrscheinlich infolge einer frühkindlichen Hirnschädigung; im zweiten Fall (56jährige Migränepatientin mit Hemikranie wechselnder Seite seit dem 21. Lebensjahr) wurde infolge einer deutlichen inneren Hirnatrophie mit diskrepant zarter kortikaler Sulcuszeichnung computertomographisch der Verdacht auf eine Liquorzirkulationsstörung im Sinne eines Normaldruckhydrozephalus ausgesprochen. Eine weitere diagnostische Abklärung unterblieb jedoch, da die typischen klinischen Zeichen dieser Erkrankung fehlten, auch bei computertomographischer Kontrolle nach einem Jahr der Befund nicht progredient war und insbesondere die leichte periventrikuläre Dichteminderung infolge transependymaler Liquordiapedese nicht zunahm.

Bei 8 der untersuchten Migränepatienten war eine deutliche Ventrikelasymmetrie zugunsten von rechts, bei 9 Patienten zugunsten von links nachzuweisen. Bei den restlichen 42 Patienten waren die Seitenventrikel weitgehend symmetrisch konfiguriert. Die statistische Auswertung ergab, daß eine Beziehung von Ventrikelasymmetrie und Kopfschmerzseite nicht besteht.

Dagegen scheint Migräne, insbesondere bei häufigen Anfällen und relativ therapieresistentem Verlauf, oft mit einem relativ engen Ventrikelsystem einherzugehen. Unter Anlegung strenger Kriterien war dies bei 16 (23%) der 70 im kopfschmerzfreien Intervall untersuchten Migränepatienten der Fall. Da andere Zeichen eines globalen Hirnödems wie eine Dichteminderung der Marklagerabschnitte und eine Auspressung der kortikalen Sulcuszeichnung fehlten, muß es sich hierbei um normvariant eng angelegte Ventrikel im Sinne einer Mikroventrikulie handeln. Auf die häufige Koinzidenz von Migräne und Mikroventrikulie hat 1950 bereits Kehrer hingewiesen und die Reduktion der mechanischen Pufferkapazität bei engen Liquorräumen als mögliche Ursache der Migräne gewertet. Zur Klärung dieser häufigen Koinzidenz erscheint es uns sinnvoll, den Begriff der reduzierten mechanischen Pufferkapazität von Kehrer

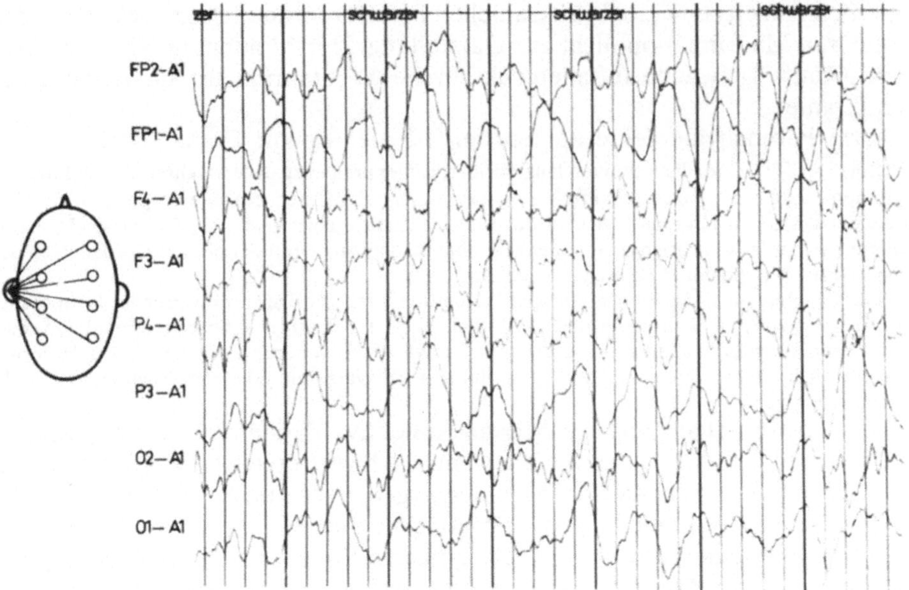

Abb. 20. 14jähriges Mädchen mit einfacher Migräne. Schwerer Herdbefund über der gesamten linken Hemisphäre im EEG während eines akuten Anfalls von Hemikranie links

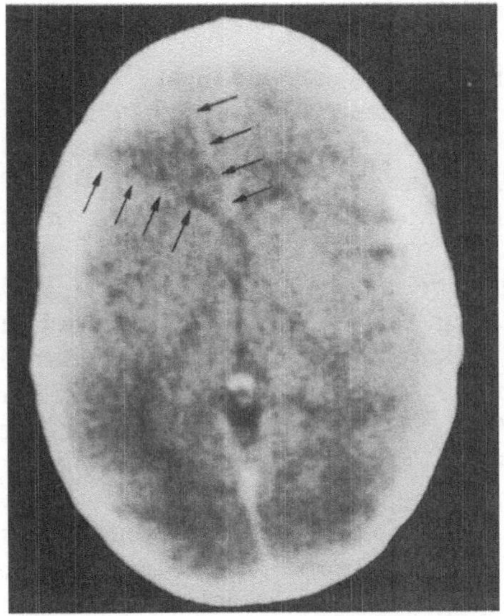

Abb. 21. Patientin wie Abb. 20: CT unmittelbar nach EEG-Ableitung; keilförmige Dichteminderung frontolateral links im Anterior-Media-Grenzversorgungsbereich

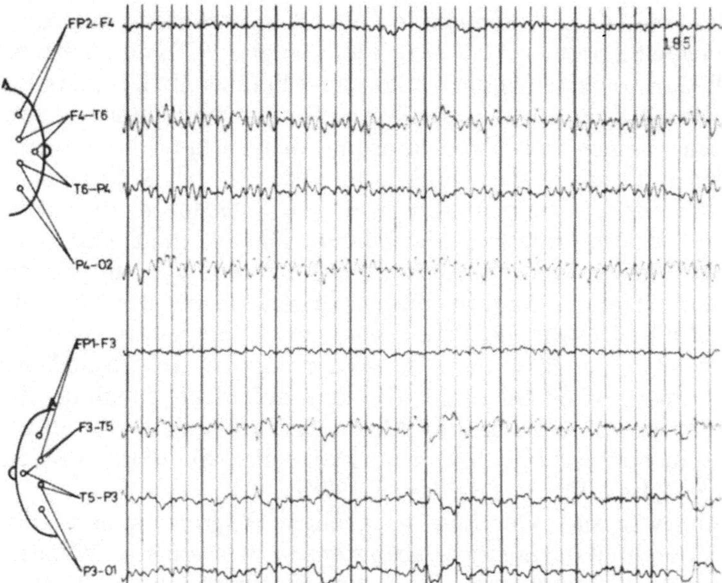

Abb. 22. EEG-Kontrolle derselben Patientin 4 Tage später: leichter Herdbefund über der linken Hemisphäre

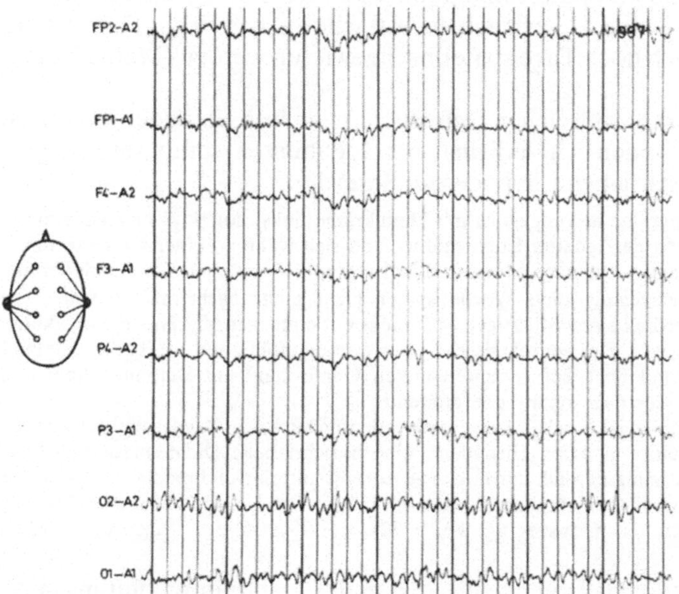

Abb. 23. EEG-Kontrolle 7 Tage später: unregelmäßiges α-EEG ohne Herdbefund

durch ein Modell des „reduzierten chemischen Puffers“ zu ergänzen. Aufgrund der Untersuchungen von Skinhøj (1971, 1973), Welch et al. (1978) und Sakai u. Meyer (1978, 1979) dürfen wir annehmen, daß der Migräneanfall einhergeht oder ausgelöst wird durch einen Anstieg der Konzentration von Laktat und von vasoaktiven biogenen Aminen und Neurotransmittern im Liquor cerebrospinalis. Ein vermindertes Volumen des Liquorkompartiments bei Mikroventrikulie muß bei Freisetzung derselben Menge dieser Substanzen zu einem entsprechend höheren Konzentrationsanstieg führen. Dazu kommt, daß auch die Gesamtmenge von Liquoreiweiß, Bikarbonat und anderen Puffersubstanzen vermindert ist. Weitere Untersuchungen müssen zeigen, ob bei Mikroventrikulie zusätzlichen Faktoren (etwa schnellere Liquorzirkulation oder bevorzugte Liquorströmungsrichtungen, z. B. entlang des Okzipitalpols) eine zusätzliche Bedeutung im Migränegeschehen zukommt. Die kontinuierliche Zunahme der Liquorräume während des physiologischen Alterungsprozesses (Barron et al. 1976) könnte die gleichbleibende Wahrscheinlichkeit einer Spontanremission der Migräne von 2%/Jahr erklären (Hockaday 1978).

Bei Untersuchung während oder kurz nach einem Migräneanfall ist die Mikroventrikulie differentialdiagnostisch abzugrenzen von einem globalen Hirnödem, das computertomographisch durch eine Kompression der inneren und äußeren Liquorräume und eine Dichteminderung der Marklager gekennzeichnet ist, die bei der Mikroventrikulie fehlt. Insbesondere bei schweren Anfällen im Kindesalter können bei computertomographischer Untersuchung im oder kurz nach dem Anfall Anzeichen eines leichten Hirnödemes nachgewiesen werden.

Dagegen sind fokale Hirnödeme in Form umschriebener Dichteminderungen, wie sie erstmals von New et al. (1975) und Baker (1975) beschrieben wurden, äußerst seltene computertomographische Befunde im akuten Migräneanfall. Sie sollen am 3. und 4. Tag nach der Attacke am besten zur Darstellung kommen, können jedoch noch Tage später nachgewiesen werden (Mathew et al. 1977, 1978).

Trotz zwischenzeitlich zahlreicher Untersuchungen während oder kurz nach einem Migräneanfall fanden wir lediglich bei 2 Patienten computertomographisch passagere, umschriebene hypodense Bereiche.

Im ersten Fall einer Migraine accompagnée mit Hemikranie links, homonymer Hemianopsie nach rechts und Parästhesien der rechten Körperhälfte fand sich während einer computertomographischen Untersuchung am 4. Tag nach dem Anfall links temporal eine flaue Dichteminderung, die bei einer Kontrolluntersuchung eine Woche später nicht mehr nachzuweisen war. Von besonderem Interesse ist der Fall eines 14jährigen Mädchens mit einfacher Migräne, die im akuten Anfall von uns untersucht wurde. Der neurologische Status war unauffällig. Im EEG Abb. 20) fand sich ein schwerer Herdbefund über der gesamten linken Hemisphäre mit Betonung über den vorderen Hirnabschnitten, hier nach rechts übergreifend.

Computertomographisch zeigte sich bereits nativ, deutlicher nach Kontrastmittelgabe (s. Abb. 21), neben Zeichen eines globalen Hirnödems eine umschriebene Dichteminderung links frontolateral im Grenzversorgungsbereich der linken A. cerebri anterior und media, die bei einer Kontrolluntersuchung 4 Tage später nicht mehr nachzuweisen war. Der Herdbefund im EEG war zu diesem Zeitpunkt nur noch leicht ausgeprägt (Abb. 22), bei Kontrolle 7 Tage später völlig verschwunden (Abb. 23).

In Übereinstimmung mit Ergebnissen regionaler Gehirndurchblutungsmessungen (Sakai u. Meyer 1978) zeigt dieses Beispiel, daß auch die einfache

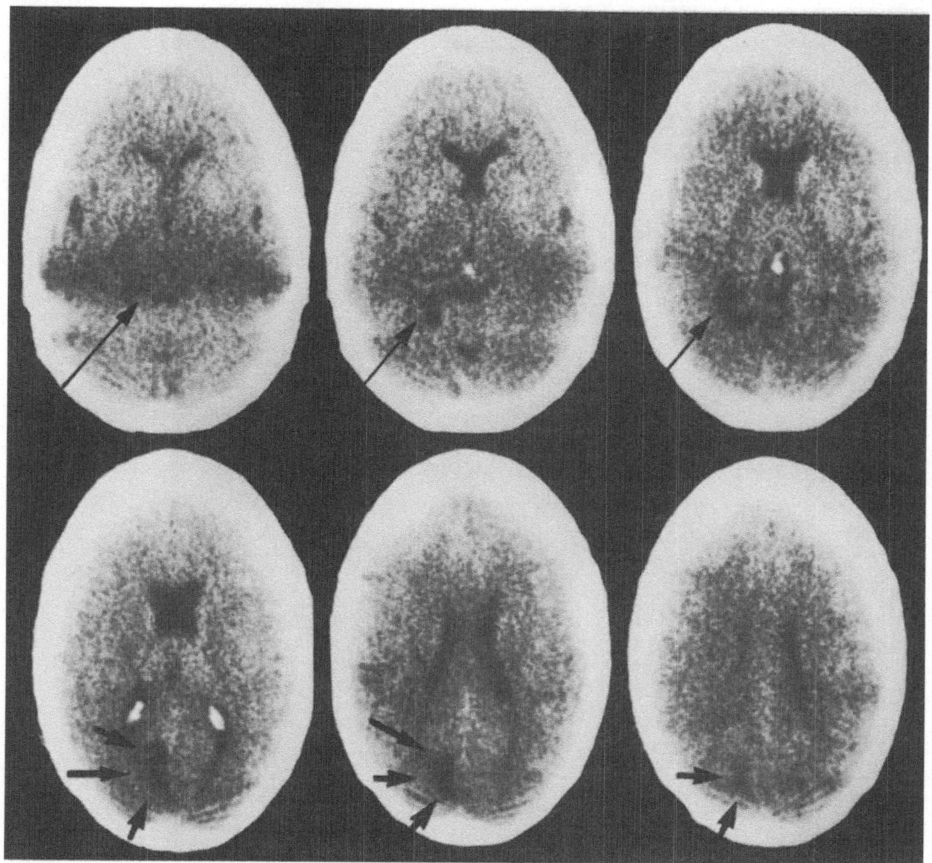

Abb. 24. 37jährige Patientin mit ophthalmischer Migräne; klinisch: homonyme Hemianopsie nach rechts; CT: temporo-okzipitaler Insult links

Migräne mit einer regional unterschiedlich ausgeprägten erheblichen Minderung der Gehirndurchblutung einhergehen kann.

Im Gegensatz zu den fokalen Migräneformen scheinen bei der einfachen Migräne klinisch-neurologisch stumme Hirnrindenareale betroffen zu sein, wie im gezeigten Beispiel der Lobus frontalis. Die Auraphase wird deshalb klinisch nicht manifest, oder es werden nur unspezifische, vorwiegend psychische Symptome angegeben.

Ebenso seltene Ausnahmen sind bleibende neurologische Ausfälle im Rahmen, bzw. infolge von Migräneanfällen, obwohl mittlerweile zahlreiche Einzelbeobachtungen von entsprechenden klinischen Verläufen vorliegen (Adie 1930; Graveson 1945; Pearce u. Foster 1965). Nach Conner (1962) sind bei „complicated migraine" bleibende neurologische Ausfälle durch retinale (5 Patienten), kortikale (10 Patienten) und Hirnstammläsionen (3 Patienten) möglich.

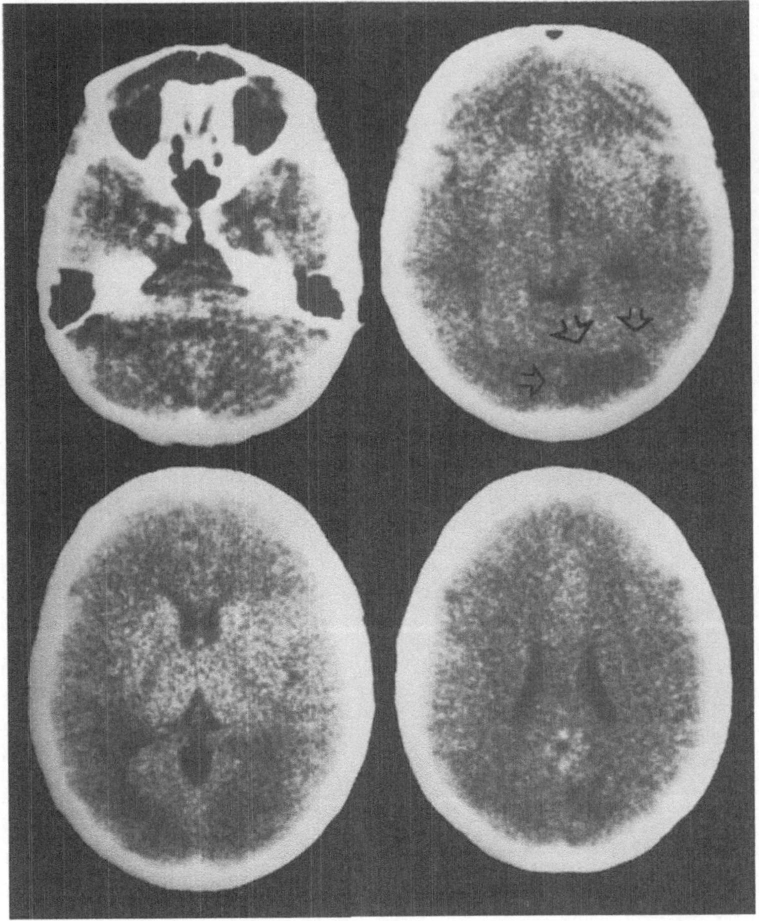

Abb. 25. 36jährige Patientin mit Basilarismigräne; klinisch: homonyme Hemianopsie nach links; CT: Posteriorteilinsult rechts

Bei 2 fatalen Verlaufsformen konnte postmortal eine ischämische Nekrose des Gehirngewebes ohne Sicherung eines Gefäßverschlusses nachgewiesen werden (Buckle et al. 1964; Guest u. Woolf 1964).

Die Sicherung der Diagnose eines Insults bei Migräne und Verlaufsuntersuchungen sind erst seit Einführung der Computertomographie möglich. Dorfman et al. (1979) konnten bei 4 jungen Migränepatienten computertomographisch ischämische Läsionen des Gehirngewebes nachweisen, wobei die Insulte jedoch nicht immer im zeitlichen Zusammenhang mit einem Migräneanfall auftraten.

Cohen u. Taylor (1979) beschreiben den Fall eines Patienten mit Migraine accompagnée, der nach Absetzen einer erfolgreichen Intervallbehandlung mit Propranolol (Dociton) einen schweren Migräneanfall mit bleibenden neurolo-

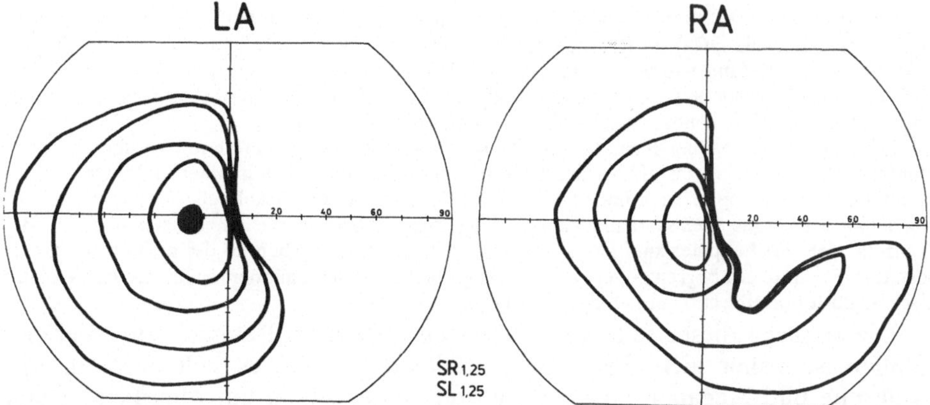

Abb. 26. Perimetriebefund bei einer 37jährigen Patientin mit ophthalmischer Migräne nach Insult links temporo-okzipital (vgl. Abb. 24). (Mit frdl. Genehmigung von Frau Prof. Dr. Aulkorn, Universitätsaugenklinik Tübingen)

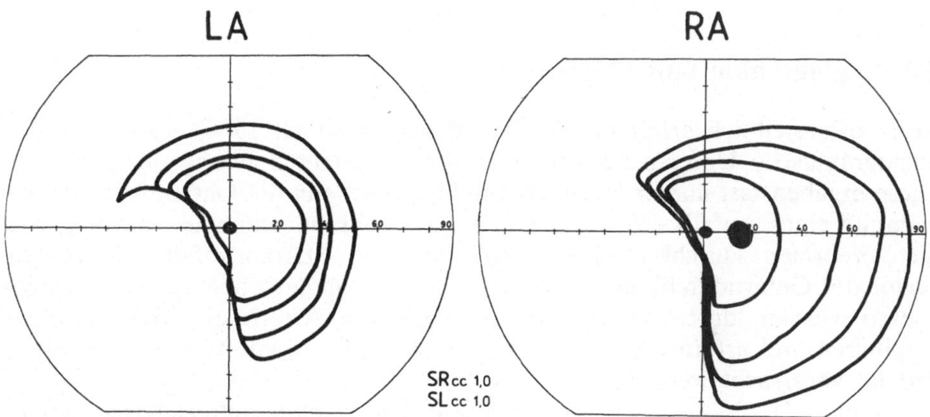

Abb. 27. Perimetriebefund bei einer 36jährigen Patientin mit Basilarismigräne nach Insult rechts okzipital (vgl. Abb. 25)

gischen Ausfällen erlitt. Computertomographisch fanden sich mehrere Insultareale, obwohl angiographisch keine Gefäßverschlüsse nachzuweisen waren. Auch hier traten nach Manifestation des Insults keine Migräneanfälle mehr auf.

Bousse et al. (1980) berichten von einem Fall einer langjährigen ophthalmischen Migräne, wobei ein Anfall zu einer bleibenden homonymen Hemianopsie nach rechts führte, mit computertomographischem Nachweis einer ischämischen Dichteminderung links okzipital.

Wir möchten diesen Fall durch computertomographische Befunde von 2 weiteren Patienten mit Gesichtsfeldausfällen im Rahmen von Migräneanfällen ergänzen.

Im ersten Fall erlitt eine 37jährige Patientin mit langjährigem Verlauf einer ophthalmischen Migräne (Hemikranie links) im Rahmen eines Anfalls eine inkomplette homonyme Hemianopsie nach rechts, der Befund wurde perimetrisch gesichert (Abb. 26). Bei computertomographischer Kontrolle nach 2 Jahren fand sich der dargestellte, ungewöhnlich konfigurierte Insult links okzipital mit Ausdehnung nach kaudal bis zum Gyrus hippocampalis (Abb. 24).

Die akute Attacke einer Basilarismigräne bei einer 36jährigen Patientin mit vorübergehender Blindheit, Bewußtseinsverlust, klinischen Krämpfen und okzipitalen Kopfschmerzen führte zu einer anhaltenden Hemianopsie nach links (Abb. 25). Die computertomographische Untersuchung am Tag der Attacke ergab – einschließlich kontrastangehobener Schichten – einen Normalbefund. Bei Kontrolle eine Woche später kam rechts okzipital im Teilversorgungsbereich der rechten A. cerebri posterior eine unscharf begrenzte, etwa 4 × 4 cm große flaue Dichteminderung infolge eines relativ frischen Posteriorteilinsults zur Darstellung (Abb. 27).

Die Ursache dieser seltenen manifesten Insulte im Rahmen von Migräneanfällen ist bisher nicht bekannt. Auffallend ist, daß es sich nach unserer Erfahrung und Angaben anderer Autoren dabei häufig um Migräneattacken handelt, die aus dem Schlaf heraus aufgetreten sind, und daß dem manifesten Insult dann fast immer eine Besserung oder vollständige Remission der Migräne folgt, so, als ob hierdurch der „migränogene Fokus“ ausgeschaltet wäre. Raskin u. Appenzeller (1980) nehmen an, daß gerade diese Beobachtung ein klinischer Schlüssel zum Verständnis der Pathogenese der Migräne sein kann.

8.3 Angiographie und Migräne

Trotz offensichtlich erhöhtem Risiko (Patterson et al. 1964) wurden früher angiographische Untersuchungen bei Migränepatienten häufig durchgeführt. Diese ergaben fast immer Normalbefunde, auch wenn die Gefäßdarstellungen während eines Anfalls erfolgten. Es darf demnach angenommen werden, daß die zerebralen Durchblutungsschwankungen im Migräneanfall, die mittels regionaler Gehirndurchblutungsmessungen und dopplersonographisch nachgewiesen wurden, durch Kaliberschwankungen von Arteriolen, Metarteriolen, Kapillaren und arteriovenösen Shunts im subangiographischen Bereich unter 200 μm verursacht werden.

Skinhøj (1973) beobachtete bei 3 von 4 im Anfall mittels Karotisangiographie untersuchten Migränepatienten einen Reflux des Kontrastmittels in die A. basilaris. Er nimmt an, daß der arterielle Druck im vertebrobasilären Stromgebiet im Anfall erniedrigt ist. Einer der Patienten erlitt während (wegen?) der Untersuchung einen Verschluß der A. basilaris mit entsprechender Hirnstammsymptomatik. Typischerweise – u. E. für das pathogenetische Verständnis der Migräne von nicht unerheblicher Bedeutung – sistierten die Migräneanfälle auch hier nach Manifestation des Insults. Einen entsprechenden Reflux in das vertebrobasiläre Gefäßgebiet fand auch Edmeads (1977) bei einer Karotisangiographie während eines ophthalmischen Migräneanfalls.

Dukes et al. (1964) fanden bei wiederholten Kontrastmittelinjektionen während eines (möglicherweise durch die Angiographie provozierten) Migräneanfalles in der Auraphase eines zunehmende Verengung der Endäste der A. carotis interna mit Reflux zur A. basilaris. Die Schmerzphase war dagegen durch eine sehr gute Füllung der Internaäste ohne Reflux zur A. basilaris gekennzeichnet.

Dagegen konnten mehrere Autoren bei Untersuchung von Patienten mit ophthalmoplegischer Migräne im Anfall eine Verengung der A. carotis interna im intrakavernösen Verlauf nachweisen (Walsh et al. 1960; Bickerstaff 1964; Alpers et al. 1951). Die ophthalmoplegische Migräne ist jedoch sehr selten. Häufigere Ursache einer Augenmuskellähmung mit ipsilateralen Kopfschmerzen sind aneurysmatische Gefäßveränderungen der A. carotis interna, das Tolosa-Hunt-Syndrom, eine diabetische Augenmuskelparese oder eine Entzündung der Keilbeinhöhle oder der Ethmoidalzellen mit Übergreifen auf die Orbita oder die mittlere Schädelgrube, z. B. durch Bildung einer Mukozele. Bei Symptomen einer ophthalmoplegischen Migräne sollte deshalb neben Röntgennativdiagnostik zunächst eine Schädel-CT mit überlappender Schichtung der Schädelbasis unter Einschluß der Orbita und Ethmoidalzellen erfolgen, die durch eine Kontrolle nach intravenöser Kontrastmittelgabe ergänzt werden sollte. Der Nachweis kleiner basaler Aneurysmen gelingt im CT auch nach Kontrastmittelgabe, jedoch nur im Ausnahmefall, so daß in diesen Fällen eine weitere angiographische Abklärung indiziert ist. Dies gilt insbesondere, wenn klinisch, durch Untersuchung des Liquors oder computertomographisch, der Verdacht auf eine abgelaufene Subarachnoidalblutung besteht.

Umgekehrt sprechen einzelne Untersuchungen für eine etwas höhere Häufigkeit der Migräne bei Vorliegen einer intrakraniellen vaskulären Malformation, wobei die Angaben zwischen 5% (Blend et al. 1967) und 31% (Waltimo et al. 1974) schwanken. Die scheinbare Häufigkeit von Gefäßmißbildungen bei Migräne ist jedoch offensichtlich darauf zurückzuführen, daß bei Vorliegen dieser Kopfschmerzsymptomatik früher häufiger angiographiert wurde. Wie Blend fanden auch andere Autoren keine Häufung von Migränesymptomen bei Vorliegen von vaskulären Malformationen (Forster et al. 1972, Moody et al. 1970). Nach Waltimo et al. (1974) wird über Migränesymptome häufiger geklagt, wenn die vaskuläre Malformation klein ist und okzipital liegt. Troost et al. (1978) berichten über eine 20jährige Patientin mit ophthalmischer Migräne, deren Anfälle nach Operation eines ausgedehnten okzipitalen AV-Angioms sistierten.

8.4 Zusammenfassung

Migräne ist eine klinische Diagnose. Die Abgrenzung von anderen, insbesondere auch symptomatischen Kopfschmerzformen erfolgt durch eine genaue Erhebung der Anamnese. Dennoch sollten bei einer Erstuntersuchung Röntgenaufnahmen des Schädels in 2 Ebenen nicht fehlen. Ebenso gehört zur routinemäßigen Erstuntersuchung die Durchführung eines Elektroenzephalogramms. Zur Erfassung von Herdbefunden und von Allgemeinveränderungen ist die Ableitung während oder kurz nach einer Kopfschmerzattacke sinnvoll. Bei atypischem Verlauf, einem Symptomwandel oder uncharakteristischer Ausprägung der Migräne besteht der nächste diagnostische Schritt in der Durchführung eines Schädelcomputertomogramms. Eine Lumbalpunktion ist dann indiziert, wenn klinisch im akuten Fall eine Abgrenzung der Migräne von einer Subarachnoidalblutung nicht möglich ist. Bei Bestätigung einer Subarachnoidalblutung im CT oder mittels Lumbalpunktion ist eine angiographische Abklärung zur Aneurysmasuche angezeigt.

In Übereinstimmung mit Ergebnissen dopplersonographischer Untersuchungen zeigen Messungen der regionalen Gehirndurchblutung, daß die zerebrale Durchblutung des Migränepatienten in der Auraphase vermindert ist, während die Kopfschmerzphase durch einen Anstieg der Gehirndurchblutung gekennzeichnet ist. Mögliche Ursache dieser Durchblutungsschwankungen ist nach neueren Untersuchungen eine vasomotorische Instabilität bei Migränepatienten infolge einer regional unterschiedlichen Sensitivität der α- und β-Rezeptoren des sympathischen Nervensystemes. Diese Untersuchungsbefunde lassen für die Zukunft neue Perspektiven sowohl für das pathogenetische Verständnis wie auch für die Therapie des Migränekopfschmerzes erwarten.

4 Zur Psychodiagnostik

W. Hamster

1 Einleitung

„Gewissenhaft, ehrgeizig, perfektionistisch, pedantisch, gründlich, rigide, unermüdlich arbeitend, ordnungsliebend“ – ist das nicht die zutreffende Beschreibung eines typischen Migränepatienten, eines „Neurotikers des Pflichtbewußtseins“ Heppner (1957)? Zu diesem Schluß muß man jedenfalls kommen, wenn man die zahlreichen deskriptiv-charakterologischen Arbeiten und ihre überraschend hohe Übereinstimmung in der Beschreibung der Migränikerpersönlichkeit betrachtet. Oder handelt es sich hier um einen künstlichen Typus des Migränikers, um ein einmal gefundenes Etikett, das stereotyp immer wieder verwendet wird?

Der deskriptiven Methode mit dem Aufstellen typischer Charaktere, die zu Krankheiten disponieren, steht man heute recht skeptisch gegenüber. Mit der Entwicklung der klinischen Psychologie, die zunächst parallel mit dem Aufschwung psychodiagnostischer Verfahren verlief, wandte man sich auch der Fragestellung der Migränepersönlichkeit zu, in der Hoffnung, mit diesen neuen Methoden empirische Belege einer Migränepersönlichkeit zu gewinnen.

Zur Anwendung kamen zunächst v. a. Verfahren aus dem Bereich des sog. „projektiven Tests“ (z.B. Rorschach-Test, TAT). Sie lassen alle mehr oder weniger den Einfluß psychoanalytischer Konstrukte erkennen; psychodynamische Faktoren der Persönlichkeit sollen erfaßt werden. In der weiteren Entwicklung der klinisch-psychologischen Diagnostik dominieren aber Fragebogentechniken, die eng verknüpft sind mit der statistischen Methode der Faktorenanalyse und der Einstellungsmessung. Bei diesen sog. Persönlichkeitsinventaren handelt es sich nicht um faktisch zutreffende Selbstbeurteilungen. Wenn der Proband bei der Frage „Sind Sie leicht verstimmt?“ das „Ja“ ankreuzt, so wird diese Antwort nicht als eine Tatsachenaussage, sondern als ein metrisch analysierter und empirisch verifizierter Indikator der Persönlichkeitsdimension „Neurotizismus“ angesehen. Diese Dimension der Persönlichkeit wird in der Regel durch eine faktorielle Analyse der Interkorrelation des Inventars gewonnen und als latente Eigenschaft angesehen. Diese interne Validierung muß aber durch eine externe gestützt werden. Die Anwendung von Persönlichkeitsinventaren in der psychologischen Praxis unterliegt indes einer Einschränkung. Vorausgesetzt wird bei dem Patienten eine gewisse intellektuelle Differenzierung, um den gelesenen Inhalt zu erfassen (als Richtwert werden hier die oberen 3 Quartile der IQ-Verteilung angegeben). Zur Kontrolle von Verfälschungstendenzen, v. a. im Sinne der sozialen Erwünschtheit, sind in den meisten Verfahren Kontrollskalen („Lügenskalen“) eingebaut, die ab einer statistisch definierten Ausprägung eine Interpretation nicht mehr zulassen. Von einem Einsatz dieser Verfahren bei eignungsdiagnostischen Fragestellungen ist abzusehen.

Folgende Punkte werden als Vorteile dieser psychometrischen Persönlichkeitstests angesehen:

- Persönlichkeitsinventare ermöglichen die vergleichende quantitative Beschreibung von Individuen hinsichtlich der Ausprägung von Eigenschaftsdimensionen.
- Durchführung, Auswertung und Interpretation sind objektiv, vom Untersuchenden weitgehend unabhängig.
- Reliabilität und Aspekte der Validität sind empirisch überprüft.

Die diagnostische Relevanz dieser Verfahren mit der zugrundeliegenden Methode der faktorenanalytischen Persönlichkeitsmessung ist nicht unumstritten. Auf grundsätzliche Kritikpunkte werden wir später eingehen.

Die Entwicklung der Persönlichkeitsinventare ging von den USA aus. Häufig wurde versucht mit den Minnesota Multiphasic Personality-Scales (MMPI) typische Persönlichkeitsprofile für einzelne psychomatische Störungen zu erstellen. Die Verfahren von Eysenck (1959, 1964, 1974) (MMQ, MPI und EPI) erfassen die Dimensionen Neurotizismus, Extra-/Introversion und Psychotizismus. Weit verbreitet ist auch das Sixteen Personality Factor Questionnaire (16 PF) von Cattell.

Die Entwicklung im deutschsprachigen Raum ist zunächst durch eine mehr oder weniger unreflektierte Übernahme obiger Verfahren gekennzeichnet. Kulturspezifische Einschränkungen (kulturspezifische Bias der Items) wurden dabei nicht ausreichend berücksichtigt (MMPI, 16 PF, MPI u. a.).

Eigenständige deutschsprachige Inventare stehen aber dem Psychodiagnostiker inzwischen zur Verfügung. Ohne eine vollständige Liste vorlegen zu wollen, sei hier auf das „Freiburger Persönlichkeitsinventar" (FPI), den Gießen-Test (GT), das Persönlichkeitsskalensystem PSS 25 und das Mannheimer Biographische Inventar (BIV) hingewiesen. Bei allen Verfahren handelt es sich um mehrdimensionale Persönlichkeitstests, auf deren Skalen, soweit notwendig, bei der Darstellung der empirischen Befunde eingegangen wird.

Einen neuen diagnostischen Ansatzpunkt versuchen die sog. „objektiven Persönlichkeitstests" aus der Schule von Cattell zu erschließen. Ausgehend von dem Kritikpunkt der Durchschaubarkeit der „subjektiven Persönlichkeitstests" (Fragebogen) wurden Tests entwickelt, die auf nichtverbaler Ebene Persönlichkeitsdimensionen erfassen sollen. Untersuchungen mit den sog. objektiven Persönlichkeitstests im psychosomatischen und auch im allgemein klinischen Bereich fehlen aber weitgehend.

2 Empirische Befunde zur Migränepersönlichkeit

2.1 Deskriptiv-charakterologische Arbeiten

Der theoretische Ansatz, daß spezifische emotionale Zustände zu spezifischen psychophysiologischen Reaktionsmustern führen und daß Menschen mit bestimmten Persönlichkeitsmerkmalen prädisponiert sind zu ganz bestimmten psychosomatischen Störungen, führte zu zahlreichen Untersuchungen zur Migränepersönlichkeit.

In seinen klassischen Arbeiten beschreibt Wolff (1948, 1963) Migränepatienten mit Eigenschaften, die in psychiatrischer Terminologie dem zwanghaften Charakter zuzuordnen sind („obsessive-compulsive type").

Andere Autoren kommen zu einem übereinstimmenden Bild, wenn sie den „Migräniker" als zwanghaft, pedantisch, perfektionistisch, inflexibel, ehrgeizig, verspannt, empfindlich, verstimmbar, sozial distanziert, überkontrolliert und sexuell gehemmt beschreiben (u. a. Knopf 1935; Fenichel 1945; Alvarez 1947; Friedman et al. 1954; Selby u. Lance 1960; Dalsgaard-Nielsen 1965; Klee 1968; Fine 1969).

Die Untersuchungen basieren dabei auf z. T. großen klinischen Stichproben. Friedman et al. (1954) und Friedman (1964) untersuchten z. B. 7000 Patienten. Wenn auch alle oben zitierten Autoren zu ähnlichen Beschreibungen der Migränepersönlichkeit kommen, wird jedoch an der Existenz eines solchen „Typus" teilweise gezweifelt; einige Autoren führen an, daß ein nicht unerheblicher Teil ihrer Patienten nach ihren Beurteilungskriterien „normal" war (Daalsgard-Nielsen: ein Drittel der Patienten unauffällig, Selby u. Lance: 42% der Patienten „normal").

Psychoanalytisch orientierte Studien (vgl. Kap. 14) sehen einen wesentlichen Aspekt für die Ursache der Migräne in verdrängter Aggression (Fromm-Reichmann 1937; Selinski 1939; Sperling 1964; Jonckheere 1971; Beck 1976).

Die oben zitierten Arbeiten geben ein plastisches Bild der Migränepersönlichkeit. Sieht man davon ab, daß einige Autoren kritisch vermerken, daß sie diesen Typus nicht bei allen ihren Patienten gefunden haben, so variieren die Beschreibungen der typischen Migränepersönlichkeit nur unwesentlich. Doch inwieweit hält dieses Bild methodenkritischer Betrachtung stand?

Die Befunde basieren – auch bei großer Patientenzahl – aus stark selektierten Stichproben, v. a. aus Kliniken und Arztpraxen. Migränöse Beschwerden führen aber nicht unbedingt dazu, daß Patienten ärztliche Hilfe in Anspruch nehmen. Entsprechende Untersuchungen (Waters u. O'Connor 1970; Rees 1974 und Crisp et al. 1977) lassen vermuten, daß fast 50% der unter Migräne Leidenden nicht erfaßt werden. Die oben gefundene Migränepersönlichkeit bezieht sich mit Sicherheit nur auf eine ausgewählte Teilpopulation von Migränepatienten (dieser Kritikpunkt ist natürlich auch relevant für die psychodiagnostischen Studien).

Ein weiteres Problem der klinischen Studien ist die zugrundeliegende Datenerhebung. Halbstrukturierte Interviews und Anamnesen sowie Fragebögen ohne Validierung lassen ein hohes Maß subjektiver Varianz zu.

Beschreibungen klinischer Gruppen oder spezifischer Persönlichkeitstypen, die aufgrund ihrer Eigenschaften zu einer bestimmten Krankheit prädisponiert sind, setzen voraus, daß ihre spezifische Verhaltens- und Reaktionsweise von anderen zu isolieren ist. Kontroll- und Vergleichsgruppen fehlen aber bei obigen Untersuchungen.

2.2 Psychodiagnostische Untersuchungen

Eine der ersten Untersuchungen mit Kontrollgruppen legten Ross u. McNaughton (1945) vor. Sie verglichen Rorschach-Antworten von 50 Migränepatienten mit den Protokollen von 25 Patienten mit nichtmigränösem Kopfschmerz (überwiegend „psychogen"), 50 Psychoneurotikern, Patienten mit zerebralen Erkrankungen und Patienten ohne psychosomatische Beschwerden. Ihre Migränegruppe zeichnete sich durch übermäßigen Perfektionismus, Inflexibilität, Konventionalismus, Intoleranz, Erfolgsstreben und gestörte sexuelle Anpassung aus. Sie zeigte aber kein höheres Maß an unterdrückter Aggressivität als die anderen Gruppen, „in general obsessive-compulsive features" (p. 78). Mit den psychoneurotischen Störungen resultierten nur wenige Überlappungen, so daß die Autoren ein migränespezifisches Reaktionsmuster im Rorschach-Versuch annehmen.

Maxwell (1966) verglich mit dem Maudsley Personality Inventory (MPI) drei Kopfschmerzpatientengruppen (n = 32 je Gruppe). Die Migräniker zeigten signifikant die höchsten Neurotizismuswerte (Skala N). Es folgte die Gruppe mit nichtmigräneartigen Kopfschmerzen – Patienten, die den Arzt häufig konsultierten, und die Gruppe mit Kopfschmerzen, aber seltenen Arztbesuchen. In der Extra-/Introversionsdimension des MPI fanden sie zwischen den Gruppen keine Unterschiede. Thetford u. Schucman (1968) verglichen 25 Migränepatienten mit Colitis-ulcerosa-Patienten (n = 36) im Personality Assessment System (PAS) in der Dimension „Externalizer–Internalizer". 76% der Migränegruppe und nur 42% der Colitisgruppe wurden als „Externalizer", d. h. wahrnehmungsorientiert, körperlich aktiv und umweltabhängig klassifiziert.

Bihldorf et al. (1971) verglichen 33 Migränepatienten mit 41 Spannungskopfschmerzpatienten und einer Patientengruppe ohne Kopfschmerzen. In ihrem diagnostischen Instrumentarium verwandten sie u. a. eine Adjektivliste zur Selbstbeschreibung und einen Fragebogen zum Ausdruck von Ärger. Sie fanden ihre Hypothese bestätigt, daß die Migränepatienten zwanghafte Züge mit Überkontrolle und Hemmung aller Arten von emotionalen Reaktionen aufweisen. Die Gruppe mit Spannungskopfschmerzen zeigte dagegen mehr Aggressionen und auch mehr Schuldgefühle und Depressionen. Die erste Arbeit, die eine *nicht* klinische Population verwendet, legten Waters u. O'Connor (1971) vor. Sie untersuchten eine Gemeindestichprobe. 56 Frauen mit Migräne und 44 Frauen mit andersartigen Kopfschmerzen unterschieden sich im Cornell Medical Index (als Maß für „Psychoneurotizismus") nicht.

Eine weitere Untersuchung mit einer nicht selektierten Migränegruppe stammt von Henryk-Gutt u. Rees (1973). Ihr Ziel, die Migränikerpersönlichkeit methodisch sauber zu untersuchen, versuchten sie wie folgt zu erreichen. Aus einer Population von 1859 Mitgliedern des öffentlichen Dienstes (Civil Service

London) wurden durch Fragebogen 62 Männer und 42 Frauen, die an klassischer Migräne litten, ermittelt. 25 männliche und die gleiche Anzahl weiblicher Migränepatienten wurden durch Zufall aus dem obigen Kollektiv ausgewählt und nach Alter, Geschlecht und sozioökonomischem Status mit Kontrollgruppen parallelisiert (nichtmigränöse Kopfschmerzen, kopfschmerzfreie Kontrollen, Migränepatienten einer Klinik, Asthmapatienten). Die Gruppen wurden nach dem folgenden psychometrischen Verfahren untersucht:

1. Eysenck Personality Inventory (EPI),
2. MMPI, Kurzform zur Messung von Angst und Spannung,
3. Buss-Durkee Hostility-Guilt Inventory für Feindseligkeit und Aggressionen.

Folgende Ergebnisse wurden erzielt:

1. Der Neurotizismusfaktor (EPI) ist bei beiden Migränegruppen signifikant höher ausgeprägt als bei den Vergleichs- und Kontrollgruppen. Die Extraversionswerte liegen ebenfalls signifikant niedriger.
2. Nur für die weiblichen Migränepatienten bestand ein höherer Angstwert im MMPI.
   Nur die männlichen Versuchspersonen mit Migräne und die weiblichen Klinikpatienten hatten die höheren Werte in der Feindseligkeitsskala (Buss-Durkee Inventory) als die Kontrollen.

In allen anderen gemessenen Merkmalen unterschieden sich die Gruppen nicht bedeutsam.

Diese Studie läßt vermehrt Zweifel an früheren klinischen Befunden aufkommen. Wichtig erscheint uns auch die geschlechtsspezifisch getrennte Auswertung der Daten. Bestätigt werden aber auch Befunde, daß Personen mit Migräne, unabhängig davon, ob sie einen Arzt konsultieren oder nicht, höhere Neurotizismuswerte als Vergleichs- und Kontrollgruppen aufweisen.

Pieringer et al. (1975) verglichen 30 Klinikpatienten mit Migräne mit einer Gruppe mit peripheren neurogenen Läsionen. Im Rorschach-Test fanden sie Unterschiede hinsichtlich des Erlebnistypus, im Freiburger Persönlichkeitsinventar (FPI) höhere Werte in der Depressionsskala (selbstunsicher, depressiv) und in der Skala 2. Ordnung „Emotionale Labilität (N)“. Im Maudsley-Persönlichkeitsfragebogen (MMQ) fanden sich dagegen in der Neurotizismusskala keine Unterschiede zwischen den Gruppen. Die Autoren interpretierten ihre Ergebnisse wie folgt:

„Insgesamt zeigt diese Untersuchung der Persönlichkeitsstruktur der Migränepatienten ein deutliches Überwiegen der selbstunsicheren Darstellung, der zwanghaften perfektionistischen Züge und der depressiven, emotional labilen Reaktionen, wobei diese einer Geselligkeit akzeptierenden Haltung und dem Fehlen spezifisch psychoneurotischer Symptome gegenüberstehen“ (S. 227).

Rodago et al. (1975) wählten ihre Gruppe aus einer ambulant behandelten klinischen Population aus. Sie bildeten 3 nach Alter, Geschlecht und Bildung parallelisierte Gruppen. Diese bestanden aus je 25 männlichen und 25 weiblichen Personen mit Migränekopfschmerzen, mit Clusterkopfschmerzen und ohne Kopfschmerzen. Die Gruppen wurden in 28 Skalen der MMPI verglichen.

Die beiden Kopfschmerzgruppen unterschieden sich von der Kontrollgruppe hochsignifikant in den Skalen: Hypochondrie, Psychasthenie, Hysterie, Depression, Schizophrenie und soziale Kompetenz. Die Kopfschmerzgruppen zeigten auch eine signifikante Tendenz, sich in ein schlechteres Licht zu stellen als die Vergleichsgruppen (auf der Skala der sozialen Erwünschtheit). Nach der Korrektur der Ergebnisse nach den „test-taking attitudes" blieben signifikante Unterschiede nur noch in den 3 Skalen für neurotische Abwehr bestehen. Zwischen der Migräne- und der Kopfschmerzgruppe gab es keine signifikanten Unterschiede bis auf eine Forschungsskala des MMPI, die Hinweise auf nicht körperlich bedingte Schmerzen geben soll. Auf dieser Skala erzielten die Patienten mit Clusterkopfschmerzen signifikant höhere Werte als die Migränegruppe.

Philips (1976) suchte aus Krankengeschichten 39 Migränepatienten, 24 Patienten mit Spannungskopfschmerz und 5 Patienten mit gemischten Kopfschmerzen heraus. In den 4 Skalen des Personality Questionnaire (PQ) von Eysenck u. Eysenck (1976), „Extraversion, Neurotizismus, Psychotizismus und Kontrollskala" konnten sie keine Unterschiede zwischen den Gruppen feststellen.

Crisp et al. (1977) verglichen in ihrer epidemiologischen Studie eine nichtklinische Gruppe mit Migräne mit einer kopfschmerzfreien Kontrollgruppe. Im Middlesex Hospital Questionnaire ergaben sich folgende Befunde: Die männlichen Migränepatienten zeigten eine Tendenz zur stärkeren Somatisierung und Ängstlichkeit. Sie zeigten aber auch gleichzeitig weniger phobische Reaktionen als die Kontrollen. Die weiblichen Personen mit Migräne gaben signifikant höhere Werte in der Angst-, Depressions- und Hysterieskala an. Sie neigten auch zu stärkeren somatischen Reaktionen. Bezüglich der Zwangscharakteristika ergaben sich zu den Kontrollen keine Unterschiede.

Crisp et al. (1977) interpretierten die Befunde als einen Widerspruch zwischen „Sein und Schein". Obwohl hohe Angst- und Depressionswerte vorliegen, entwickeln die Migränepatienten kein entsprechendes Vermeidungsverhalten. Sie neigen dazu, ihre Ziele strebsam zu verfolgen, wobei sie Angst und Depression unterdrücken. Die hohen Werte auf der weniger validen Hysterieskala deuten Crisp et al. als ein Maß für Extraversion. Personen mit Migräne sollen hohe Responsivität auf externe, speziell auf soziale Stimuli aufweisen. Planz u. Maxion (1978) berichten über eine Studie mit 80 Migränepatienten (65 Frauen und 15 Männer). Sie vergleichen ihre Patienten mit einer nach Alter und Geschlecht parallelisierten kopfschmerzfreien Kontrollgruppe. In der Auswertung der Daten berücksichtigen sie den sozialen Status sowie Dauer und Schwere der Migräneerkrankung.

Als diagnostische Verfahren verwandten sie das FPI, den Gießen-Test (GT) und das Eysenck-Persönlichkeitsinventar (EPI).

Die Ergebnisse lassen für die Migränepatienten eine erhöhte Neigung zu Nervosität mit geringer Toleranzschwelle gegenüber Streß jeglicher Art, eine verstärkte Neigung zur Depressivität – v. a. im Gießen-Test – und erhöhte Neurotizismuswerte in FPI erkennen. Die Migränegruppe mit niedrigem sozialen Status zeigt höhere Werte in der FPI-Skala 1 (Nervosität, FPI 3 (Depressivität) und niedrigere Werte im FPI 5 (Geselligkeit) als die Gruppe mit hohem sozialen Status. Zusätzlich erwiesen sich die Skalen 2 im Gießen-Test (Dominanz), 5 (Durchlässigkeit) und 6 (soziale Potenz) bei der Unterschichtsgruppe gegenüber der Gruppe mit hohem sozialen Status signifikant höher. Bei der Unterteilung nach Dauer und Schwere der Migräneerkrankung ergaben sich ebenfalls Hinweise auf Unterschiede zwischen den Gruppen.

Kudrow et al. (1979) verglichen in ihrer Untersuchung 6 verschiedene Kopfschmerzgruppen mit einer Kontrollgruppe in den Skalen des MMPI. Die Versuchsgruppen waren ambulante Patienten einer Kopfschmerzklinik. Sie unterteilten ihre Kopfschmerzpatienten (je 32 Frauen und 20 Männer) in folgende Gruppen:

1. Migränekopfschmerzen,
2. Clusterkopfschmerzen,
3. Spannungskopfschmerzen,
4. kombinierte Migräne und Spannungskopfschmerzen,
5. posttraumatische Kopfschmerzen,
6. Konversionskopfschmerzen.

Die Kontrollgruppe setzte sich aus 15 Frauen und 15 Männern mit unterschiedlichem Alter und sozialem Status zusammen. Zwischen Migräne und Clusterkopfschmerz, Spannungskopfschmerz und kombiniertem Kopfschmerz sowie zwischen posttraumatischem und Konversionskopfschmerz ergaben sich keine oder nur geringe Unterschiede. Die Gruppen wurden dementsprechend in der oben angeführten Ordnung zu 3 Großgruppen zusammengefaßt (Gruppe A, B, C).

Die Gruppe A zeigte ein weitgehend normales Profil im MMPI. Die Männer sind etwas ängstlicher, die Frauen haben eine größere Tendenz zu somatisieren, die Frauen mit Clusterkopfschmerzen zeigen etwas mehr Feindseligkeit als die Frauen mit Migränebeschwerden. Die Unterschiede sind aber nicht signifikant.

Die Gruppe B erscheint stärker gestört. Die Männer mit kombinierten Kopfschmerzen haben hohe Hysteriewerte, zeigen extreme Verdrängung und Verneinung, große Besorgnis um körperliche Funktionen und sind mäßig depressiv. Für die Männer mit Spannungskopfschmerz zeichnet sich das gleiche Bild ab. Sie sind etwas weniger hysterisch, aber stärker depressiv. Die Frauen der beiden Gruppen unterscheiden sich nicht von den Männern.

Psychopathologisch auffälliger im MMPI sind die Patienten in der Gruppe C. Sie sind extrem hysterisch, depressiv, ängstlich, hypochondrisch.

Ihre Ergebnisse interpretieren die Autoren als einen Hinweis auf kontinuierlich ansteigende psychopathologische Befunde bei ihren Kopfschmerzgruppen, wobei Migräne- und Clusterkopfschmerzpatienten am wenigsten auffällig erscheinen.

Schnarch u. Hunter (1979) untersuchten 65 Patienten mit Migräne und 147 mit Spannungskopfschmerzen. Als diagnostische Instrumentarien verwandten sie das Buss-Durkee Hostility Inventory und die Spielberger Manifest Anxiety Scale. In den Skalen „Furcht, Ärger auszudrücken und Mißtrauen" lagen die Migränepatienten signifikant höher. In den restlichen Skalen resultierten keine Unterschiede. Eine Kontrollgruppe wurde nicht untersucht.

Price u. Blackwell (1980) berichten über eine Studie mit Migränepatientinnen und einer Kontrollgruppe. Sie verwandten das Zung Depression Inventory, Eysenck Personality Inventory (EPI), Spielberger Trait Anxiety Inventory (STAI), Taylor Manifest Anxiety Scale (TMAS) und die Helath Locus of Controll (HLC).

Die Autoren fanden bei den Migränepatientinnen einen höheren Angstscore (TMAS und STAI) und im EPI einen höheren „Lügenwert". Ein eigens entworfener experimenteller Film wurde von den Migränepatienten als weniger „unpleasant" eingestuft als von den Kontrollen. Dieser Befund wurde als Hinweis auf die Richtigkeit der Alexythmie-Hypothese interpretiert. In allen anderen Parametern unterschieden sich die Gruppen nicht.

Geissler (1980) überprüfte die Hypothese, daß Migränepatienten an ihrem eigenen Wertmaßstab scheitern. Er verglich 27 Migränepatienten mit 25 nach Alter, Geschlecht und Beruf parallelisierten Kontrollpersonen. Diagnostische Maße waren das EPI und ein selbstentworfener Fragebogen, der die Dimensionen Aggressivität in Versagenssituationen, Frustrationstoleranz, Ehrgeiz, eigener Wertmaßstab, Ordnungstendenz und Rigidität erfassen sollte. Im EPI hatten Migränepatienten signifikant höhere Neurotizismus- und Extraversionswerte. Sie zeichneten sich auch durch eine höhere Neigung zur sozialen Erwünschtheit aus, was den Autor zur kritischen Beurteilung der Ergebnisse in anderen Fragebögen veranlaßt. Hier zeigen die Migränepatienten signifikant weniger Aggression in Versagenssituationen, signifikant höhere Ordnungstendenz und Tendenzen zum Zweifeln. Der Autor interpretiert die Ergebnisse folgendermaßen: Wenn die Ordnungsbedürfnisse des Migränepatienten durch seine Umwelt frustriert werden, kann er die Aggression nicht äußern, sondern verinnerlicht sie. Oft kommt es nach mehreren Stunden, infolge der inneren Auseinandersetzung mit der Frustration, zum Anfall. Das Erbrechen im Anfall wird als symbolische Befreiung vom Konflikt gedeutet.

Cuypers et al. (1981) verglichen die FPI-Profile von Migränepatienten mit Clusterkopfschmerzen (*n* je 40). Die Gruppenprofile im FPI liegen mit 2 Ausnahmen bei den Clusterkopfschmerzen im Normbereich. Zwischen den beiden Kopfschmerzgruppen ergeben sich keine auffälligen Differenzen.

2.3 Psychodiagnostische Untersuchungen bei der Tübinger Migränestichprobe

2.3.1 Patienten und Methoden

Ambulante, poliklinische Stichprobe; Patienten durch Presseinformationen über neue Behandlungsmethoden der Migräne motiviert, die Klinik aufzusuchen. Zu berücksichtigen sind hier sicherlich multiple Selektionsphänomene.

In der geschlechtsspezifischen Verteilung dominieren eindeutig Frauen: 25 Männer, 75 Frauen.

In der Altersverteilung zeigt sich eine Spannbreite von 16 bis 60 Jahren:

Jahre	n
16–20	3
21–30	15
31–40	34
41–50	24
51–60	24

Das schulische Ausbildungsniveau in der Migränestichprobe zeigt einen überproportionalen Anteil weiterführender Schulen:

	n
Grund- und Hauptschule	38
Mittlere Reife	20
Abitur	18
Universität	13
Ingenieurschule	4
Höhere Handelsschule	6

Dementsprechend liegt der Sozialstatus deutlich über dem der Gesamtbevölkerung. In den Kategorien des Persönlichkeitsskalensystems PSS 25 ergeben sich für die Gesamtgruppe ($n = 100$):

	n
1. Freier Beruf oder Unternehmensleiter	3
2. Höherer Beamter oder leitender Angestellter	11
3. Beamter oder Angestellter	39
4. Selbständiger oder Landwirt	2
5. Facharbeiter, Arbeiter, Hausfrau, Rentner	33
6. Student oder Schüler	6
7. Sonstige	6

Anzumerken ist hier, daß die Berufskategorie 5 des PSS 25 besonders durch Hausfrauen besetzt ist.

Die oben erfaßten 100 Patienten bearbeiteten das weiter unten beschriebene Persönlichkeitsskalensystem PSS 25 (Hehl u. Hehl 1975).

Eine Teilstichprobe (Patienten der ersten Therapiegruppe, $n = 46$), wurde auch mit dem Biographischen Inventar zur Diagnose von Verhaltensstörungen (BIV; Jäger et al. 1976) untersucht. Bei dieser Gruppe sind noch weitere Selektionsgesichtspunkte zu berücksichtigen, da die Aufnahme in die erste Therapiegruppe von den Kriterien

- Entfernung vom Therapieort,
- vorwiegend psychologische Attribution der Beschwerden,
- Schwere und Häufigkeit der Migräneattacken und
- Verteilung über alle Migräneformen abhing.

Das Persönlichkeitsskalensystem PSS 75 besteht aus 344 Items, die 25 Skalen zugeordnet werden. Der Test soll funktionelle Aspekte auch latenter Probleme und Konflikte besonders bei Psychosomatikpatienten sichtbar machen. Er soll

v. a. im psychopathologischen Grenzbereich von Psychosomatik, Psychoneurosen und psychosomatischer Normalität differenzieren.

Im Computerausdruck werden Intensitätswerte, Konsistenzwerte, Dissonanz- und Inkongruenzwerte für jede Einstellungsdimension angegeben. Sie sollen über die affektive Besetzung des Einstellungsobjekts (Intensität), die kognitive Komponente (Konsistenz) und die Beziehung zwischen diesen beiden (Dissonanz) und der funktionellen Beziehung zwischen den einzelnen Einstellungssystemen (Inkongruenz) Auskunft geben.

Das Verfahren wurde mit Hilfe der probabilistischen Testtheorie und Methodik von Rasch konstruiert. Das PSS 25 ist sicherlich ein neuer Ansatz in der Entwicklung von Persönlichkeitsfragebogen. Die Methodik ist aber nicht unumstritten, und Studien zur externen Validierung fehlen noch (Henning 1980; Hehl 1981).

Das Biographische Inventar zur Diagnose von Verhaltensstörungen (BIV) will Probanden mit Hilfe von Persönlichkeitseigenschaften beschreiben, Informationen über die Biographie liefern und Aussagen über die momentane Umwelt erlauben.

Das BIV besteht aus 8 voneinander relativ unabhängigen Skalen, die wie folgt benannt wurden:

Skala		
1	Familiäre Situation	(FAM)
2	Ichstärke	(ICHSTK)
3	Soziale Lage	(SOZLAG)
4	Erziehungsverhalten	(ERZIEH)
5	Neurotizismus	(N)
6	Soziale Aktivitäten	(SOZAKT)
7	Psychophysische Konstitution	(PSYKON)
8	Extraversion	(E)

2.3.2 Ergebnisse

Im PSS 25 betrachteten wir zunächst den wesentlichen Kennwert, die normierten Intensitäten (M = 0, S = 10). Wir verglichen die Verteilungen unserer Migränestichprobe mit der Normierungsstichprobe von Hehl u. Hehl (1975) (χ^2-Test). Signifikante Abweichungen unserer Stichprobe ($p < 0{,}05$) sind in der Tabelle 1 in der entsprechenden Ausprägungsrichtung unterstrichen.

Die Inspektion der Tabelle 1 zeigt zunächst, daß in der Kontrollskala 3 (auskunftsbereit gegenüber Psychologen und Ärzten) die Werte sogar zum positiven Pol verschoben sind. Nur 3 von 100 Probanden der Migränegruppe liegen im kritischen Bereich „im Test nicht offen“.

Global gesehen überraschten die gefundenen Ergebnisse. Die „Neurotiker des Pflichtbewußtseins“ sind „selbstsicher“ (Skala 1), „gesellig“ (Skala 6), „progressiv“ (Skala 9), „beruflich mobil“ (Skala 10), haben „Freude am Konsum“ (Skala 12), „Hoffnung auf Erfolg“ (Skala 19), sind „nicht ängstlich“ (Skala 21), „sorglos um Gesundheit“ (Skala 22) und „familiär wenig abhängig“ (Skala 24 und Skala 25), in der Erziehung „nicht autoritär“ (Skala 11), „sexuell

Tabelle 1. Tübinger Migränestichprobe nach dem Persönlichkeitsskalensystem (PSS 25) im Vergleich zur Eichstichprobe (χ^2-Test)

				p
1	*Selbstsicher*	–	Selbstunsicher	0.01
2	*Flexible Moral offen*	–	Starre Moral	0,01
3	Im Test nicht offen	–	*Auskunftsbereit*	0,01
4	Selbstbewußt, sorglos	–	*Abhängig, depressiv*	0,01
5	Friedfertig, gesteuert	–	Aggressiv, erregbar	0,75
6	Scheu, zurückgezogen	–	*Gesellig, mitteilsam*	0,01
7	Sehnsucht nach Alleinsein	–	*Spaß an Geselligkeit*	0,01
8	Flexibel, sprunghaft	–	Gründlich, rigide	0,35
9	*Progressiv*	–	Konservativ	0,05
10	Zuverlässig im Beruf	–	*Beruflich mobil*	0,01
11	Autoritäre Erziehung	–	*Nicht autoritäre Erziehung*	0,01
12	*Freude am Konsum*	–	Sparsamkeit	0,01
13	*Modeunabhängig*	–	Modebewußt	0,01
14	Sexuell gehemmt	–	*Sexuell freizügig*	0,01
15	*Nüchtern, verkrampft*	–	Verspielt, originell	0,03
16	Beruflich wenig orientiert	–	Beruflich orientiert	0,30
17	*Pflichtbewußt*	–	Lässig	0,03
18	Sich hart anpacken	–	Sich verwöhnen	0,08
19	*Hoffnung auf Erfolg*	–	Furcht vor Mißerfolg	0,01
20	Sich vernachlässigen	–	Sich pflegen	0,25
21	*Nicht ängstlich*	–	Ängstlich	0,01
22	*Sorglos sein um Gesundheit*	–	Sich sorgen um Gesundheit	0,01
23	Krankheitsrisiko suchend	–	Krankheitsrisiko meiden	0,50
24	*Lösung von Familie*	–	Bindung an Familie	0,01
25	*Schwacher Familiensinn*	–	Starker Familiensinn	0,01

freizügig" (Skala 14). In den angenommenen 3 Untersystemen von Eigenschaften im PSS hieße das, daß sich die Patienten mit Migräne als flexibler, extravertierter und weniger ängstlich und besorgt darstellen – Eigenschaftsdimensionen, die mit den bisherigen Beschreibungen im Literaturüberblick wenig übereinstimmen, teilweise gegenläufig erscheinen.

Eine erste Interpretation der Befunde müßte davon ausgehen, daß die Migränepatienten „normaler" als die hier zum Vergleich herangezogenen Eichstichproben (in die nicht unwesentlich funktionelle Störungen eingingen) sind (Hehl u. Hehl 1975, S. 66).

Andererseits ist bekannt, daß psychosomatische Patienten sich als angepaßte und unauffällige Menschen sehen, sich selten bedrückt und konfliktbeladen empfinden, ein Phänomen, das auch als Alexythemie bezeichnet wurde. Das hieße, daß man das Profil im PSS im Sinne einer „Übernormalität" mit sozial erwünschten Eigenschaften und Verleugnungen interpretieren müßte.

Diese Fragen können wir noch nicht beantworten. Auffallend ist, daß im Verhältnis Intensitäten zu Konsistenzen bei 85% der Migränepatienten einseitig gefühlsbetonte Einstellungen mit hohen Intensitäten und gleichzeitig niederen Konsistenzen festgestellt werden und ergänzend dazu noch bei weiteren 10% der Patienten extreme Einstellungen mit einseitig hohen Intensitäten bemerkt werden, d. h. die hier gemessenen Einstellungsdimensionen sind stark kon-

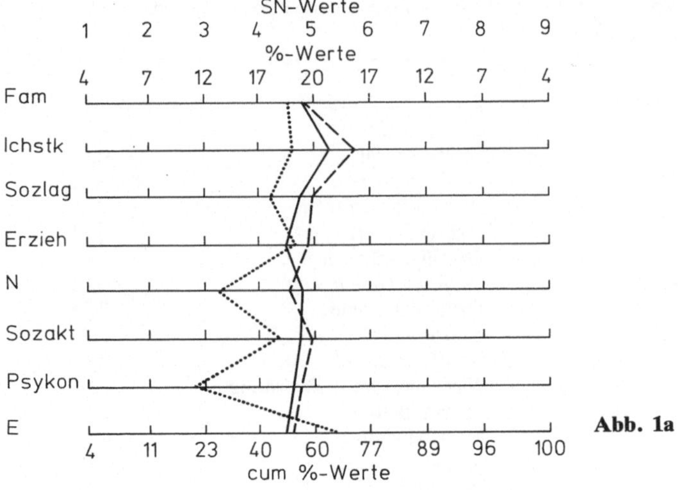

Abb. 1a

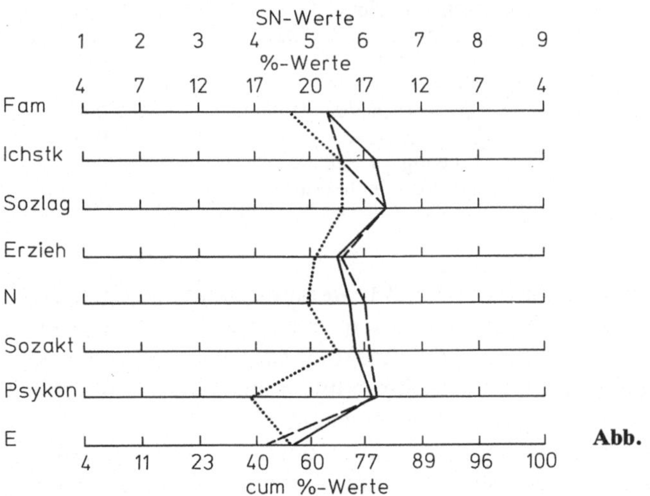

Abb. 1b

fliktbesetzt durch hohe affektive Intensität und niedrige kognitive Konsistenz.

Weitere Analysen der PSS-Befunde sind notwendig. Vergleiche mit verschiedenen psychosomatisch und psychoneurotisch erkrankten Gruppen, einer Kopfschmerzgruppe, hirnorganischen Erkrankungen und einer kopfschmerzfreien „Normalpopulation" sind in der Datenanalyse und werden in Kürze vorgelegt (Hamster, Gerber, Hehl in Vorbereitung). Mit dem BIV wurde eine Teilstichprobe untersucht, die nach den Auswahlkriterien (psychologische Attribution der Beschwerden) erwarten läßt, daß sich in den Profilen der Migränepatienten eher auffällige Ausprägungen darstellen. Wir verglichen die

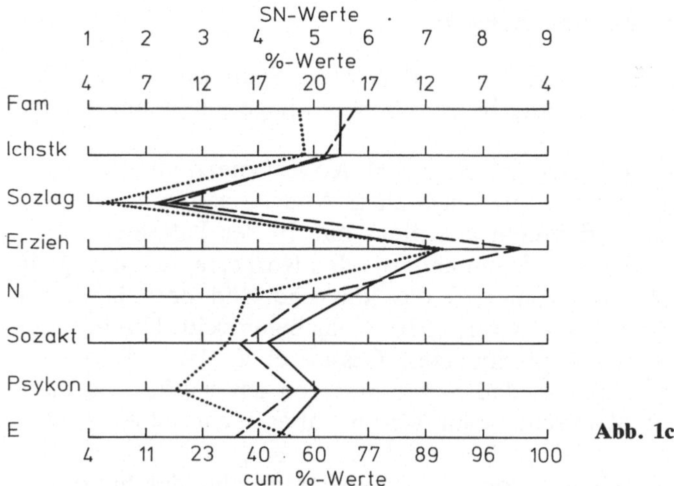

Abb. 1a–c. BIV-Verläufe. **a** Klinische Normen, **b** Standardnormen, **c** Rohwerte (· · · „Gesunde", — Migräniker, – – – Kopfschmerzgruppe)

Befunde der Migränepatienten mit einer Kopfschmerzgruppe (überwiegend Spannungs- und Clusterkopfschmerzen) und einer Kontrollgruppe ohne Kopfschmerzsymptomatik und anderen schwerwiegenden Beschwerden (kontrolliert mit der Beschwerdenliste nach Zerssen).

Abbildung 1a–c zeigt die Gruppenprofile in der Stanineskala. Statistisch fanden wir die folgenden Ergebnisse (Varianzanalyse und Test nach Scheffé):

1. Die Migränepatienten unterscheiden sich nicht von den Kopfschmerzpatienten in den hier erfaßten Dimensionen.
2. Beide klinischen Gruppen haben signifikant höhere Werte (p 0,029 + p 0,000), und zwar in der Skala „Neurotizismus, emotionale Labilität" (N) und in der Skala PSYKON („Disposition zu somatischen Störungen; Disposition, auf Streßbelastungen somatisch zu reagieren").

Die hier berichteten Auffälligkeiten sollten aber nicht überinterpretiert werden. Die Abbildung der Gruppenprofile zeigt, daß die Auswertung sich noch im oberen Normbereich (ein Sigma) liegen.

Fassen wir die beiden Studien mit psychodiagnostischen Verfahren zusammen (PSS 25, BIV), so finden wir beim Vergleich mit der Normierungsstichprobe des PSS, daß sich unsere Migränepatienten als „normaler" darstellen, das Einstellungssystem allerdings mit einseitig hoher affektiver Besetzung (Intensitäten) und niederer kognitiver Differenzierung (Konsistenzen) hochgradig konfliktbesetzt erscheint. In einer Teilstichprobe, die ihre Kopfschmerzproblematik vorwiegend psychischen Auslösern zuordnet, konnten wir erwartungsgemäß eine ausgeprägtere neurotische Tendenz und eine vermehrte Disposition zu somatischen Störungen feststellen. Dies gilt aber im gleichen Ausmaß auch für eine Vergleichsgruppe mit nichtmigränösen Kopfschmerzen.

Wir sehen diese Befunde nicht als abschließend an. Weitere Analysen mit Vergleichs- und Kontrollgruppen sind notwendig.

2.4 Depressive Symptome und Migräne

Gleichzeitig auftretende oder alternierende depressive Symptomatik wird bei psychosomatischen Störungen häufig beschrieben. Es liegen aber nur wenige systematische Studien vor.

Selby u. Lance (1960) berichten über 500 Kopfschmerzpatienten. Ein depressives Verstimmungsgefühl wurde nach einer Attacke häufig angegeben. Episodische Depressionen berichteten allerdings nur 19 der Patienten.

Andererseits können Beschwerden in nahezu allen Körperregionen Begleiterscheinungen der Depression sein, und das klinische Bild der „larvierten Depression" wird von somatischen Beschwerden völlig beherrscht. Unter diesen Beschwerden sind nicht selten Kopfschmerzen. Cassidy et al. (1957) fanden bei 100 manisch-depressiven Kranken, daß Kopfschmerzen das häufigste somatische Symptom sind. Die Kopfschmerzen wurden aber nicht näher spezifiziert.

Serry u. Serry (1965) gehen davon aus, daß Migräne eins der häufigsten Symptome der larvierten Depression ist.

Eine eingehende Arbeit zum Zusammenhang zwischen Migräne und Depression liegt von Couch et al. (1976) vor. Die Patienten einer Kopfschmerzklinik (University of Kansas Medical Center Headache Clinic) der Zeitspanne eines Jahres wurden nach folgenden Kriterien selektiert:

1. diagnostisch eindeutige Migräne,
2. mehr als eine schwere Migräneattacke im Monat,
3. Alter unter 61 Jahren.

Von den ursprünglich 326 Patienten schieden 90, vorwiegend wegen nichtmigräneartiger Kopfschmerzen, aus.

Art und Ausmaß der Kopfschmerzen wurden in einem Interview und Fragebogen erfaßt, ebenfalls frühere somatische Beschwerden, biographische und familiäre Daten. Depressive Symptome wurden mit der „Zung self rating depression scale" (Zung SDS) quantifiziert. Der Schweregrad der Migräne wurde ebenfalls mit einem gewichteten Score, in den Häufigkeit, Dauer und Intensität der Beschwerden eingingen, quantitativ erfaßt.

Die Autoren fanden die folgenden Befunde:

1. 40% der Patienten liegen in der Depressionsskala im Normalbereich.
2. 48% werden als Borderlinefälle („possible mildly depressed") klassifiziert,
3. 12% werden als depressiv klassifiziert.

Über die Gesamtgruppe korrelierte der Migränescore mit den Werten der Depressionsskala zwar signifikant (maximal 0,18!), aber doch sehr niedrig. Diese Koeffizienten erhöhen sich etwas, wenn man eine Untergruppe der Migränepatienten mit den ausgeprägtesten Beschwerden analysiert (Korrelation zwischen Migräne- und Depressionsscore 0,31). Die Analyse der Migränesymptome zeigt einen Zusammenhang zwischen neurologischen Begleitsymptomen der Migräne (u. a. Paresen, Bewußtseinsstörungen) und Ausprägung der Depression. Wenn wir die obigen Befunde zusammenfassen, so kann ein schwacher Zusammenhang zwischen Migräne und Depression beobachtet werden. Dieser Zusammenhang verstärkt sich, wenn der Patient mit nach

Häufigkeit, Dauer und Intensität schweren Migräneanfällen betrachtet wird. Bei einer Analyse der Migränesymptome ist festzustellen, daß v. a. die Patienten mit neurologischen Begleiterscheinungen während des Migräneanfalls mehr depressive Symptome als die anderen Migränepatienten zeigen. Die Befunde sind dahingehend zu interpretieren, daß es bei der Analyse der Beziehung Migräne–Depression notwendig ist, Untergruppen des Migränekollektivs zu bilden.

2.5 Zusammenfassende Kritik der psychodiagnostischen Untersuchungen zur Migränepersönlichkeit

Die Ergebnisse der empirischen Untersuchungen mit psychodiagnostischen Verfahren zeichnen ein weit weniger einheitliches Bild der Persönlichkeitsstruktur des Migränikers als die angeführten klinischen Arbeiten.

Einige Studien bestätigen den zwanghaften Charakter, emotionale Hemmung und Labilisierung, Ängstlichkeit, Depressivität, geringe Toleranz gegenüber Streß oder unterdrückte Aggressivität. Andere Untersuchungen finden keine Unterschiede in den genannten Merkmalen.

Im häufig betrachteten Neurotizismuswert sind die Ergebnisse nicht weniger einheitlich. Einige Studien bestätigen die Annahme, daß Migränepatienten im Vergleich sowohl zu Normalgruppen als auch zu anderen psychosomatischen Erkrankungen höhere Ausprägungen haben. Diese an Klinikpopulationen gefundenen Ergebnisse konnten bei epidemiologischen Studien nicht repliziert werden.

Das Bild der „Migränepersönlichkeit" wurde nur teilweise bestätigt. Die festgestellten Veränderungen können aber nicht als migränespezifisch angesehen werden, denn depressive, zwanghafte oder ängstliche Züge liegen in ähnlichem Ausmaß bei zahlreichen anderen, auch psychosomatischen Krankheitsbildern vor.

Aussagen, ob die gefundenen Persönlichkeitsmerkmale primär oder im Verlauf der Krankheitsgeschichte erworben sind, lassen Studien mit klinisch manifesten Störungen als Expostfaktountersuchungen natürlich nur bedingt zu.

Methodische Unzulänglichkeiten kennzeichnen eine Reihe von Arbeiten, die keine oder unzureichende Kontrollgruppen verwenden. Mehrere Kontrollgruppen (psychosomatische, somatische, psychoneurotische, Gesunde) verwenden nur wenige Autoren.

Von wesentlicher Bedeutung für die Befunde ist auch die „bias of selection". Es liegen nur wenige epidemiologische Arbeiten zur Migränepersönlichkeit vor. Bekannt ist aber die Tatsache, daß nur etwa 50% der an Migräne leidenden Personen einen Arzt aufsuchen (Waters u. O'Connor 1970; Crisp et al. 1977). An Patienten erhobene Daten sind somit sicherlich nicht repräsentativ für die Migränepopulation. Dementsprechend wurde in epidemiologischen Arbeiten gefunden, daß sich die Patienten und Migräneleidenden, die keine Arztpraxis oder Klinik aufsuchen, bedeutsam unterschieden. Rees (1974) fand bei den Patienten höhere Neurotizismus- und Angstwerte.

Bei den verwandten Verfahren handelte es sich in der Regel um reliable und valide Persönlichkeitsinventare, was aber nicht den Aspekt der Fähigkeit zur Selbsteinschätzung vergessen lassen kann. Für Psychosomatikpatienten wird eine Alexithymie (Unvermögen, Gefühle hinreichend wahrnehmen und beschreiben zu können) postuliert. Auf Persönlichkeitsinventare bezogen wäre demnach zu entscheiden, wie normal sich eigentlich Migränepatienten darstellen dürfen, um als unauffällig interpretiert zu werden. Sind sie neurotisch, depressiv, zwanghaft, so werden diese Dimensionen entsprechend interpretiert. Sind sie dies aber nicht und vielleicht sogar „übernormal" (vgl. unsere Befunde im PSS 25), dann liefert die Alexithymiehypothese schnell eine Erklärung (s. auch Stux et al. 1980).

Zwischen Persönlichkeitsmerkmalen und bestimmten Erkrankungen besteht sicherlich kein einfacher Determinismus. Die gesamte Erkrankungssituation muß bei der Forschung nach Ursachen berücksichtigt werden. Sie bilden die psychosoziale und physische Umwelt des Individuums.

Bei Migränepatienten wurde z. B. öfter darauf hingewiesen (Henryk-Gutt u. Rees 1973; Rees 1974; Bakal 1975; Jonckheere 1971), daß nicht die objektive Streßsituation für die Auslösung des Migräneanfalls entscheidend ist, sondern die spezifische Art, wie die Situation kognitiv und emotional erlebt und bewertet wird.

Um Verhalten vorhersagen zu können, muß man möglichst viele der internen und externen Determinanten kennen. Norm und Erwartung der sozialen Umwelt, die darauf bezogenen Einstellungen und Kognitionen des Individuums, seine eigenen Werte und Ziele sind sicherlich komplexer, als daß man erwarten könnte, mit „Traits" aus Persönlichkeitsinventaren Verhalten allein vorhersagen zu können. Hinzu kommt, daß die hier verwandte Methode nur unzureichend berücksichtigt, daß bestimmte Verhaltensweisen nur in spezifischen Situationen auftreten (vgl. Gerber, in Vorbereitung).

Um eine zuverlässige Verhaltensvorhersage zu treffen, müssen die sozialen und kognitiven Determinanten des Verhaltens berücksichtigt werden. Messungen auf allen 3 Verhaltensebenen, der subjektiv-verbalen, der motorischen und physiologischen sind notwendig, zumal bekannt ist, daß bei psychosomatischen Erkrankungen erhebliche Diskordanzen zwischen diesen Ebenen zu beobachten sind (Pickenhain 1968; Birbaumer 1973).

3 Planung, Auswahl und Durchführung der Psychodiagnostik

3.1 Die Stichprobe

Eine klinische Stichprobe unterliegt vielfachen Selektionsphänomenen, die sich auch innerhalb der klinischen Institutionen noch auswirken können (Allgemeinpraxis – Facharztpraxis – neurologische Ambulanz – Kopfschmerzklinik). Schweregrad und Häufigkeit der Kopfschmerzen, Leidensdruck, berufliche Betroffenheit und Reaktion der Umwelt werden den einen Patienten dazu führen, nach der Abklärung seiner Beschwerden mit diesen zu leben, wieder andere werden eine Krankheitskarriere durchlaufen, die sie zu allen denkbaren Institutionen führt.

Bei den klinischen Studien müssen aber unbedingt Faktoren wie Dauer und Schwere der Erkrankung, Lebensalter, Geschlecht, Behandlungsmotivation, sozioökonomischer Status und Begleitsymptome kontrolliert werden, um eine Vergleichbarkeit der Daten im klinischen Bereich zu gewährleisten. Epidemiologische Studien sind eine häufige Forderung, der seitens der Forschung nicht leicht nachzukommen ist. Die „bias of selection" ist hier günstiger einzustufen, aber auch hier werden in der Regel nur ganz bestimmte Personenkreise (z. B. eine städtische Behörde bei Rees 1974) mit einem spezifischen sozioökonomischen Status herangezogen.

Auch epidemiologische Querschnittsuntersuchungen können nur wenig über Entwicklung und Verlauf von psychosomatischen Störungen beitragen. Längsschnittuntersuchungen mit nichtselektierten Stichproben erscheinen hier geeigneter. Sie verlangen aber auch einen immensen Aufwand. Auch bei Verlaufsuntersuchungen sind methodische Probleme nicht zu übersehen, wenn eine Patientengruppe in ihrem Krankheitsverlauf „kontrolliert" wird.

Schwerwiegender erscheint uns aber der Einwand, daß hier – auch bei epidemiologischen Studien – die Symptome schon manifest sind.

Einen Ausweg aus dieser methodischen Problematik sehen wir nur dann, wenn man „echte" Längsschnittanalysen durchführt, das hieße bei der Migräne, daß man epidemiologisch „Vorstadien" erfaßt. Als ein Vorstadium sind im Kindes- und Jugendalter Kopfschmerzattacken anzusehen. In unserer weiteren Forschungspraxis werden wir Kinder mit Kopfschmerzbeschwerden in einer epidemiologisch angelegten Studie erfassen und in ihrer Krankheitsentwicklung weiter verfolgen.

3.2 Auswahl der diagnostischen Verfahren

Wenn wir uns kritisch bewußt sind, daß eine ganze Reihe von Faktoren verantwortlich waren, daß der Migränepatient mit seinen Beschwerden gerade uns aufgesucht hat, so besteht auch weiterhin noch die Gefahr, daß wir in Erwartung einer spezifischen Migränepersönlichkeit alle Daten in Erwartung dieser Persönlichkeit interpretieren. Diese Tendenz ist nicht zu unterschätzen. Wir unterliegen als „geschulte Diagnostiker" eigenen oder übernommenen Patientenstereotypen häufiger, als wir meinen.

Psychodiagnostische Verfahren sollen u. a. die letztendlich subjektive Beurteilung menschlicher Verhaltens- und Reaktionsweisen aufgrund von Anamnese und Verhaltensbeobachtung auf eine objektivere Basis stellen.

In der Psychosomatikforschung wurden bisher vor allen Dingen Persönlichkeitsinventare verwendet. Sie messen die quantitative Ausprägung von in der Regel faktoriell gewonnenen Eigenschaftsdimensionen.

Als Anwendungsbereiche werden Aufgaben der Klassifikation und Selektion unter klinischer Individualdiagnostik angesehen. Kritikpunkte am Ansatz der nomothetischen Persönlichkeitsforschung sind aber nicht zu übersehen. Die

Annahme genereller Persönlichkeitszüge („Traits") wird als zu eng angesehen, da soziale Situationen zu wenig berücksichtigt werden (u. a. Mischel 1973). Verbale Konzepte sind in den konventionellen Fragebogentechniken überrepräsentiert (Fiske 1974). Cohen (1969) kommt in seiner Arbeit zu dem wenig ermutigenden Schluß, daß häufig identifizierte Faktoren nichts anderes als wesentliche konnotative Bedeutungen von in der Sprache gebräuchlichen Adjektiven sind. Weiterhin ist die Anwendung der faktorenanalytischen Methode, die für viele Fragebogenkonstruktionen nicht nur Methode, sondern gleichzeitig auch Theorie darstellt, nicht unumstritten.

Kritische Auseinandersetzungen in der psychometrischen Persönlichkeitsforschung und Theorie konnten hier nur gestreift werden. Diagnostische Daten in der subjektiv-verbalen Verhaltensebene können nur eine Informationsquelle neben anderen darstellen.

Bei der Auswahl relevanter Persönlichkeitsinventare kann von den folgenden Beurteilungskriterien ausgegangen werden:

1. Verfahren mit geringer Dimensionalität sind wenig ergiebig. Im deutschsprachigen Raum bezieht sich das v. a. auf die Inventare von Eysenck (MPI, MMQ, EPI). Hinzu kommt, daß diese Persönlichkeitsinventare keine oder nur unzureichende deutschsprachige Normierung aufweisen (Eysenck 1959, 1964, 1974; Brengelmann u. Brengelmann 1960).

2. Das „klassische" Verfahren der Persönlichkeitsdiagnostik ist das „Minnesota Multiphasic Personality Inventory" (MMPI, Hathaway u. McKinley 1963). Die deutschsprachige Ausgabe (Blaser u. Gehring 1972) ist im wesentlichen eine Übernahme des amerikanischen Manuals.

3. Die sog. objektiven Persönlichkeitstests der Cattell-Schule stehen mit den objektiven Testbatterien OA-TB 74 und OA-TB 75 deutschsprachig zur Verfügung (Schmidt et al. 1974, 1975, 1977). Es bestehen aber noch keine Erfahrungen über ihre Anwendungen in der klinischen Psychologie. Von ihrer Konstruktion her ergeben sich nicht viel anders gelagerte theoretische Vorbehalte wie bei den Fragebogentechniken.

4. Persönlichkeitsinventare, die mit Itemselektion, Standardisierung und Normierung Aspekten der Reliabilität und Validität, den üblichen Anforderungen also, genügen, sind folgende:

1. Freiburger Persönlichkeitsinventar (FPI),
2. Gießen-Test (GT),
3. Persönlichkeitsskalensystem (PSS 25),
4. Mannheimer Biographisches Inventar zur Diagnose von Verhaltensstörungen (BIV),
5. Fragebogen zur Abschätzung psychosomatischer Krankheitsgeschehen (FAPK; Koch 1981).

Das FPI (Fahrenberg et al. 1978) erfaßt 9 Persönlichkeitsdimensionen (inkl. einer Kontrollskala „Offenheit"). Drei Skalen zweiter Ordnung beziehen sich auf Faktoren wie Extra-/Introversion und Neurotizismus. Es liegen verschiedene Varianten (u. a. Parallelformen und Kurzformen) vor. Bewährungsdaten mit empirischen Studien zur Reliabilität und Validität auch bei klinischen Gruppen sind zahlreich.

Der Gießen-Test (GT; Beckmann u. Richter 1972) ist in seiner Konstruktion an das in der Psychotherapieforschung häufige semantische Differential angelehnt. Neben Persönlichkeitsvariablen – wie sie auch in anderen Inventaren vorzufinden sind – wird hier auch der psychosoziale Erlebnisraum des Untersuchten einbezogen. Die diagnostischen Möglichkeiten können hier mit Ergänzung des Patientenselbstbildes durch ein „Fremdbild", (z. B. Beurteilung des Arztes) erweitert werden.

Das PSS 25 (Hehl u. Hehl 1975) orientiert sich an der sozialpsychologischen Einstellungstheorie. Bei der Konstruktion wurden meßtheoretisch neue Ansätze verwendet (probabilistisches Modell von Rasch). Entwickelt wurde das Verfahren in der Psychosomatikforschung (Prodrominalsymptome des Herzinfarkts). Skalen und Aufbau des Verfahrens wurden bereits dargestellt. Wenn auch z. Z. hinreichende Untersuchungen zur Validierung noch nicht vorliegen, so handelt es sich doch um eine beachtliche methodische Neuentwicklung, die uns v. a. im Bereich der Psychosomatikforschung interessant erscheint.

Das BIV (Jäger et al. 1976) erfaßt neben Persönlichkeitseigenschaften auch relevante Aspekte der Biographie und der momentanen Umwelt. Von den Autoren wird v. a. die Therapierelevanz des Verfahrens betont.

Die Berücksichtigung von Biographie, Umwelt und Persönlichkeitsdimension (GT, BIV) oder von sozial-psychologischen Einstellungstheorien (PSS) soll auch der psychologischen Diagnostik sowie der Therapie generell nützen. Diesen Anspruch stützende Studien oder sogar Untersuchungen zur Frage der Indikation unterschiedlicher therapeutischer Maßnahmen liegen nicht vor.

Psychometrische Verfahren auch zur Therapieverlaufskontrolle zu verwenden, liegt nahe. Hier ergeben sich Probleme nicht nur aus dem Wiederholungseffekt bei gleichem Verfahren. Persönlichkeitsinventare wollen relativ zeitkonstante Persönlichkeitszüge erfassen, um eine hohe Zuverlässigkeit der Messung zu gewährleisten. Bei der Kontrolle von Therapieverläufen sollen aber Persönlichkeitsänderungen erfaßt werden. Testdifferenzmaße, z. B. vor und nach Therapie, sind aber aus statistischen Gründen wenig reliabel. Daraus resultiert ein Reliabilitäts-Validitäts-Dilemma. Die Grundannahmen der klassischen Testtheorie erscheinen hier kaum anwendbar (Janke 1973). Einen Ausweg suchte man durch die Entwicklung von Skalen, die stabile Persönlichkeitsmerkmale und situationsspezifische Befindlichkeit messen. Der Anspruch des Gießen-Tests (GT), zeitvariable und zeitkonstante Persönlichkeitszüge zu messen, konnte einer kritischen Überprüfung nicht standhalten (Lessel 1981).

Beim Veränderungsmessen ist noch ein weiteres Problem zu beachten. Extremwerte in einem Persönlichkeitstest bilden sich in der Regel zurück (Regressionseffekt), was leicht zu der Fehlinterpretation führt, daß sich die am stärksten gestörten Patienten unter der Therapie bessern. Es erscheint uns empfehlenswert, solange keine Persönlichkeitsinventare speziell zur Veränderungsmessung existieren, Verfahren wie die „Eigenschaftswörterliste" (EWL, Janke u. Debus 1978), die auf die Erfassung von Zuständen („STATES") abzielen, in die Untersuchung bei Therapieerfolgsmessungen zu integrieren, um Veränderungen des Befindens in Abhängigkeit von therapeutischen Interventionen zu objektivieren. Empfehlenswert sind hier aber Verlaufsmessungen mit wiederholten Anwendungen.

5 Verhaltenstheoretische Problemanalyse

P. F. Schlottke

1 Einführung

Es dürfte zu den wenigen unstrittigen Tatsachen in der Migräneforschung und -behandlung gehören, daß *psychische Probleme* für die Entstehung und Aufrechterhaltung des Kopfschmerzes von erheblicher Bedeutung sind. Hinreichend abgesichert scheint auch zu sein, daß der früher vergleichsweise hoch veranschlagte genetische Anteil bei der Migräneentstehung zugunsten eines größeren Einflusses von Umweltfaktoren in Frage zu stellen ist.

Psychologische Faktoren – insbesondere solche im Zusammenhang mit psychosomatischen Verursachungshypothesen – werden zunehmend und konsequenter diskutiert. An vorrangiger Stelle werden dabei genannt: Belastungen jeglicher Art (z. B. Probleme im Beruf, in der Familie, in der Partnerschaft) unbewältigte Konflikte und die mangelnde Fertigkeit, Gefühle (insbesondere Ärger, Wut, Verstimmungen) angemessen und wie beabsichtigt zu äußern, Ansprüche zurückweisen zu können usw.

Mit der Nennung einer Vielzahl potentiell psychologisch bedeutsamer Rahmenbedingungen für die Manifestation von Migräne ist allerdings für den Einzelfall in der Praxis des Hausarztes bzw. des Neurologen noch nicht hinreichend viel geklärt. Da offensichtlich recht vielfältige Ereignisse Migräne hervorrufen können, kann die individuell beteiligte bzw. wirksame psychologische Thematik lediglich auf dem Hintergrund der Lebensgeschichte eines Patienten und seiner aktuellen Lebensumstände begriffen werden.

2 Grundsätze und Probleme der funktionalen Verhaltensanalyse

Bei der Erhebung und Analyse dieser psychologischen Probleme werden üblicherweise mehrere Verhaltensebenen berücksichtigt (vgl. Birbaumer 1973/1977):

- subjektiv-verbale Information (erfaßt durch das klinische Gespräch und Fragebogen);
- Daten über das beobachtbare Verhalten eines Patienten (systematische Verhaltensbeobachtung, Verhaltenstests in bestimmten ausgewählten Situanen);
- physiologische Daten (periphere und zentralnervöse Parameter).

Welche Daten erhoben werden, läßt sich nur im Einzelfall entscheiden. Oft ist es eine Frage der Praktikabilität, welche Informationen überhaupt erreichbar sind. Andererseits sollte angestrebt werden, daß möglichst sämtliche Verhaltensebenen in die Datenerhebung einbezogen werden. Wenn auch *nicht* davon auszugehen ist, daß die Meßdaten dieser Verhaltensebenen direkt und eindeutig miteinander korrespondieren (Lang 1977), so ist es beispielsweise für eine erwartete Stabilisierung von verändertem (beobachtbarem oder durch Fragebogen/klinisches Interview erfaßtem) Bewältigungsverhalten von Bedeutung, ob auch die physiologischen Indikatoren (beispielsweise für Angst oder Ärger) in der erwarteten Richtung verändert sind. Sie können zumindest Hinweise dafür erbringen, ob mit einer Stabilisierung neuer Verhaltensmuster zu rechnen ist.

Die jeweils eingesetzten Datenerhebungsverfahren haben das *gemeinsame Ziel,* die individuelle psychologische Problematik eines Patienten klarer zu strukturieren, die Planung einer psychologischen Therapie zu ermöglichen (interventionsvorbereitende Diagnostik), die *Auswahl* eines bestimmten *Therapieschwerpunktes* zu erleichtern (Indikation, insbesondere differentielle Indikation), Veränderungen im therapeutischen Prozeß zu überwachen (therapiebegleitende Diagnostik) und therapeutisch bedingte Veränderungen (Therapieerfolg/-mißerfolg) zu bewerten.

2.1 Verhaltensanalyse als Problemlösungsprozeß

Aus verhaltenstheoretisch orientierter Sicht wird der diagnostisch-therapeutische Veränderungsprozeß zunehmend als eine *gemeinsame Problemlösungsaufgabe* von Therapeut und Patient verstanden (vgl. Goldfried u. D'Zurilla 1969; D'Zurilla u. Goldfried 1971). So wird es unmittelbar einsichtig, daß Problem*identifikation* und Problem*analyse,* die *Zielanalyse* und die Analyse des dazu verfügbaren bzw. entwickelbaren Repertoires eines Patienten (vgl. dazu Schulte 1974) eine wichtige Vorbedingung für das Einleiten therapeutischer Maßnahmen darstellen. Diese Sichtweise beinhaltet auch die Notwendigkeit, daß Patient und Therapeut gemeinsam bestehende Lösungsmöglichkeiten bzw. Lösungsversuche gerade wegen ihres offensichtlich unzureichenden Erfolges eingehend aufklären (vgl. dazu auch Abschn. 3.4).

Neben diesem intensiven Austausch zwischen Patient und Therapeut unterliegt auch der diagnostisch-therapeutische Prozeß bestimmten Rückmeldeerfordernissen über die Effizienz der bisher eingeleiteten Behandlungsschritte (Beispiele für verschiedene diagnostisch-therapeutische Prozeßmodelle finden sich bei Kaminski 1970; Schulte 1974; eine zusammenfassende Bewertung geben Schlottke u. Röhrle 1982). Es ist also nicht nur die Problementwicklung – die Problemveränderung aus der Sicht des Patienten – als Problemlösungsprozeß zu verstehen, sondern das gesamte Zusammenspiel von Diagnostik und Therapie.

Zum Verständnis dieses diagnostisch-therapeutischen Wechselprozesses ist es auch wichtig zu wissen, daß die funktionale Verhaltensanalyse im Vergleich zu einer auf die Erfassung von stabilen Persönlichkeitsmerkmalen bzw. den Nachweis von Persönlichkeitsunterschieden ausgerichteten – „traditionellen" – Psychodiagnostik die Aufklärung bestehender Problemzusammenhänge unter

Berücksichtigung der sozialen Umgebung in den Vordergrund stellt (vgl. z. B. Goldfried u. Kent 1972; Pawlik 1976). Das Rationale dieser diagnostischen Strategie stützt sich dabei auf Ergebnisse der sozialen Lerntheorie. Dieser Denkansatz hat die Entwicklung einer Reihe von *Analyseschemata* angeregt (vgl. z. B. Goldfried u. Pomeranz 1968; Goldfried u. D'Zuvilla 1969; Goldfried u. Kent 1972; Kanfer u. Saslow 1969; Kanfer 1969; Lazarus 1978; Grawe u. Dziewas 1978).

2.2 Analyseebenen

Die Suche nach einem einheitlichen Rahmen für eine verhaltensanalytische Problemerfassung ist nicht abgeschlossen (vgl. Krause u. Echelmeyer 1981). Trotz unterschiedlicher Akzentuierungen in den einzelnen Modellvorstellungen gibt es jedoch allgemein akzeptierte *Prinzipien der Verhaltenssteuerung* – wie sie beispielsweise in der Verhaltensgleichung von Kanfer (1969) beschrieben werden –, in denen ein funktionales Problemverständnis sichtbar wird. Die danach organisierte diagnostische Strategie muß neben einer Problemanalyse, die die Beschreibung und Erklärung des konkreten, unter bestimmten Bedingungen auftretenden Verhaltens eines Patienten im Auge hat (= horizontale Problemanalyse), auch Aspekte der Verhaltenssteuerung berücksichtigen, die als übergeordnete Regeln und Pläne (auch Ziele) auf das jeweils aktuelle Verhalten einwirken (= vertikale Problemanalyse).

Neben dieser auf das Individuum zentrierten Analyse ist auch die Beteiligung von wirksameren Rahmenbedingungen zu überprüfen, die in den sozialen Systemen gelten, in denen der Patient lebt (Familie, Betrieb, Schule o. ä.). Die Erkundung übergeordneter Pläne und Regeln kann für die Einordnung des konkreten Verhaltens eines Patienten von wesentlicher Bedeutung sein. So ist es z. B. wichtig zu erfahren, ob und ggf. wie das vom Patienten beschriebene (häufig mit bestimmten Situationen in Verbindung gebrachte) Verhalten in übergreifende *Verhaltensstrategien* einzuordnen ist, die auf ein *übergeordnetes Ziel* ausgerichtet sind.

Beispiel: Die Migränepatientin Frau A. versucht bei der Führung des Haushalts allen (vermeintlichen) Ansprüchen ihres Mannes gerecht zu werden *(Strategie),* damit er bezüglich der Einschätzung ihrer Ordnungsliebe immer ein positives Bild von ihr hat *(Ziel).*

Solche „Oberpläne" (Bartling et al. 1980) führen zu Verhaltensstrategien, die sich in bestimmten konkreten Situationen im Alltag als die Verwirklichung von *Teilzielen* der Frau A. beschreiben lassen.

Ein Teilziel könnte Frau A. darin sehen, immer fein angezogen und hergerichtet zu sein, wenn ihr Mann abends von der Arbeit nach Hause kommt.

Eine Verhaltensalternative mit der gleichen Zielsetzung wäre:

Frau A. ist noch immer sehr beschäftigt, wenn ihr Mann abends nach Hause kommt.

Wären bei Frau A. solche Verhaltensmöglichkeiten zur Verwirklichung ihres Zwischenziels von Bedeutung, so könnte dies für sie zu einem schwer entscheidbaren *Zielkonflikt* führen, wenn sie sich nicht zutraut, die Wirksamkeit der erwogenen Verhaltensalternativen hinreichend genau abzuschätzen. In diesem Fall würden für sie Entscheidungen ambivalent bleiben.

2.3 Schwerpunkte in der funktionalen Verhaltensanalyse

Die funktionale Verhaltens- und Bedingungsanalyse strukturiert die mit dem Patienten erhobenen Problemfelder in Form von Hypothesen über problemrelevante Zusammenhänge. Bereits die Erfassung der Daten macht fortlaufend von Hypothesen über Zusammenhänge zwischen verschiedenen Lebens- und Konfliktbereichen und dem Auftreten des Kopfschmerzereignisses Gebrauch. In beiden Fällen geht der Verhaltensanalytiker, auf dem Hintergrund der sozialen Lerntheorie (Bandura 1971), davon aus, daß Verhalten (im weitesten Sinne) durch kontingent verknüpfte Konsequenzen gesteuert wird. Das Auftreten bestimmter Verhaltensweisen wird als von bestimmten Situationen bzw. auslösenden Ereignissen/Erlebnissen abhängig bzw. dadurch begünstigt angesehen. In der funktionalen Bedingungsanalyse werden die vom Patienten mitgeteilten Problembereiche in Form von Hypothesen über mögliche Zusammenhänge geordnet. Strukturelle Schwerpunkte der funktionalen Verhaltensanalyse sind in Anlehnung an Kanfer u. Saslow (1969):

1. Die initiale Analyse der Problematik. Ausgangspunkt ist hier in der Regel die *phänomenale Festlegung* des Störungsbereichs bzw. der einzelnen problematischen Verhaltensweisen. Sie sollten möglichst in ihrer Intensität, Dauer, Häufigkeit und Topographie erfaßt werden.
2. Abklärung aktueller Problembereiche, insbesondere die Analyse vorausgehender und nachfolgender Bedingungen (Auslöser bzw. diskriminative Reize sowie Konsequenzen, die die Symptomatik aufrechterhalten).
3. Motivationale Analyse.
4. Die Analyse der Genese (biologische und soziale Veränderungen).
5. Die Analyse der Selbstkontrolle (Fähigkeiten und Erfahrungen des Patienten, die Problematik selbst unter Kontrolle zu bringen).
6. Analyse der sozialen Beziehungen, des sozialen, ökologischen und physikalischen Umfeldes (vgl. hierzu auch die Systemregeln).
7. Zielanalyse.

Die Erfassung des Zusammenhangs zwischen konkreten Verhaltensweisen (horizontale Verhaltensanalyse) sowie den sie steuernden Plänen bzw. Regeln (vertikale Verhaltensanalyse) hat neben der Zuordnung zu den bestehenden auslösenden Bedingungen auch die aktuellen und überdauernden biologischen Voraussetzungen – wie z. B. Hirnschädigungen, Drogeneinflüsse, Medikamentenabusus usw. – für die Beurteilung des Ausgangszustands und der Möglichkeiten/Grenzen psychologischer Veränderungsmaßnahmen zu beachten.

Die aufgrund der Informationen zu den einzelnen Bestimmungsstücken der Verhaltensgleichung entwickelten Hypothesen werden zu einem *vorläufigen funktionalen Bedingungsmodell* zusammengestellt (vgl. dazu Beispiele in Abb. 1a, b). Das daraus resultierende *Problemverständnis* – häufig handelt es sich dabei um mehr oder weniger zusammenhängende bzw. unterschiedlich

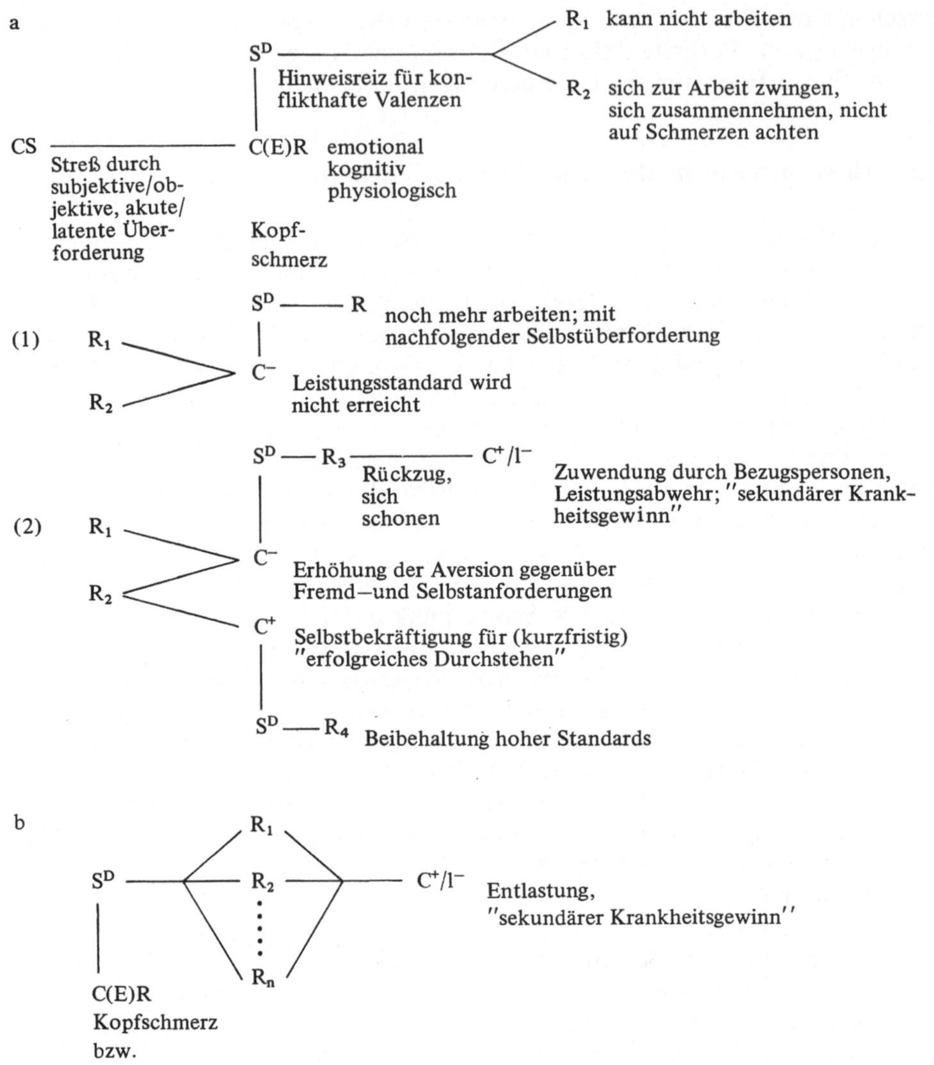

Abb. 1a und b. Funktionales Bedingungsmodell [CS konditionierte Reizbedingungen (Auslöser), C(E)R konditonierte emotionale Reaktion, die auf den 3 Meßebenen überprüft wird, S^D „diskriminative Bedingung"; Hinweisreiz für das Auftreten der nachfolgenden Verhaltenskette, C^- unangenehme Folgen, Wegfall dieser unangenehmen Folgen, C^+ angenehme Folgen]. **a** Bei wiederholtem Durchlaufen der Verhaltenskette R_2 – C^+ (S^D) – R_4 ist eine anhaltende Selbstüberforderung zu erwarten. R_3 und R_4 werden ggf. alternierend gewählt. Bei anhaltender kognitiver und emotionaler Überbelastung wird ein möglicher Konflikt zwischen R_3 und R_4 nicht durchgestanden, es droht Dekompensation. **b** Im Laufe der Zeit erwerben die häufiger und intensiver auftretenden Kopfschmerzen bzw. ihre Prodrome die Funktion eines Hinweisreizes (Signals) für den am Ende der Verhaltenskette in Aussicht stehenden „sekundären Krankheitsgewinn". Dieser Signalwert der Kopfschmerzen bzw. ihrer Vorläufersymptome („konditionierte Erwartung") kann auch erklären, warum die unter der Bedingung klassischer Konditionierung aufgebaute C(E)R auch ohne Verstärkungen dieser Art löschungsresistent ist wichtige Problemgebiete – bildet zunächst die Grundlage für die *vorläufige Festlegung* von psychologischen *Behandlungszielen*.

Der *Prozeß der Zielfindung* (Krause u. Echelmeyer 1981) kann nach dem heutigen Stand der Diagnostik- und Therapieforschung nicht mit verbindlichen Entscheidungsregeln beschrieben werden. Das Rationale solcher Entscheidungen stützt sich auf die Abwägung verschiedener Aspekte der individuellen Problematik. Hier wird auch die persönliche Gewichtung durch den Patienten bzw. seine Vermutungen über Kausalitäten eine wichtige Rolle spielen. Neben sozialen und materiellen Rahmenbedingungen wird bei einer solchen Entscheidung insbesondere auch darauf zu achten sein, wie es um die *motivationalen Voraussetzungen* bei allen Beteiligten/Betroffenen steht und welche Folgen eine Veränderung des Patientenstatus für wen hat (vgl. dazu Abschn. 3.4).

Krause u. Echelmeyer (1981; S. 110ff.) nennen eine Reihe von Fragen, die zumindest die *Veränderungsvoraussetzungen* abklären helfen (in Auszügen, teilweise sinngemäß):

– Wer oder was soll geändert werden?
– Welche Erwartungen bestehen hinsichtlich der Veränderungsmöglichkeiten und -fähigkeiten? Wie groß ist die Bereitschaft aller Beteiligten zum persönlichen Einsatz? Welche Rolle im Veränderungsprozeß erwarten die Beteiligten für sich?
– Welche Vorstellungen bestehen bezüglich der Zeitperspektive?
– Welchen Einfluß haben ggf. frühere Therapieversuche auf die Erwartungen bezüglich der Art der therapeutischen Interaktion, die Motivationslage und die geplante Art des Veränderungsprozesses?
– Welche unterschiedlichen Sichtweisen bestehen zu den obigen Fragen zwischen den Beteiligten (inkl. Therapeuten); ist es notwendig, Widersprüche zu beseitigen, und wie könnte dies geschehen?

Diese Leitgesichtspunkte für eine Zielfestlegung können durch weitere Fragen abgeklärt und konkretisiert werden (Krause u. Echelmeyer 1981; S. 111f.):

1. Bewertung des derzeitigen Zustandes (eine solche Bewertung sollte von *allen* Beteiligten eingeholt werden):
– Für wie ernst wird das Problem zur Zeit gehalten?
– Welche Einschränkungen begrenzen den Freiheitsspielraum aller Beteiligten?
– Welche vorteilhaften Auswirkungen hat das Problem für die Beteiligten und/oder das soziale System, in dem sie leben?
– Welche Lebensbereiche sind dagegen unproblematisch und werden als zufriedenstellend erlebt?
– Welche unterschiedlichen Sichtweisen gibt es zu den obigen Punkten; ist es notwendig, Widersprüche zu beseitigen, und wie könnte dies geschehen?

2. Motivationen und Erwartungen bezüglich des Veränderungsprozesses:
– Wie stark ist der Veränderungswunsch?
– Durch wen wurde die Therapie veranlaßt?
– Welche Gründe gab es dafür? Warum wurde gerade zu diesem Zeitpunkt therapeutische Hilfe gesucht?

3. Fördernde und hemmende Faktoren:
Die sozialen und materiellen Bedingungen der Umwelt des/der Klienten werden daraufhin untersucht, ob sie den angestrebten Veränderungsprozeß fördern oder hemmen und ob sie gezielt bei der Veränderung eingesetzt oder ausgeschaltet werden können.

4. Zielbestimmung:
... Sind die Zielsetzungen zunächst noch relativ weit gefaßt und umfangreich, ist es notwendig, konkrete Teilziele abzuleiten und eine Unterteilung in Nah- und Fernziele vorzunehmen. Im Verlaufe des Veränderungsprozesses wird dann eine laufende Überprüfung dieser Konzepte vorgenommen.

Grundsätzlich ist bei sämtlichen Vorschlägen im Auge zu behalten, daß die Problemanalyse auch mit der sich an die (vorläufige/endgültige) Zielfestlegung anschließenden Zuweisung zu einem bestimmten Behandlungsverfahren *nicht abgeschlossen* ist. Sie hat vielmehr im Verlaufe der Therapie ihre vorläufigen Annahmen über Bedingungszusammenhänge ggf. zu korrigieren und neu zu formulieren. Diese *Hypothesengenerierung* bezieht sich auch auf die erstmalige Festlegung einer als zentral vermuteten Problematik, die die Grundlage für die Festlegung des Therapieziels und die Auswahl von Behandlungsschwerpunkten und -verfahren war (für weitere Einzelheiten der diagnostischen-therapeutischen Problemanalyse vgl. Bartling et al. 1980; Krause u. Echelmeyer 1981; Schulte 1974).

3 Zur Verhaltensanalyse psychologischer Probleme und zur funktionalen Analyse der Kopfschmerzsymptomatik

3.1 Lernprozesse

Es dürfte inzwischen ausreichend empirisch und klinisch belegt sein, daß das Zusammenspiel verschiedenster Faktoren (körperlicher, konstitutioneller, umgebungsbedingter und sozialer Art) zur *Entwicklung und Aufrechterhaltung* der meisten körperlichen Erkrankungen beiträgt.

Man erkennt zunehmend, daß der *emotionale Zustand* eines Patienten für das Auftreten oder die Verschlimmerung vieler Krankheiten von großer Bedeutung ist (so z. B. bei Anfallsleiden, juvenilem Diabetes, Asthma bronchiale und bei verschiedenen Kopfschmerzarten).

Diese Wechselwirkung zwischen Umgebungsbedingungen und psychologischen Faktoren einerseits und dem körperlichen Zustand andererseits legt die Annahme nahe, daß zumindest bei einigen Krankheiten therapeutische Bemühungen außerhalb der traditionellen medizinischen Ansätze bzw. ergänzend zu ihnen angemessen sind.

Dies setzt allerdings ebenso eine sorgfältige Problemanalyse der „symptomatischen“ Erscheinungen wie der möglichen Konfliktbereiche und der daraus resultierenden emotionalen Belastungen voraus, die die Entwicklung und Stabilisierung der Erkrankung ungünstig beeinflussen. Unabhängig von der spezifischen Ursache einer Krankheit konnte verschiedentlich gezeigt werden, daß *Lernprozesse* bei einer Vielzahl von somatischen Störungen von Bedeutung sind. Auch wenn Lern- und Konditionierungsprozesse hier nicht unbedingt eine ursächliche Rolle spielen, so können sie möglicherweise doch als eine Bedingung angesehen werden, die eine bereits bestehende Krankheit verschlimmert.

Respondente und operante Konditionierungsprozesse, deren Kombination (vgl. das 2-Faktoren-Modell von Mowrer 1950) sowie Modellernen (Bandura 1971) können auch ohne die Präsenz organischer Beeinträchtigungen die Aufrechterhaltung symptomatischer Verhaltensweisen begünstigen. Wenn etwa die an Migräne erkrankte Person in der Familie für das Beklagen ihres Kopfschmerzes viel Verständnis findet und in der Folge bisherige Ansprüche an sie (etwa bei der Versorgung des Haushalts, der Kinder usw.) eingeschränkt werden, kann es künftig durchaus sein, daß es bei der Konfrontation mit solchen Aufgaben zu einem Einsetzen der Kopfschmerzsymptomatik kommt. Damit werden solche Forderungen dann ziemlich selbstverständlich abgewehrt.

Mindestens 2 Sachverhalte sind hier für die Verhaltensanalyse von Bedeutung: Das Stellen von Anforderungen bestimmter Art erwirbt die Funktion eines Signals für das Einleiten einer *Vermeidungsstrategie.* Eng verbunden damit ist häufig die Erwartung des Patienten, daß unter solchen Bedingungen Kopfschmerzen auftreten (eine Bewältigungsstrategie, die allerdings nur vergleichsweise kurzfristig wirkt). Als klassisch konditionierte physiologische Reaktion stellt sich eine Migräneattacke ein. Mediierende Variable dürfte neben der Erwartung des Patienten auch ein gewisser Schwellenwert für das Auslösen des Schmerzes sein. Dieser Schwellenwert kann durch einen lokalen Gefäßfaktor (z. B. einen gewissen Grad an Spasmozität, Anoxie, Ischämie und Metaboliten) und/oder die zentrale Schmerzschwelle determiniert sein.

Wenn nun familiäre Zuwendung dieses eigentlich unangemessene Verhalten verstärkt, ist damit zu rechnen, daß der Migränepatient diese Bewältigungsstrategie unter vergleichbaren Bedingungen erneut und wiederholt einsetzt. Es wird im Einzelfall recht unterschiedlich sein, welche positiven Konsequenzen an ein solches Verhalten des Migränikers geknüpft sind. Beispielsweise wird mit diesem Mittel die sonst fehlende Aufmerksamkeit wichtiger Bezugspersonen erreicht.

Es liegt auf der Hand, daß bei einem „Erfolg" solcher Verhaltensstrategien angemessene und langfristig auch wirksamere Verhaltensmöglichkeiten – wie z. B. das aktive Zurückweisen von überfordernden Ansprüchen – nicht gewählt und gefestigt werden. So kann es auch dazu kommen, daß Entscheidungsschwierigkeiten, wie sie bei dieser Patientengruppe häufig anzutreffen sind, kaschiert bzw. umgangen werden. In der Folge dürfte sich hier auch ein Defizit im Sozialverhalten einstellen.

Für den an Migräne Erkrankten besteht – wie bei vielen anderen chronisch Kranken – in jedem Fall die Gefahr, daß er mit seiner Symptomatik eine Vielzahl unangemessener Möglichkeiten erwirbt, übermäßige Zuwendung („overprotection") zu erlangen sowie unangenehme Aufgaben zu vermeiden. Dieser *sekundäre Krankheitsgewinn* verschärft seinerseits die Symptomatik und verhindert häufig – wie oben beschrieben – den Erwerb geeigneter Problemlösungsstrategien.

Je nach individuellen Problemschwerpunkten wird auch die Indikation für eine bestimmte therapeutische Intervention unterschiedlich sein (vgl. hierzu Abschn. 4 und Kap. 8).

Zu bedenken ist im Zusammenhang mit diesen Auswirkungen der Patientenrolle auch, daß eine therapievorbereitende und -begleitende Problemanalyse klären sollte, ob und ggf. in welchem Ausmaß die ganze Familie ihr Verhalten auf das kranke Familienmitglied abgestimmt hat.

3.2 Kopfschmerzsymptomatik und Problemanalyse

Der Schwerpunkt der funktionalen Verhaltensanalyse liegt auf der Klärung der aktuellen Schwierigkeiten und der sie auslösenden und aufrechterhaltenden Bedingungen. Gesichtspunkte der Genese sind hierfür nur insofern von Belang, als sie zur Aufklärung aktuell wirksamer psychologischer Mechanismen im Krankheitsablauf beitragen können.

3.2.1 Beschreibung des symptomatischen Verhaltens

(Beschreibung des Kopfschmerzgeschehens mit Betonung differentialdiagnostischer Gesichtspunkte)

- Lokalisation (Schläfe, Stirn, Scheitel, Nacken oder übrige Konvexität des Schädels – halb- oder beidseitig),
- Frequenz,
- Dauer,
- Intensität,
- subjektive Schmerzqualität (z. B. pochend, hämmernd, stechend vs. dumpf; Puls synchron, „Reifen"- oder „Ring"-Gefühl),
- Dosis (Typ und Stückzahl) der eingenommenen prophylaktischen und/oder anfallskupierenden Medikamente,
- psychologische und nichtpsychologische Kontextvariablen,
- korrelierte Grundstimmung,
- Grad der Beeinträchtigung: Kann momentane Aktivität weitergeführt werden? Wie schwer empfindet man die Beeinträchtigung?,
- Vorläufersymptome (Schlafstörungen, im besonderen auch psychologische Symptome wie Irritierbarkeit, Depression, Euphorie, Zustände besonderer Klarheit des Denkens u. a.),
- Prodrome (im besonderen auch visuelle Syndrome, Skotome, getrübte Sicht u. a.),
- Begleitsymptome (im besonderen neurologische Anfalls- und Begleiterscheinungen).

3.2.2 Situative Auslöser (antezedente Bedingungen)

Gibt es Situationen, in denen gehäuft Kopfschmerz auftritt?
Wie oft tritt Kopfschmerz unter den jeweiligen Reizbedingungen auf?
Tritt Kopfschmerz etwa unter spezifischen Bedingungen fast durchweg auf?
Welche Kognitionen und Emotionen gehen dem Kopfschmerz voraus?
Welche Bewertungssysteme, Normen, Pläne und übergeordnete Motive sind damit in Zusammenhang zu bringen?
Worin unterscheiden sich Situationen/Bedingungen, in denen das problematische Verhalten (die Kopfschmerzsymptomatik) nicht ausgelöst wird?

Die Mehrzahl der Migränepatienten kann eindeutige und einheitliche Bedingungen für das Auslösen von Kopfschmerzattacken nicht angeben. In der Literatur wird berichtet, daß am häufigsten das Wetter (Tiefdruck, Föhn) eine solche Funktion haben soll. Von Frauen wird ein zeitlicher Zusammenhang mit ihrer Menstruation gesehen. Einige Patienten berichten auch über Attacken nach Alkoholgenuß und nach übermäßigem Konsum von Kopfschmerzmedikamenten.

Die Erfahrungen aus der Tübinger Studie (Gerber et al. 1981) führen hingegen zu einer anderen Gewichtung. Wetterfühligkeit und Menstruation werden von recht wenigen Patienten genannt (von ca. 10%). Dagegen überwiegt die Vielfalt der vorausgehenden/auslösenden Bedingungen, die mit der *emotionalen Befindlichkeit* des Patienten zusammenhängt (bei ca. 50%).

Unter den psychologischen Auslösefaktoren wird häufig auch die Erholungsphase nach Belastungen genannt. Typisch ist hierfür die Wochenendmigräne, die Migräne am Feierabend oder zu Beginn des Urlaubs. Wichtig ist auch, daß die Stärke und Dauer von Migräneattacken bei manchen Patienten in Zeiten erhöhter Anforderung, überhöhter Leistungsansprüche sowie beruflicher und privater Krisen zunimmt.

3.2.3 Organismusvariablen

Bestehen überdauernde organische Funktionsstörungen? Welche ärztlichen Befunde liegen vor, insbesondere auch im Zusammenhang mit der Diagnose des Kopfschmerzes

Selbstkontrolle (Bewältigungsreaktionen):

- Welche Versuche wurden bereits unternommen, das bestehende Problem zu verändern? (Die Klärung dieses Punktes ist auch wichtig im Hinblick auf Probleme der Ursachenzuschreibung und der Bereitschaft des Patienten, an gemeinsamen Änderungsversuchen teilzunehmen.)
- Wurden bereits Bewältigungsversuche unternommen, die negativ ausgegangen sind?
- Bestehen Gründe, die einer erfolgreichen Selbstkontrolle der Symptomatik entgegenstehen (z. B. damit einhergehende familiäre und berufliche Veränderungen, die neue Belastungen zur Folge haben)?

3.3 Konfliktbereiche

3.3.1 Familiäre Hintergründe, psychosomatische Familien

Aus der Erforschung familiärer Strukturen ist bekannt, daß ganze Familien lernen, der Lösung von Konflikten aus dem Wege zu gehen, indem sie sich ganz auf die psychosomatische Erkrankung eines Familienmitglieds konzentrieren (Minuchin et al. 1981). Die gemeinsame Sorge um den Kranken „schützt" die Familie gewissermaßen davor, sich verändern zu müssen bzw. sich den latenten Konflikten zu stellen.

So betrachtet bekommt der Patient auch eine Verantwortung für das Fortbestehen der Familie unter den bisherigen Vorzeichen aufgebürdet: mehr

Selbständigkeit, die sich nach Abklingen der Erkrankung einstellen könnte, gefährdet dieses labile Gleichgewicht. Eine die Auswirkungen von therapeutischen Veränderungen antizipierende *Zielanalyse* (vgl. dazu den Aspekt „Zielfindung" in Abschn. 2.3) – als Bestandteil der verhaltenstheoretischen Problemanalyse – sollte helfen herauszufinden, mit welchen Konsequenzen die Neudefinition bestehender Spielregeln in der Familie verbunden ist und was sich danach in der Familie konkret ändern müßte. Insbesondere muß auch für den Erkrankten einsichtig und überschaubar werden, welche Vorteile ihm ein zunehmender Verzicht auf das Machtinstrument „Krankheit" bringt. Neben der Entlastung aus der Verantwortung für den Familienzusammenhalt muß hinreichend konkret sichtbar werden, mit welchen Attraktivitäten er rechnen kann.

Die an operanten und klassischen Konditionierungsprozessen sowie an Modellerneffekten ausgerichtete Analyse sollte sich dann beispielsweise um folgende Themen gruppieren:

- Zusammenhang des Kopfschmerzes mit anderen Verhaltensproblemen und/oder Lebensschwierigkeiten aus der Sicht des an Migräne Erkrankten; aktuelle bis mittelfristig wirksame interaktionelle Probleme der Familie; Bedingungen, die auch langfristig nicht zu ändern sind.
- Wie sähe die familiäre Interaktion aus, wenn das Kopfschmerzproblem nicht bestünde (positiver/negativer/qualitativ anders); wie ist das Verhalten unter der jetzigen, akuten Kopfschmerzbedingung im Vergleich zum prämorbiden Zustand (z. B. Aspekte der Schonung, Rücksichtnahme/Bestrafung)?
- Wenn die Symptomatik bereits länger besteht: Warum wird der Patient gerade jetzt vorstellig?

3.2.2 Äußern von Gefühlen

Häufig fällt auf, daß zwischen dem Gefühlszustand des Patienten und den dann tatsächlich geäußerten Empfindungen Diskrepanzen bestehen (vgl. Kap. 13). Aus Sorge vor Verstimmung des Partners oder anderer wichtiger Bezugspersonen wird die Äußerung der wahren Gefühle zurückgehalten. Oft werden auch positive Äußerungen anderer Personen nicht angenommen. So wird beispielsweise Lob abgewertet, weil es mit dem Selbstbild nicht übereinstimmt bzw. mit abwertenden Gedanken über sich selbst nicht zu vereinbaren ist. Aufkommende Dissonanzen (bzw. Diskordanzen) werden dann unter Beibehaltung des eher gering bewerteten Selbstbildes reduziert. Es ist auch zu beobachten, daß Migränepatienten emotional/sozial uneindeutige Situationen nicht ertragen können. Diese Intoleranz gegenüber Ambiguität geht oft einher mit Angst, der Einschätzung, sich nicht fähig zu fühlen, angemessen zu handeln. Es kommt zu inadäquaten Bewältigungsversuchen wie Rückzug, Isolation, emotionales Blockieren.

3.3.3 Partnerschaft und Sexualität

Vgl. hierzu Kap. 15.

3.3.4 Leistungsbereich und Beruf

Es wird in der Literatur vielfach darauf hingewiesen und in der klinisch psychologischen Praxis teilweise bestätigt, daß hohe bzw. überhöhte Ansprüche an die eigene Leistung bei vielen Migränepatienten auffällig häufig anzutreffen sind. Ähnlich wie bei anderen Versuchen zur Charakterisierung der für eine „Migränepersönlichkeit" angeblich typischen Patientenmerkmale, sollte man auch hier mögliche Zusammenhänge im Einzelfall differenziert klären.

Ausgehend von der Beurteilung des momentanen/früheren Leistungsniveaus und der intrinsischen Motivation des Patienten (wie gerne wird gearbeitet– welche Motive, Anreize fördern die Leistungsbereitschaft?) ist in der Problemanalyse sorgfältig zu erheben, *wie* die aktuelle Kopfschmerzattacke mit Überforderung verknüpft ist.

Prinzipiell ist es denkbar, daß die Entwicklung des Kopfschmerzes als Folge regelmäßiger/gehäufter Überbeanspruchung bei dem Patienten auftrat. Es kann aber auch erst nach Kopfschmerzbeginn zum Erleben subjektiver Überforderung gekommen sein. Die Implikationen dieser Alternativen für die *Richtung* der vorläufigen Hypothesenentwicklung sind einsichtig.

In vielen Fällen ist allerdings nicht damit zu rechnen, daß eindeutige Kausalitäten vorliegen. Vielmehr sind eher sich wechselseitig eskalierende Prozesse anzunehmen. Denkt man beispielsweise an die Verhaltensmöglichkeiten eines Patienten, wenn bei der Arbeit Kopfschmerzen auftreten, so kommt es dabei häufig zu Lösungsversuchen wie „Sichzusammennehmen", „sich zur Arbeit zwingen", „nicht auf die Schmerzen achten" u. ä. Auch der Versuch, die Schmerzen gegenüber den wichtigsten Bezugspersonen zu verbergen, gehört zu den Bewältigungsstrategien (Coping), die das psychophysiologische Alarmzeichen zu ignorieren bzw. zu verleugnen versuchen. Die Gründe dafür können vielfältig sein.

Auf dem Hintergrund bereits länger bestehender objektiver/subjektiver Überforderung im Arbeitsleben oder bei der Ausbildung usw. dürften die Migräneattacken in der Folge davon auftreten. Durch die genannten Copingstrategien gelingt es – zumindest vorerst – die latente Überforderung zu verdecken. Bei anhaltender kognitiver und emotionaler Überbelastung ist besonders dann mit einer Dekompensation zu rechnen, wenn der Konflikt zwischen der Tendenz, den Beschwerden „nachzugeben" und dem Bestreben sich nichts anmerken zu lassen, nicht mehr ausgehalten wird und – unterstützt durch familiäre Zuwendung – in der erstgenannten „Lösung" endet. Eine solche „Lösung" wird besonders dann wahrscheinlich, wenn aus dem daraus resultierenden sekundären Krankheitsgewinn auch für die Abwehr künftiger unliebsamer Anforderungen ein probates Instrument gefunden ist. Spätestens zu diesem Zeitpunkt der Problembewältigung könnte sich das funktionale Bedingungsgefüge umkehren. Schon sich andeutender Kopfschmerz bzw. die Befürchtung seines Auftretens (konditionierte Erwartung) macht eine Leistungsabwehr wahrscheinlich (vgl. zu den jeweiligen funktionalen Bedingungsgefügen Abb. 1a, b).

Solche konditionierten Erwartungen oder bestimmte Überzeugungen, daß unter bestimmten Voraussetzungen eine Attacke auftritt (eine bestimmte Form

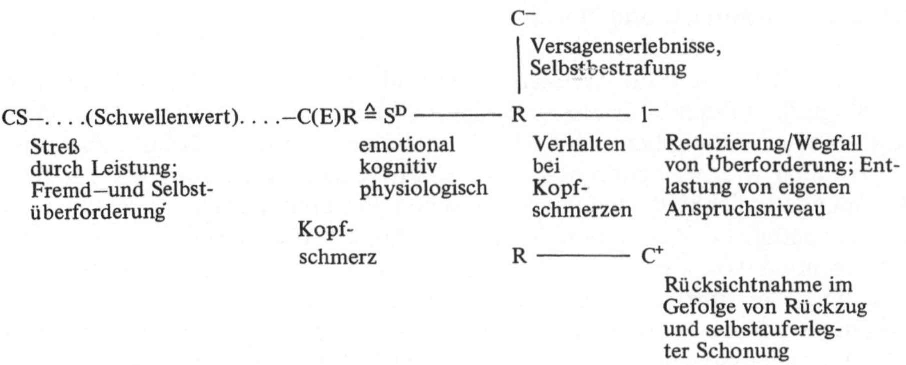

Abb. 2. Strukturelles Bedingungsmodell (*Schwellenwert* s. Test, Abkürzungen s. Abb. 1a, b)

der Ursachenattribution), können ihrerseits infolge der damit eintretenden allgemeinen Anspannung die Auftretenswahrscheinlichkeit eines Migräneanfalls auch tatsächlich erhöhen.

Auf jeden Fall schützt die „Beibehaltung“ eines ursprünglich organisch bedingten Kopfschmerzes vor weiterer Überforderung. Im operanten Paradigma entspräche dies der Vermeidung bzw. dem Wegfall eines aversiven Zustands: hier der Befreiung von unangenehm empfundenen Ansprüchen. Neben der Schonung durch andere könnte damit auch Entlastung vom eigenen Anspruchsniveau über die Verringerung der Dissonanz zwischen bestehenden Widersprüchen wie „sich überfordert fühlen“ und „hoher eigener Leistungsanspruch“ durch die Hinzunahme des kognitiven Elementes „ich habe ja Kopfschmerzen und bin deshalb nicht so leistungsfähig“ ermöglicht werden (vgl. Abb. 2).

Für die Beurteilung solch komplexer Wechselwirkungen wird auch der Übergang zu klären sein, in dem die Selbstverstärkung im Leistungssektor wirksamer ist als die aus dem Beklagen der Symptomatik resultierenden Gewinnmöglichkeiten.

Denkbar wäre auch, daß eine „Überforderung“ im Leistungsbereich erst nach längerem Vorliegen der Kopfschmerzsymptomatik zum Problem wird. Dies dürfte insbesondere dann der Fall sein, wenn früher eine bestimmte Leistung ohne Mühe erbracht wurde und die daraus sich entwickelnde individuelle Leistungsnorm äußerst selbstverstärkend war. Sie aufrecht zu erhalten, ist nun aufgrund der Verschärfung der Symptomatik nur unter großer Anstrengung bzw. überhaupt nicht mehr möglich. So wird eine Überforderungskonstellation erkennbar, die ihrerseits Stressoren setzt, die entweder mittelbar über den Kopfschmerz oder direkt – im Sinne eines Circulus vitiosus – zu einem weiteren Leistungsabfall führt.

Die jeweiligen Bedingungsgefüge können durch die Bedingungsmodelle veranschaulicht werden (vgl. Abb. 1a, b).

Verhaltenswirksam in der beschriebenen Richtung sind auch „internalisierte“ Verbote bzw. irrationale Einstellungen, sich (nicht) demonstrativ und offen gegen solche Ansprüche zu wehren. Es wird ggf. möglichst lange eine

Diskordanz zwischen Emotionen, Kognitionen und Verhalten in Kauf genommen (vgl. hierzu Kap. 13).

3.3.5 Medikamente

Die möglichst präzise Erfassung der aktuellen Medikationen (ggf. der Selbstmedikation) ist gerade im Hinblick auf die Zielsetzung, im Verlaufe der Therapie die Einnahme von Medikamenten erheblich einzuschränken bzw. sie völlig abzusetzen, von grundlegender Wichtigkeit im Rahmen einer umfassenden Problemanalyse.

Vielfach verschärfen sich Kopfschmerzen aufgrund einer unkontrollierten Einnahme von Medikamenten und ziehen weitere negative Begleiterscheinungen nach sich (Analgetikaabusus und ein daraus ableitbarer Circulus vitiosus). Um die Wirkung anderer therapeutischer Maßnahmen auf diesen Parameter abschätzen zu können, ist es zwingend notwendig, über die Dosis (Typ und Stückzahl) der prophylaktisch und/oder anfallskupierend eingenommenen Medikamente eine Grundkurve („base-line") zu erstellen. Dies wird in der Regel durch das Führen eines Kopfschmerztagebuches berücksichtigt (vgl. dazu Kap. 7). Für die individuelle verhaltensanalytische Problemanalyse ist an diesen quantifizierbaren Informationen zusätzlich wichtig, daß sich mit der persönlichen Zustimmung zu einer regelmäßigen (u. U. lebenslangen) Medikamenteneinnahme ein Stück Selbstkontrollverlust manifestiert. Die (Schmerz)schwelle für die Einnahme von Medikamenten wird zunehmend herabgesetzt und die Erfahrung, körperlichen Schmerz ertragen und überwinden zu können, wird eingeschränkt bzw. zunehmend aufgegeben.

Außerdem bedeutet die Entscheidung, sich einer rein bzw. überwiegend medikamentösen Behandlung zu unterziehen auch, daß die Beteiligung psychischer Prozesse an der Entstehung und Aufrechterhaltung der Migräne vom Patienten weitgehend ignoriert werden. Aus den Ergebnissen unserer Tübinger Studie wissen wir, daß es für annähernd 70% der Patienten ein großes Problem darstellt, den bisherigen Medikamentengebrauch weitgehend einzuschränken bzw. die Medikamente ganz abzusetzen (vgl. Gerber et al. 1981). Daß diese Größenordnung durchaus realistisch ist, bestätigen auch Daten aus einer Arbeit von Volger u. Schulz (1980), die diese Fakten besonders mit Erfahrungen und Überlegungen zur *Therapiemotivation* des Kopfschmerzpatienten in Zusammenhang bringen. Die geringe Bereitschaft, sich an einer psychologischen Behandlung zu beteiligen, wirkt auch ganz unmittelbar auf das Therapeut-Patient-Verhältnis, wie wir im folgenden Abschnitt eingehender erläutern werden.

3.4 Attributionsprobleme und die Patienten-Therapeuten-Beziehung

Die Erklärung, die der Patient für das wiederholte Auftreten von Kopfschmerzanfällen hat, legt nicht nur sehr stark fest, wie er sich zu seiner Krankheit einstellt, sie definiert auch in gravierender Weise seine Bereitschaft, sich an bestimmten Therapien zu beteiligen (Volger u. Schulz 1980).

Nun ist die Therapiemotivation für die psychologische Forschung und die therapeutische Praxis kein unbekanntes Problem. Viele Therapeuten und Forscher vertreten die Auffassung, daß sie bei bestimmten psychotherapeutischen Verfahren eine entscheidende Wirkvariable ist. Im Zusammenhang mit der Migränebehandlung und der dazu erforderlichen Problemanalyse ist die Situation jedoch weitaus komplizierter. Es geht hier vielfach weniger darum, eine bereits entwickelte Patienten-Therapeuten-Beziehung zu erhalten oder zu verbessern, sondern um die fundamentale Schwierigkeit, den Kopfschmerzpatienten dazu zu gewinnen, die vorherrschende *organische Ursachenerklärung* für seine Migräne in den begründeten Fällen zu revidieren.

Eine derartige *Kausalattribution* ist zwar durchaus nachvollziehbar, für den Patienten von hoher allgemeiner Plausibilität und aufgrund der Art der üblicherweise vorzufindenden Erwartung an den Arzt auch verständlich. Das eher bereitwillige Akzeptieren körperlicher Beschwerden definiert hier auch eine Patienten-Therapeuten-Beziehung, die von starken Hilfserwartungen des Patienten geprägt ist, wobei dieser sich eher „passiv-aufnehmend" (die Anordnungen befolgend, ggf. nach anderen Ratschlägen suchend) verhält. Ein aus dieser Beurteilung resultierender Behandlungsvorschlag wird angenommen und womöglich ohne Widerspruch beibehalten, auch wenn sich nur geringer oder gar kein Erfolg einstellt. Im Zweifelsfall wird ein weiterer Arzt aufgesucht und die „Patientenkarriere" beginnt.

Wird nun – wie in einer Berliner Studie nachgewiesen (Volger u. Schulz 1980) – diese Ursachenerklärung vom Arzt selbst in Frage gestellt und dem Patienten eine psychologische Behandlung empfohlen und angeboten (ohne zusätzliche finanzielle Belastung für den Patienten!), so gerät das Arzt-Patienten-Verhältnis offensichtlich in Bewegung: Zwei Drittel der Kopfschmerzpatienten lehnten eine psychotherapeutische Behandlung für sich ab, obwohl sie erheblich unter ihren Beschwerden litten (hierfür sind verschiedene Gründe zu nennen (in Anlehnung an Volger u. Schulz 1980):

- Die Einstellung zu körperlichen Krankheiten ist weitaus positiver als gegenüber psychischen Problemen.
- Die daraus resultierende Aufwertung körperlicher Beschwerden gegenüber psychischen Leiden reproduziert sich in unserem psychosozialen Versorgungssystem.
- Die Erwartungen des Kopfschmerzpatienten an den Arzt werden insofern enttäuscht, als er sich seiner Rolle als ausschließlich an organischen Ursachen interessierter Experte entzieht und psychische Verursachungsmöglichkeiten in seine Überlegungen miteinbezieht.
- Dies fordert den Patienten in einer Weise heraus, wie er es weder gewohnt ist noch erwartet hat: Er soll die rein organische Sichtweise aufgeben und seine Einstellung zum persönlichen Kranksein ändern. Er soll Abschied nehmen von der Einstellung, daß körperliche Beschwerden zufällig auftreten, bedingt durch erbliche Faktoren oder äußere Bedingungen ohne Zusammenhang zur Lebensgeschichte und zu seinen aktuellen Lebensumständen.
- Ein solches Ansinnen ruft Ängste hervor und wird häufig als Kränkung oder Zumutung empfunden. Der Patient bekommt das Gefühl, mit seinen Beschwerden nicht akzeptiert zu werden.

- Eine mögliche Beteiligung psychischer Faktoren bei der Entstehung der Kopfschmerzen, wird vom Patienten zunächst zurückgewiesen, da diese Einsicht offensichtlich verlangt, das Selbstbild psychischer Unversehrtheit in Zweifel zu ziehen.
- Die mangelnde Bereitschaft, sich mit dem eigenen Verhalten und Erleben, seinen Lebensumständen, der Verankerung solcher Beschwerden im aktuellen Lebensvollzug auseinanderzusetzen, ist vielfach das entscheidende Hindernis bereits bei der diagnostischen Abklärung konflikthafter Zusammenhänge zum Kopfschmerz.

Diese Ausgangslage verdeutlicht, daß es nicht nur um die Therapiemotivation geht. Die als Vorbereitung und therapiebegleitend notwendige Problemanalyse sieht sich von Beginn an mit dieser Schwierigkeit konfrontiert. Sie verlangt vom Patienten von Anfang an, sich am gemeinsamen Problemlösungsversuch *aktiv* zu beteiligen. Mit einer günstigen Prognose bezüglich der Kooperationsbereitschaft eines Patienten ist am ehesten zu rechnen, wenn sich andeutet, daß er aus seinen bisherigen Erfahrungen im Umgang mit seiner Kopfschmerzproblematik gelernt hat. Voraussetzung seitens des Therapeuten für eine solche Entwicklung dürfte sein, daß er den Patienten mit dessen Zentrierung auf die körperlichen Beschwerden zwar ernst nimmt, es ihm aber schrittweise ermöglicht und ihn dazu anhält, seine bisherige Sichtweise zu ergänzen. Häufig werden die Erfolglosigkeit bloßer medikamentöser Behandlungsmaßnahmen und die damit im Zusammenhang stehenden neuen Probleme und Gefahren ein erster Ansatzpunkt für solche neuen Lösungsbemühungen sein können. Die Festlegung therapeutischer Ziele sollte jedenfalls solche Veränderungen in der Einstellung des Patienten ausdrücklich berücksichtigen, da hierin fundamentale Voraussetzungen für die Stabilität einer erfolgreichen Behandlung und der Reduzierung des Medikamentenverbrauchs liegen. Die tatsächliche Änderung des bisherigen Zuschreibungsmusters von Kopfschmerzursachen kann hinreichend nur in der Praxis überprüft werden; sie wird sich v. a. darin zeigen, in welcher Weise der Patient bereit ist, die angebotenen Lösungsversuche mitzugestalten.

3.5 Exkurs: Migräne im Kindesalter

Kindliche Migräne wird hier fast ausschließlich im Hinblick auf Hinweise zur Pathogenese dieser Kopfschmerzen besprochen. Die Vielfalt des klinischen Bildes kindlicher Migräne/funktionellen Kopfschmerzes im Kindesalter wird nicht systematisch dargestellt (vgl. dazu etwa Bille 1962). Wir beschränken uns auf die Darstellung von Problembereichen, die auch für die Genese und Aufrechterhaltung der Migräne bis ins Erwachsenenalter von Bedeutung sein können. Die Frage der Heredität wird jedenfalls diskutiert.

Auch wenn man bei Kindern nach unseren Erfahrungen eher eine geringere durchschnittliche Kopfschmerzintensität antrifft als bei Erwachsenen – was in manchen Fällen medizinische Maßnahmen nicht notwendig erscheinen läßt –, so spricht dennoch die weitgehend ungeklärte Prognostik für eine eingehende

Beschäftigung mit der Migräne in diesem Lebensabschnitt (vgl. Barolin 1981).

So ist z. B. nicht geklärt, *ob* ggf. *wie* sich eine bestehende Kopfschmerzsymptomatik, unbehandelt bzw. mit verschiedenen Maßnahmen therapiert, auf die aktuelle und künftige Lebensbewältigung des Kindes auswirkt. Insbesondere ist von Interesse, welche möglichen Wechselwirkungen mit sonstigen Lebensumständen bestehen. Zudem resultiert der Leidensdruck beim Kopfschmerzkind oft nicht allein aus der Schmerzintensität. Eine enge Verbindung zwischen psychogenen und organischen Ursachen belegt die potentiell wirkungsvolle Beeinflußbarkeit durch psychologische Maßnahmen. Besondere Beachtung verdienen auslösende, aufrechterhaltende, interagierende und auf die Kopfschmerzattacke (das Auftreten der Symptomatik) nachfolgende psychologische Faktoren.

Die Verhaltensanalyse kindlicher Migräne setzt idealerweise eine eindeutige Abklärung durch den Pädiater bzw. ggf. durch den Neurologen voraus. Bei der Diagnosestellung muß man allerdings grundsätzlich bedenken, daß der behandelnde Arzt auf die subjektiven Angaben des Kindes angewiesen ist. Es ist zu bedenken, daß es den Kindern nicht immer möglich ist (je nach Alter!), eine ausreichend genaue Beschreibung für eine eindeutige Diagnose zu geben. Um sich diagnostisch nicht auf Irrwege zu begeben, ist es in jedem einzelnen Fall notwendig, eine genaue Problemanalyse vorzunehmen.

Diese Problemerhebung umfaßt z. B. folgende Bereiche:

– Über welche Probleme kann das Kind sonst noch berichten?
– Welche Probleme haben die Eltern noch mit dem Kind?
– Wie hängt nach der Meinung der Eltern das Kopfschmerzproblem mit anderen Verhaltensproblemen des Kindes bzw. mit Schwierigkeiten in der Familie zusammen?
– Beeinträchtigt die Kopfschmerzsymptomatik des Kindes das sonst/bisher übliche Familienleben?
– Wie sähe das familiäre Zusammenspiel aus, wenn diese Kopfschmerzsymptomatik nicht vorliegen würde?
– Inwiefern verhalten sich die Eltern heute dem Kind gegenüber anders als früher?
– Wie erklärt die Familie/wie erklären die Eltern dem Kind das Auftreten von Kopfschmerzen (Problem der Kausalattribution: z. B. genetische Erklärungsmuster wie „Deine Mutter hatte ja auch Migräne“ oder „Paß auf, daß du nicht Kopfschmerzen bekommst, wenn du dieses und jenes tust!“)?
– Gibt es Hinweise darauf, daß das Kind mit dem Auftreten des Kopfschmerzes einhergehend bestimmte Ziele leichter erreicht?

Von der Seite des Kindes sind ebenfalls eine Reihe von diagnostischen Hinweisen wichtig. Dabei ist auch daran zu denken, daß Kopfschmerz angegeben wird, wenn nur ein allgemeines Mißempfinden vorliegt. Je jünger die Kinder sind – und sobald sie über ihre Körperempfindungen berichten können – wird eine solche Gefahr gehäuft gegeben sein (typisches Beispiel: Lokalisation in der Mitte des Körpers, Bauchweh). Anzeichen für Kopfschmerz können z. B. sein: Runzeln der Stirn, Hin- und Herwälzen, auch Reiben oder Halten des Kopfes, häufig verbunden mit Unruhe und Schreien. Im Falle der

Migräne ergibt sich möglicherweise ein weiterer Aufschluß aus der Begleitsymptomatik. In früheren Lebensjahren können nach Auffassung verschiedener Experten nächtliches Aufschrecken, Schlafstörungen die einzigen Anzeichen dafür sein, daß ein Kind unter Migräne leidet. Auch Fieber ohne ausmachbare infektiöse Ursache, kann mit einer solchen Migräneattacke bei Kindern in Zusammenhang gebracht werden. Die bei Migräne nicht selten vorkommenden „prodromalen“ Sehstörungen werden von Kindern schlecht beobachtet, auch ältere Kinder können hierüber nicht ausreichend berichten. Für die Erfassung von Informationen seitens der Eltern ist zu bedenken, daß es hier leicht zur Suggestibilität bei der Befragung gekommen sein kann. Wenn Kinder z. B. über tanzende Lichtpunkte oder dunkle Flecken oder vernebeltes Sehen klagen, so könnte dies auf die Einleitungsphase vor dem Migräneanfall hinweisen.

Komplizierend wirkt sich in jedem Fall aus, daß Kinderkopfschmerz als aufmerksamkeitserzeugendes Mittel (ggf. nach entsprechenden Vorbildern in der Familie) oder auch zur Reduzierung bzw. Vermeidung von Konflikten eingesetzt wird (vgl. Abschn. 3.3).

Für die Hypothesenentwicklung bezüglich der Genese und Aufrechterhaltung von Migräne kommen v. a. folgende Lebensbereiche in Betracht:
- Familieninteraktion und Erziehungsstil,
- Schul- und Leistungsbereich.

3.5.1 Familieninteraktion und Erziehungsstil

Zur Bedeutung der familiären Interaktion und des elterlichen Erziehungsstils für das Auftreten von Migräne liegen klinische Beobachtungen vor; eine systematische Untersuchung solcher Zusammenhänge ist uns bislang aber nicht bekannt geworden. In unserer Tübinger Arbeitsgruppe sind erste Erkundungsstudien aus diesem Bereich begonnen worden. Es gibt Hinweise darauf, daß besonders konflikthafte Beziehungen zur Mutter bestehen und in der Familie Verhaltensregeln festgelegt sind, die strikt eingehalten werden; Aggressionen und demonstratives Verhalten sind nicht zugelassen (so auch Friedman 1948). Es werden gelegentlich Erziehungsstildimensionen postuliert, die mit „Kontrolle“, „Hostilität“ und „Restriktivität“ gekennzeichnet sind. Bei der im Einzelfall vorzunehmenden Problemanalyse müßte allerdings in jedem Fall zwischen Erziehungsstil (bzw. Erziehungshaltung, Erziehungseinstellung der Eltern; etwa zu erfassen mit dem „parental attitude research instrument“ (PARI), nach Nichols 1963), dem konkreten (beobachtbaren Erziehungsverhalten) und dem vom Kind wahrgenommenen Erziehungsstil/Erziehungsverhalten unterschieden werden.

Ausgehend von der Hypothese starker Sanktionsneigungen der Eltern (wie es sich in diesen 3 Dimensionen auch darstellt) wäre zu überprüfen, ob die Eltern immer in gleicher Weise maßregelnd reagieren, immer etwas auszusetzen haben und Vorschriften machen, gleich welches Verhalten das Kind zeigt. Wichtig ist es für die Beurteilung im Einzelfall auch zu erfahren, wie die Eltern auf Bewältigungsversuche (d. h. es den Eltern recht machen zu wollen) reagieren und dabei auch zu erkennen geben, welches Verhalten ihnen wann recht ist, oder ob sie selbst mühevolle Bewältigungsbemühungen des Kindes noch bestrafen.

Fehlt es an einer eindeutigen Rückmeldung zum kindlichen Verhalten, wird das Kind zunehmend hilflos und eine stark kontrollierende Erziehungspraxis wird übergroße Abhängigkeit, Intoleranz und die Entwicklung eines eingeengten Sozialverhaltens begünstigen.

Um zu erfahren, ob die Symptomatik evtl. durch einzelne schwerwiegende Ereignisse im Lebensverlauf in Gang gesetzt wurde, empfiehlt es sich in Anlehnung an Green (1978), etwa folgendes zu erfragen:

a) Trennungserlebnisse:
- Tod oder bevorstehender Tod eines nahen Familienangehörigen.
- Scheidung.
- Soziale oder berufliche Verpflichtungen, die zu einer Trennung vom Kind und einem Elternteil führen.
- Entfremdung.

b) Krankheit in der Familie:
- Physische schwere Erkrankung oder lang andauernde Behinderung.
- Psychologische Störungen.

c) Ehelicher Streit:
- Unbefriedigende Eltern-Kind-Interaktion.
- Überhöhte Erwartungen.
- „Restriktivität".
- Ungünstig ausfallende Erziehung dieses Kindes im Vergleich zu den Geschwistern.
- Enttäuschung über dieses Kind.

d) Schwierigkeiten im schulischen Bereich:
- Erhöhte Anforderungen in der Schule.
- Bevorstehender oder vollzogener Schulwechsel, Einschulung.
- Ungünstiger Lehrerwechsel.
- Lernprobleme oder -behinderung.
- Schulphobie.

e) Schwierigkeiten mit Gleichaltrigen

3.5.2 Schul- und Leistungsbereich

Die häufig genannte Leistungsüberforderung von Kindern mit funktionellen Kopfschmerzen ist als Teilproblem einer unbefriedigenden Eltern-Kind-Interaktion aufzufassen (vgl. Dührssen 1954; Friedman 1968).

Wie aus den Überlegungen zur Leistungsproblematik in Abschn. 3.3 deutlich geworden ist, lassen sich Richtung und Art des Zusammenhangs einschließlich der beteiligten Mechanismen nicht auf einfache Kausalitäten reduzieren. Hinreichende Übereinstimmung herrscht darüber, daß Migränekinder einen überhöhten Leistungsanspruch an den Tag legen (Dührssen 1954;

Vahlquist 1961). Der erhöhte Leistungsehrgeiz gilt als von den Eltern übernommen (Modell!); Kopfschmerzen können dann vor weiterer Überforderung schützen. Bei der Beurteilung einer möglichen Überforderung ist die intellektuelle Kapazität und/oder das momentane Leistungsvermögen des Kindes abzuklären. Im Einzelfall verdient besonders eine Lernbehinderung Beachtung. Daneben müssen auch Lernstörungen – etwa durch Konzentrationsmangel oder sonstige schulische/außerschulische Probleme bedingt – in Betracht gezogen werden.

3.5.3 Zur Pathogenese der Migräne

Ganz allgemein lassen sich psychophysiologische Störungen im Rahmen eines Diathese-Streß-Modells einordnen. Diese Modellvorstellung postuliert Wechselwirkungen zwischen (angeborenen und erworbenen) Prädispositionen und Umwelt- bzw. Lebensereignissen.

Wenn auch die Annahme eines Erbfaktors als dominierende Größe bei der Bewertung der Prädispositionen zur Migräne in Zweifel gezogen wird (so z. B. Waters 1971), so sind sich die meisten Forscher doch einig, daß vorgegebene Reaktionsmuster eine erhebliche Rolle spielen. Es erscheint allerdings nützlich, bei den Entstehungsbedingungen der Migräne zwischen verschiedenen Faktoren, die zu diesem Diathese-Streß-Modell beitragen, zu unterscheiden:

- vorgegebene Reaktionsmuster (oder Prädispositionen, die anlagebedingt oder erworben sind);
- eine aktuelle Reaktionsbereitschaft, die durch „endogene“ und „exogene“ Faktoren modifiziert werden kann;
- auslösende/situative Faktoren.

Die Diskussion der *Heredität* hat eine Reihe von Forschungsergebnissen hervorgebracht, die insgesamt kein eindeutig interpretierbares Bild ergeben. So fanden Jacobi et al. (1972) bei 25% der Kinder mit Migräne eine familiäre Belastung mit Kopfschmerzen und Migräne. Bille (1962) wies dies für 78% nach, Isler (1969) kam gar auf einen Prozentwert von 80% für diese Gruppe.

Bei der Bewertung dieser Ergebnisse ist zunächst zu berücksichtigen, daß in der Mehrzahl der genannten Arbeiten die Symptomatik Kopfschmerz wenig differenziert Eingang gefunden hat. Die Differentialdiagnose erscheint hier durchweg unbefriedigend. Zudem wäre auch zu bedenken, daß eine hohe familiäre Konkordanz ebenso auf Umweltprozesse (wie z. B. operantes Konditionieren oder Modellernen) hinweisen kann, wie auf die genetische Determiniertheit.

Bei Durchsicht einiger europäischer Studien fand Refsum (1968) Konkordanzzahlen von 60–100% für monozygote und 10–40% für dizygote Zwillinge. Allerdings dürfte es sich in diesen Studien fast ausschließlich um zusammen aufgewachsene Zwillinge handeln, was aufgrund methodischer Bedenken nicht als einigermaßen stringenter Nachweis einer genetischen Determiniertheit gelten kann. Über die tatsächliche Relation genetisch determinierter vs. erworbener Prädispositionen läßt sich z. Z. noch nichts Verläßliches aussagen.

4 Die funktionale Problemanalyse als Entscheidungshilfe für die Indikationsstellung

Die Indikationsstellung zu einer bestimmten Form klinisch-psychologischer/psychotherapeutischer Behandlung wurde noch zu Beginn der 70er Jahre überwiegend als ein Problem der Entscheidung zwischen theoretisch unterschiedlich begründeten Therapieangeboten verstanden. Insbesondere die Auseinandersetzung zwischen Vertretern von Psychoanalyse und Verhaltenstherapie zeichnen sich durch eine Polemik aus, die sich häufig auf den Nachweis beschränkte, daß das *nichtgewählte* psychotherapeutische Verfahren entweder grundsätzlich oder zumindest bei einer Reihe von klinischen Bildern untauglich sei. Es herrschte eine Forschungsstrategie vor, die – „im Kleide methodischer Exaktheit, technologischer Fortschrittlichkeit und Wertfreiheit . . ." (Grawe 1976) – Fragestellungen bearbeitete, die mehr auf einen konkurrierenden Vergleich ausgerichtet waren, als „auf eine differentielle Beschreibung der Effekte und auf eine Untersuchung der differentiellen Indikation der untersuchten Therapietechniken" (Grawe 1976).

Es gab allerdings auch zu dieser Zeit bereits genügend Forscher, die derartige Fragestellungen als viel zu global kritisierten (Kiesler 1971; Strupp u. Bergin 1969). Sie wiesen eindringlich darauf hin, daß die Therapieforschung zu wesentlich spezifischeren Problemstellungen übergehen müsse, wie etwa: „*Welche* Behandlung, durch *wen,* ist für *dieses Individuum* mit *diesem* spezifischen Problem unter *welchen* Bedingungen am wirksamsten?". In der Diskussion der vergangenen 10 Jahre hat sich die empirische Fundierung des Indikationsproblems zwar nicht wesentlich verbessert, doch haben sich die Ziele dieser Forschung deutlich verändert (Grawe 1978; Baumann 1981). Vor allem ist die Einsicht gewachsen, daß *Therapieziele* – sowohl im Hinblick auf den konkreten Patienten, als auch auf die vorgesehene/zur Verfügung stehende therapeutische Maßnahme – *differentiell* konzipiert werden müssen.

Die funktionale Systematisierung in der Problemanalyse schafft für eine solche *differentielle Indikation* insofern wesentliche Voraussetzungen, als sie auf folgende *Entscheidungsschritte* vorbereitet (z. T. nach Grawe 1976):

- Festlegung der für den jeweiligen Patienten angemessenen/geeignet erscheinenden Therapieziele (vgl. dazu auch Abschn. 2.3, Zielfindung).
- Auswahl der Behandlungsmaßnahmen, die auch in ihren qualitativen Wirkungen vermutlich am ehesten mit den (vorläufig) festgelegten Therapiezielen für den Patienten übereinstimmen.

Da das empirisch-systematische und klinische Wissen mit Sicherheit z. Z. nicht für die Formulierung von *Zuweisungsregeln* ausreicht, muß der „heuristische Problemlösungsprozeß" (Grawe 1981) bei der Indikationsstellung das hypothesengeleitete und hypothesengenerierende Vorgehen der funktionalen Problemanalyse konsequent fortsetzen.

Die so explizit gemachte Verschränkung von Problemen und Zielen rückt Aspekte der Umsetzbarkeit bestimmter therapeutischer Ziele, therapeuten- und patientengebundene sowie institutionelle Vorgaben als wesentliche „Randbedingungen" in den Vordergrund der Therapieauswahlentscheidung. Mit der

Aufdeckung thematischer Schwerpunkte (z. B. Leistungsprobleme, familiäre Belastung, soziale Probleme, Medikamentenabhängigkeit) und ihrer Einbindung in Mechanismen der Verhaltenskontrolle (operante und klassische Konditionierungsprozesse, Modellernen) sind für die Indikationsstellung allerdings ganz wesentliche Ansatzpunkte für einzelne Interventionsmaßnahmen bzw. -kombinationen gegeben. Zu einigen differentiellen Zuweisungsvorschlägen verweise ich auf Kap. 8.

6 Psychophysiologische Untersuchung

W. D. Gerber

1 Einleitung

Psychophysiologische Untersuchungen dienen der Analyse der Zusammenhänge zwischen physiologischen Prozessen und Verhaltens- und Erlebnisabläufen (vgl. Legewie u. Nusselt 1975). Im Vordergrund stehen dabei die Wirkmechanismen des intakten Organismus hinsichtlich verschiedener Reizkonfigurationen. So sind für den Untersucher physiologische Veränderungen bei induziertem Streß, visueller Stimulation, Konfrontation mit sozialen Ereignissen, Problemlösen, induzierter Entspannung und anderen Reizkonfigurationen von Interesse (vgl. Lang 1971). Im folgenden möchten wir auch eine ausführliche Darstellung der Grundlagen und Methoden der Psychophysiologie verzichten und interessierte Leser auf die ausgezeichneten Ausführungen von Lang (1971); Birbaumer (1975) sowie Schandry (1981) verweisen. Vielmehr soll in diesem Beitrag die Frage der Bedeutung der Psychophysiologie bei der Diagnostik, Therapie und Ätiologie der Migräne im Vordergrund stehen. Dabei sind die vorliegenden Ergebnisse psychophysiologischer Untersuchungen zur Migräne zu referieren und in ihrer Bedeutung für die Therapie bzw. die Frage der Indikation zu evaluieren. Schließlich möchten wir versuchen, dem eher praktisch orientieren Leser methodische Hinweise zur Durchführung und Interpretation einer psychophysiologischen Untersuchung bei Migränepatienten zu vermitteln.

2 Die Bedeutung psychophysiologischer Untersuchungen bei Migränepatienten

Von großer theoretischer und praktischer Bedeutung ist die Frage, ob und inwieweit bei induzierten Verhaltens- und Erlebensweisen individualspezifische und stimulusspezifische physiologische Reaktionen bei Migränepatienten auftreten (vgl. Lacey 1967). Für die psychophysiologische Grundlagenforschung zur Migräne steht demnach die Frage im Vordergrund, ob bei Migränepatienten eine Reaktionsspezifität und -stereotypie vorliegt, die sich als allgemeine migränetypische Instabilität des autonomen Nervensystems anzeigen könnte (vgl. Lacey et al. 1953; Selby u. Lance 1960; Cohen et al. 1978). Die beiden Begriffe Reaktionsspezifität und Reaktionsstereotypie werden dabei von Lacey et al. (1953) wie folgt unterschieden: *Spezifität* bezieht sich auf die Konstanz des physiologischen Musters in ähnlichen Reizbedingungen und auf die Differenzierbarkeit von anderen Reizbedingungen (vgl. Birbaumer 1975). So wäre z. B. zu vermuten, daß Migränepatienten im Gegensatz zu Gesunden auf bestimmte Streßreize (wie etwa Lärm) vermehrt mit einer maximalen Erhöhung verschiedener physiologischer Parameter reagieren. *Reaktionsstereotypie* beschreibt ein wiederholbares physiologisches Muster, d. h. daß Migränepatienten etwa bei bestimmten Reizkonfigurationen insbesondere mit einer Konstriktion ihrer Blutgefäße reagieren würden. Lassen sich solche stereotype Reaktionen wiederholt bei einem Patienten z. B. plethysmographisch oder elektromyographisch nachweisen, so ergeben sich hierfür deutlichere Hinweise auf eine Indikation für Biofeedback (Vasokonstriktionstraining, s. Kap. 12) oder Entspannungstherapie (s. Kap. 11).

Diese Indikationsfragestellungen standen indes nicht im Vordergrund psychophysiologischer Forschungen. Vielmehr wurde in den Untersuchungen meist der Frage einer migränespezifischen physiologischen Reaktionsweise nachgegangen. Im Hinblick auf Theorien zur Ätiologie psychosomatischer bzw. psychophysiologischer Störungen wird dabei angenommen, daß das physiologische System bei Migränepatienten in einer wiederholbaren, rigiden und gelernten Weise auf Stressoren reagiert (vgl. Cohen et al. 1978).

Neben dieser sicherlich sehr interessanten Fragestellung zur Genese der Migräne erscheint es u. E. sehr wichtig, die psychophysiologische Untersuchung bei Migränepatienten im Hinblick auf die Zuweisung eines Patienten zu einer spezifischen Therapie zu erörtern. Wir meinen, daß sich eine Indikation für psychophysiologische Therapien (z. B. Biofeedback) u. a. aus einer differentiellen Betrachtung der Psychophysiologie ableiten müßte (vgl. auch Kap. 8). So muß gefragt werden,

- ob bei einem Patienten mit einem allgemein erhöhten Aktivierungsniveau (etwa gemessen mit Hilfe des PGR) Habituation feststellbar ist,
- ob der Patient deutliche Muskelspannungen auf Stressoren – insbesondere im Bereich des M. frontalis – zeigt und
- ob schließlich eine gute Indikation für die Selbstkontrolle intra- und extrakranieller Gefäßmechanismen angenommen werden kann.

Diese eher praktisch orientierten Indikationsfragestellungen stehen leider in den – im folgenden zu referierenden – Studien zur Psychophysiologie der Migräne nicht im Vordergrund. Ihre praktische Bedeutung für die Therapieplanung wird dabei jedoch nicht gemindert.

3 Psychophysiologische Untersuchungen

In einer Reihe von Studien wurde der Frage der Responsespezifität und Responsestereotypie nachgegangen. Dabei prüften mehrere Autoren die tonische Reflexvasodilatation der Hand auf die Einwirkung heißer Stimuli (z. B. heißes Wasser). Dabei wurden die vasodilatatorischen bzw. vasokonstriktorischen Reaktionen meist plethysmographisch gemessen (vgl. Cohen u. Schandler 1979). So konnten Appenzeller et al. (1968) feststellen, daß eine vasodilatatorische Reaktion der Blutgefäße auf heiße Stimuli lediglich bei Normalpersonen, nicht aber bei Migränikern nachzuweisen waren. Auch Downey u. Frewin (1972) konnten diese Ergebnisse bestätigen und nehmen eine allgemeine Störung in der vaskulären Kontrolle bei Migränepatienten an. Elliot et al. (1974) konnten entsprechend bei 17 gesunden Frauen, von denen 8 Kontrazeptiva einnahmen, deutliche vasodilatatorische Reaktionen auf vermehrte Wärmeeinwirkung auf einem Arm feststellen. Die Migränepatienten dagegen (Experimentalgruppe) zeigten sehr geringe vasodilatatorische Reaktionen der Hände. Demgegenüber konnten French et al. (1967) und Hockaday et al. (1967) diese Ergebnisse nicht bestätigen. In ihren Studien zeigten sich bei Migränepatienten keine pathologischen peripheren Gefäßreaktionen. Morley (1977) betont indes, daß sich diese in ihren Aussagen z. T. widersprechenden Studien aufgrund erheblicher methodischer Schwächen kaum vergleichen lassen.

Die von Morley (1977) hervorgehobenen kritischen Anmerkungen berücksichtigten Cohen et al. (1978) in ihrer Studie, bei der sie die physiologische Responsespezifität bei der Migräneerkrankung nachzuweisen versuchten. In ihrer empirisch gut kontrollierten Studie verglichen sie Gesunde und Migränepatienten hinsichtlich der physiologischen Variablen EMG, Hand- und Kopftemperatur, PGR, Herzfrequenz und Fingerpuls. Die Autoren fanden ihre Hypothese bestätigt, daß Migränepatienten deutlichere stereotype Responsemuster (Fingerpuls) auf bestimmte Reizkonfigurationen zeigten als Normalpersonen. Gleichzeitig zeigten die Patienten höhere Kopf- und Handtemperaturen sowie niedrigere frontale EMG-Aktivitäten. Die Autoren schließen aufgrund ihrer Ergebnisse, daß Migräniker stereotype Reaktionsmuster hinsichtlich spezifischer Aufgabenstellungen aufweisen.

Price u. Clark (1979) nehmen an, daß sich Migräniker und Gesunde in der Funktion des autonomen Nervensystems unterscheiden. Dabei gehen sie von Untersuchungen von Price u. Tursky (1976) sowie Sovak et al. (1978) aus, die fanden, daß Migräniker gegenüber Gesunden vermehrt Schwierigkeiten beim Erlernen spezifischer autonomer Funktionen zeigten. In ihrer eigenen Studie (1979) wurden 22 Migränepatienten mit 22 parallelisierten gesunden Personen verglichen. Die Herzfrequenz und das digitale Puls(Blut)volumen wurden kontinuierlich abgeleitet. Da ihre Studie als klassisches Konditionierungsexperiment geplant war, wurden nach einer 10minütigen Baselinphase als konditionierte Stimuli 50-dB-Töne vorgegeben. Die Autoren analysierten ihre Daten getrennt je nach Art der Einnahme von Intervall- und Kuppierungsmedikamenten, wobei sich jedoch zwischen diesen Subgruppen statistisch keine Unterschiede aufzeigen ließen. Die Ergebnisse verweisen auf eine digitale Vasodilatation – gemessen mit dem Fingerpuls – der Gesundengruppe und einer Vasokonstriktion der Migränepatienten bei der Vorgabe von akustischen Signalen. Die Ergebnisse zeigen bei Migränepatienten gegenüber Gesunden kein klassisch konditionierbares vasokonstriktorisches Responsemuster. Die Autoren interpretieren ihre Ergebnisse als „additional evidence for disordered autonomic functioning in migraine“ (Price u. Clark 1979, p. 332). Sie betonen, daß Migräniker im Sinne einer Responsestereotypie zumindest distal mit Gefäßverengung bei externen Stimuli reagieren, was auf eine Unfähigkeit dieser Patienten zur Aufrechterhaltung der Homöostase schließen läßt. Price u. Clark (1979) heben selbstkritisch hervor, daß ihre Daten wegen methodischer Mängel

Tabelle 1. Einige Stichprobencharakteristika der an der Studie beteiligten Migränepatienten (n = 21, alle weiblich)

Merkmale	n (%)
Migräneanfälle	
Etwa 2mal pro Woche	11 (51)
Etwa 1mal pro Woche	4 (19)
Etwa 2mal pro Monat	2 (10)
Etwa 1mal pro Monat	2 (10)
Unregelmäßig	2 (10)
Lokalisation	
Nur links temporal	7 (33)
Nur rechts temporal	4 (19)
Beidseitig temporal	5 (24)
Wechselnd temporal	5 (24)
Dauer der Störung in Jahren	
0– 5	1 (5)
6–10	4 (19)
11–15	4 (19)
16–20	7 (33)
>20	5 (24)

keine eindeutigen ätiologischen Schlüsse erlauben, da einige ihrer Patienten doch erhebliche Medikamentendosen einnahmen. Darüber hinaus erscheint uns die Erfassung peripherer bzw. distaler Puls(Blut)volumenmaße für das migränöse Anfallsgeschehen nicht eindeutig repräsentativ (vgl. Gerber et al., im Druck). Für die Frage der Responsespezifität und -stereotypie müssen u. E. insbesondere die physiologischen Parameter untersucht werden, die den pathophysiologischen Gegebenheiten der Migräne am ehesten entsprechen – nämlich die hirnversorgenden Arterien.

Dieser Frage gingen wir in einer eigenen Studie (vgl. Gerber et al., im Druck) nach, bei der 21 weibliche Patienten mit einfacher Migräne und 16 nach Alter und Geschlecht parallelisierte Normalpersonen beteiligt waren. Bei der Versuchsplanung wurde in Anlehnung an Morley (1977) auf eine strenge Homogenisierung der Migränegruppe geachtet, so daß lediglich weibliche Patienten mit mittlerer bis schwerer Symptomausprägung und der ärztlichen Diagnose „einfache Migräne" in die Studie aufgenommen wurden (vgl. Tabelle 1).

Neben der Ableitung der psychogalvanischen Hautreaktion zur Überprüfung der allgemeinen physiologischen Aktiviertheit (Habituationsexperiment, vgl. Schandry 1981) wurde der Blutvolumenpuls an der A. temporalis superficialis sowie am Finger distal fotoplethysmographisch abgeleitet (s. auch Kap. 12). Das Experiment war in zwei Versuchsdurchgänge unterteilt (vgl. Tabelle 2).

Im ersten Versuchsdurchgang wechselten Musikeinspielungen, Rechenaufgaben, Tonserien und Entspannungsinstruktionen einander ab. Der zweite Versuchsdurchgang bezog migräne-spezifische soziale Situationen mit ein, die

Tabelle 2. Versuchsablauf des Experiments

Versuchsdurchgang I		Versuchsdurchgang II	
Minuten	Abfolge	Minuten	Abfolge
2	Baseline (Anfang)	1	Baseline (Anfang)
1,5	Musik	ca. 4	Spot 1
3	Rechnen	4	Spot 2
1	Entspannung	4	Spot 3
3,5	Tonserie	4	Spot 4
1,5	Musik	4	Spot 5
3	Rechnen	4	Spot 6
1	Entspannung	4	Spot 7
3,5	Tonserie	4	Spot 8
1,5	Musik	4	Spot 9
3	Rechnen	4	Spot 10
1	Entspannung		
3,5	Tonserie		
1,5	Musik		
3	Rechnen		
1	Entspannung		
3,5	Tonserie		
1,5	Musik		
2	Baseline (Ende)	1	Baseline
		3	Temperaturerhöhung
		3	Temperaturerniedrigung
42		48	

subtil aggressive und offen aggressive verbale Statements enthielten, auf die die Versuchspersonen verbal reagieren mußten.

Unsere Ergebnisse verweisen auf eine tendenzielle Responsestereotypie bei Migränepatienten – allerdings lediglich in den am migränösen Anfallsgeschehen beteiligten Hirngefäßen. So scheinen Migränepatienten besonders in definierten Leistungssituationen (z. B. Rechenaufgaben) eher mit einer vasokonstriktorischen Gefäßreaktion an der A. temporalis zu antworten. Dabei ergab sich in der Feinanalyse ein interessanter Wechseleffekt (s. Abb. 1 und 2).

Während Migränepatienten – gegenüber Gesunden – in Leistungssituationen vermehrt vasokonstriktorisch reagieren, ergeben sich für soziale Situationen (also Situationen, die auf alltägliche Erlebens- und Verhaltensaspekte gerichtet waren) umgekehrte, d. h. vasodilatatorische Effekte (vgl. Abb. 1). Somit scheint die physiologische Reaktionsweise von Migränepatienten sehr spezifisch auf das pathophysiologische System – die A. temporalis – sowie auf definierte soziale Leistungssituationen gerichtet.

Das von uns durchgeführte Habituationsexperiment (erster Versuchsdurchgang) zeigte keine signifikant unterschiedlichen Habituationsraten zwischen Migränikern und Gesunden (vgl. Abb. 2); das heißt, daß Migränepatienten auf unterschiedliche Tonserien (von 76 dB bis 115 dB) gleich schnell habituieren wie Normalpersonen (vgl. hierzu auch die Studie von Huber 1981). Somit können wir bei Migränepatienten nicht von einem allgemein erhöhten Aktivierungsniveau ausgehen (vgl. Price u. Clark 1979).

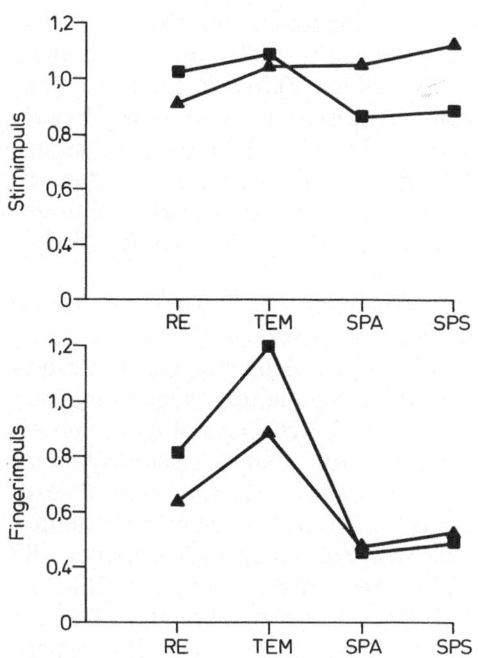

Abb. 1. Stirnpuls und Fingerpuls bezüglich spezifischer Sozial- und Leistungssituationen bei Migränikern (▲) und Normalpersonen (■)

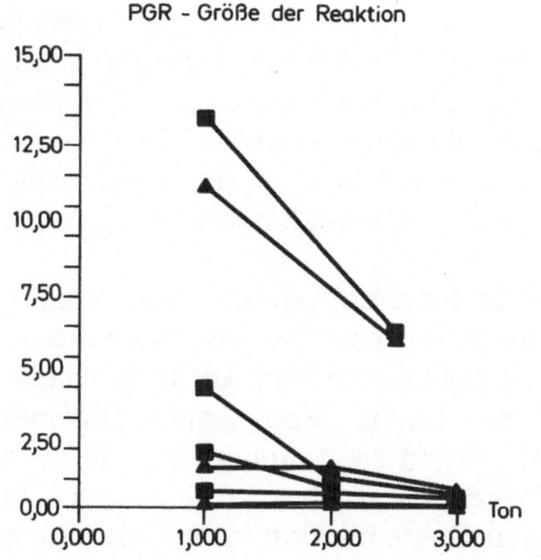

Abb. 2. Habituation auf 4 Tonserien bei Migränikern (▲) und Normalpersonen (■)

Eher praxisbezogene Fragestellungen nahmen Bakal u. Kaganov (1977) mit in den psychophysiologischen Vergleich zwischen Migränepatienten und sog. Spannungskopfschmerzpatienten auf. Die Autoren fragten sich,

- ob sich für die differentialdiagnostische Unterscheidung der Migräne und des Spannungskopfschmerzes spezifische physiologische Indikatoren ergeben und
- ob sich für die Anwendung der Biofeedbacktechniken (EMG) spezifische Prädiktoren aufweisen lassen.

56 Patienten, davon 25 Migräniker, 11 Personen mit kombinierten Symptomen (Migräne und Spannungskopfschmerz) und 20 reine Spannungskopfschmerzpatienten führten über einen 2wöchigen Zeitraum hinweg detaillierte Kopfschmerzaufzeichnungen, die sehr spezifisch auf bestimmte Muskelbereiche des Kopfes bezogen werden sollten. Jeweils 10 Migräniker, Spannungskopfschmerzpatienten und Gesunde nahmen zudem an einer Studie teil, bei der dopplersonographisch die Strömungsgeschwindigkeit des Blutes an der Temporalisarterie sowie die EMG-Aktivität des M. frontalis nach akustischer Stimulation (80 dB) abgeleitet wurde.

Bakal u. Kaganov (1977) konnten feststellen, daß Migräniker und Spannungskopfschmerzpatienten ähnliche Symptomausprägungen und Muskelbereiche angaben. Als entscheidendes differentialdiagnostisches Kriterium wurden Sehstörungen und Übelkeit bei Migränepatienten gegenüber den Spannungskopfschmerzpatienten hervorgehoben. Psychophysiologisch unterschieden sich in dieser Studie Migränepatienten von Spannungskopfschmerzpatienten durch eine signifikant höhere Frontalis-EMG-Aktivität. Dieses Ergebnis steht im Gegensatz zu Cohen et al. (1978), die bei Migränepatienten niedrigere Frontalis-EMG-Spannungen nachwiesen. Allerdings scheinen die Ergebnisse von Bakal u. Kaganov (1977) eher dem klinischen Bild zu entsprechen, das wir bei unseren Untersuchungen feststellen konnten. Danach zeigten sich bei fast $^2/_3$ der Migränepatienten subjektiv deutlich Muskelspannungen im Nacken und im Frontalisbereich.

Bakal u. Kaganov (1977) konnten weiter feststellen, daß Patienten dann besser auf EMG-Biofeedback ansprachen, wenn sie in der psychophysiologischen Untersuchung eine Verminderung der EMG-Aktivität wahrgenommen hatten. Dieses Ergebnis verweist auf die Bedeutung der viszeralen Wahrnehmung bei Migränikern, d. h. daß Patienten, die die selbstregulativen Prozesse zu Beginn oder vor der Therapie erkennen und erleben, dazu neigen, auch verstärkt selbstregulative Steuerungsprinzipien zu übernehmen (vgl. Cohen et al. 1980; Lutzenberger et al. 1980).

Die hier skizzierten Untersuchungen zur Psychophysiologie der Migräne weisen zusammenfassend auf eine Responsestereotypie bei Migränepatienten hin. In besonderem Maße scheinen dabei die am migränösen Anfallsgeschehen beteiligten Hirngefäße im Vordergrund zu stehen. Von einem allgemein erhöhten Aktivierungsniveau bei Migränepatienten können wir aufgrund eigener Untersuchungsergebnisse nicht sprechen. Offensichtlich kann bei Migränepatienten von einer sehr spezifischen Dysregulation in der autonomen Kontrolle intra- und extrakranieller Gefäßsysteme ausgegangen werden. Damit muß für ätiologische Überlegungen die Frage aufgeworfen werden, wie es zu einer solchen gestörten Selbstregulation kommen kann. Eigene Untersuchungen weisen darauf hin, daß Migränepatienten die kortikale Selbstregulation schneller erlernen als Normalpersonen (Birbaumer u. Haag 1981). Somit sind zentrale Regulationsstörungen als mögliche Ursache der verminderten vaskulären Selbstregulation auszuschließen. Bislang muß die Frage, wie es zu dieser gestörten Selbstregulation kommen kann, unbeantwortet bleiben, da experimentelle Studien hierzu fehlen.

Die praktische Bedeutung der hier skizzierten psychophysiologischen Studien liegt u. E. in der Auswahl relevanter psychophysiologischer Parameter. Unsere eigenen Ergebnisse weisen auf die Bedeutung des Erlernens der Selbstregulation im extra- und intrakraniellen Gefäßsystem hin (vgl. Gerber et al., im Druck). Jedoch erscheint ein sehr individualspezifisches Vorgehen aufgrund psychophysiologischer Daten sinnvoll. Im folgenden möchten wir die wesentlichen Komponenten einer psychophysiologischen Untersuchung bei Migränepatienten skizzieren.

4 Planung, Durchführung und Interpretation einer psychophysiologischen Untersuchung

4.1 Planung

Die Planung einer psychophysiologischen Untersuchung orientiert sich zunächst primär an den institutionellen Rahmenbedingungen des Untersuchers. Stehen keine physiologischen Parameter zur Verfügung, muß logischerweise auf Informationen zur selbstregulativen physiologischen Steuerung des Patienten verzichtet werden. In diesem Falle erscheint eine gezielte Befragung des untersuchenden Arztes durch den Therapeuten über zu vermutende physiologische Prozesse des Patienten (etwa des Ausmaßes der Strömungsgeschwindigkeit des Blutes) sinnvoll.

Eine differentielle Indikationsstellung muß sich nicht nur an dem gegebenen therapeutischen Angebot, sondern auch an vorgegebenen Prädiktoren orientieren (vgl. Baumann 1981). Somit ist z. B. für eine klinisch-psychologische Behandlung (etwa der Biofeedbackbehandlung) die Kenntnis der physiologischen Wirkung von Ergotaminpräparaten bei dem zu behandelnden Patienten wichtig.

Wenn wir vom idealen Fall einer großzügigen physiologischen Laborausstattung ausgehen können, sind bei der Planung der psychophysiologischen Untersuchungen nach unseren Erfahrungen folgende methodischen Überlegungen sinnvoll.

Zum einen sollten in erster Linie physiologische Parameter ausgewählt werden, die auf das migränöse Anfallsgeschehen bezogen sind, nämlich das Plethysmogramm als Maß des Blutvolumenpulses und/oder die Dopplersonographie als Maß der Blutströmungsgeschwindigkeit (vgl. Haag et al., in Vorbereitung). Darüber hinaus erscheint die Verwendung des EMG zur spezifischen Analyse der muskulären Aktivität sowie zur Überprüfung einer allgemeinen psychologischen Aktivierung sinnvoll. Schließlich ergibt sich durch die Feststellung, daß viele Migränepatienten über unregelmäßige Atemmuster verfügen, die Notwendigkeit einer kontinuierlichen Kontrolle der Atmung mit Hilfe des Atemgürtels. Ideal wäre eine polygraphische Ableitung der gesamten physiologischen Untersuchung. Da dies in der Praxis sicherlich die finanziellen Möglichkeiten überschreiten wird, erscheint uns zumindest eine kontinuierliche zeitliche sequentielle Aufzeichnung (etwa all 2, 3 oder 5 min) per Hand oder mit Hilfe einer digitalen Anzeige sinnvoll. Zur Überprüfung spezifischer Therapieziele (etwa Senkung der elektromyographischen Aktivität durch Entspannungstraining) sollte die psychophysiologische Untersuchung nach Abschluß der Behandlungsmaßnahmen wiederholt werden. Insbesondere bei der Anwendung physiologischer Behandlungsverfahren (z. B. EMG-Biofeedback) sind Prä-Post-Vergleiche zur Objektivierung von Therapieeffekten erforderlich (s. auch Kap. 7).

4.2 Durchführung und Ablauf

Die Untersuchung sollte in einem Raum durchgeführt werden, in dem externe Reizquellen (wie etwa Lärm) weitgehend ausgeschaltet werden können. Vor der Untersuchung wird der Patient über Sinn und Ablauf der psychophysiologischen Untersuchung unterrichtet. Dabei sollte auf die wichtige Bedeutung körperlicher bzw. physiologischer Reaktionen auf belastende, streßinduzierte Situationen hingewiesen werden. Danach erscheint uns eine Warming-up-Phase wichtig, in der sich der Patient mit den apparativen Gegebenheiten (z. B. den angeklebten Elektroden) vertraut machen kann. Der Patient sollte dabei in einem bequemen Entspannungsstuhl oder Sessel Platz nehmen. Zur Überprüfung extra- und intrakranieller Gefäßreaktionen sollte plethysmographisch die A. temporalis superficialis und/oder dopplersonographisch[1] die A. temporalis superficialis sowie die A. ophtalmica mit Hilfe von anklebbaren Elektroden abgeleitet werden (Abb. 3).

Bei der Untersuchung sollte primär die beim migränösen Anfallsgeschehen betroffene Kopfseite (Lokalisation) berücksichtigt werden. Zur spezifischen Prüfung der Muskelaktivität sollten die beiden Nackenmuskeln (M. trapezius links und rechts) sowie der M. frontalis mit Hilfe eines Oberflächen-EMG erfaßt werden. Sinnvoll erscheint zudem die Erfassung der allgemeinen muskulären Aktivierung durch Anlegen des EMG an den dominanten Unterarm (zur Methodik der Psychophysiologie s. Schandry 1981).

Tabelle 3 verdeutlicht einen möglichen Untersuchungsablauf.

In der ersten Ruheableitung (Baseline) wird der Patient instruiert, sich möglichst ruhig zu verhalten und die Augen zu schließen (Nr. 1). Im nächsten Trial wird er instruiert, sein(e) Gefäß(e) – speziell die A. temporalis – zu verengen. Dabei wird ihm mitgeteilt, daß er irgendwie versuchen sollte, das Gefäß enger zu machen, ohne jedoch eine Strategie zu verfolgen, die auf muskulärer Anspannung basiert (Nr. 2). Nach einer Pause (Nr. 3) erhält der Patient eine Rückkopplung seiner Gefäßmodalitäten (z. B. über einen Kopfhörer), wobei hoher Ton Vasokonstriktion und tiefer Ton Vasodilatation bedeuten könnte (Nr. 4). Erneut wird er instruiert, das (die) Gefäß(e) zu verengen. Nach einer weiteren Pause (Nr. 5) wird der Patient instruiert, sich möglichst tief zu entspannen und dabei insbesondere die Stirn und den Nacken einzubeziehen (Nr. 6). Nach der nächsten Pause (Nr. 7) wird der Patient aufgefordert, von der Zahl 900 jeweils eine Zahl (z. B. 27) so schnell wie möglich abzuziehen, wobei als Leistungskriterium die Schnelligkeit und die

1 In unserem Labor verwendeten wir aufgrund der freundlichen Unterstützung der Fa. Anatomika einen direktionalen Dopplersonographen

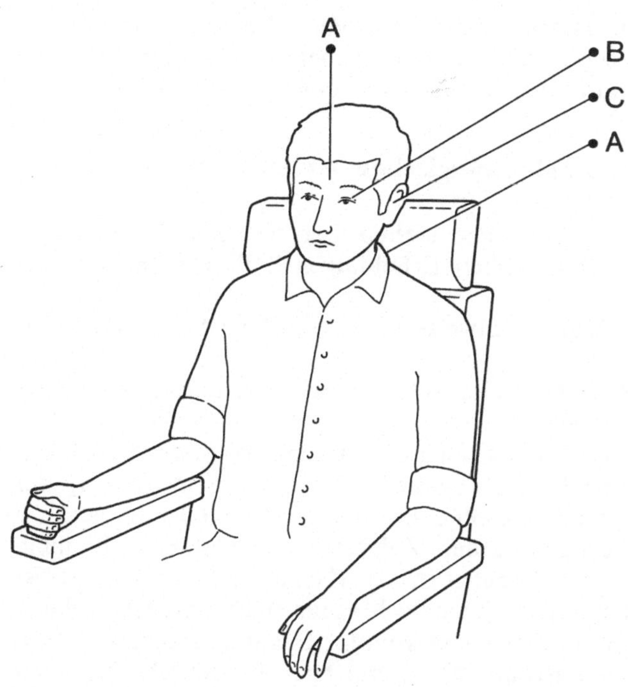

Abb. 3. Ableitungsorte und -methoden bei der psychophysiologischen Untersuchung der Migräne [*A* EMG-Ableitung des M. frontalis und/oder M. trapezius, *B* Dopplersonographie der A. supratrochlearis (Endast der A.ophtalmica), *C* Dopplersonographie und Plethysmogramm der A. temporalis]

Tabelle 3. Beispiel eines psychophysiologischen Untersuchungsablaufs bei einem Migränepatienten

Nr.	Untersuchungsschritte	Zeit (min)
1	Baseline (Prä-)Ruheabteilung 1	3–5
2	Instruktion zur Gefäßverengung *ohne* Feedback (Vasokonstriktion)	3
3	Pause	1
4	Instruktion zur Gefäßverengung *mit* Feedback	3
5	Pause	1
6	Instruktion zur allgemeinen und spezifisch muskulären Entspannung	3
7	Pause	1
8	Instruktion Kopfrechnen	5
9	Pause	1
10	Instruktion Vorstellung „aversiver" Alltagsszenen	3
11	Entspannung	3
12	Baseline (Post-)Ruheableitung 2	3–5

Sorgfaltsleistung hervorgehoben werden sollten. Dem Patienten wird ein Feedback hinsichtlich Erfolg und Mißerfolg am Ende der Zeitgrenze angekündigt (Nr. 8). Einer weiteren Pause folgt die Aufforderung, sich möglichst bildhaft eine Szene vorzustellen, in der der Patient mit dem Partner oder einer anderen wichtigen Bezugsperson eine Auseinandersetzung erlebte. Diese Szene sollte vor der Untersuchung bereits mit dem Patienten abgesprochen werden

(Nr. 10). Die beiden letzten Trials beinhalten erneute Entspannungsinstruktionen (Nr. 11) und die abschließende zweite Ruheableitung (Nr. 12). Die Gesamtdauer der Untersuchung beträgt demnach etwa 30–40 min.

4.3 Interpretation der psychophysiologischen Ableitungen

Für den praxisorientierten Untersucher stehen bei der Auswertung und Interpretation der psychophysiologischen Erhebungen 2 Fragen im Vordergrund:

- Lassen sich aufgrund der Daten Hinweise für eine differentielle Indikation des Patienten finden?
- Lassen sich darüber hinaus Hinweise auf eine selbstregulative Steuerung autonomer Prozesse erkennen?

Diese Fragen betreffen die Analyse der Entspannungstrials, der Feedbacktrials und der Vorstellungstrials. Das Ausmessen (mit einem Lineal) der Amplitudengröße der einzelnen Trials sollte jeweils auf die erste Baseline sowie die vorausgegangene Pause bezogen werden. Zeigt sich eine deutliche Abnahme der Amplitudengröße bei den Feedbacktrials (Nr. 2 und Nr. 4), so ist anzunehmen, daß der Patient selbstregulative Mechanismen entwickeln kann und eine Biofeedbacktherapie indiziert sein könnte (Bakal u. Kaganov 1977). Zeigen sich in den Entspannungstrials (Nr. 6 und Nr. 10) deutliche vasodilatatorische Effekte – bezogen auf die Baseline oder die vorausgegangene Pause –, so scheinen physiotrope Entspannungsverfahren indiziert (etwa das autogene Training). Eine deutliche physiologische Reaktion (Vasokonstriktion) auf Vorstellungsszenen und/oder auf Leistungssituationen (Kopfrechnen) schließt zwar psychophysiologische Therapieansätze (wie z. B. Biofeedback) nicht aus, läßt jedoch eher auf soziale Defizite im Verhalten des Patienten schließen, so daß spezifische psychotherapeutische Verfahren (wie etwa die Konkordanztherapie, s. Kap. 13) sinnvoll erscheinen. Diese eher groben Indikationsschlüsse ergeben sich bislang aus unseren eigenen Erfahrungen in unseren Studien. Empirische Untersuchungen zur differentiellen Indikation und somit zur Bestätigung unserer Indikationsschlüsse stehen bislang aus (vgl. Grawe 1981). Wir meinen jedoch, daß die oben vorgeschlagenen Folgerungen einen weiten Spielraum innerhalb der Indikationsstellung bieten, in den auch weitere wichtige Informationen über den Patienten (z. B. seine Attributionen) mit einbezogen werden müssen (vgl. Kap. 8). So möchten wir hervorheben, daß die psychophysiologische Untersuchung nicht im Sinne einer direkten Zuweisung des Patienten zu einer spezifischen Therapie aufgrund psychophysiologischer Untersuchungsergebnisse interpretiert werden kann. Vielmehr bietet die Psychophysiologie einen Baustein für die Therapieplanung und Indikationsstellung.

7 Therapiekontrolle und therapiebegleitende Diagnostik

W. D. Gerber

1 Einleitung

Nahezu jede Therapieform versucht in irgendeiner Art und Weise den Therapieverlauf zu dokumentieren oder zu kontrollieren. So enthalten die klassischen Falldarstellungen von Sigmund Freud neben theoretischen Überlegungen auch Aufzeichnungen über den Verlauf der Therapie bzw. die Veränderung einzelner Symptome während der Therapie (vgl. Malan 1972). Auch die klientenzentrierte Gesprächspsychotherapie versucht unter besonderer Berücksichtigung der Klient-Therapeut-Interaktion den Therapieverlauf anhand von Fremd- und Selbsteinschätzungen zu beobachten (vgl. Truax u. Carkhoff 1967; Minsel 1974). Während die Therapieverlaufsaufzeichnungen in psychoanalytischen und gesprächspsychotherapeutischen Ansätzen oftmals eher abstrakt oder komplex sind, ergibt sich für die Verhaltenstherapie durch die verhaltens- bzw. symptomorientierte Definition des Therapieziels die Notwendigkeit einer spezifischen operationalen Definition der Therapiekontrolle (vgl. Schulte 1974). Dabei vollzog sich seit den ersten Therapieansätzen von Jones (1924) hinsichtlich der therapiebegleitenden Diagnostik eine deutliche Wandlung. Während Jones (1924) in erster Linie an der systematischen Aufzeichnung der Symptomatik und deren Veränderung interessiert war, wird heute versucht, durch die Einbeziehung experimentalpsychologischer Methoden auch intervenierende Variablen zu kontrollieren (z. B. Therapieerwartung etc.; vgl. Lutz u. Windheuser 1974).

Aufgrund einer erweiterten Definition menschlichen Verhaltens als Ausdruck organisch-physiologischer, motorisch-verhaltensmäßiger und subjektiv-verbaler Reaktionsweisen werden als therapiebedingte Veränderungsmaße physiologische Messungen, Verhaltensbeobachtungen sowie mit Fragebogen erfaßte Stimmungen und Gefühle einbezogen (vgl. Pickenhain 1968; Birbaumer 1973; Legewie u. Nusselt 1975). In besonderem Maße sind diese Veränderungsmaße im zeitlichen Ablauf interessant. So wird heute üblicherweise der Vergleich zwischen dem Ausgangsniveau (Baseline) und dem Endwert (Outcome) als Kriterium des Therapieerfolgs angenommen. Im Sinne von Kontrollmessungen hätten etwa Migränepatienten eine bestimmte Anzahl von Tagen ihre Migräneanfälle vor der Therapie, während und nach der Therapie zu protokollieren. Darüber hinaus wären durch eine therapiebegleitende Diagnostik je nach Indikationsstellung und formulierten Therapiezielen vor, während und nach der Therapie spezifische Veränderungsmaße zu erfassen. Wurde als Therapieziel z. B. die Veränderung von irrationalen Einstellungen definiert, so wird der Therapeut versuchen, anhand von Einstellungsskalen zu prüfen, ob sich die entsprechenden Einstellungen im Verlaufe und am Ende der Therapie gegenüber dem Zeitpunkt vor der Therapie verändert haben. Die Bedeutung der Therapiekontrolle bzw. therapiebegleitenden Diagnostik liegt dabei aus 2 Gründen auf der Hand.

Zum einen lassen sich intendierte therapeutische Maßnahmen in ihrer jeweiligen Wirksamkeit überprüfen und notfalls korrigieren bzw. erweitern (Indikationskontrolle). Zum anderen sind spezifische Therapievariablen, wie z. B. die Therapieerwartung, kontrollierbarer, so daß ein etwaiger Therapiemißerfolg auch durch die Evaluation solcher intervenierender Variablen erklärt werden kann (Kontentkontrolle). Darüber hinaus erlangt die Therapiekontrolle für den Patienten selbst eine wichtige Bedeutung. Durch die Einführung des Patienten in die Selbstbeobachtung seiner Symptomatik wird dem Patienten der Therapieverlauf transparenter gemacht. Er kann mögliche Therapieeffekte selbst durchschauen und erhält zudem die Möglichkeit einer vermehrten Selbstkontrolle (vgl. Lutz u. Windheuser 1974).

Während die Therapieverlaufskontrolle von den intendierten Therapiezielen relativ unabhängig ist, müssen für die therapiebegleitende Diagnostik entsprechend den vorgegebenen Therapieinhalten operational definierte Kriterien angegeben werden (vgl. Goldfried u. Sprafkin 1976). Im folgenden möchten wir zunächst einige Möglichkeiten einer systematischen Therapieverlaufskontrolle skizzieren und anschließend einige wichtige methodische Ansätze der therapiebegleitenden Diagnostik bei der Therapie der Migräne darstellen.

2 Therapiekontrolle

Das *Ziel* der Therapiekontrollmessungen besteht darin, Angaben über die Häufigkeit und das Ausmaß des problematischen Verhaltens (hier Symptomatik) zu erlangen und dessen (deren) Veränderungen im Verlaufe der Therapie statistisch zu bewerten (vgl. Basler et al. 1979). Dabei wird die Durchführung der Therapiekontrolle unabhängig von der jeweils intendierten Therapie auf folgende Zeiträume angelegt:

- 6 Wochen vor Therapiebeginn,
- während der gesamten Therapie und
- mindestens 6 Wochen nach Therapieende (evtl. Follow-up nach $1^1/_2$–2 Jahren).

Zur Kontrolle des Verlaufs der Symptomatik wurden in der modernen Therapieforschung häufig sog. *Kopfschmerztagebücher* verwendet (vgl. z. B. Huber 1981). Das Kopfschmerztagebuch soll die tägliche Registrierung der Anfallshäufigkeit, der Kopfschmerzintensität, der Kopfschmerzdauer, der Medikamenteneinnahme, der Stimmung sowie der Therapieerwartung enthalten. Dabei wird eine möglichst rasche Protokollierung durch den Patienten aufgrund vorgegebener Skalen angestrebt. So soll zum Beispiel der Patient auf einer Skala von 0–5 oder von 0–9 zu einem bestimmten Zeitpunkt seine Kopfschmerzstärke einschätzen und auf dem Protokollbogen angeben (s. Anhang 1).

Nach unseren Untersuchungen erscheint die Protokollierung folgender Variablen zur Therapiekontrolle mit Hilfe des Kopfschmerztagebuches sinnvoll:

1. *Migräneanfallhäufigkeit:* Hier sollten mit dem Patienten genau die Kriterien des Migräneanfalls besprochen werden, so daß eine Verwechslung zwischen Migräneanfall und „Kopfschmerzen" ausgeschlossen wird. Die Registrierung erfolgt durch das Ankreuzen von „ja" oder „nein".
2. *Kopfschmerzintensität:* Die Patienten sollen angehalten werden, sowohl den Kopfschmerz während des Anfalls als auch etwaige sonstige Kopfschmerzformen einzuschätzen. Die einzustufende Skala variiert dabei von 0 (keine Kopfschmerzen) bis 9 (sehr starke Kopfschmerzen).
3. *Stimmungslage:* Zur Überprüfung der Veränderung der Stimmungslage des Patienten sollen diese ihren jeweiligen Gefühlszustand von 0 (sehr schlechte Stimmungslage) bis 9 (sehr gute Stimmungslage) einschätzen (vgl. auch De Jong u. Ferstl 1980).
4. *Therapieerwartung:* Die besondere Bedeutung der Erwartungswirkung bei allen Formen der Psychotherapie ist seit langem bekannt (vgl. Coe u. Bruckner 1977). Insbesondere zur Kontrolle von Heilungswirkungen, die nicht auf die spezifische Behandlungsmethode zurückzuführen sind (sog. Placeboeffekte), sollte bereits vor Beginn der Therapie (Baseline) der Patient seine täglichen Erwartungen an die Therapie einstufen (vgl. Fish 1973). Dabei bedeutet die Bewertung 9 sehr hohe Erwartungen an die Therapie und deren Effekte und 0 entsprechend sehr niedrige Erwartungen (s. Anhang 1).
5. *Registrierung auslösender Bedingungen:* Besonders für die Auswahl relevanter Therapieziele erscheint es sinnvoll, den Patienten anzuhalten, täglich möglichst genaue Ereignisse zu beobachten und aufzuzeichnen, die in irgendeinem Zusammenhang zur Symptomatik stehen könnten (z. B. Ärger im Büro). Nach unseren Erfahrungen bereitet die Analyse solcher auslösenden Bedingungen vielen Patienten enorme Schwierigkeiten. Dies ist wohl primär auf die vorgegebenen Kausalattributionen der Patienten (etwa meine Migräne ist wetterbedingt) zurückzuführen. Aus diesem Grund sollte der Patient nicht nur solche Ereignisse aufzeichnen, die dem Migräneanfall unmittelbar vorausgingen, sondern auch andere Vorkommnisse, die für ihn eine gefühlsmäßige Bedeutung während des Tages haben. Die Aufzeichnung sollte kurz und prägnant sein.
6. *Medikamentenkontrolle:* Die möglichst genaue Aufzeichnung der Art und Anzahl von Schmerz- bzw. Kupierungsmedikamenten erscheint aufgrund neuerer Studien (Cohen et al. 1980; Gerber et al. 1981) eine besondere Bedeutung zu haben. Danach wird als ein wesentlicher Therapieeffekt die Zunahme selbstregulativer Prozesse und somit die Reduktion der Medikamenteneinnahme angenommen (vgl. Cohen et al. 1980). Im Kopfschmerztagebuch soll aus diesem Grund der Patient den Namen des eingenommenen Medikaments, die genaue Dosierung und den Zeitpunkt der Einnahme eintragen.

Zur besseren Verlaufskontrolle bietet sich eine Registrierung der oben genannten Kontrollmaße zu 3 Tageszeitpunkten an (V = Vormittag, Frühstück;

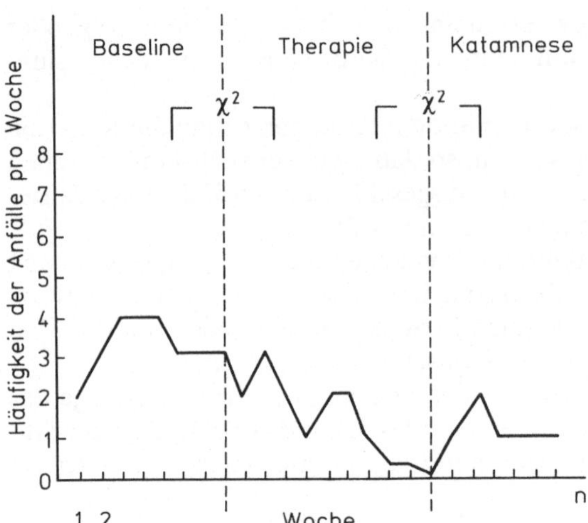

Abb. 1. Beispiel einer graphischen Darstellung des Therapieverlaufs (Migräneanfälle)

M = Mittag, Essen; A = Abend, Essen). So läßt sich der Tagesverlauf der Symptomatik möglichst genau erfassen.

Für einen Therapeuten mag eine übersichtliche graphische Darstellung des Therapieverlaufs mit einer einfachen inferenzstatistischen Verrechnung genügen (s. Abb. 1). Für eher empirisch ausgerichtete Therapieverläufe sind dagegen einzelfallanalytische Datenauswertungen (Therapieverläufe mit Hilfe von ARIMA) vorzuziehen (vgl. Petermann u. Hehl 1979).

3 Therapiebegleitende Diagnostik bei der Behandlung

Das Ziel der therapiebegleitenden Diagnostik leitet sich aus der Notwendigkeit ab, bestimmte intendierte Therapieziele in ihrer Effizienz zu überprüfen (vgl. Lutz u. Windheuser 1974). Dabei orientiert sich die therapiebegleitende Diagnostik an den jeweils vorgegebenen Inhalten der betreffenden Therapie (Kontentkontrolle). So werden etwa Einstellungsskalen zur Anwendung kommen, wenn durch eine Interventionsform explizit daraufhin gearbeitet wird, daß sich bestimmte Einstellungen ändern sollen (wie z. B. bei der Konkordanztherapie, vgl. Kap. 13). Insbesondere bei den multimodalen Therapieansätzen (vgl. Lazarus 1976) wird die therapiebegleitende Diagnostik mehrere Variablen der Kontentkontrolle einbeziehen. Darüber hinaus erscheint durch die oben vorgegebene Ausweitung der operationalen Definition des menschlichen Verhaltens auf 3 Ebenen die Erfassung von Veränderungsmaßen in diesen 3 Ebenen (physiologisch, motorisch und subjektiv-verbal) wichtig.

Während wir in Kap. 6 ausführlich auf die Erfassung physiologischer Maße und deren Veränderung durch therapeutische Maßnahmen eingegangen sind, sollen im folgenden einige andere Veränderungsmaße in ihrem therapeutischen Setting dargestellt werden.

	Tag:	Tag:	Tag:	Tag:	Tag:	Tag:	Tag:
Ort des Schmerzes genau bestimmen, bei größerem Schmerzfeld mehrere Nummern angeben							
	Links	Links	Links	Links	Links	Links	Links
	16				14		14
	Rechts	Rechts	Rechts	Rechts	Rechts	Rechts	Rechts
	14				15		14
links rechts	Na V M A						

Abb. 2. Beispiel einer systematischen Kontrolle der Kopfschmerzlokalisation (*Na*, nachts; *V*, vormittags; *M*, mittags; *A*, abends;)

3.1 Veränderung der Schmerzintensität und -lokalisation

Wir haben oben bei der Darstellung des Kopfschmerztagebuches eine möglichst genaue Erfassung des Verlaufs der Symptomatik hervorgehoben. Dabei ist jedoch eine sehr spezifische Betrachtungsweise der Symptomatik hinsichtlich Schmerzintensität und Schmerzlokalisation nach unseren Erfahrungen nur schwer möglich. Aus diesem Grund erscheint eine mehrtägige differentiellere Erfassung der Schmerzintensität und -lokalisation vor und nach der Therapie sinnvoll. Diese Maßnahmen bieten sich insbesondere dann an, wenn der Patient etwa zum Absetzen seiner Medikation (nach einem Medikamentenabusus) stationär aufgenommen wurde und somit einer gezielteren Kontrolle unterworfen ist. Abbildung 2 zeigt ein Beispiel einer Kontrolle der Schmerzlokalisation.

Dabei soll der Patient alle 2 h auf einer Skala von 0 (= keine Kopfschmerzen) bis 5 (= sehr starke Kopfschmerzen) die Intensität der Kopfschmerzen einstufen. Ebenfalls alle 2 h sollen vom Patienten durch Angabe einer Zahl die genaue Lokalisation der Schmerzen links und rechts eingetragen werden (vgl. Bakal u. Kaganov 1977). Zur genauen Analyse der Medikamenteneinnahme sollen vom Patienten zudem *alle* eingenommenen Medikamente zu den jeweiligen Zeitpunkten aufgeführt werden.

Neben der Funktion einer systematischen Kontrolle der Veränderungen der Schmerzmaße kommt diesen Erhebungen sicherlich auch eine differentialdiagnostische Bedeutung zu (Bakal u. Kaganov 1977). Diese mehrtägigen Protokolle des Patienten sind im Gegensatz zu anderen Veränderungsmaßen nicht auf bestimmte Interventionsformen ausgerichtet und dienen damit nicht explizit der Kontrolle spezifischer therapeutischer Inhalte.

3.2 Veränderung der Attributionen des Patienten

Ausgehend von einer zunehmend stärkeren Betrachtungsweise kognitiver Interpretationen des Therapieprozesses (vgl. Mahoney 1978; Quekelberghe 1979) widmeten sich einige Autoren der Frage des Stellenwertes der *Attribution* im Therapieprozeß (z. B. Tunner 1978; Otto 1979). Attribution meint dabei den

Prozeß, mit dem ein Patient bestimmte Zusammenhänge zu erklären versucht[1]. So versuchen Menschen, eine Störung ihres körperlichen Befindens (z. B. Kopfschmerzen) kausal zu erklären, oder aber sie versuchen, solche Erklärungen durch kompetente Personen zu erhalten (vgl. Quekelberghe 1979). Wir möchten diese Art von Erklärung demnach Kausalattribution nennen und verstehen darunter jenen Prozeß, in dem ein Klient zu Annahmen über die Ursachen seiner (hier psychosomatischen) Beschwerden kommt (vgl. Gerber et al., in Vorbereitung). Darüber hinaus versuchen Menschen auf Annahmen ausgerichtet zu sein, die ihre Störungen verbessern oder gar eliminieren könnten. Diesen Prozeß möchten wir Kontrollattribution nennen und verstehen darunter die Vorstellungen von Klienten, welche therapeutischen Schritte bzw. Behandlungen zur Heilung der Beschwerden führen können (vgl. Gerber et al., in Vorbereitung).

Ohne in diesem Rahmen näher auf theoretische Überlegungen zur Attribution und deren Veränderung einzugehen, können wir davon ausgehen, daß die Veränderung von Kausal- und Kontrollattributionen im Verlaufe der Therapie mit entscheidend für den letztendlichen Therapieerfolg ist (Cameron 1978; Strong 1978; Basler et al. 1979; Cohen et al. 1980). So konnten wir in unseren Untersuchungen einen statistischen Zusammenhang von $r = 0{,}54$ zwischen den Attributionen und dem Therapieerfolg ermitteln. Wie Cameron (1978) hervorhebt, sind die Kausal- und Kontrollattributionen der Mehrzahl der Migränepatienten durch das Hervorheben von medizinischen bzw. organischen Erklärungsansätzen gekennzeichnet. So sind die kausalen Erklärungen der Symptomatik der in unserer Studie aufgenommenen Migränepatienten vorwiegend auf medizinische bzw. organische Ansätze bezogen. Entsprechend geht die Mehrzahl der Patienten von einer medizinischen Kontrolle der Verbesserung ihrer Symptomatik aus (Medikamenteneinnahme).

Wenn wir von Änderungen der Attributionen sprechen, so verstehen wir darunter die Verminderung eben solcher medizinischer Kausal- und Kontrollattributionen bei gleichzeitiger Zunahme von psychologischen Kausal- und Kontrollattributionen (vgl. Birbaumer u. Haag 1981). Konkret bedeutet dies, daß Patienten, die vor der Therapie ihre Symptomatik vermehrt mit Witterungseinflüssen in Verbindung brachten (d. h. organische Kausalattributionen), nach der Therapie psychologische Auslöserbedingungen (wie etwa Ärger, Streß) erkennen ließen (d. h. psychologische Kausalattributionen). In besonderem Maße werden therapeutische Effekte durch eine Veränderung der Kontrollattributionen bedingt sein, wobei die Zunahme von selbstregulativen Handlungen bei gleichzeitiger Zurückweisung einer Fremdsteuerung (z. B. durch Medikamente) im Vordergrund steht. Somit kann davon ausgegangen werden, daß insbesondere jene Patienten von der jeweiligen Therapie profitieren, die ihre Medikamenteneinnahme deutlich senken und alternative Bewältigungsstrategien enwickeln (vgl. Gerber et al. 1981).

Die Messung von Attributionen und deren Veränderungen erweist sich nach wie vor als methodisch schwierig (vgl. Meyer-Korte u. Schraivogel 1980,

---

1 Eine ausführliche Diskussion der Attributionstheorien findet sich bei Heider (1958), Jones u. Davis (1971) sowie Kelley (1967)

unveröffentl. Diplomarbeit, Tübingen). Für unsere Untersuchungen entwickelten wir einen Attributionsfragebogen, den wir dem von Pilowsky u. Spence (1976) konstruierten Illness Behaviour Questionaire (JBQ) entlehnten. Aufgrund einer Reihe von Erprobungsversuchen sowie einer systematischen Itemanalyse und Faktorisierung des Fragebogens (Gerber et al., in Vorbereitung) ergab sich ein 24 Items umfassender Attributionsfragebogen (AFM, s. Anhang 2), der 4 Dimensionen beinhaltet:

I. Dimension:
Medizinische Kausalattribution (MKA). Itemnummer: 1, 6, 15, 16, 23, 24.

II. Dimension:
Medizinische Kontrollattribution (MKO). Itemnummer: 8, 12, 13, 14, 21, 22.

III. Dimension:
Psychologische Kausalattribution (PKA). Itemnummer: 2, 3, 9, 10, 17, 19.

IV. Dimension:
Psychologische Kontrollattribution (PKO). Itemnummer: 4, 5, 7, 11, 18, 20.

Die Überprüfung der Veränderungen der Attributionen (prä/post) erfolgt durch eine zunächst einfache Summation der einzelnen Werte der 5poligen Skalen (für jede Dimension ergibt sich eine Variationsbreite von etwa 6–30). Eine Subtraktion der Zahlen vor der Therapie und nach der Therapie ergibt schließlich den Veränderungswert.

Insbesondere bei all den Interventionsformen, bei denen die Übernahme selbstregulativer Prozesse im Vordergrund steht, wird eine Zunahme der psychologischen Kausal- und Kontrollattributionen induziert sein, so etwa bei Entspannungstechniken, Biofeedbacktherapien und allen psychotherapeutischen Ansätzen. Bei geringen therapeutischen Effekten sollte geprüft werden, ob nicht verzerrte Attributionen eine gewichtige Rolle spielen könnten (vgl. Cameron 1978).

3.3 Kontrolle der Therapieerwartung

Neben der Kausal- und Kontrollattribution der Patienten kommt der Therapieerwartung vor, während und nach der Therapie eine besondere Rolle in der Deutung von Therapieeffekten zu (vgl. u. a. Halder 1977). So konnten wir in unseren Studien feststellen, daß bereits eine in Aussicht gestellte Therapie bei unseren Patienten zu einer Reduktion der Beschwerden führte. In vielen Fällen konnte die verbale Häufigkeitsangabe von Anfällen durch die Patienten anhand der systematischen Erhebung mit Hilfe von Kopfschmerztagebüchern nicht bestätigt werden, d. h. die Patienten registrierten in der ersten Beobachtungsphase (Baseline) tatsächlich weniger Migräneanfälle als sie vorher erfahrungsgemäß mündlich angaben. Dieser anzunehmende „Placeboeffekt“ erscheint für die Interpretation des Therapieeffekts außergewöhnlich bedeutsam, so daß eine

Kontrolle der Therapieerwartung eine notwendige Bedingung zur Durchführung der Therapie, ungeachtet der jeweiligen Therapieform, sein muß (vgl. Birbaumer u. Haag 1981). So ist es in der klientenzentrierten Gesprächstherapie schon lange üblich, Therapieerwartungen und -einschätzungen von seiten des Klienten und Therapeuten zu erheben (vgl. Minsel 1974).

Wie oben angemerkt, erscheint eine tägliche Einschätzung der Therapieerwartung durch den Patienten zur Kontrolle des Placeboeffektes wichtig. Allerdings erlaubt diese Protokollierung lediglich eine quantitative Einschätzung der Therapieerwartung. Darüber hinaus ist jedoch u. E. auch eine genauere Analyse der Bewertung einzelner therapiespezifischer Inhalte durch den Patienten bedeutsam. So erscheinen folgende Aspekte interessant:

1. Wie bewertet der Patient seine Fortschritte oder Rückschritte?
2. Welche Probleme ergeben sich durch die Therapie?
3. Wie bewertet der Patient bestimmte Übungen?
4. Wie beurteilt der Patient das Verhältnis zwischen Therapeut und Patient, d. h. wie zufrieden ist er mit ihm?
5. Wie bewertet der Patient die Therapie hinsichtlich seiner Probleme?

Diese Aspekte versuchten wir durch einen Fragebogen zu erfassen, der am Ende jeder Sitzung dem Patienten vorgelegt wurde. Obwohl dieser Fragebogen nicht empirisch validiert wurde und auch im Sinne sozialer Erwünschtheit verzerrt sein mag, gibt er dem Therapeuten doch einige wichtige Hinweise zum Therapieverlauf. Entscheidend wird dabei jedoch zudem die persönliche Aussprache zwischen Therapeut und Klient sein.

3.4 Veränderungen von Einstellungen

Eine Reihe von Autoren verweisen auf rigide Einstellungssysteme bei Migränepatienten (vgl. auch Kap. 13), die sich im Sinne von Ellis (1977) als „irrationale Einstellungen" ansehen lassen. „Möglichst immer pünktlich und ordentlich sein", „immer hilfsbereit sein" usw. sind solche Einstellungen, die sich als Verhaltensabsichten und auch als tatsächliches Verhalten für die Patienten als außerordentliche Belastungen erweisen können. Denn häufig führen solche „extremen" Einstellungen dazu, daß Patienten sich selbst unter psychischen Druck setzen, nur um sich einstellungskonform zu verhalten (vgl. Gerber, in Vorbereitung).

In einigen therapeutischen Ansätzen wird aus diesem Grunde auf eine systematische Veränderung solcher Einstellungen und Verhaltensabsichten abgezielt, so etwa bei multimodalen Therapieansätzen (hier speziell die kognitive Umstrukturierung, vgl. Goldfried u. Goldfried 1977), aber auch bei gesprächspsychotherapeutischen und psychoanalytischen Ansätzen. Aus diesem Grunde erscheint die Erfassung von Einstellungen und deren Änderungen im Laufe der Therapie zur Überprüfung der intendierten Therapieziele wichtig.

Empirisch überprüfte Skalen zur Messung spezifischer irrationaler Einstellungen liegen unseres Wissens bislang nicht vor. Aus diesem Grunde wurden in unseren Untersuchungen solche Skalen entwickelt und statistisch evaluiert. Da wir nicht von Einstellungen per se, sondern von der Zielsetzung der Verhaltensvorhersage ausgingen, wählten wir einen theoriegeleiteten Ansatz zur Erfassung spezifischer Verhaltensdeterminanten. Auf dem Hintergrund der Einstellungs-/Verhaltensproblematik (Benninghaus 1976) lehnten wir uns dabei an das Fishbein-Modell an, das sich zur Vorhersage von Verhaltensintentionen als brauchbar erwiesen hat (vgl. Bergius 1976; Gerber 1978). Danach läßt sich das Verhalten bzw. die Verhaltensabsicht eines Patienten aus der Kenntnis seiner Einstellungen gegenüber dem betreffenden Verhalten („attitudes versus action“; A_{act}) und seiner normativen Bewertungen und Überzeugungen [„normative beliefs and motivation to comply“; (NB) (Mc)] vorhersagen[2]. Dabei ergibt sich folgende algebraische Funktion:

$$B \sim BI = \Sigma(A_{actw_0} + \Sigma\ (NB;)\ (Mc;)_{w_1}\ .$$

Demnach ist die Intention eines Individuums, ein bestimmtes Verhalten (BI) zu realisieren bzw. ein tatsächliches Verhalten (B) zu zeigen, eine Funktion seiner Attitüde (Einstellung) gegenüber der Realisierung des Verhaltens in einer Situation (A_{act}), der Normen, die dieses Verhalten in dieser Situation bestimmen (NB) und seiner Motivation, sich diesen Normen zu unterwerfen („motivation to comply“; Mc). Die beiden Prädiktoren haben dabei in jeder Handlung empirisch zu bestimmende Regressionsgewichtungen (w_0 und w_1).

Grundsätzlich sind alle für den Therapeuten interessanten Einstellungen und Verhaltensabsichten methodisch mit diesem Modell erfaßbar. In unseren Untersuchungen beschränkten wir uns auf die Erfassung folgender 2 Dimensionen, die sich aufgrund der Migräneliteratur ableiten lassen (vgl. hierzu auch Kap. 4):

1. Umgang mit Ordentlichkeit, d. h. „immer ordentlich und gewissenhaft sein“.
2. Umgang mit Leistung, d. h. „beruflich und privat immer erfolgreich sein“.

Diese beiden Dimensionen werden als Einstellungen in Anlehnung an Osgood et al. (1957) mit Hilfe des 7stufigen semantischen Differentials erfaßt.

Bei der normativen Komponente wurde a priori die Bezugsgruppe Eltern und Partner als bedeutsam angenommen und ebenfalls 7stufig erfaßt.

Im Anhang 4 ist der Fragebogen mit Angabe der einzelnen Komponenten abgedruckt. Für den Praktiker mag dabei ein inhaltlicher Vergleich vor und nach der Therapie genügen. Besser ist jedoch eine regressionsanalytische Verrechnung des Fragebogens zur Bestimmung der beiden Regressionsgewichtungen sowie der multiplen Korrelation.

---

2 Wir möchten in diesem Rahmen nicht näher auf diese Theorie eingehen und verweisen auf die ausführlichen Darstellungen bei Fishbein (1967), Fishbein u. Ajzen (1975) sowie Gerber (1978)

Tabelle 1. Art der Therapiekontrolle

Art der Erhebung	Material	Siehe Anhang	Meßzeitpunkte und Dauer
Verlauf: Symptomatik Medikamente Stimmung Therapieerwartung Auslösende Bedingungen	Kopfschmerz-tagebuch	Anhang 1	Mit erstem Kontakt bis Therapieende
Lokalisation	Lokalisations- und Intensitäts-tagebuch	Anhang 3	Mit erstem Kontakt, etwa 10 bis 14 Tage vor und nach der Therapie
Kausal- und Kontroll-attributionen	Attributions-fragebogen für Migräniker (AFM)	Anhang 2	Vor und nach der Therapie
Kontrolle der Therapie-erwartung	Therapie-erwartungs-fragebogen	–	Nach jeder Therapiesitzung
Erfassung irrationaler Einstellungen und Verhaltensabsichten	Fragebogen zur Einstellung und Intention zum Ordentlichkeits- und Ehrgeiz-verhalten	Anhang 4	Vor und nach der Therapie
Erfassung von Verhaltens-elementen: Mimik Gestik Selbstsicherheit	Verhaltenstest (Themenliste)	–	Vor und nach der Therapie

3.5 Veränderung von Verhaltenselementen

In unseren Untersuchungen führten wir des weiteren zur Überprüfung der motorischen Ebene (vgl. Birbaumer 1973) sog. Verhaltenstests durch. Dabei wurden die Patienten in einer relativ standardisierten sozialen Situation mit verbalaggressiven Verhaltenstendenzen eines Versuchsleiters konfrontiert. Die Patienten erhielten eine Liste von 15 Diskussionsthemen, aus der sie vor und nach der Therapie ein Thema auswählen sollten, zu dem sie eine möglichst feste Meinung hatten (z. B. für oder gegen Atomkraftwerke). In einem Streitgespräch sollten dann die Patienten ihre Meinung vertreten. Diese Diskussion wurde auf Videoband aufgezeichnet und von neutralen Beobachtern u. a. nach Kriterien wie Selbstsicherheit sowie Ausdruck der Mimik und Gestik ausgewertet.

Für den Praktiker, der über ein Videoaufzeichnungsgerät verfügt, mag eine globale Einschätzung der Verhaltensänderung (prä/post) genügen. Bei der Evaluation von Therapieeffekten durch „Social-skill-Übungen“ und „assertive training" (s. Kap. 13) sollten damit eher qualitative Aspekte im Vordergrund stehen, etwa Fragen wie

- Kann sich der Patient besser durchsetzen, oder läßt er sich weiterhin leicht überzeugen?
- Ist die Mimik/Gestik lebhafter, oder gibt es Anzeichen auf Verspannungen?

Diese und eine Reihe anderer Fragen lassen sich durch den Vergleich der Aufzeichnungen vor und nach der Therapie beantworten. Die Vorlage von Themen ermöglicht eine Wiederholbarkeit des Verhaltenstests, da sich der Patient jeweils prä und post andere Themen auswählen kann.

Die hier vorgeschlagenen therapiekontrollierenden und therapiebegleitenden Maßnahmen lassen sich wie folgt in ihrer Zuordnung schematisch zusammenfassen (Tabelle 1).

8 Differentielle Therapieindikation

G. Haag

Wir haben in den vorangegangenen Kapiteln, die nach unserer Erfahrung wichtigen und notwendigen bzw. sinnvollen diagnostischen Schritte dargelegt. Hier geht es um die Frage, wie eine Entscheidung bezüglich der einzuleitenden Therapie getroffen werden kann. Zur systematischen Therapieplanung und Indikationsstellung müßte eigentlich das Wissen über die in den nachfolgenden Kapiteln beschriebenen Therapieformen vorausgesetzt werden. Wir haben uns dennoch entschlossen, die Frage nach der Indikationsstellung an diese Stelle des Buches zu plazieren, da wir uns dem Schema auf S. 3, das den diagnostisch-therapeutischen Ablauf in der Praxis wiedergibt, richten wollen. Dort folgt auf die Diagnostik zunächst die Indikationsstellung.

1 Zum Problem der Indikationsstellung bei Migräne

London (1972) beschrieb das Indikationsproblem in sehr einfacher Weise so: „Welche therapeutische Technik bewirkt welche Effekte, bei wem bzw. welcher Störungsform?“ Es geht also um die Frage, welche Therapie anhand der diagnostischen Daten und des empirisch begründeten Wissens über die Wirksamkeit einzelner Therapien, unter Berücksichtigung der Fähigkeiten des Therapeuten, bei einem bestimmten Patienten am erfolgversprechendsten ist, oder auch, welcher Patient welche Behandlung benötigt, um ein maximale Besserung zu erzielen (Haag et al. 1981). Diese Fragestellung ist bei Migränekranken besonders bedeutsam und nicht leicht zu beantworten, da es sich beim heutigen Stand des Wissens bei Migräne um eine sowohl physiologisch als auch psychologisch uneinheitliche Erkrankungsform handelt.

Bevor wir, möglichst konkret und praxisnah, darauf eingehen, welche Faktoren dem zu einer Indikationsstellung führenden Entscheidungsprozeß zugrunde liegen sollten, möchten wir kurz die derzeitig übliche Praxis skizzieren. Bisher ist es üblich, bei der Indikationsstellung weniger vom Patienten als vom Therapeuten (seiner Arbeits- und Berufssituation, seinen Kenntnissen und Vorlieben für bestimmte therapeutische Verfahren) sowie soziologischen (u. a. Kostenregelung) und organisatorischen (Institutionen) Bedingungen auszugehen.

Grawe (1981, S. 222) betont, daß „Randbedingungen“ in Wirklichkeit für das konkrete, therapeutische Vorgehen oft ganz entscheidend sind; er zählt hierzu die institutionellen Bedingungen, unter denen die Therapie durchgeführt wird, die konkreten Lebensbedingungen des Patienten, Merkmale des Patienten, die in dem Therapiesystem nicht ausdrücklich berücksichtigt sind (Alter, organische Beeinträchtigungen, Bildungsgrad, Sprache usw.), Merkmale, Eigenarten und Arbeitsbedingungen des Therapeuten (Zeitdruck, Arbeitsüberlastung, bestimmte Abneigungen und Vorlieben, momentane Interessenlage wie Ausbildungsinteressen usw., Urlaubsplanung u. v. a.). „Diese Bedingungen können allesamt erheblichen Einfluß darauf haben, was der Therapeut nun wirklich beschließt, mit diesem konkreten Patienten zu machen". Zusammenfassend meint Grawe, daß rein fachliche Gesichtspunkte bei der Durchführung einer Therapie keine so beherrschende Rolle spielen, daß es gerechtfertigt wäre, die Indikationsstellung überwiegend auf fachliche Gesichtspunkte auszurichten. Er geht davon aus, daß Indikationsstellungen davon abhängig seien, welche Therapien in erreichbarer Nähe überhaupt zur Verfügung stehen, ob sie in realistischer Frist und zu vom Patienten finanzierbaren Bedingungen verfügbar sind, ob aus rechtlichen Gründen eine Überweisung möglich ist etc. Sie sei aber auch davon abhängig, wieviel der indikationsstellende Therapeut über die Existenz und das Vorgehen der potentiell verfügbaren Therapiemethoden wisse. Grawe meint weiter, daß diese Schilderung des Prozesses der Indikationsstellung dem tatsächlichen Zustand eher entspreche als das ideale Ziel einer Indikationsstellung nach rein wissenschaftlichen Gesichtspunkten.

Bezüglich der derzeit üblichen Behandlung von Migränepatienten trifft diese Analyse Grawes sicher zu. Der erstmals unter Migräneanfällen leidende Patient wird im allg. bei einem Arzt Hilfe suchen. Dieser wird nach einer Untersuchung und differentialdiagnostischer Abklärung eines der üblichen Analgetika oder Migränemedikamente verordnen. In manchen Fällen gelingt es mit diesem Präparat, die Anfälle des Patienten zu mildern und in erträglichen Grenzen zu halten. Dies kann bedeuten, daß er nun über Jahrzehnte von diesem Präparat abhängig sein wird und womöglich im Laufe der Zeit die Dosierung steigern muß. Auf die sonstigen negativen Folgen, wie Nebenwirkungen und Suchtgefahr, wurde oben ausführlicher eingegangen. Gehört nun der Patient zu den etwa 50% der Patienten, denen medikamentös nicht oder nur unbefriedigend geholfen werden kann, so kann dies zum Beginn einer der zahlreichen „Patientenkarrieren" führen. Sein Weg führt ihn dann von einem Therapeuten zum anderen, immer wieder bekommt er neue Medikamente verordnet, sucht evtl. sein Heil bei einem Heilpraktiker usw. Von unseren Patienten hatten wegen ihrer Migränebeschwerden[1] 65,5% ihren Hausarzt, 38,9% einen Neurologen, 12,4% einen Internisten, 29,2% einen Heilpraktiker aufgesucht. Mit Akupunktur wurden 35,4% behandelt, mit Neuraltherapie 14,2%, mit autogenem Training 8% und mit Psychotherapie nur 4,4%. Weitere 37,2% hatten sonstige Behandlungsmaßnahmen (z. B. Kuraufenthalte) durchgemacht. All diesen Patienten hatte trotz der vielen Therapeutenkontakte nicht wirklich geholfen werden können, und sie waren daher weiterhin auf der Suche nach Hilfe. Diese unbefriedigende Situation liegt einerseits daran, daß Ätiologie und Pathophysiologie der Migräne noch unklar und das empirische Wissen über die Wirksamkeit therapeutischer Strategien noch gering ist. Andererseits liegt es zu einem großen Teil aber sicher auch an der oben beschriebenen Praxis der Indikationsstellung, die von empirischem Wissen über die Effekte einzelner

1 Bei den Angaben waren Mehrfachantworten möglich

Therapiemethoden nur wenig beeinflußt wird. Wir sehen daher ein Hauptanliegen dieses Buches darin, das Wissen des in der Behandlung von Migränekranken tätigen Therapeuten zu erweitern, v. a. im Hinblick auf eine weniger durch die oben beschriebenen „Randbedingungen" als durch im weitesten Sinne wissenschaftlich begründbare Entscheidungen beeinflußte Indikationsstellung.

2 Empirische Ergebnisse

Zum Problem der differentiellen Therapieindikation bei Migräne liegen nur wenige gut kontrollierte Studien vor, d. h. meist fehlen Kontrollgruppen und längerfristige Nachuntersuchungen. Die Methodik ist oft mangelhaft, d. h. die Erfolgsbewertung erfolgt meist qualitativ („gebessert"/„nicht gebessert") und nicht quantitativ, und die Statistik besteht aus Prozentangaben. Dies trifft v. a. für die Überprüfung der Wirksamkeit medikamentöser Therapie zu. Hier sind Angaben wie „90% der Patienten nannten die Wirkung befriedigend bis sehr gut" oder „in 70% der Fälle konnte eine positive Wirkung erzielt werden" an der Tagesordnung. Derartig subjektive Globalaussagen halten einer wissenschaftlichen Überprüfung nicht stand.

Lediglich aus dem Bereich der Verhaltensmedizin gibt es einige Studien, die mit Einschränkungen als methodisch gut kontrolliert bezeichnet werden können. So erzielten z. B. Mitchell u. White (1977) mit einem Selbstkontrolltraining, kombiniert mit sozialem Verhaltenstraining, signifikant bessere Effekte als mit Entspannungstraining und Selbstdesensibilisierung. Lake et al. (1977, 1979) fanden keinen Unterschied zwischen der Wirksamkeit von EMG-Biofeedback des M. frontalis, Handtemperaturfeedback, einer Kombination von Handtemperaturfeedback sowie rational emotiver Therapie (RET; s. Kap. 13) und einer Wartelistenkontrollgruppe.

Sturgis u. Adams (1979) erzielten bei Migränekopfschmerzen bessere Erfolge mit Biofeedback der Temporalisamplitude als bei Spannungskopfschmerz, bei dem Biofeedback des M. frontalis erfolgreich war.

Elmore u. Tursky (1980) verglichen Biofeedback der Temporalispulsamplitude mit Handtemperaturfeedback, wobei ersteres erfolgreicher war. Dagegen fanden Gauthier u. Bois (1980) keinen Unterschied zwischen Abkühlen oder Erwärmen der Temporalarterie und Abkühlen oder Erwärmen der Hand. Ebenso zeigten sich bei Quintanar et al. (1980) keine deutlichen Unterschiede zwischen Biofeedback der Temporalpulsamplitude und Biofeedback der peripheren Fingerpulsamplitude. Cohen et al. (1980) fanden keine Unterschiede zwischen Entspannungstherapie α-Biofeedback und Handerwärmungstraining.

Wir selbst führten 2 Studien zur differentiellen Indikation bei Migräne durch (Haag et al. 1981 sowie Birbaumer u. Haag 1981). In der ersten Studie verglichen wir 3 Therapieformen (Social-skill-Training, mit dem Ziel einer Erweiterung des Verhaltensrepertoires, kognitive Therapie zur Veränderung störungsspezifischer Einstellungen sowie eine autonom-physiologische Therapie zur Reaktivierung des betroffenen somatischen Systems). In einer weiteren Studie verglichen wir wiederum 3 Therapieformen, und zwar Pulsamplitudenfeedback der A. temporalis (s. Kap. 12), Konkordanztherapie (s. Kap. 13) und Entspannungstherapie (s. Kap. 11). In beiden Studien wurden die Patienten mehrmals einer intensiven Diagnostik auf 3 Ebenen unterzogen und begannen mindestens 40 Tage vor Therapiebeginn mit dem Führen eines Kopfschmerztagebuches (s. Anhang 1). In beiden Untersuchungen wurden die Kopfschmerztagebücher hinsichtlich Anfallshäufigkeit, Intensität der Kopfschmerzen und Medikamentenverbrauch zeitreihenanalytisch ausgewertet.

Außer in der Entspannungsgruppe der zweiten Studie erhielten alle Patienten 2 unterschiedliche Therapien (Cross-over-Versuchsplan). Die Behandlungsdauer betrug insgesamt in der ersten Studie 24 Sitzungen (2mal 12), in der zweiten Studie (2mal 10) zu jeweils 90 min.

Die Ergebnisse beider Studien zeigten, daß die *Behandlungsdauer* offensichtlich einen entscheidenden Einfluß hat, d. h. die Erfolge waren nach 24 bzw. 20 Sitzungen signifikant größer als nach 12 bzw. 10 Sitzungen, unabhängig von der Therapieart. In der ersten Studie zeichnete sich zwar ein leichter Indikationseffekt ab, d. h. die Patienten zeigten bei den Therapien, die aufgrund der Diagnostik als indiziert angesehen wurden, größere Fortschritte als nach den weniger indizierten Therapien. Dieser Effekt war allerdings wesentlich geringer als der Einfluß der Therapiedauer, doch lassen die Ergebnisse erkennen, daß der Indikationsstellung auf der Basis einer umfangreichen Diagnostik eine gewisse Bedeutung zukommt. In beiden Studien zeigte sich eine tendenzielle, jedoch nicht signifikante Überlegenheit von Biofeedback gegenüber den anderen Verfahren. Jedoch waren diese Effekte stark vom Zeitfaktor überlagert.

Insgesamt zeigten zwischen 50 und 70% der Patienten signifikante Verbesserungen ihrer Symptomatik. Dies entspricht der üblicherweise berichteten Effektivität verhaltensmedizinischer Techniken.

Die in der Literatur mitgeteilten und unsere eigenen Ergebnisse zeigen, daß noch keine fundierten, zusammenfassenden Aussagen bezüglich einer differentiellen Therapieindikation bei Migräne gemacht werden können. Wir müssen uns daher vorläufig auf Einzelaspekte bei der Indikationsstellung beschränken. Wegen der unzureichenden empirischen Fundierung ist es notwendig, Indikationsaussagen bisher vorwiegend aus Erfahrungen und Beobachtungen abzuleiten. Im Hinblick auf die Erläuterungen in Abschn. 1 scheint es uns jedoch wichtig, die unten angeführten Teilaspekte bei der Indikationsstellung zunehmend zu berücksichtigen. Gleichzeitig ist es Aufgabe einer praxisnahen Forschung, weitere, nach Möglichkeit interdisziplinäre Studien zur differenziellen Indikation durchzuführen, wie sie etwa Grawe (1981) vorschlägt.

3 Mögliche Indikationsrichtlinien für die Praxis

Die Indikationsstellung kann in der Praxis grundsätzlich unter 2 unterschiedlichen Aspekten erfolgen, die sich als Selektion von Patienten (s. 3.1) bzw. Selektion von Therapien (s. 3.2) bezeichnen lassen (vgl. Baumann 1981, S. 4).

3.1 Selektion von Patienten

Hierbei wird von einer bestimmten Therapieform (die vom Therapeuten beherrscht bzw. üblicherweise angewandt wird) ausgegangen und deren Erfolgswahrscheinlichkeit bei einem bestimmten Patienten abgeschätzt, z. B.: „Ist Psychoanalyse bei diesem Patienten indiziert bzw. sinnvoll?“ Zu dieser Art der Indikationsstellung möchten wir im folgenden einige Anhaltspunkte geben.

3.1.1 Medikamentöse Therapie

Dies ist die derzeit gebräuchlichste Behandlungsform. Die meisten Autoren (Ärzte) geben ihr den Vorrang vor allen anderen therapeutischen Möglichkeiten und bezeichnen sie als die Therapie der Wahl. Die Einnahme von Medikamenten zur Behandlung der Migräne birgt jedoch die Gefahr von Nebenwirkungen wie Übelkeit, Erbrechen, Magenkrämpfen, Durchfall, Taubheitsgefühl, Muskelschwäche, Leberfunktionsstörungen etc. (vgl. Lucas u. Falkowski, 1973; Brodgen et al. 1976; Graham 1979 a, b sowie Capel et al. 1979). Außerdem läßt sich in den letzten Jahren ein zunehmender Mißbrauch von Kopfschmerzmedikamenten beobachten. Unsere Erfahrungen decken sich in etwa mit denen von Heyck (1975), der bei jedem 8.–10. Migränepatienten die Einnahme von täglich 3 und mehr Kopfschmerztabletten registrierte. Es ist bekannt, daß ein Abusus von Migränemedikamenten migräneähnliche Symptome hervorrufen kann, so daß bei diesen Patienten oft gar nicht mehr zwischen einer ursprünglichen Migräne und den Folgen chronischer Medikamenteneinnahme unterschieden werden kann. In solchen Fällen ist oft schon ein Absetzen bzw. eine Reduktion von Medikamenten heilsam. Dies bedeutet, daß bei Patienten, die täglich 2 und mehr Migränemedikamente einnehmen, eine Reduktion dieser Präparate therapeutisch im Vordergrund stehen muß.

Es sollte auch nicht verschwiegen werden, daß z. B. erst vor kurzem der für die Intervalltherapie gepriesene Wirkstoff Oxetoron (vgl. Christiani 1979) wegen fraglicher Kanzerogenität aus dem Verkehr gezogen wurde. Unter Berücksichtigung der genannten Faktoren sollten für die Intervalltherapie vorrangig nebenwirkungsfreie Therapien (s. Kap. 9) zur Anwendung kommen. Medikamente sollten nach Möglichkeit der Notfalltherapie, z. B. der Behandlung schwerer Migräneattacken bzw. eines Status migraenosus vorbehalten bleiben.

3.1.2 Hypnose und Akupunktur

Diese Verfahren sind nur dann indiziert, wenn ein Patient wirklich suggestibel ist, was sich mit einfachen Tests überprüfen läßt. Dabei ist die Technik der verdeckten, negativen Verstärkung v. a. bei depressiven Patienten indiziert.

Außerdem sollte der Patient von der Wirksamkeit der Therapie überzeugt sein. Neuere verhaltensanalytisch ausgerichtete Hypnosetechniken (vgl. Birbaumer u. Zimmer 1981) sind bei solchen Patienten indiziert, die über chronische Schmerzzustände bzw. hohe Schmerzintensitäten klagen, Transkutane Nervenstimulation (TNS) ist v. a. dann erfolgversprechend, wenn die Migräne nicht länger als 1 Jahr besteht.

Die vorliegenden positiven Ergebnisse zur TNS und Akupunktur werden durch die mangelhafte Methodik der Studien beeinträchtigt. Eine entsprechende Indikationsaussage ist daher kaum möglich.

3.1.3 Entspannungstechniken

Sie sind als spezifische Intervention, v. a. bei chronischer oder auf spezifische Reize bezogener, erhöhter sympathischer Aktivierung indiziert. Erhöhte Aktivierung ist anhand einer psychophysiologischen Untersuchung oder einer ausführlichen Verhaltensanalyse diagnostizierbar und kann sich z. B. in erhöhten muskulären Spannungen, entsprechenden Veränderungen der elektrischen Hautleitfähigkeit etc. äußern (s. Kap. 11). Von den verschiedenen Übungen des autogenen Trainings sind v. a. die Schwere- und Wärmeübung vorteilhaft. Das muskuläre Entspannungstraining nach Jacobson (1938; s. Kap. 11) ist dann besonders wirksam, wenn es als Streßbewältigungstraining sehr spezifisch auf migräneauslösende Faktoren bezogen wird. Hierzu ist wiederum eine Verhaltensanalyse Voraussetzung.

3.1.4 Biofeedbacktechniken

Hiervon sind derzeit zur Migränebehandlung in der Praxis nur EMG- oder Hauttemperaturfeedback sinnvoll anwendbar. EMG-Feedback bietet sich besonders dann an, wenn tatsächlich eine erhöhte Muskelspannung vorliegt. Dies sollte grundsätzlich, unbedingt aber bei Klagen über Dauerkopfschmerzen überprüft werden. Das unspezifische Handerwärmungstraining kann bei Patienten angewandt werden, bei denen die Migränegenese ursächlich mit den Mechanismen von Vasokonstriktion und darauffolgender Dilatation verbunden ist. Dies ist diagnostisch leicht daran zu erkennen, daß solche Patienten in ihren Tagebüchern und in der Verhaltensanalyse eine Folge von tonischer Verspannung und nachfolgender Dilatation angeben können.

3.1.5 Multidimensionale Ansätze

Therapieansätze dieser Art, wie z. B. Konkordanztherapie (vgl. Kap. 13) sind weniger direkt an dem Symptom Migräneschmerz orientiert als an der Veränderung symptombegleitender Bedingungen und Variablen. Sie können daher bei allen Patienten angewandt werden, bei denen eine Veränderung dieser Bedingungen erfolgversprechend ist. Konkordanztherapie z. B. ist grundsätzlich bei allen Patienten sinnvoll, bei denen eine Diskordanz zwischen Denken, Fühlen und Handeln vorliegt, also etwa bei Patienten, die ihre Gefühle nicht angemessen in Mimik, Gestik und Sprache ausdrücken können; ebenso bei Patienten, deren Denken von sog. irrationalen Kognitionen (s. Kap. 13) beherrscht wird und die zu perfektionistischem Handeln und zu Überpünktlichkeit neigen; des weiteren bei selbstunsicheren Patienten mit Verhaltensdefiziten in sozialen Situationen (z. B. mangelndes Durchsetzungsvermögen), bei depressiven Patienten sowie im Falle sexueller Probleme und bei Konflikten mit Partner und Familie.

Darüber hinaus zeigte sich in unseren Untersuchungen, daß die Konkordanztherapie anderen Verfahren, wie Biofeedback oder Entspannungstechniken, bezüglich der Reduktion der Migränesymptomatik nicht unterlegen war. Gleichzeitig zeigte sie sich in der Veränderung sozialer und kognitiver Aspekte deutlich überlegen.

Im Einzelfall indes mögen bei manchen Patienten sehr konkrete Verhaltensdefizite oder irrationale Kognitionen vorliegen, die durch eine *unidimensionale Therapie* bearbeitet werden können, so z. B.

- bei zwangsneurotischen Begleitsymptomen z. B. Anwendung von Reizüberflutung und Desensibilisierung,
- bei depressiven Patienten kognitive Ansätze [RET, kognitive Umstrukturierung nach Beck (1976); vgl. Kap. 13],
- bei gestörten Familienbeziehungen z. B. kommunikationstherapeutische Verfahren (s. Kap. 15).

3.1.6 Psychoanalyse

Nach Auffassung von Wolff (1972) ist die Psychoanalyse (vgl. Kap. 14) wegen der Passivität des Therapeuten bei Migränepatienten grundsätzlich nicht indiziert. Er geht davon aus, daß bei diesen Patienten Aktivität und aggressive Momente von seiten des Therapeuten günstig seien. Nach Engel (1959) ist Psychoanalyse kontraindiziert bei Patienten mit masochistisch-hypochondrischer Einstellung, die sich z. B. bereits vielen Operationen mit unklarer Indikationsstellung unterzogen haben oder häufig den Partner wechselten.

Ebenso dürfte der Erfolg einer Psychoanalyse erschwert sein, wenn der Patient persönliche Probleme verleugnet.

Psychoanalytische Ansätze scheinen eher dann bei Migräne indiziert zu sein, wenn sie mit verhaltensmodifikatorischen Elementen kombiniert werden (s. Kap. 14 sowie Beyme 1966).

3.1.7 Kommunikationstherapeutische Ansätze

Diese sollten v. a. bei den Patienten angewandt werden, bei denen sexuelle Probleme, Schwierigkeiten in der Partnerschaft, Konflikte in der Familie etc. eindeutig im Vordergrund stehen (vgl. Kap. 15).

3.1.8 Unterstützende und sonstige Maßnahmen

Hierbei handelt es sich um therapiebegleitende Maßnahmen wie Änderung der Lebensführung, physikalische Therapie, Kuraufenthalte etc., die bei einer Großzahl von Migränepatienten indiziert sind.

3.2 Selektion von Therapien

Eine Indikationsstellung sollte sich jedoch nicht nur an dem gegebenen therapeutischen Angebot, sondern auch an vorgegebenen Prädikatoren orientieren (vgl. Baumann 1981). Dabei wird die geeignete Therapieform anhand möglichst umfangreicher, diagnostischer Daten ausgewählt. Diese Vorgehensweise bei der Indikationsstellung ist sicherlich sehr viel günstiger als die Selektion von Patienten, doch scheitert sie oft an den oben beschriebenen „Randbedingungen". Im folgenden geben wir Anhaltspunkte für die Indikationsstellung in der Praxis anhand der in Kap. 2–7 beschriebenen Diagnostik.

3.2.1 Psychodiagnostik

Die Ergebnisse psychodiagnostischer Untersuchungen (s. Kap. 4) sind bisher noch so unbefriedigend, daß sie nur sehr eingeschränkt als Indikationskriterien verwendet werden können.

Hohe Neurotizismuswerte im FPI sprechen eher für die Anwendung eines multidimensionalen als eines symptomorientierten Verfahrens. Zeigen sich im Biographischen Inventar zur Diagnose von Verhaltensstörungen (BIV) besondere Auffälligkeiten im sozialen Bereich, z. B. in der Familienstruktur, so sollte die Familie nach Möglichkeit mit in die Therapie einbezogen werden.

Grundsätzlich gilt, daß bei depressiver Symptomatik eher kognitive oder multidimensionale Verfahren indiziert sind. Entspannungstherapien reduzieren das allgemeine Aktivierungsniveau und können daher lediglich bei agitiert-depressiven Zuständen angebracht sein. Eine depressive Stimmungslage kann z. B. mit dem Freiburger Persönlichkeitsinventar (FPI), der täglichen Aufzeichnung über die Stimmungslage oder auch anhand der Beschwerdenliste (trübe Gedanken, Neigung zum Weinen etc.) diagnostiziert werden. Bei solchen Patienten könnte eine kognitive Umstrukturierung nach Beck (1976), die rational emotive Therapie nach Ellis (1977) oder die multidimensionale Konkordanztherapie angewandt werden (vgl. Kap. 13). Dies trifft auch zu, wenn bei der Beschwerdenliste psychosomatische Auffälligkeiten im Vordergrund stehen.

3.2.2 Verhaltensanalyse

Eine fundierte, alle Ebenen umfassende Analyse des Verhaltens (s. Kap. 5) kann viele Anhaltspunkte zur Indikationsstellung liefern. So spricht ein deutlicher, sekundärer Krankheitsgewinn, z. B. durch familiäre Zuwendung, für die Anwendung von Selbstkontrolltechniken oder für ein Selbstsicherheitstraining, um zu erreichen, daß durch ein alternatives Sozialverhalten die berechtigten eigenen Interessen des Patienten auch auf andere Weise durchgesetzt werden können; evtl. sollten weitere Familienmitglieder in die Therapie einbezogen werden.

Bei Diskrepanzen zwischen Gefühlszustand und geäußerten Empfindungen bietet sich v. a. ein multidimensionales Verfahren wie die Konkordanztherapie an, bei abwertenden Gedanken auch eines der unter 3.2.1 genannten kognitiven Verfahren. Liegt eine chronische berufliche Überbeanspruchung vor, dann sollten vorrangig diese Belastungen reduziert werden, evtl. in Zusammenarbeit mit Sozialarbeitern, Betriebspsychologen etc. Besteht die Überforderung nur subjektiv, so sind wiederum kognitive oder multidimensionale Ansätze indiziert.

Bei Patienten mit geringer psychologischer Kausalattribution ist ein Therapiestufenprozeß, der zunächst auf eine Attributionsänderung ausgerichtet ist, einem symptom-orientierten Verfahren vorzuziehen.

Lokalisation der Kopfschmerzen im Stirn- oder Nackenbereich und Andauern der Kopfschmerzen im Intervall zwischen 2 Anfällen legt den Verdacht auf das Vorliegen von Muskelverspannungen nahe. Bestätigt sich dies bei einer Überprüfung der Muskelspannung (s. Kap. 6), so sind EMG-Biofeedback oder Entspannungsverfahren zumindest als zusätzliche Behandlungsmaßnahmen indiziert.

Bei hoher Frequenz bzw. langer Dauer oder großer Intensität der Kopfschmerzen wird eine medikamentöse Behandlung vorübergehend unumgänglich sein. In besonders schweren Fällen könnte eine stationäre Behandlung oder auch eine psychosomatisch ausgerichtete Kur angezeigt sein (s. Kap. 16). Daneben sollte jedoch unbedingt zur Migräneprophylaxe eines der anderen Verfahren nach entsprechender Indikationsstellung angewandt werden.

Lassen sich eindeutige Auslöser der Migräneanfälle eruieren, so ist es selbstverständlich, diese nach Möglichkeit zu beseitigen oder zu vermeiden.

Wurden vom Patienten bereits erfolgversprechende Versuche zur Bewältigung seiner Migräne unternommen, so bietet es sich an, diese konsequent fortzuführen. Waren die bisherigen Versuche erfolglos, dann sollten die Gründe dafür gründlich analysiert und bei der einzuschlagenden Therapiestrategie berücksichtigt werden.

3.2.3 Psychophysiologische Diagnostik

Die hier erforderlichen Untersuchungen (s. Kap. 6) können v. a. bezüglich der Entscheidung für oder gegen ein physiologisch orientiertes Verfahren wichtige Anhaltspunkte liefern.

Findet sich z. B. bei der plethysmo- oder elektromyographischen Untersuchung eine Reaktionsspezifität oder -stereotypie, so bieten sich Biofeedback oder Entspannungstechnicken als geeignete Verfahren an; ebenso, wenn ein allgemein erhöhtes Aktivierungsniveau vorliegt (meßbar z. B. mittels elektrischer Hautleitfähigkeitsreaktion), wenn der Patient auf Reize nicht oder nur sehr verzögert habituiert oder wenn er auf vorgegebene Stressoren mit deutlicher Muskelverspannung reagiert. Patienten sprechen auch dann gut auf EMG-Biofeedback an, wenn sie bei der psychophysiologischen Untersuchung eine Verminderung der EMG-Aktivitäten selbst wahrnehmen (vgl. Bakal u. Kaganov 1977).

Treten bei einer wie in Kap. 6 beschriebenen psychophysiologischen Untersuchung deutliche vasodilatatorische Effekte der Entspannungsphase auf, so ist ebenfalls eines der Entspannungsverfahren indiziert.

Für ein zusätzliches psychotherapeutisches Verfahren wie Streßbewältigungstraining oder Konkordanztherapie sprechen deutliche, physiologische Reaktionen während der Vorstellung bestimmter Szenen und/oder in bestimmten Leistungssituationen (z. B. beim Kopfrechnen).

3.2.4 Therapiekontrolle und therapiebegleitende Diagnostik

Die in diesem Zusammenhang anfallenden Maßnahmen (s. Kap. 7) tragen ebenso wesentlich zur Therapieplanung bei. So ergeben sich aus den Kopfschmerztagebüchern Hinweise auf migräneauslösende Ereignisse, auf das Vorhandensein eines Medikamentenabusus oder einer depressiven Stimmungslage. Herrscht eine depressive Grundstimmung vor, so kann dies für die Einleitung eines kognitiven Verfahrens sprechen. Bei Medikamentenabusus sollte der therapeutische Schwerpunkt zunächst ganz auf eine Reduktion der Medikamenteneinnahme gelegt werden. Anfallsauslösende Reize könnten im Rahmen von multidimensionalen Verfahren (z. B. Konkordanztherapie) therapeutisch bearbeitet werden. Bei Vorliegen vorwiegend medizinisch-organisch ausgerichteter Kausal- und Kontrollattributionen sollte, wie bereits erwähnt, vorrangig auf eine Veränderung der Attributionen Wert gelegt werden.

Aus dem von Gerber in Anlehnung an das Fishbein-Modell (s. Kap. 7) entwickelten Fragebogen zur Erfassung irrationaler Einstellungen und normativer Überzeugungen lassen sich folgende Indikationskriterien ableiten: Ist die Einstellungskomponente (A_{act}) besonders ausgeprägt, so bedeutet dies, daß Verhaltensintentionen bzw. offenes Verhalten des Patienten durch diese Einstellungen getragen werden. Bei hohen Werten in der Summe der Einstellungsskalen sollte daher vorrangig auf Veränderung der Einstellungen Wert gelegt werden. Ist die normative Komponente erhöht, so kann dies für eine vermehrte Abhängigkeit von der sozialen Umgebung sprechen. Dies geht oft mit verminderter Selbstsicherheit und Selbstbehauptung einher. In diesem Falle sind daher bei entsprechender Unterstützung der Daten durch die Verhaltensanalyse Therapieverfahren indiziert, die auf eine Steigerung der Selbstbehauptung ausgerichtet sind, wie z. B. die Konkordanztherapie oder ein „assertive training". Diese Therapien sind auch dann indiziert, wenn in einem Verhaltenstest deutlich wird, daß der Patient Schwierigkeiten hat, seine Gefühle zu äußern, sich durchzusetzen bzw. insgesamt selbstsicher aufzutreten.

3.3 Zusammenfassung

Einer Therapieindikation anhand umfangreicher diagnostischer Daten sollte auch bei der Behandlung der Migräne eine zunehmende Bedeutung zukommen. Auch wenn die empirische Fundierung einer differentiellen Indikation derzeit noch unbefriedigend ist, lassen sich dennoch unter Berücksichtigung von wissenschaftlicher Empirie sowie Erfahrungen und Beobachtungen in der Praxis zahlreiche Hilfestellungen für den Entscheidungsprozeß vor der Einleitung einer Therapie finden.

Besonders veränderungsbedürftig an der derzeitigen Praxis der Migränebehandlung ist die Tatsache, daß psychotherapeutisch ausgerichtete Verfahren meist erst dann zum Einsatz kommen, wenn alle anderen Methoden, v. a. die medikamentöse Therapie, erfolglos blieben. Dabei zeigen die Erfahrungen, daß Psychotherapie die erfolgreichste Methode der prophylaktischen Migränebehandlung ist. So gibt z. B. Baust (1979) bei der prophylaktischen Migränebehandlung folgende Erfolgswahrscheinlichkeiten an (vgl. Tabelle 1).

Tabelle 1.
Therapieerfolgswahrscheinlichkeiten nach Baust (1979)

Behandlungsart	Erfolg (%)
Psychotherapie	66
Dihydroergotamin	65
Methysergid	62
Spasmolytikum + Sedativum	61
Analgetische Mischpräparate	55
Pizotifen	50
Oxetoron	41
Placebo	50
Akupunktur	47

Dieser Einschätzung ist im wesentlichen zuzustimmen, auch wenn das Erfolgskriterium sehr allgemein und unspezifisch ist.

Nach unserer Auffassung sind psychologische Behandlungstechniken insbesondere dann erfolgreich, wenn
- die Patienten für eine psychologische Behandlung motiviert sind,
- eine psychologische Kausalattribution ihrer Beschwerden nicht völlig abgelehnt wird,
- kein Medikamentenabusus besteht,
- keine extrem hohe Anfallshäufigkeit vorliegt,
- der Erkrankungsbeginn nicht länger als 5–10 Jahre zurückliegt,
- situative, psychologische und/oder physikalische Auslöser vorhanden sind,
- deutliche muskuläre Verspannungen vorhanden sind,
- soziale Probleme im Vordergrund stehen.

Wir möchten betonen, daß die in diesem Kapitel genannten Kriterien noch weiter überprüft werden müssen. Dazu ist u. a. auch eine systematische Evaluation der zur Migräneproblematik vorliegenden Therapiestudien unter dem Indikationsaspekt notwendig (vgl. Birbaumer u. Haag 1981 sowie Grawe 1981).

Für den Therapeuten in der Praxis sollte die Auseinandersetzung mit der Indikationsproblematik zu einer systematischen Therapieplanung und Therapiekontrolle führen. Im Sinne eines verbesserten Austausches zwischen Forschung und Praxis können dann die Erfahrungen der Praxis zunehmend in die weitere Forschung einfließen.

9 Medikamentöse Therapie

A. Ziegler

1 Einleitung

Einer Abhandlung über die medikamentöse Therapie der Migräne ist voranzustellen, daß es bisher kein Modell dieser Erkrankung gibt. Auch ist keine Möglichkeit bekannt, die das ganze Symptomspektrum dieser Erkrankung beim Gesunden reproduzierbar auszulösen vermag. Das Fehlen eines Modells erschwert es sehr, die für ein Migränetherapeutikum entscheidenden Eigenschaften potentieller Wirkstoffe zu erkennen bzw. die empirisch gefundenen Arzneistoffe hinsichtlich der für die therapeutische Wirkung relevanten Eigenschaften zu vergleichen. Zu dieser ersten Schwierigkeit auf experimentell-pharmakologischer Ebene gesellt sich als weitere Erschwerung auf klinisch-pharmakologischer Ebene die Inkonstanz der Krankheitssymptome. Nicht nur die Häufigkeit der Anfälle, sondern auch die Dauer und Intensität des Einzelanfalls unterliegen – auch bei einem und demselben Individuum – großen Schwankungen, was die Beurteilung der Effektivität einer Maßnahme ebenfalls problematisch macht.

Schließlich steht einer Erweiterung der Erkenntnisse über die klassischen Migränetherapeutika und dem Auffinden neuer Arzneistoffe hindernd im Wege, daß die Pathogenese oder die Pathomechanismen der Migräne nur bruchstückhaft bekannt sind. In der Vergangenheit wurden zahlreiche Substanzen bzw. Veränderungen physiologischer Bedingungen als Krankheitsursache diskutiert. Es ist dies nicht der Ort, alle in der Vergangenheit und Gegenwart in Betracht gezogenen Faktoren, die für die Migräneentstehung diskutiert wurden, aufzuführen. Doch mag die Feststellung, daß so unterschiedliche Mechanismen wie

- eine Veränderung der Plasmakonzentration von biogenen Aminen (insbesondere Serotonin), Glukose, freien Fettsäuren, Bradykinin, Prostaglandinen, Hormonen;
- eine regionale Minderdurchblutung mit lokaler Hypoxie und nachfolgender Änderung der Protonenkonzentration;
- eine pathologische Veränderung der Aktivität der Monoaminooxydase (mAO) und Dopamin-β-hydroxylase;
- eine phasenhaft sich ändernde Barrierefunktion der Dünndarmschleimhaut oder der Blut-Liquor-Schranke

herangezogen und z. T. auch belegt wurden, die Komplexität der Pathogenese oder die Lückenhaftigkeit unseres Wissens um die Entstehung dokumentieren.

Eine gezielte Untersuchung der für die gewünschte therapeutische Wirkung relevanten pharmakologischen Effekte einer Substanz oder Wirkstoffkombination wird erst möglich sein, wenn konkrete Kenntnisse über den Pathomechanismus der Migräne vorliegen werden oder – falls Migräne die monotone Antwort des Körpers auf eine vielschichtige und vielfältig bedingte Störung physiologischer Bedingungen oder Vorgänge ist – dann, wenn die Summe der möglichen Pathomechanismen erkannt sein wird. Diese Feststellung beinhaltet auch, daß Voraussetzung einer objektiven Beurteilung der Arzneistoffwirkung Erkenntnisse über den Einfluß der augenblicklichen psychischen Situation des Patienten auf die Entstehung und den Verlauf des Migräneanfalls sind.

Der Mangel an Einsicht in die Pathogenese der Migräne bedeutet, daß eine Abhandlung der in der Praxis der Migränebehandlung benutzten Medikamente sich auf eine Aufzählung einzelner Wirkstoffe beschränkt. Bei der pharmakologischen Charakterisierung kann nur versucht werden, denjenigen Effekt hervorzuheben, der für die therapeutische Wirkung relevant sein könnte.

Nach dem mit der Verordnung eines Medikaments verfolgten Ziel können die Migränemittel in 2 Gruppen eingeteilt werden:

1. Arzneistoffe, die einen sich abzeichnenden Migräneanfall verhindern oder die, während des Anfalls eingenommen, den Anfall zu unterbrechen oder doch zumindest die Symptome abzumildern gestatten;
2. Arzneistoffe, die, über einen längeren Zeitraum eingenommen, die Anfallshäufigkeit und/oder die Dauer und Intensität einzelner Anfälle vermindern können. Die Arzneistoffe der 2. Gruppe sind in der Regel, einmalig und bei einem aktuten Migräneanfall eingenommen, wirkungslos.

2 Arzneistoffe zur Anfallsbehandlung

2.1 Vorbemerkung zur enteralen Resorption von Arzneistoffen unmittelbar vor und während eines Migräneanfalls

Ausmaß und Geschwindigkeit der Aufnahme eines oral zugeführten Arzneimittels hängen entscheidend von der Motilität im oberen Gastrointestinaltrakt, von der Magenentleerungszeit, von der Durchblutung der Magenschleimhaut und von der Menge und Art des von den Verdauungsdrüsen gebildeten Sekrets ab. Der Migräneanfall geht sehr häufig mit Störungen im Bereich des Gastrointestinaltraktes einher. Die Problematik der oralen Arzneistoffzufuhr bei Patienten, die ohnehin einen Brechreiz empfinden, ist offenkundig; weniger offensichtlich ist die Veränderung von für die enterale Wirkstoffresorption entscheidenden Größen während des Migräneanfalls. Wilkinson (1971) weist darauf hin, daß die Wirkungslosigkeit oder eine von Fall zu Fall unterschiedliche Wirksamkeit eines oral zugeführten Medikaments Folge einer Beeinträchtigung der Resorption sein könnte.

Hinweise auf eine Verlängerung der Magenentleerungszeit während des Migräneanfalls ergaben sich bei Kontrastdarstellungen des Magen-Darm-Kanals, die zufällig während eines Anfalls durchgeführt wurden (Hurst u. Stewart 1929; Kaufmann u. Levine 1936; Carstairs 1958; Kreel 1973). Volans (1974)

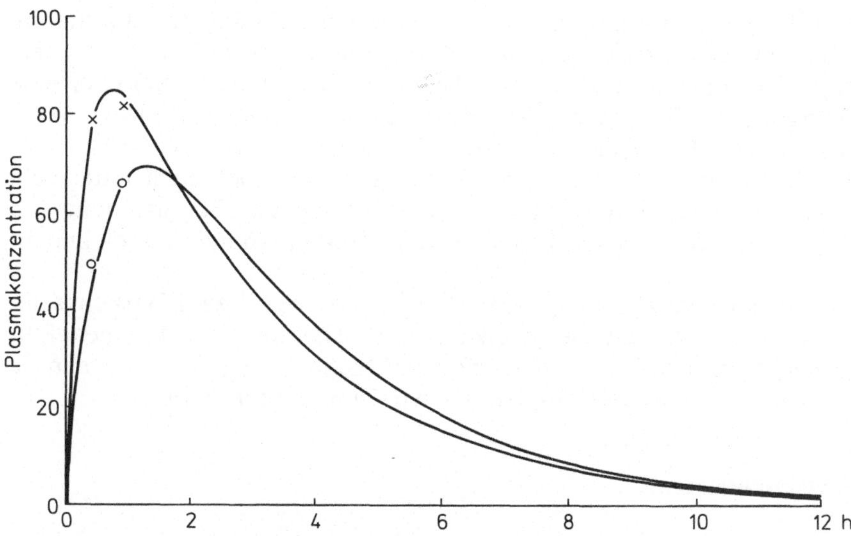

Abb. 1. Zeitverlauf des Plasmaspiegels für Acetylsalicylsäure und Salicylsäure nach oraler Zufuhr von Acetylsalicylsäure. Die dargestellten Kurven wurden mittels der bekannten kinetischen Kenngrößen für die Substanzen (vgl. Goodman u. Gilman 1980) *errechnet*. Die eingetragenen Meßpunkte sind einer Arbeit von Volans (1976) entnommen und wurden bei Patienten im anfallsfreien Intervall (×——×) und während eines Migräneanfalles gemessen (○——○). Die Resorptionsgeschwindigkeit für den Wirkstoff ist während des Anfalls stark verlangsamt

untersuchte die Resorption von Acetylsalicylsäure bei gesunden Probanden und bei Migränepatienten, bei letzteren sowohl während eines Anfalls wie auch im anfallsfreien Stadium.

In diesen Untersuchungen wurden 900 mg Acetylsalicylsäure in Form einer Brausetablette verabfolgt und der Plasmaspiegel von Acetylsalicylsäure und der aus dieser im Plasma rasch entstehenden Salicylsäure gemessen. 30 min nach Applikation wurde bei Patienten im Migräneanfall nur 60% der Konzentration gefunden, die sich zum gleichen Zeitpunkt bei den Probanden bzw. den Patienten im anfallsfreien Intervall nachweisen ließen. Die in Abb. 1 dargestellten Plasmaspiegelkurven sollen den Einfluß eines akuten Migräneanfalls auf den Zeitverlauf der Plasmakonzentration von Acetylsalicylsäure veranschaulichen. Sie wurden errechnet aufgrund der Angaben von Volans (1974) und weiteren Angaben zur Kinetik von Acetylsalicylsäure von Goodman u. Gilman (1980).

Der Schweregrad eines Migräneanfalls und der mit ihm verbundenen gastrointestinalen Störungen sind mit dem Ausmaß der Resorptionsbeeinträchtigung korreliert (Volans 1975). Als Ursache der Resorptionsbeeinträchtigung während des Migräneanfalls kann die Verlängerung der Magenentleerungszeit vermutet werden, da die zusätzliche Gabe von Metoclopramid die Resorption von Acetylsalicylsäure während des Migräneanfalls normalisiert (Volans 1975). Metoclopramid erhöht die Motilität im oberen Gastrointestinaltrakt und beschleunigt die Magenentleerung.

Der am Beispiel von Acetylsalicylsäure dargestellte Einfluß der Motilität im oberen Gastrointestinaltrakt auf die Resorptionsgeschwindigkeit ist kein einzigartiges Phänomen. So wurde von Tokola u. Neuvonen (1981) über eine Beeinträchtigung der Resorption von Paracetamol während eines Migräneanfalls berichtet. Die Resorptionsbeeinträchtigung kann auch für Arzneistoffe vermutet werden, die bisher in diesem Zusammenhang noch nicht untersucht wurden, da eine Verzögerung der Magenentleerung die Bereitstellung des Arzneistoffs an der für die Resorption entscheidenden Dünndarmschleimhaut verzögert.

Eine Resorptionsverzögerung vergrößert die Latenz bis zum Wirkungseintritt, ein Effekt, der sich für die medikamentöse Therapie des Migräneanfalls besonders nachteilig auswirkt, da der Erfolg der Maßnahme größer ist, wenn sie zu einem früheren Zeitpunkt des Anfalls wirksam werden kann.

2.2 Salicylsäurederivate

Der bekannteste Vertreter dieser Gruppe ist die Acetylsalicylsäure. Auf diese Substanz soll sich die folgende Erörterung beschränken, da die Dokumentation über Wirkung, Wirksamkeit und Nebenwirkungsart und -häufigkeit für die übrigen Vertreter lückenhaft ist und es keine Hinweise auf eine Überlegenheit von Arzneistoffen wie Salicylamid, Salacetamid und Ethenzamid, die sich ausschließlich als Bestandteil analgetischer Mischpräparate finden, oder von Benorilat (Benortan) gibt. Diese Stoffe sollten daher nicht als Alternativen zur Acetylsalicylsäure in Betracht gezogen werden.

Acetylsalicylsäure [Dosierung 0,5–1 (1,5) g]
Acetylsalicylsäure wird beim Migräneanfall ihrer analgetischen und vielleicht auch ihrer antiphlogistisch-antiödematösen Wirkung wegen eingesetzt. Die Wirkung wird als Folge einer Hemmung der Prostaglandinsynthese erklärt. Die Hemmung der Prostaglandinsynthetasen durch die Acetylsalicylsäure ist irreversibel. In diesem Punkte unterscheidet sich die Acetylsalicylsäure von anderen Substanzen aus der Reihe der nichtsteroidalen oder Säure-Antiphlogistika.

Nebenwirkungen

a) Gastrointestinale Beschwerden, Übelkeit, Erbrechen, Magenschleimhautreizung, Reaktivierung abgeheilter Magen- und Duodenalulzera.
b) Erhöhung der Blutungsneigung als Folge sowohl einer Hemmung der Synthese der Vitamin-K-abhängigen Gerinnungsfaktoren (Hypoprothrombinämie) als auch einer Hemmung der Thrombozytenaggregation.
c) Asthmaanfälle möglicherweise als Folge entweder einer Acetylierung von Plasmaeiweißkörpern, die damit Antigencharakter erhalten,
oder einer Hemmung der Synthese von Prostaglandinen, die für die Regulation der Bronchialweite von Bedeutung sind,
oder einer Stimulierung der Sekretion von Bronchialsekret.
d) Veränderung der Harnsäuresekretion:
Die Harnsäureausscheidung wird abhängig von der Dosis beeinflußt. In dem

für die Therapie des Migräneanfalls üblichen Dosenbereich (0,5–2 g) hemmt Acetylsalicylsäure die Harnsäureausscheidung.

Arzneimittelwechselwirkungen, die in der Praxis Bedeutung erlangen können, ergeben sich zwischen Acetylsalicylsäure einerseits und Antikoagulanzien (Verstärkung der Blutungsgefahr) und oralen Antidiabetika vom Sulfanylharnstofftyp (Hypoglykämie) andererseits.

Pharmakokinetik
Acetylsalicylsäure wird normalerweise aus dem Magen und den oberen Abschnitten des Dünndarms rasch zu > 80% resorbiert. Schon beim Durchtritt durch die Darmschleimhaut wird ein Teil zu Salicylsäure gespalten, welche bei der normalen Dosierung der Acetylsalicylsäure zum größten Teil in konjugierter Form, d. h. nach Koppelung an Glycin oder an Glukuronsäure, renal ausgeschieden wird.

Die Plasmaeliminationshalbwertszeit für die unveränderte Acetylsalicylsäure beträgt 20 min, für die als Metabolit entstehende und ebenfalls analgetisch/antiphlogistisch wirksame Salicylsäure 2–4 h. Diese Angabe gilt für Tagesdosen bis zu 3 g.

Bei rektaler Applikation ist die Resorption unzuverlässig und unvollständig. Acetylsalicylsäure steht in Form des D-L-Lysin-monosalicylats (Aspisol) auch zur intravenösen Darbietung zur Verfügung.

Die Effektivität der Acetylsalicylsäure bei der Therapie des Migräneanfalls wird unterschiedlich beurteilt. Für die negative Beurteilung (z. B. Hakkarainen et al. 1978, 1980) könnten folgende Umstände verantwortlich sein.

a) Acetylsalicylsäure kann als Arzneimittel auch ohne ärztliche Verordnung erworben werden. Der Arzt sieht meist nur die Auswahl der Patienten, bei denen Acetylsalicylsäure nicht oder nicht mehr wirkt. Die freie Verkäuflichkeit erweckt beim Patienten außerdem den falschen Eindruck eines nur schwach wirksamen Medikaments.
b) Die Resorption der Acetylsalicylsäure kann während des Migräneanfalls (s. oben) soweit eingeschränkt sein, daß keine wirksamen Konzentrationen im Plasma erreicht werden. Auf die Bedeutung der Resorption weist die Beobachtung hin, daß allein mit der Injektion von Acetylsalicylsäure Migräneanfälle kupiert werden können.
c) Die Übelkeit, die durch den Arzneistoff ausgelöst wird, addiert sich zu der Übelkeit, die der Patient im Migräneanfall empfindet. Der Patient verspürt eine Intensivierung seiner Beschwerden und lehnt die Einnahme ab.

2.3 p-Aminophenolderivate

Hierher gehören Paracetamol und Phenacetin – zwei chemisch sehr nahe verwandte Substanzen, die sich in ihren pharmakologischen und pharmakokinetischen Eigenschaften nur in Nuancen unterscheiden.

Paracetamol (Dosierung: 500–1500 mg als Einzeldosis p.o.)
Die analgetische Wirkung entspricht ungefähr derjenigen der Acetylsalicylsäure, die antiphlogistische dagegen ist wesentlich schwächer ausgeprägt. Dieser

Unterschied soll darauf beruhen, daß Paracetamol nur die zerebrale Prostaglandinsynthese hemmt, aber im Gegensatz zu Acetylsalicylsäure mit dem für die Entstehung von Prostaglandinen in der Peripherie verantwortlichen Enzymsystem nicht reagiert.

Nebenwirkungen: Methämoglobinbildung (dieser Effekt ist bei Phenacetin stärker ausgeprägt, ist aber auch dort nur bei der Verordnung an Säuglinge und Kleinkinder bedenklich).

Leberzellschädigungen: sind nach der Einnahme hoher Einzeldosen von 10–15 g zu erwarten.

Nierenschädigungen: Eine chronisch interstitielle Nephritis mit Papillennekrose kann durch chronischen Mißbrauch von Phenacetin ausgelöst werden und wird als häufigste Ursache einer Niereninsuffizienz angesehen (Davies 1977; Bennet 1978; Mihatsch 1980a–c). Als minimale Voraussetzung für die Entwicklung dieser Schädigung gilt die Einnahme von 1 g Phenacetin pro Tag über einen Zeitraum von 1–3 Jahren (Brenner et al. 1980; Saller u. Hellenbrecht 1981).

Es sind auch nach chronischem Mißbrauch von Paracetamol und Acetylsalicylsäure Nierenschädigungen beschrieben worden (Prescott 1979).

Nach peroraler Gabe wird Paracetamol rasch und vollständig resorbiert. Das Plasmaspiegelmaximum wird normalerweise nach 30–60 min erreicht. Die Resorptionsgeschwindigkeit ist mit der Geschwindigkeit der Magenentleerung korreliert (Nimmo et al. 1975); da diese im Migränefall verzögert ist, wird bei Einnahme während des Anfalls das Plasmaspiegelmaximum später erreicht und liegt nur bei ca. 60% des üblichen Maximalspiegels. Die Elimination aus dem Plasma erfolgt durch Biotransformation mit einer Halbwertszeit von 1–3 h.

Paracetamol wird auch nach rektaler Applikation relativ zuverlässig resorbiert, wenn auch im Vergleich zur oralen Applikation langsamer; das Plasmaspiegelmaximum wird nach 3–4 h erreicht.

Neben der Acetylsalicylsäure ist Paracetamol bzw. Phenacetin ein Wirkstoff, der zur Durchbrechung eines Migräneanfalls zunächst versucht werden sollte.

Auch für Paracetamol/Phenacetin gilt, daß die verbreitete Ansicht, diese Pharmaka seien beim Migräneanfall wirkungslos oder doch zumindest nicht genügend wirksam, auf die unzuverlässige Resorption im Anfall zurückgehen könnte. Die Unsicherheit kann durch die Wahl der rektalen Applikation umgangen werden. Ob damit aber dem Patienten geholfen ist, muß aufgrund der längeren Latenz bis zum Wirkungseintritt und -optimum bezweifelt werden.

Paracetamol sowie Phenacetin unterscheiden sich von der Acetylsalicylsäure durch das Fehlen der antiphlogistischen Wirkung. Dieser Umstand kann von Bedeutung für den therapeutischen Effekt sein, wenn die Ausbildung perivasaler Ödeme die Symptomatik des Migräneanfalls verstärkt oder unterhält. Untersuchungen, die eine Überlegenheit von Acetylsalicylsäure aufgrund der zusätzlichen antiphlogistischen Wirkung zeigen, stehen meines Wissens bisher aus.

2.4 Pyrrazolidinderivate

Zu dieser Gruppe gehört eine Vielzahl einzelner Stoffe; die bekanntesten Vertreter der Gruppe sind Metamizol (Synonyma: Dipyron, Noramidopyrinmethansulfonat, Novaminsulfon, Novalgin), Propyphenazon (Bestandteil zahlreicher analgetischer Mischpräparate) und Aminophenazon, das als Pyramidon im Handel war. Die folgende Erörterung beschränkt sich auf Metamizol.

Metamizol: (Dosierung: 500–1000 mg als Einzeldosis).

Wirkung: Metamizol wirkt analgetisch, antiphlogistisch und antipyretisch, wobei die Substanz – was die Wirkstärke angeht – der Acetylsalicylsäure und Paracetamol/Phenacetin überlegen sein soll. Die Wirkung wird zu einem Teil auch als eine Hemmung der Prostaglandinsynthese erklärt, daneben wird ein zentraler, die Schmerzperzeption verändernder, und ein peripherer, spasmolytischer Effekt als Ursache der guten analgetischen Wirksamkeit diskutiert.

Nebenwirkungen: dosisunabhängige, allergische Reaktionen, die sich im Bereich der Haut als exanthematische Reaktionen oder im Bereich des blutbildenden Systems als Knochenmarksdepression manifestieren.

Angaben zur Häufigkeit der bedenklichsten Nebenwirkung – nämlich einer Knochenmarkdepression – sind sehr unterschiedlich und schwanken zwischen 1 : 1 000 und 1 : 1 000 000. Die Häufigkeit soll mit der Dosis und der Behandlungsdauer zunehmen. Diese Nebenwirkung und sicher auch die Ungewißheit hinsichtlich ihrer Inzidenz haben andernorts zu einer Ächtung der ganzen Gruppe der Pyrrazolidinderivate geführt oder doch eine starke Restriktion ihrer Anwendung veranlaßt.

Metamizol wird nach peroraler Gabe rasch und vollständig resorbiert, im Organismus chemisch mehrfach verändert und in Form dieser Metaboliten mit dem Harn ausgeschieden, wobei einer dieser Metaboliten – die Rubazonsäure – gelegentlich eine Rotfärbung des Urins bewirkt. Die Eliminationshalbwertszeit der analgetisch wirksamen Substanz(en) wird mit 6 h angegeben.

Die Frage, ob Metamizol während eines Migräneanfalls langsamer oder unvollständig resorbiert wird, ist bisher nicht untersucht worden.

Metamizol kann auch parenteral appliziert werden. Bei der intravenösen Injektion sind, insbesondere bei zu rascher Injektion, Schockzustände ausgelöst worden.

Aufgrund des Schweregrades der Nebenwirkung und der Unberechenbarkeit des Risikos wird allgemein eine strenge Indikationsstellung für Metamizol gefordert. Daraus folgt für die Therapie des Migräneanfalls, daß der Einsatz von Metamizol erst erwogen werden sollte, wenn sich die Alternativen (inkl. Ergotamin) als wirkungslos erwiesen haben.

2.5 Secalealkaloide

Aus dieser Gruppe kommen für die Migräneanfallstherapie das Ergotamin und das Dihydroergotamin in Betracht.

Ergotamin (Dosierung: 0,2–0,5 mg subkutan – maximal 1 mg/Tag, 2–4 mg sublingual – maximal 10 mg/Tag, 4–5 mg peroral oder rektal – maximal 11 mg/Tag)

Wirkung: Das Mutterkornalkaloid Ergotamin weist ein sehr vielfältiges pharmakologisches Wirkungsspektrum auf. Die Effekte lassen sich auf voneinander unabhängige Mechanismen zurückführen und können sich, wenn sie das gleiche Zielorgan betreffen, verstärken oder gegenseitig aufheben. Für die Wirksamkeit beim Migräneanfall ist die Wirkung auf die Gefäßmuskulatur von Bedeutung. Ergotamin hat einen direkten vasokonstriktorischen Effekt und reagiert mit α-adrenergen und tryptaminergen (Serotonin) Rezeptoren. Es erweist sich an diesen Strukturen als partieller Agonist/Antagonist. In niedriger Dosierung kommt es über eine Stimulierung der Rezeptoren zu einer Tonisierung der Gefäßmuskulatur, also einer Vasokonstriktion, während eine höhere Dosierung zu einer Blockade der Rezeptoren gegenüber den physiologischen Stimulatoren und damit zur Reduktion eines erhöhten Gefäßtonus kommt. Der Effekt ist also vom jeweiligen Funktionszustand der Gefäßmuskulatur abhängig. In Gegenwart von Ergotamin werden also sowohl die Folgen eines Mangels wie die eines Überschusses an physiologischen Stimulatoren der Gefäßmuskulatur (z. B. Noradrenalin, Serotonin) abgeschwächt.

Auf die eine oder andere Weise scheint es zu einer Stabilisierung des Gefäßmuskeltonus zu kommen und das bedeutet, daß die im Verlaufe eines Migräneanfalls nachweisbaren Veränderungen der Plasmakonzentration biogener Amine sich nicht mehr in Form schneller Änderungen des Tonus der Gefäßmuskulatur auswirken können. Diesen schnellen Änderungen des Gefäßtonus wird in der Pathogenese migräneartiger Kopfschmerzen große Bedeutung beigemessen.

Tatsächlich läßt sich mit Ergotamin in bis zu 80% aller Fälle ein sich abzeichnender Anfall verhindern bzw. ein bestehender Anfall durchbrechen. Ergotamin ist um so wirksamer, je früher es bei einem Anfall appliziert wird.

Nebenwirkungen bei akuter Anwendung: Bei ca. ⅓ aller Patienten sind Nebenwirkungen zu beobachten.

a) Übelkeit (zentral ausgelöst), Erbrechen, Durchfall (bei 10% aller Behandelten);
b) Durchblutungsstörungen (kalte Hände und Füße, Mißempfindungen);
c) Muskelkrämpfe, Muskelsteifheit.

Nebenwirkungen bei chronischer Anwendung:

a) Kopfschmerzen;
b) Ergotismus.

Aus den Nebenwirkungen ergibt sich als *Kontraindikation* für Ergotamin: Durchblutungsstörungen, koronare Herzkrankheit, Hochdruck, Niereninsuffizienz.

Für die subkutane, sublinguale, perorale und rektale Applikation stehen verschiedene Zubereitungen zur Verfügung. Die subkutane Darreichung ist die

Applikationsform der Wahl, kommt aber für den ambulanten Patienten nicht in Betracht. Bei sublingualer Applikation werden wesentlich höhere Dosen benötigt. Ergotamin wird in den Mund/Rachenraum zerstäubt, dabei entspricht 0,2 mg parenteral appliziert im Effekt einer 2-mg-Dosis bukkal (Winsor 1981), während die sublinguale Applikation einer festen Arzneiform von Sutherland et al. (1974) und Heyk (1975) als erfolglos bewertet wird. Bei Aufnahme per os wird von Aellig u. Nüsch (1977) eine Resorptionsquote von 60% angegeben. Die Resorption kann durch gleichzeitige Gabe von Koffein verbessert werden (Schmidt u. Fanchamps 1974). Dies scheint auch für die rektale Applikationsform zu gelten, wie aus den Ergebnissen der klinischen Untersuchungen von Kadish (1950) und Graham (1954) und den pharmakokinetischen von Ala-Hurula et al. (1979) gefolgert werden kann. Ergotamin wird in der Leber biotransformiert und in Form der Metaboliten eliminiert. Die Plasmaeliminationshalbwertszeit wird mit 21 h angegeben (Aellig u. Nüsch 1977). Der langen Verweildauer entspricht ein über 24 h nachweisbarer Effekt auf den Gefäßtonus (Tfelt-Hansen et al. 1980). Ergotamin ist während der Schwangerschaft und Stillperiode kontraindiziert. Die Substanz tritt in die Muttermilch über und zwar in Konzentrationen, die ausreichen, um beim Säugling Erbrechen, Durchfall oder Krampfanfälle auszulösen.

Ergotamin ist der Wirkstoff der Wahl zur Durchbrechung schwerer Migräneanfälle, die nicht ausreichend mit Acetylsalicylsäure oder Paracetamol behandelt werden können. Die Anwendung sollte bei den ersten Anzeichen des Anfalls erfolgen, da dann wesentlich geringere Dosen zum Erfolg führen. Eine Gesamttagesdosis von 1 mg bei subkutaner und 10 mg bei sublingualer, oraler oder rektaler Applikation darf auf keinen Fall überschritten werden. Ein Dauergebrauch – auch niedriger Tagesdosen – ist wegen der Gefahr des Auftretens von Ergotaminkopfschmerzen und von Durchblutungsstörungen unbedingt zu vermeiden. Als höchste akzeptable Dosis pro Woche werden 10–12 mg angegeben (Dalessio 1972).

Auch die hydrierte Form von Ergotamin, das *Dihydroergotamin* wird zur Durchbrechung des Migräneanfalls eingesetzt. Es soll bei parenteraler Zufuhr besser verträglich sein als Ergotamin, doch wird auch über eine geringere Wirksamkeit berichtet (Wilkinson 1971).

Die pharmakologischen Eigenschaften von Dihydroergotamin und Ergotamin sind qualitativ gleich, doch ist das Verhältnis der Stärke der einzelnen Wirkkomponenten zueinander unterschiedlich, die direkte vasokonstriktorische Wirkung ist bei Dihydroergotamin schwächer ausgeprägt (Berde u. Stürmer 1978). Bei oraler Zufuhr wird Dihydroergotamin nur unvollständig (30%) resorbiert (Aellig u. Nüsch 1977; Olver et al. 1980). Die Plasmaeliminationshalbwertszeit beträgt 21 h.

2.6 Analgetische Mischpräparate

Der Anwendung analgetischer Mischpräparate liegt die Idee zugrunde, die vielfältigen Störungen, die während eines Migräneanfalles nachweisbar sind und diesen in seiner Intensität bestimmen mögen, auf verschiedenen Ebenen zu korrigieren. Bei Kombinationspräparaten ist die Beurteilung des therapeutischen Wertes erheblich erschwert, der notwendige Untersuchungsaufwand steigt mit der Zahl der Kombinationsbestandteile überproportional an. Eine Grundvoraussetzung für die Kombination von Wirkstoffen ist, daß die pharmakokinetischen Eigenschaften der einzelnen Komponenten eine feste Kombination zulassen.

Für die Behandlung des Migräneanfalls sind eine Vielzahl unterschiedlich zusammengesetzter Kombinationspräparate entwickelt worden, wobei im wesentlichen Kombinationen der unter 2.6.1–2.6.4 beschriebenen Wirkprinzipien verwirklicht sind.

2.6.1 Ergotamin und Koffein

Koffein beschleunigt die Resorption von Ergotamin nach peroraler Darreichung (Schmidt u. Fanchamps 1974). Dieser Beobachtung bei Probanden kann aus 2 Gründen besondere Bedeutung beim Migränepatienten während des Anfalls zukommen.

a) Die Resorption von Ergotamin ist unter Kontrollbedingungen schon unvollständig und unregelmäßig, während des Anfalls ist eine noch weitergehende Beeinträchtigung zu vermuten. Ein unter dieser Bedingung die Resorptionsverhältnisse normalisierender Effekt der Zumischung von Koffein könnte für die therapeutische Wirksamkeit von Ergotamin entscheidend werden.
b) Eine Resorptionsbeschleunigung ist für die Effektivität von Ergotamin wichtig, da diese ja um so größer ist, je weniger Zeit zwischen den ersten Anzeichen des Anfalls und dem Anfluten der Substanz an ihren Wirkort verstreicht.

Die Frage, inwieweit sich die Wirkung von Koffein auf die Gehirngefäße günstig zu der von Ergotamin addiert, kann im Augenblick nicht beantwortet werden, aber allein schon der Effekt auf das Resorptionsverhalten mag die Kombination rechtfertigen.

2.6.2 Kodein mit Schmerzmitteln aus der Reihe der Analgetika–Antipyretika–Antiphlogistika

Grundsätzlich kann eine Kombination von Kodein mit Acetylsalicylsäure oder Paracetamol akzeptiert werden, da dem analgetischen Effekt von Kodein ein Wirkungsmechanismus zugrunde liegt, der sich von dem der Acetylsalicylsäure und des Paracetamol unterscheidet. Die überlegene Wirksamkeit der Kombination läßt sich aber nicht für alle Schmerzsituationen zeigen. Die Frage, ob eine derartige Kombination sich für die Durchbrechung eines Migräneanfalls eignet, wird sich am Ausmaß der den Migräneanfall begleitenden Symptomatik entscheiden. Geht der Migräneanfall mit Übelkeit, Erbrechen und mit Störungen im oberen Gastrointestinaltrakt einher, erscheint die Gabe von Kodein nicht angezeigt, da diese Substanz selbst bei der Mehrzahl der Patienten Übelkeit und Erbrechen auslöst und die für die Resorption der Begleitsubstanzen entscheidende Magenentleerungszeit verlängert (Clements et al. 1978).

2.6.3 Antihistaminika oder Cholinolytika mit Analgetika und/oder Ergotamin

Vaisberg (1954) und Tunis (1956) berichteten über günstige Ergebnisse mit Antiemetika vom Typ der Antihistaminika beim akuten Migräneanfall. Die Substanzen wurden parenteral zugeführt. Wilkinson (1971) hält sie auch bei peroraler Zufuhr und in Form von Kombinationspräparaten für sinnvoll. Bisher sind keine kontrollierten klinischen Untersuchungen für deren Wirksamkeit vorgelegt worden, und so könnte die Erwähnung derartiger Maßnahmen (Bickerstaff 1961; Craig 1967) auf die lange Zeit erörterte These zurückgehen (Greene 1959), der Migränekopfschmerz sei ein Histaminkopfschmerz. Diese Überlegung und die Absicht, die Symptome der Übelkeit abzufangen, die den Migräneanfall begleiten, mag ihre Anwesenheit in Mischpräparaten veranlaßt haben. Eine Mischung von Analgetika oder Ergotamin mit Antihistaminika ist jedoch bedenklich, da diese cholinolytische Begleitwirkungen besitzen, also eine Reduktion der Motilität im Gastrointestinaltrakt verursachen und die Magenentleerungszeit verlängern. Antihistaminika sind in zahlreichen Mischpräparaten in der Normdosierung für eine antihistaminische Wirkung enthalten, und das bedeutet, daß die Resorption der für die Anfallskupierung entscheidenden Substanzen behindert ist.

Der weiter oben erwähnte günstige Effekt des Antiemetikums Metoclopramid kann nicht auf die Gruppe der Antihistaminika übertragen werden, da diese – was die Motilität im oberen Gastrointestinaltrakt angeht – den gegenteiligen Effekt haben. Es ist denkbar, daß ein Kombinationspräparat, das Ergotamin und ein Antihistaminikum oder Cholinolytikum enthält, besser verträglich ist, weil die Resorption von Ergotamin und damit auch das Auftreten seiner Nebenwirkungen verhindert wird, dann allerdings auch seine Hauptwirkung beeinträchtigt ist.

2.6.4 Hypnotika oder Anxiolytika mit Analgetika und/oder Ergotamin

Die Verordnung von Hypnotika bzw. Anxiolytika für den Migräneanfall mag im Sinne einer Reizabschirmung gerechtfertigt sein, reicht aber wohl allein nicht aus, um die Symptome des Migräneanfalls auf ein tolerables Maß zu reduzieren. Daraus folgt der Versuch, Hypnotika mit Analgetika oder/und Ergotamin – mit dem Ziel einer Wirkungsverstärkung – zu kombinieren. Die Kombination von Analgetika und hypnotisch wirksamen Stoffen beinhaltet eine Erhöhung des Risikos eines Mißbrauchs. Diese Gefahr ist spätestens seit den 50er Jahren bekannt, als bei der Suche nach der Ursache von Nierenschädigungen ein Phenacetinabusus festgestellt wurde und gezeigt werden konnte, daß es sich ganz selten um einen reinen Analgetikummißbrauch, sondern in der Regel um die mißbräuchliche Anwendung einer Kombination von Analgetika mit psychotropen Substanzen, meist Barbituraten (Wörz 1980), handelte. Eine Erklärungsmöglichkeit für den Zwang zur Fortsetzung der Medikation könnte aus dem unterschiedlichen kinetischen Verhalten der Kombinationsbestandteile und der den Barbituraten zugeschriebenen algesierenden Wirkungen abgeleitet werden (Abb. 2a, b).

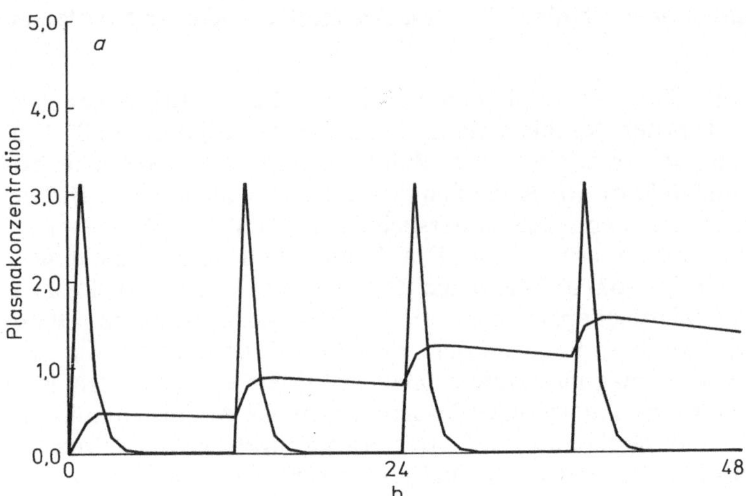

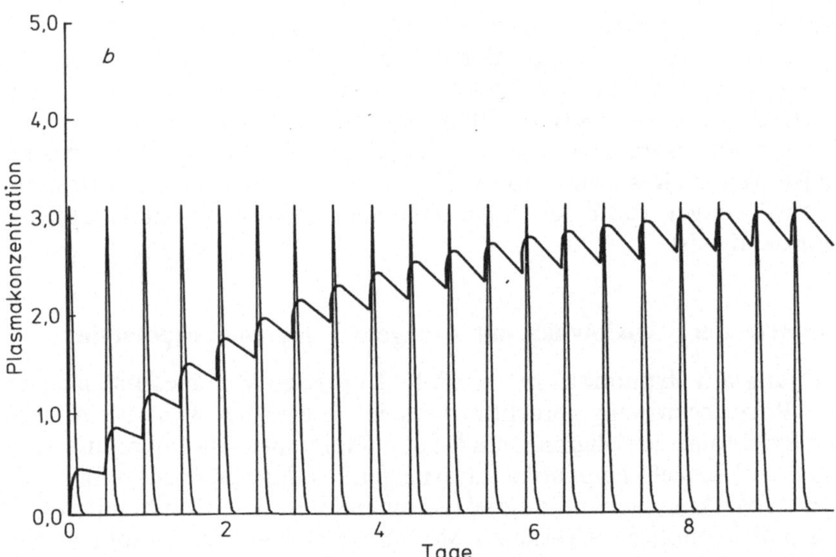

Abb. 2a, b. Zeitverlauf der Plasmaspiegel für ein Analgetikum vom Typ Acetylsalicylsäure, Paracetamol oder Propyphenazon, und ein Sedativum/Hypnotikum/Tranquilizer. Die Analgetika unterscheiden sich von den üblicherweise in Mischpräparaten vorhandenen sedierend-anxiolytisch wirksamen Stoffen durch eine *sehr* viel kürzere Verweildauer im Organismus; **a** soll veranschaulichen, daß die Wirkstoffspiegel für das Analgetikum nach 3 h unter die Schwellenkonzentration für einen analgetischen Effekt abgesunken sind. Zu diesem Zeitpunkt ist nur ein geringer Anteil des Hypnotikums ausgeschieden. Hypnotika (zumindest die vom Barbiturattyp) besitzen in niedriger Konzentration eine algesierende Wirkung (Goodman u. Gilman 1980). Daraus folgt, daß der Patient nach 3 h die Schmerzen deutlicher empfindet (sofern der Schmerzreiz unverändert fortbesteht) und erneut zu einem Analgetikum greift. Daraus ergibt sich die Gefahr eines Circulus vitiosus. Bei wiederholter Einnahme kumuliert das hypnotische Wirkprinzip (**b**, mit stark geraffter Zeitskala)

Der sich aus der Kombination (Hypnotikum + Analgetikum) möglicherweise ergebende Circulus vitiosus ist bei Anwesenheit von Ergotamin als 3. Kombinationsbestandteil besonders bedenklich, da diese Substanz bei regelmäßiger Zufuhr (a) selbst Kopfschmerzen auslöst, also einen häufigeren Bedarf schmerzlindernder Mittel hervorruft und so die Mißbrauchsgefahr noch verstärkt, (b) zu Durchblutungsstörungen („Ergotismus") führt.

Zusammenfassend zum Punkt „Kombinationspräparate": Die Kombination von Ergotamin und Koffein kann mit dem günstigen Einfluß auf die Resorption von Ergotamin begründet werden. Die Kombination von Acetylsalicylsäure oder Paracetamol mit Kodein erscheint für bestimmte Schmerzen sinnvoll, ist aber speziell zur Durchblutung des Migräneanfalls nicht indiziert.

Der Wert der Mischung von Antihistaminika–Cholinolytika mit Analgetika bzw. Ergotamin ist fragwürdig, da sich die Bestandteile in ihrer Wirkung behindern. Kombinationspräparate, die schließlich Hypnotika, Ergotamin und/oder Analgetika enthalten, verstärken das Risiko eines Mißbrauchs. Sie sollten zur Anfallskupierung nur dann verordnet werden, wenn weder Analgetika, noch Ergotamin bzw. Ergotamin + Koffein zum Erfolg führen.

3 Intervalltherapie

Die Intervalltherapie der Migräne geht auf die Beobachtung von Tzanck (1928) und Trautmann (1928) zurück, wonach die Applikation von Ergotamin nicht nur akute Migräneanfälle zu durchbrechen erlaubt, sondern auch das Wiederauftreten von derartigen Attacken in einigen Fällen verhindert. Die chronische Anwendung so stark vasoaktiver Substanzen wie Ergotamin verbietet sich wegen der Gefahr von Durchblutungsstörungen. Die Anwendung von Ergotamin über einen längeren Zeitraum kann Kopfschmerzen auslösen und unterhalten, ein Effekt, der das Risiko einer Arzneimittelabhängigkeit verstärkt. Da bei einer geringen chemischen Veränderung an den Secalealkaloiden – nämlich einer Hydrierung – deren stimulierende Wirkung auf glatte Muskulatur abgeschwächt wird, galt zunächst diesen Substanzen das Interesse im Zusammenhang mit der Migräneintervalltherapie. Das erste reine Intervalltherapeutikum wurde mit Methysergid entwickelt, das pharmakologisch von Doepfner u. Cerletti (1958) und von Fanchamps et al. (1960) charakterisiert wurde. Die Möglichkeit, mit Methysergid die Anfallshäufigkeit bei einer Migräneerkrankung zu reduzieren, wurde von Sicuteri (1959) beschrieben.

Es lassen sich zwischen Methysergid und den meisten anderen Migräneintervalltherapeutika gewisse, wenn auch unterschiedliche Gemeinsamkeiten aufzeigen.

Eine Darstellung dieser Zusammenhänge (Abb. 3) ist insofern problematisch, als sie für den eigentlichen therapeutischen Effekt bedeutungslos sein können. Die Zusammenstellung dient in erster Linie als eine Art Gliederung der für die Intervalltherapie benutzten Substanzen. Zunächst sollen das komplexe

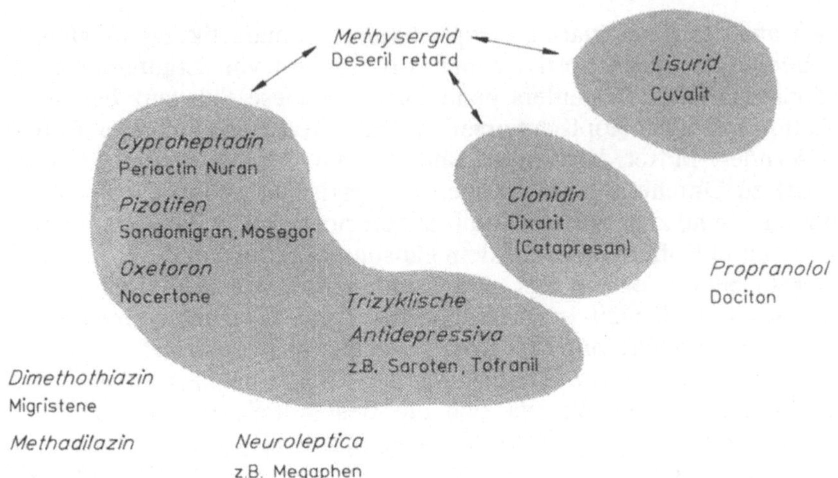

Abb. 3. Für die Intervalltherapie benutzte Substanzen

Wirkungsbild von Methysergid beschrieben und die große Ähnlichkeit, die das erst jüngst in den Handel gebrachte Lisurid (Cuvalit) zu Methysergid aufweist, dargestellt werden. Methysergid teilt gewisse Eigenschaften mit den Substanzen Pizotifen (Sandomigran), Cyproheptadin (Periactin) sowie mit Clonidin (Catapresan, Dixarit).

3.1 Dihydroergotamin

Dihydroergotamin, eine hydrierte Form von Ergotamin, wird allgemein an erster Stelle genannt, wenn Arzneistoffe für die Intervalltherapie aufgeführt werden (Heyck 1975; Fanchamps 1975; Volans 1976; Christiani 1979; Kewitz 1978; v. Albert 1980; Gänshirt 1981). Auf der Grundlage der pharmakologischen Eigenschaften ist eine langfristige Anwendung dieser dem Ergotamin so nahestehenden Substanz nicht unproblematisch.

a) Zwar ist – wie Untersuchungen am Gefäßmuskelpräparat zeigen – der direkte vasokonstriktorische Effekt von Dihydroergotamin schwächer ausgeprägt als der von Ergotamin und andererseits der Antagonismus zu Noradrenalin und Serotonin verstärkt (Berde u. Stürmer 1978), doch handelt es sich nur um eine quantitative Verschiebung der Wirkkomponenten. Der Feststellung, daß nach chronischer Anwendung von Dihydroergotamin kein Ergotismus entstehen könne (v. Albert 1980), ist mit Skepsis zu begegnen, ruft sie doch den Eindruck hervor, die vasokonstriktorische Komponente fehle beim Dihydroergotamin. Klinisch-pharmakologische Untersuchungen und klinische Berichte (Hanselmayer u. Werner 1973; Franco et al. 1978; Bacourt u. Couffinhal 1978; Vayssairat et al. 1978) zeigen Effekte, die eindeutig auf eine Vasokonstriktion zurückzuführen sind. Diese bei hohen Plasmakonzentrationen und am Therapiebeginn nachweisbare Vasokonstriktion sollte bedacht werden, bevor Dihydroergotamin bei Patienten mit peripheren Durchblutungsstörungen eingesetzt wird.

b) Üblicherweise wird eine Dosierung von 2mal tägl. 2–2,5 mg Dihydroergotamin empfohlen, die im Bedarfsfall auf 3mal tägl. 2 mg gesteigert werden kann. Nach den Angaben zur Pharmakokinetik (Aellig u. Nüsch 1977) erfolgt die Elimination von Dihydroergotamin mit einer Halbwertszeit von ca. 20 h, woraus folgt, daß bei der üblichen Anwendung mit einer Kumulation gerechnet werden muß (Meier u. Schreier 1976). Kanto et al. (1981) meinen, eine Kumulation von Dihydroergotamin ausschließen zu können, doch ist diese Untersuchung nicht geeignet, eine derartige Aussage zu treffen, da die Plasmaspiegel nur bis 4 h nach Applikation verfolgt wurden.

c) Für die Intervalltherapie kommen unter praktischen Gesichtspunkten nur Wirkstoffe in Frage, die per os zugeführt werden können. Die Resorption von Dihydroergotamin ist unvollständig und damit anfällig gegenüber geringfügigen Änderungen der Resorptionsbedingung.

d) Der Stoffwechsel von Dihydroergotamin ist im Detail unbekannt, doch wird die Substanz zum größen Teil im Körper chemisch verändert, wahrscheinlich in der Leber, und die Metaboliten werden biliär ausgeschieden (Meszaros et al. 1975; Nimmerfall u. Rosenthaler 1976). Dieser Befund mag die hohe präsystemische Elimination z. T. erklären, ist aber auch als ein Unsicherheitsfaktor für die Therapie anzusehen, da der Plasmaspiegel dann von der jeweiligen Stoffwechselaktivität der Leber abhängt.

Als Erklärung für die nach klinischen Aussagen mögliche Langzeittherapie könnte die am Gefäßmuskelpräparat beobachtete dualistische Wirkung herangezogen werden. Danach würde bei höheren Konzentrationen von Dihydroergotamin die vasokonstriktorische Wirkung von der gefäßtonusreduzierenden Wirkung kompensiert oder sogar überkompensiert werden.

3.2 Methysergid

Die Substanz – chemisch nahe verwandt mit Lysergsäurediathylamid – (vgl. Abb. 4) ist wie diese durch eine starke, serotoninantagonistische Wirksamkeit ausgezeichnet; auch zu anderen biogenen Aminen ist ein Antagonismus nachweisbar. Methysergid ist wie Ergotamin aber ein partieller Agonist/Antagonist, d. h. es kann auch eine serotoninartige Wirkung entfalten (Saxena 1974), die ergänzt wird durch die Eigenschaft dieser Substanz, Gefäßmuskulatur gegenüber anderen physiologischen Stimulatoren, wie z. B. Noradrenalin, zu sensibilisieren (Carroll et al. 1974). Auf der anderen Seite konnte gezeigt werden, daß Methysergid über einen Angriff an präsynaptisch lokalisierten Rezeptoren die Noradrenalinfreisetzung hemmt (Watts et al. 1981). Noch weiter wird das Wirkungsbild kompliziert durch die z. T. sehr unterschiedliche Reaktion und Empfindlichkeit der Muskulatur in unterschiedlichen Bereichen des Gefäßbaumes. So entfaltet Methysergid am Streifenpräparat aus der Kaninchenaorta auch in hoher Konzentration nur eine geringe Tonuserhöhung (< 10% des maximal mit Noradrenalin erreichbaren Effekts), an der isolierten

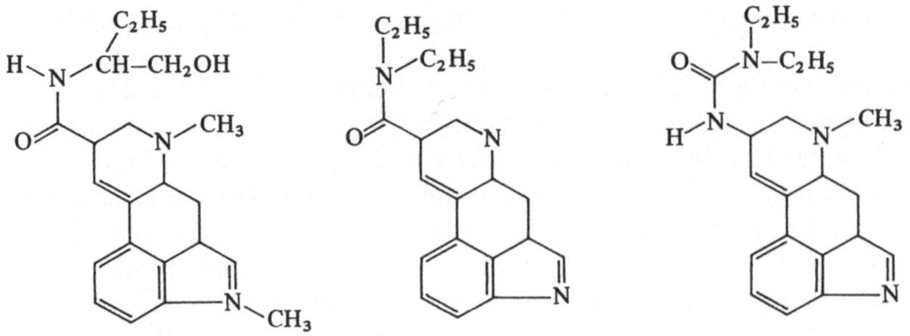

Methysergid (Deseril) | *LSD* | *Lisurid* (Cuvalit)

Abb. 4

Ohrarterie derselben Spezies aber lassen sich mit Methysergid 60% der maximal mit Noradrenalin möglichen Wirkung erreichen (Apperley et al. 1976). Darüber hinaus hängt auch die mit Serotonin maximal mögliche Tonuserhöhung vom Gefäßtyp ab. So zeigte Müller-Schweinitzer (1976), daß Noradrenalin eine bestimmte maximale Tonuserhöhung induzieren kann, daß der Maximaleffekt von Noradrenalin an der A. saphena von Serotonin nicht erreicht wird, an der A. carotis externa mit Serotonin eine doppelt so hohe maximale Antwort zu erzwingen ist und daß schließlich die A. basilaris auf Serotonin mit einer um den Faktor 5 höheren Maximalantwort zu reagieren vermag.

Harbedo et al. (1978) zeigten, daß der Antagonismus zwischen Serotonin und Methysergid an intrakraniellen Arterien vom nichtkompetitiven, an extrakraniellen Arterien vom kompetitiven Typ ist.

Es erscheint weiterhin wesentlich, darauf hinzuweisen, daß die Wirkung von Methysergid nicht sofort einsetzt, sondern eine gewisse Zeit erforderlich ist, bevor sich ein Effekt nachweisen läßt. Die antagonistische Wirkstärke von Methysergid ist abhängig von der Inkubationsdauer (Frankhuizen u. Bonta 1974).

Diese Befunde sagen also aus:

a) Die Empfindlichkeit der Muskulatur verschiedener Gefäßbezirke für Serotonin ist sehr unterschiedlich.
b) Der Serotonineffekt kann in verschiedenen Bezirken des Gefäßbaumes durch Methysergid abgeschwächt werden, während in anderen Bezirken Methysergid selbst eine serotoninähnliche Wirkung entfaltet.
c) Die Wirkungsintensität von Methysergid ist stark abhängig von der Dauer seiner Anwesenheit. Dies kann für seine Wirksamkeit in vivo bedeuten, daß Bezirke mit hoher Blutströmungsgeschwindigkeit weniger stark pharmakologisch beeinflußt werden als Regionen, wo die Strömungsgeschwindigkeit z. B. infolge einer Vasodilatation gering ist.

Es ist vorstellbar, aber nicht erwiesen, daß die Wirksamkeit von Methysergid als Migräneprophylaktikum auf seine regional unterschiedlichen Effekte zurückzuführen ist, Effekte, deren Unterschiedlichkeit also bedingt wäre zum einen durch die sehr unterschiedliche Empfindlichkeit der reagierenden

Gefäßmuskulatur und zum anderen durch die unterschiedlichen Strömungsgeschwindigkeiten und die Verteilung des Blutes.

Nebenwirkungen von Methysergid

a) Zentral bedingt: ängstliche Unruhe, depressive Verstimmung (Verwandtschaft zu LSD!);
b) vaskulär bedingt: pektanginöse Beschwerden, periphere Durchblutungsstörungen, Muskelschmerzen;
c) gastrointestinal bedingt: Magendruck, Nausea, Erbrechen, Obstipation, Diarrhö;
d) Gewichtszunahme (in 45% aller Fälle vorhanden, erzwingt in 10% der Fälle das Absetzen);
e) nach dem Absetzen Phase, in der Migräneanfälle häufiger und mit größerer Intensität auftreten können (Reboundphänomen);
f) Fibrosierungsreaktionen (vgl. Graham et al. 1966).

Der Punkt e) gewinnt insofern an Bedeutung, als u. a. wegen Fibrosegefahr die Therapie mit Methysergid alle 4–6 Monate für 1–2 Monate zu unterbrechen ist.

Die Angaben zur Häufigkeit solcher Fibrosen schwanken. Dukes (1980) erwartet bei 1% der Patienten, die für einen Zeitraum von mehr als 12 Monaten behandelt werden, die Entwicklung einer retroperitonealen Fibrose oder einer fibrotischen Veränderung an anderer Stelle.

Methysergid wird nach oraler Zufuhr rasch (Absorptionshalbwertszeit 0,38 h) und weitgehend resorbiert. Auf eine nahezu vollständige Resorption kann aus dem hohen Anteil, der renal ausgeschieden wird (56%, Meier u. Schreier 1976), geschlossen werden und aus der Beobachtung bei verschiedenen anderen Spezies (Ratte, Hund, Affe), daß ein erheblicher Anteil der oral zugeführten Menge biliär und mit den Fäzes ausgeschieden wird (Eckert et al. 1978). Die Plasmaeliminationshalbwertszeit wird mit 10 h (β-Phase) angegeben (Meier u. Schreier 1976).

Es gibt zahlreiche klinische Untersuchungen, die die Effektivität von Methysergid bei der Intervalltherapie der Migräne bestätigen (z. B. Graham 1969). Dieser Erfolg wird durch die relativ häufig auftretenden Nebenwirkungen geschmälert, die z. T. so schwer wiegen, daß ein Therapieabbruch erfolgen muß.

3.3 Lisurid

Lisurid ist chemisch dem Methysergid nahe verwandt (Abb.4). Es erweist sich bezüglich der Antiserotoninwirkung an der Gefäßmuskulatur oder der Hemmung eines durch Serotonin provozierten Ödems an der Rattenpfote ca. 4mal schwächer wirksam als Methysergid (Podvolova u. Dlabac 1972). Wie Methysergid erhöht es die Empfindlichkeit glatter Muskulatur gegenüber biogenen Aminen und es entfaltet selbst dopaminerge Wirkungen (Horowsky u. Wachtel 1976; Keller et al. 1977; Kehr u. Speckenbach 1978; Keller u. da Prada 1979).

Bei der sehr großen Ähnlichkeit der chemischen Struktur und der pharmakologischen Wirkungen ist mit einer ähnlichen therapeutischen Effektivität zu rechnen. Tatsächlich berichten Hermann et al. (1977, 1978) und Somerville u. Hermann (1978), daß Lisurid klinisch gleich wirksam sei wie Methysergid.

Es sind dann aber auch ähnliche Nebenwirkungen zu erwarten. Es wäre ein Vorteil, wenn mit der Gabe von Lisurid ein geringeres Risiko schwerwiegender Nebenwirkungen eingegangen werden müßte als bei Methysergid, d. h. also wenn die Gefahr fibrotischer Veränderungen geringer wäre. Zu dieser Frage kann aufgrund der bisher vorliegenden Untersuchungen keine Stellung bezogen werden.

Lisurid wird nach oraler Applikation individuell sehr unterschiedlich resorbiert. Als Anhaltspunkt für die Resorptionsquote werden Werte zwischen 10 und 20% angegeben (Hümpel et al. 1981). Die Plasmaeliminationshalbwertszeit ist mit 1,9 h (Angabe für das Zeitintervall von 1,5–6 h nach der Applikation) wesentlich kürzer als die von Methysergid.

3.4 Pizotifen, Cyproheptadin

Nachdem mit dem Serotoninantagonist Methysergid ein eindeutig wirksames Therapeutikum für die Intervallbehandlung der Migräne gefunden war, lag es nahe, auch andere Serotoninantagonisten auf ihre Eignung hin zu untersuchen, Frequenz und Intensität von Migräneanfällen zu reduzieren. In diesem Zusammenhang wurden dann Pizotifen, Cyproheptadin, aber auch Methdilazin und Dimethothiazin untersucht.

Pizotifen

Pizotifen ist u. a. ein Serotoninantagonist. Ein Vergleich der Wirkungsstärke von Pizotifen und Methysergid bezüglich des Serotoninantagonismus ist nicht generell möglich, da sich das Verhältnis der Wirkstärken, an unterschiedlichen pharmakologischen Modellen untersucht, unterscheidet, ja umkehren kann. Nach Untersuchungen von Fozard (1976) fehlt dem Pizotifen die für methysergid nachgewiesene vasokonstriktorische Komponente, auch soll keine Sensibilisierung glatter Muskulatur gegenüber anderen vasokonstriktorisch wirkenden Substanzen erfolgen. Diese Feststellung erstaunt insofern, als Pizotifen den Substanzen aus der Reihe der trizyklischen Antidepressive chemisch sehr nahesteht (Abb. 5) und von diesen bekannt ist, daß sie mit der neuronalen Wiederaufnahme von Noradrenalin und Serotonin interferieren und damit den Effekt einmal freigesetzter biogener Amine verstärken. Mit diesen Vorstellungen stimmen die Befunde von Schönbaum et al. (1975), Aellig (1978) überein, die eine Sensibilisierung von Gefäßmuskulatur des Menschen und des Hundes gegenüber biogenen Aminen nachweisen konnten. Damit wäre auch für Pizotifen eine dualistische Wirkung wie bei Methysergid möglich. Doch ist die Relevanz dieser Analogie für den klinischen Effekt fragwürdig.

Von größerer praktischer Bedeutung könnte sein, daß diese zur Intervalltherapie benutzten Substanzen die Stimmungslage des Migränepatienten

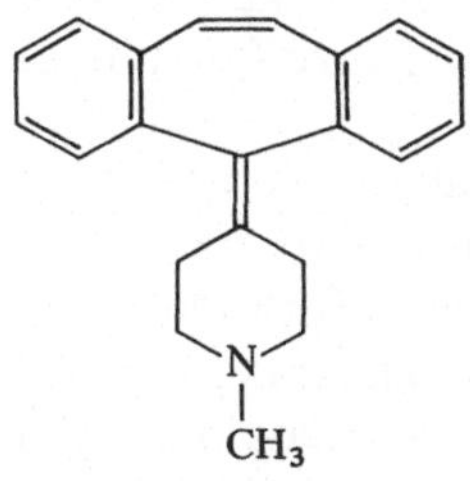

Cyproheptadin (Periactinol, Nuran: 3 mal 4 mg, max. 12–24 mg/Tag)	*Pizotifen* (Sandomigran, Mosegor: 3 mal 0,5 mg, max. 3–4,5 mg	*Oxetoron* (Nocertone: 3 mal 60 mg)

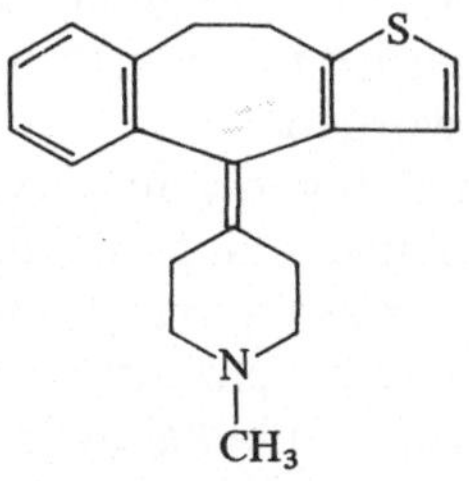

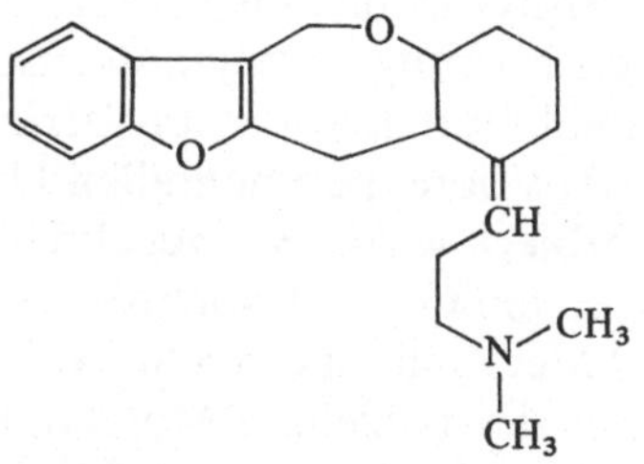

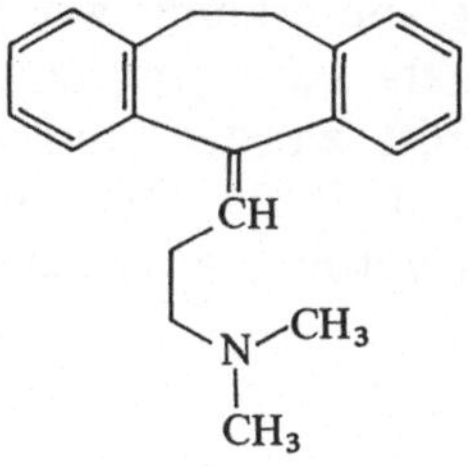

Amitryptilin (Laroxyl, Saroten, Tryptizol)

Abb. 5

verändern, also im Prinzip die Wirkung des Antidepressivums ausgenutzt würde. Den Ergebnissen zweier klinischer Untersuchungen, in denen Pizotifen einmal gegen ein Placebo, im anderen Falle gegen Dimethothiazin getestet wurde, kann entnommen werden, daß die mit Pizotifen behandelten Patienten eine Anhebung ihrer Stimmung erfuhren (Müller et al. 1972; Anselmi et al. 1972). Für diese Überlegung spricht auch, daß Amitryptilin mit Erfolg zur Migräneintervalltherapie angewandt wurde (Gomersall u. Stuart 1973; Couch et al. 1976).

Wenn es zutrifft, daß Migräne gehäuft bei einer Gruppe von Menschen auftritt, die als introvertiert, pflichtbewußt, selbstkritisch, gehemmt zu bezeichnen ist, dann könnte die Wirksamkeit von Pizotifen und Cyproheptadin mit dem Effekt dieser Stoffe erklärt werden, die psychische Befindlichkeit der Patienten zu ändern.

Als Migräneintervalltherapeutikum erweist sich Pizotifen als dem Methysergid gleichwertig oder geringfügig unterlegen (Lance et al. 1970; Speight u. Avery 1972).

Die unerwünschten Begleitwirkungen sind

a) Appetitsteigerung und Gewichtszunahme;
b) Müdigkeit, Beeinträchtigung des Reaktionsvermögens,
c) anticholinerge Wirkungen: Mundtrockenheit; Schwindel, orthostatische Beschwerden, Obstipation; Tachykardie. (Beim Glaukom und Prostatahypertrophie sollte auf die Anwendung verzichtet werden.)

Bisher ist nicht über fibrotische Veränderungen oder eine Provokation bzw. Intensivierung pektaginöser Beschwerden und nur in wenigen Einzelfällen über Durchblutungsstörungen berichtet worden.

Aus tierexperimentellen Untersuchungen geht hervor, daß die Substanz gut resorbiert wird. Bei regelmäßiger Anwendung der Substanz wird nach 4–5 Tagen ein Gleichgewichtswert für die Plasmakonzentration von Muttersubstanz und Metaboliten erreicht, wobei eine Differenzierung nicht möglich ist, weil die Natur der einzelnen Metaboliten bisher unbekannt ist. Die Ausscheidung der Substanz bzw. ihre Stoffwechselprodukte erfolgt sowohl renal wie mit den Fäzes. Angaben zur Eliminationshalbwertszeit von 26 h sind mit Vorbehalt zu betrachten, da keine Angaben über die Elimination der biologisch aktiven Substanz(en) vorliegen (Speight u. Avery 1972).

Wie für Pizotifen ist auch für das Cyproheptadin eine Wirksamkeit als Intervalltherapeutikum bei der Migräne erkannt worden (Lance et al. 1970). Hinsichtlich des Antiserotonineffekts ist Cyproheptadin an verschiedenen pharmakologischen Modellen geprüft worden und erwies sich als ähnlich wirksam wie Methysergid (Stone et al. 1961). Die dokumentierten Nebenwirkungen lassen keine Vorteile für Cyproheptadin gegenüber Pizotifen erkennen.

3.5 Methdilazin, Dimethothiazin

Sollte die Annahme zutreffen, daß die Eignung von Pizotifen als Intervalltherapeutikum auf der Änderung der psychischen Befindlichkeit des Patienten bzw. seiner Reaktion auf Umwelteinflüsse beruht, dann ist es nicht verwunderlich, daß auch andere, die psychische Reaktionslage beeinflussende und distanzierend wirkende Pharmaka, wie z. B. Neuroleptika, sich zur Intervalltherapie eignen. Tatäschlich berichten Caviness u. O'Brien (1980) über eine gute Wirksamkeit von Chlorpromazin (Megaphen) in Dosen von 100–700 g/Tag als Intervalltherapeutikum. So wie Pizotifen und Oxetoron den Wirkstoffen aus deren Gruppe der trizyklischen Antidepressiva nahestehen, ist eine enge Beziehung zwischen Neuroleptika und dem zur Intervalltherapie bei Migräne eingesetzten Methdilazin und Dimethothiazin (Migristene) vorhanden (Abb. 7). Methdilazin ist von Lance et al. (1970) mit anderen zur Prophylaxe eingesetzten Arzneistoffen, Dimethothiazin (Migristene), von Anselmi et al. (1972) mit Pizotifen verglichen worden. In beiden Untersuchungen ergaben sich für die beiden den Neuroleptika vom Phenothiazintyp nahestehenden Intervalltherapeutika Erfolgsquoten, die deutlich über der Effektivität eines Placebos lagen. Mit beiden Substanzen konnten aber nicht die Werte von Methysergid und Pizotifen erreicht werden. Auch in diesen Fällen könnte die distanzierende, reizabschirmende Wirkung allein ausreichen, um einen präventiven Effekt bei Migräne zu erklären. Die Substanzen weisen eine antagonistische Wirkung zu bestimmten biogenen Aminen auf, und es könnte natürlich auch ein solcher pharmakologischer Effekt für ihre therapeutische Anwendung entscheidend sein. Bei der Verordnung dieser Substanzen muß mit dem Auftreten der für

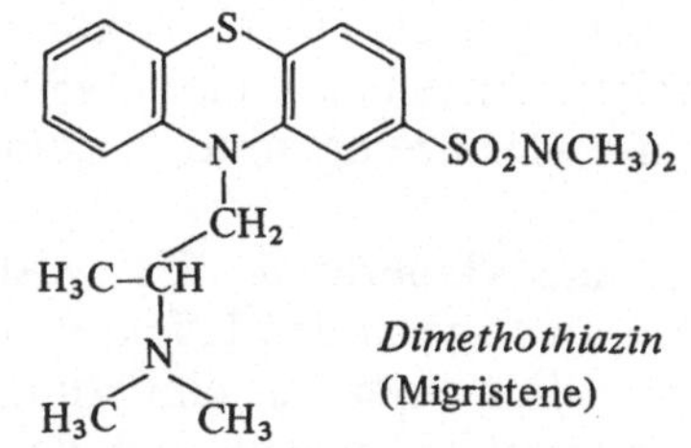

Dimethothiazin (Migristene)

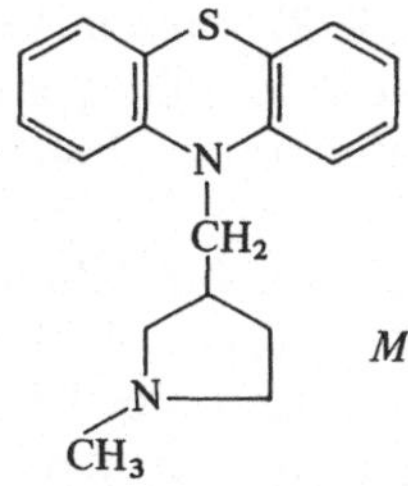

Methodilazin

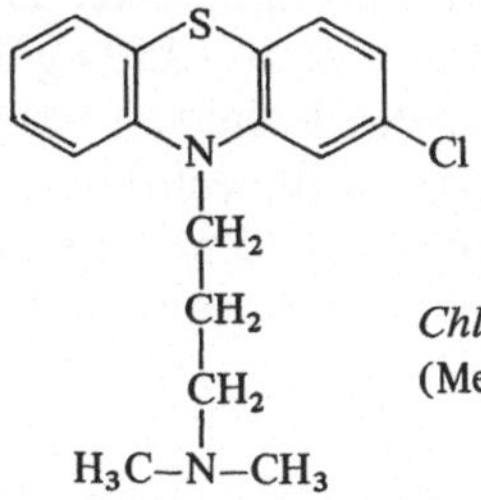

Chlorpromazin (Megaphen)

Abb. 6

Neuroleptika vom Phenothiazintyp bekannten Nebenwirkungen gerechnet werden.

3.6 Clonidin

Es war weiter oben ausgeführt worden, daß Methysergid an bestimmten Gefäßabschnitten nicht als Serotoninantagonist, sondern selbst als Agonist wirksam werden kann, d. h. den Tonus glatter Muskulatur zu erhöhen vermag. Diese Eigenschaft hat Clonidin (Catapresan, Dixarit) mit Methysergid gemeinsam (Fozard 1976). Clonidin stimuliert α-adrenerge Rezeptoren (Kobinger u. Walland 1967; Boissier et al. 1968), was an den betroffenen Gefäßen eine Konstriktion bewirkt. Auch bei dieser Substanz wird erörtert, ob diese periphere, über α-adrenerge Rezeptoren vermittelte Wirkung durch einen Effekt, der die Muskulatur gegenüber anderen stimulierenden Maßnahmen empfindlicher macht, verstärkt wird.

Clodinin ist bisher nicht so systematisch an verschiedenen Gefäßpräparaten untersucht worden wie das Methysergid, doch läßt sich aufgrund der Untersuchungen an verschiedenen glattmuskulären Präparaten schließen, daß analog zum Mehtysergid sich auch mit Clonidin nicht dieselbe Maximalantwort wie mit Noradrenalin auslösen läßt (Starke et al. 1975; Kobinger 1978).

Die Beurteilung des Erfolges einer Intervallbehandlung mit Clonidin ist nicht einheitlich. Fozard (1976) hält die Wirksamkeit von Clonidin aufgrund der Untersuchungen von Shafar et al. (1972) für erwiesen. Zu einer ähnlichen Beurteilung kommt Corbat (1976). Adam et al. (1978) finden keine Reduktion der Anfallshäufigkeit, glauben aber eine Abnahme der Intensität und Dauer des Einzelanfalls beobachten zu können. Ryan u. Ryan (1975a, b), Ryan et al.

(1975) und Boisen et al. (1978) können keine Überlegenheit einer Clonidinbehandlung gegenüber einer Behandlung mit Placebos feststellen. Lance (1980) räumt Clonidin bei Patienten einen Platz ein, die gleichzeitig unter einem Bluthochdruck leiden.

Das Hauptindikationsgebiet für Clonidin ist die Hypertonie. Es wird vermutet, daß die blutdrucksenkende Wirkung über einen zentralen Effekt von Clonidin zustande kommt, ein zentraler Effekt, der sich in einer Verminderung der symphatischen Aktivität in der Peripherie bemerkbar macht und den peripheren Effekt an den Gefäßen mehr als kompensiert. Die zur Migräneprophylaxe empfohlene Dosis von Clonidin ist mit 50–150 µg/Tag niedriger als die üblicherweise zur Hochdrucktherapie erforderliche (400–2000 µg). Aufgrund der geringeren Dosierung ist bei der Intervalltherapie mit Clonidin weniger mit den typischen Nebenwirkungen von Clonidin, nämlich Sedierung, Schlafstörungen mit Alpträumen, Kopfschmerzen, Potenz- und Libidoverlust zu rechnen.

Kontraindikationen sind periphere Durchblutungsstörungen, Raynaud-Erkrankung, Nierenerkrankung.

Clonidin wird nach oraler Gabe zu 75% resorbiert. 60% der resorbierten Dosis werden unverändert renal ausgeschieden. Die Plasmaeliminationshalbwertszeit liegt zwischen 8 und 10 h. Die direkt meßbaren klinischen Effekte (Blutdruckreaktion, Mundtrockenheit etc.) sind mit dem Plasmaspiegel korreliert (Dollery et al. 1976; Davies et al. 1977).

3.7 β-Blocker

Die Hauptwirkung der β-Blocker ist eine dosisabhängige Blockade der β_1- und β_2-Rezeptoren, d. h. die Effektivität von Katecholaminen (Noradrenalin, Adrenalin) auf Größen wie Herzfrequenz, Reizüberleitungszeit am Herzen, Weitstellung kapazitiver Gefäße, Weitstellung der Luftwege abzuschwächen. Das größte Indikationsgebiet ist die essentielle Hypertonie, wobei ausgerechnet der Mechanismus der therapeutischen Wirkung von β-Blockern bei dieser Erkrankung unbekannt ist. Für einzelne β-Blocker ist auch eine gewisse Antiserotoninwirkung gezeigt worden, die als Ursache für den günstigen Effekt bei Migräne in Betracht gezogen werden könnte.

Nach Einzelkasuistiken, wie sie von Rabkin et al. (1966), Wykes (1968) und Bekes et al. (1968) veröffentlicht wurden, untersuchten Weber u. Reinmuth (1972) und nach ihnen Malvea et al. (1973), Børgessen et al. (1974), Wideroe u. Vigander (1974), Ludvigsson (1974) sowie Diamond u. Medina (1976) gezielt den Effekt des β-Blockers Propranolol in der Migräneprophylaxe. Die günstigen Befunde mit Propranolol dürfen nicht auf die ganze Gruppe der β-Blocker übertragen werden, da Sjaastad u. Stensrud (1972) mit Atenolol und Wideroe u. Vigander (1974) mit Practolol schlechte Erfahrungen machten. Über günstige Resultate berichten Briggs u. Millac (1979) bei der Intervalltherapie mit Timolol (2mal 10 mg/Tag).

Es liegen auch noch Untersuchungen zu anderen β-Blockern vor, deren Ergebnisse die Annahme stützen, daß die unterschiedliche Effektivität der einzelnen Substanzen mit deren Vermögen, in das ZNS einzudringen, zusammenhängt. Dieses ist von der Hydrophilie des jeweiligen β-Blockermoleküls abhängig (Middlemiss et al. 1981).

Die günstigen Effekte von Propranolol sind so häufig bestätigt worden, daß die Migräneintervalltherapie heute eine akzeptierte Indikation für Propranolol darstellt (Diamond u. Medina 1980; Frishman 1981). Bei einem Drittel aller Patienten mit Migräne kann eine Symptomfreiheit erzielt werden, bei mehr als der Hälfte wird eine deutliche Reduktion von Häufigkeit und Intensität einzelner Anfälle registriert (Forssman et al. 1976).

Im direkten Vergleich erweist sich Propranolol, was die Effektivität angeht, ähnlich wirksam wie Methysergid, jedoch bei ungleich niedrigerer Nebenwirkungsquote (Behan u. Reid 1980).

Propranolol wird nach oraler Applikation rasch und vollständig resorbiert, jedoch bereits während der ersten Passage durch die Leber zu mehr als 70% biotransformiert. Die Substanz wird mit einer Halbwertszeit von 3 h aus dem Plasma eliminiert. Propranolol wird zur Migräneprophylaxe in Tagesdosen zwischen 160 und 240 mg verabfolgt. Bei Patienten mit Asthma bronchiale, bei bradykarden Rhythmusstörungen, bei Diabetes, insbesondere dem Typ-I-Diabetes ist die Gabe von β-Blockern nicht angezeigt. Beim abrupten Absetzen von Propranolol können schwere Migräneanfälle ausgelöst werden.

3.8 Monaminooxydasehemmstoffe

Ein Versuch mit MAO-Hemmstoffen hält Lance (1980) als Ultima ratio für gerechtfertigt. Eine pharmakologische Maßnahme mit einem so großen therapeutischen Risiko anzuwenden, setzt voraus, daß Versuche mit Pizotifen, Propranolol und Methysergid gescheitert sind und auf der anderen Seite Intensität und Dichte der Migräneanfälle so groß sind, daß eine Therapie unumgänglich erscheint. Im Zusammenhang mit der Verordnung von MAO-Hemmern ist bedenkenswert:

a) Diese Stoffgruppe steigert den Antrieb ohne eine entsprechende Aufhellung der Stimmung (amphetaminartig).
b) Der Organismus des Behandelten wird gegenüber biogenen Aminen überempfindlich, daher sind diätetische Vorschriften zu geben, und eine Vielzahl möglicher Arzneistoffinteraktionen ist zu bedenken.
c) Die Substanzen erwiesen sich als lebertoxisch.
d) Vegetative Fehlregulationen sind unausweichlich.

Es ist sehr fraglich, ob der klinische Erfolg einer solchen Präventivmaßnahme jemals wird beurteilt werden können, d. h. es ist die Frage, inwieweit nicht allein das stark beeinträchtigte körperliche Befinden und die damit verbundenen Änderungen der Lebensgewohnheiten einen Einfluß auf die Häufigkeit von Migräneanfällen nehmen werden.

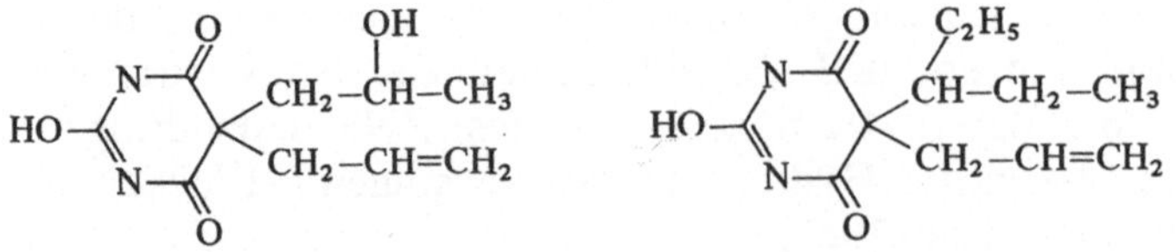

Proxibarbal
(Axeen Hommel)

Amobarbital
(Stadadorm u.a.)

Abb. 7

3.9 Proxibarbal

Als letzte Substanz, die mit der Indikation „Intervalltherapie der Migräne" im Arzneimittelschatz der Bundesrepublik verfügbar ist, soll Proxibarbal (Axeen Hommel) besprochen werden. Proxibarbal ist ein Barbitursäurederivat (Abb. 7), das nach Angaben des Herstellers nicht hypnotisch wirken soll. Sartorius u. Schwidergoll (1963), Stefan (1964), Sartorius (1966), Mambourg et al. (1973) Heyck (1975) und Zenglein (1975) geben an, gute Erfolge bei der Intervalltherapie gesehen zu haben. Es ist aber bisher keine Doppelblindstudie mit dieser Substanz durchgeführt worden. Es stimmt auch nachdenklich, daß für eine Wirksubstanz, mit der sich angeblich solche Erfolge erzielen lassen, keine kontrollierte Untersuchung zu finden ist, und die Skepsis wird durch die Aussage gesteigert, dieses Medikament sei frei von Nebenwirkungen.

Die Feststellungen zum Wirkungsmechanismus sind unglaubwürdig. Es wird behauptet, diese Substanz führe zu einer Enzyminduktion (Sulman et al. 1976). Es ist richtig, daß eine Induktion mikrosomaler Leberenzyme mit bestimmten Barbitursäurederivaten möglich ist. Enzyminduktion bedeutet, daß die den Arzneistoff abbauenden Enzyme vermehrt werden und damit der Abbau rascher vonstatten geht. Nach Sulman et al. (1976) soll diese Induktion aber Enzyme betreffen, die wesentlich am Abbau von biogenen Aminen und an der Aktivierung und Inaktivierung von Schilddrüsenhormonen beteiligt sind. Es ist schwer vorstellbar, warum ein Barbiturat gerade dieses Enzymmuster induzieren sollte, es ist bisher nie beschrieben worden, daß Monaminooxydasen induziert werden können, und schließlich müßte eine Aktivierung von Monaminooxydasen sich drastisch bemerkbar machen und dürfte also kaum mit dem festgestellten Fehlen von Nebenwirkungen bei Proxibarbal vereinbar sein.

3.10 Schlußbetrachtung

Wir haben Arzneistoffe erörtert, die klinisch als wirksame Intervalltherapeutika gelten oder die für die Intervalltherapie vom Hersteller empfohlen werden. Damit sind aber längst nicht alle Pharmaka erfaßt worden, für die von klinischer Seite ein günstiger Einfluß auf die Migräne berichtet wurde. Als Beispiele seien erwähnt die Acetylsalicylsäure (O'Neill u. Mann 1978), Chenodesoxycholsäure

(Levy et al. 1980) oder Prostaglandinsynthesehemmstoffe, z. B. Indomethacin (Vardi et al. 1976; Christiani 1979). Für die Ergebnisse dieser Untersuchungen steht eine Bestätigung aus. Ebenfalls nicht erwähnt wurde die längerfristige Behandlung mit Sedativa/Anxiolytika – wie sie z. B. von Caviness u. O'Brien (1980) empfohlen wurde, um die Häufigkeit von Migräneanfällen zu reduzieren.

Es zeichnet sich ab, daß in der Zukunft Wirkstoffe aus anderen pharmakologischen Wirkklassen auf ihre Verwendbarkeit als Migräneintervalltherapeutika geprüft werden. Als Beispiel hierfür mag die Gruppe der sog. Ca-Antagonisten erwähnt werden. Erste Untersuchungen mit Cinnarizin und Flunarizin (Drillisch u. Girke 1980; Amery et al. 1981) liegen vor. In diesem Zusammenhang ist von Interesse, daß Towart u. Perzborn (1981) für den Ca-Antagonisten Nimodipin eine gewisse Präferenz der Wirkung für die A. basilaris experimentell aufgezeigt haben, was zu der Hoffnung Anlaß gibt, daß derartige – weiterentwickelte – Prinzipien in der Zukunft eine spezifische Migräneintervalltherapie ermöglichen, d. h. eine Therapie, die im Vergleich zu den bisher üblichen ein geringeres Nebenwirkungsrisiko beinhaltet.

4 Tabellarische Zusammenfassung

Tabelle 1. Vorschlag zur Reihenfolge des Einsatzes der verschiedenen Arzneistoffe beim Migräneanfall

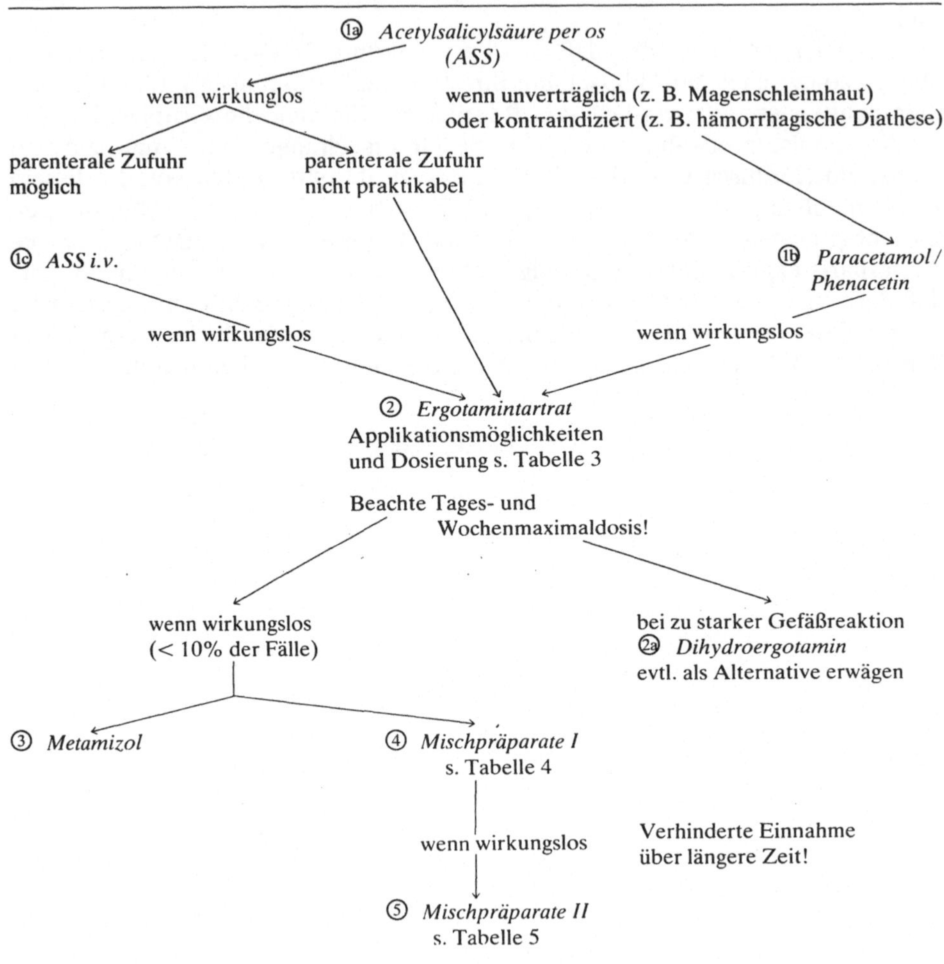

Handelspräparate:

ad 1a: Acetylin, Acetylsalicylsäure, Ratiopharm, Acetylsalicylsäure Engelhard, Apyron, Aspirin, Aspro, Delgesic, Hagedabletten Acetylsalicylsäure, Halgon, Iromin, Pyracyl, Trineral

ad 1b: Anaflon, Ben-u-ron, Enelfa, Kinder-Finiweh, Paracetamol Saft Dolorgiet, Paracetamol 500 Lyssia

ad 1c: Aspisol

ad 2a: DET MS, Dihydergot, Ergont, Tonopres

ad 3: Novalgin, Novaminsulfon, Novaminsulfon-ratiopharm

Tabelle 2a. Vorschlag zur Reihenfolge des Einsatzes der verschiedenen Arzneistoffe bei der Migräneintervalltherapie

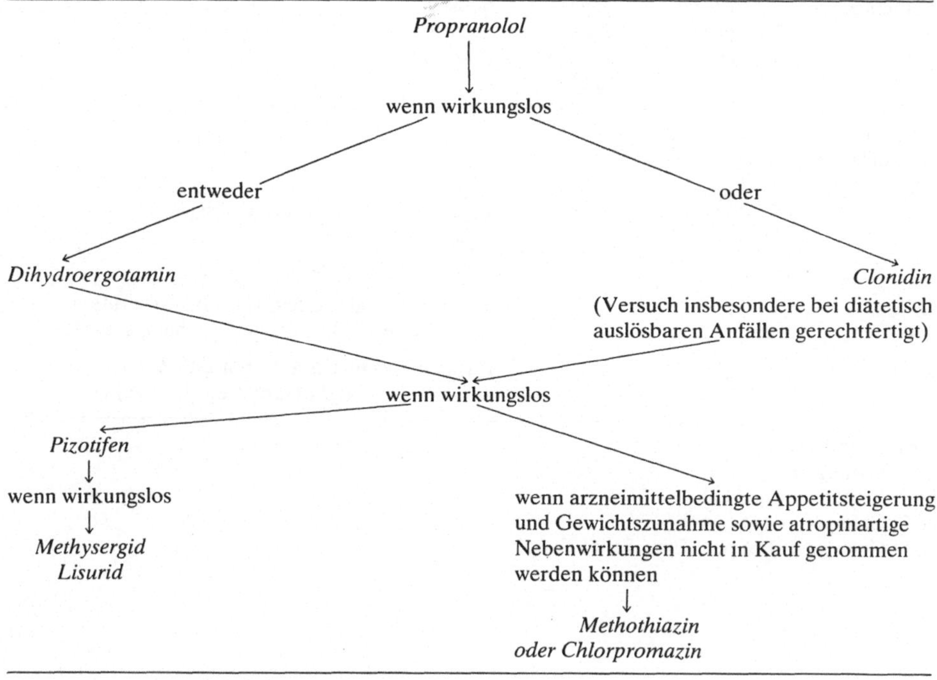

Tabelle 2b. Wirkstoffe für die Intervalltherapie

Einhellig akzeptiert für diese Indikation	
Propranolol (Dociton, Inderal)	2mal 20–80 mg
Pizotifen (Sandomigran)	3mal 0,5–1 mg
Methysergid (Deseril retard)	initial 1 mg/Tag 2mal 1,5–3 mg
Lisurid (Cuvalit)	3mal 0,025 mg
Wirksamkeit unterschiedlich beurteilt	
Clonidin (Dixarit, Catapresan)	2–3mal 0,025–0,05 mg
Cyproheptadin (Periactin)	3mal 4–8 mg
Amitryptilin (Tryptizol, Saroten, Laroxyl)	1mal 10–60 mg
Chlorpromazin (Megaphen)	100–700 mg/Tag
Dimethothiazin (Migristene)	3mal 20 mg
Indomethacin (Amuno)	

Tabelle 3. Applikationsweisen für Ergotamintartrat

Applikationsweise	Einzeldosis (mg)	Tagesdosis, maximal (mg)	Bemerkung
Subcutan, intramuskulär	0,1–0,5	1	
Sublingual	0,5		Beurteilung: Negativ (Sutherland et al. 1974; Heyck 1975), Positiv (Winsor 1981)
Peroral	2	10	Zusammen mit Coffein, um die Resorption zu verbessern (Schmidt u. Fanchamps 1974)
Rektal	2,5	11	Zusammen mit Coffein, um die Resorption zu verbessern (Ala-Hurula et al. 1979)

Handelspräparate:
ad 1: Gynergen
ad 2: Ergotamin-Medihaler
ad 3: Cafergot, Ergo-Sanol SL
ad 4: Cafergot-PB Supp., Ergo-Sanol Supp

Tabelle 4. Analgetische Mischpräparate, die neben Kodein Acetylsalicylsäure und Phenacetin enthalten (Phenacetin oder Paracetamol, aber keine weiteren Bestandteile)

Handelsbezeichnung	Kodein (mg)	Phenacetin (mg)	Acetylsalicylsäure (mg)
Antiopt Tbl.	10	250	250
Contraneural Tbl.	9,6	250	250
Contraneural Supp.	20	400	400
Contraneural-N Tbl.	9,6	250	250
Gelonida Tbl.	9,6	250	250
Gelonida Supp.	19,2	500	500
Hagedabletten Tbl.	10	250	250
Irocophen c.C. Tbl.	10	200	(250)
Polyneural Tbl.	10	250	250
Praecimed Tbl.	9,6	250	250
Treupel Tbl.	10	250	125
Treupel Supp.	20	500	250

Die Zusammenstellung erhebt keinen Anspruch auf Vollständigkeit

Tabelle 5. Analgetische Mischpräparate, die neben Ergotamin, Koffein, Hypnotika und Analgetika enthalten (*A* = Amobarbital, *B* = Butalbital, *P* = Phenobarbital, *Pe* = Pentobarbital, *V* = Diazepam. – Der Begriff Analgetika steht für Acetylsalicylsäure, Phenacetin bzw. Paracetamol und Propyphenazon)

Handelsbezeichnung	Ergotamin (DHE) (mg)	Koffein (mg)	Hypno-tikum (mg)	Analge-tika	Weitere Bestand-teile
Cafergot-PB	1	100	B 50	–	Atropin
Elmigrin	1	100	P 25	++	
Ergo-Kranit	0,75	85	P 30	++	
Ergo-Lonarid	0,5	100	A 30	+	Codein
Migräne Dolviran	0,75	50	P 25	++	Codein
Migränex	1,5	50	P 15	+	Cabromal 50 u. a.
Migrexa	1,5	50	Pe 15	+	Pangamsäure
Optalidon spezial	(0,5)	40	B 50	+	
Silentan	(1)	20	V 2	+	

Die Zusammenstellung erhebt keinen Anspruch auf Vollständigkeit

10 Behandlung mit Hilfe von Hypnose, Akupunktur und transkutaner Nervenstimulation

W. Larbig

Dieser Beitrag basiert auf einer umfassenderen Darstellung (Larbig 1980a, b), ist jedoch z. T. erheblich erweitert und modifiziert.

Besonders bei chronischen Schmerzzuständen wurden in den letzten Jahren vermehrt Berichte vorgelegt, die gute Erfolge durch Akupunktur und transkutane Nervenstimulation (TNS) angaben (vgl. Larbig, im Druck). Dabei weisen neuere technische Entwicklungen, wie z. B. die Elektroakupunktur und die TNS, auf neue Wege zur Behandlung von Schmerzsyndromen. Demgegenüber hat die Anwendung von Hypnosetechniken zur Behandlung von Schmerzen eine weit längere Tradition (vgl. Langen 1978).

Wenn wir uns im folgenden mit diesen Techniken hinsichtlich der Frage ihrer Wirksamkeit zur Behandlung von Migränepatienten beschäftigen, so können wir nur auf wenig gut kontrollierte empirische Studien zurückgreifen. Trotzdem möchten wir den Leser insbesondere in die Grundlagen dieser Behandlungsformen einführen und einige Untersuchungen, die sich mit der Effizienz dieser Verfahren beschäftigen, referieren. Eine gezielte praxisorientierte Handanweisung würde den vorgegebenen Rahmen sprengen, so daß wir hierfür interessierte Leser auf die entsprechende Primärliteratur verweisen möchten.

1 Grundlage und Technik der Hypnose

In vielen Kulturen zählen Hypnose und Suggestion zu den ältesten therapeutischen Verfahren in der Schmerzbehandlung. Spektakuläre anekdotische durchgeführte Operationen (Amputationen) unter Hypnose mystifizierten zu Unrecht diese Behandlungsmethode. Eine große Zahl neuerer experimenteller Untersuchungen haben die therapeutische Anwendung der Hypnose praktikabler und kontrollierbarer gemacht (Barber u. Ham 1974; Burrows et al. 1979). Basis für internationale wissenschaftliche Verständigung im Rahmen der Hypnoseforschung ist eine allgemein akzeptierte Definition der Hypnose. Die Britische Medizinische Gesellschaft einigte sich auf folgende Begriffsbestimmung: Hypnose ist ein temporärer Zustand veränderter Aufmerksamkeit, der durch eine andere Person hervorgerufen wird. In diesem Zustand treten spontan oder aufgrund verbaler oder anderer Reize verschiedene Phänomene auf – wie Veränderung des Bewußtseins, des Gedächtnisses, erhöhte Suggestibilität (gegenüber Suggestionen, die ungewohnt sind und normalerweise nicht auftreten). Weitere Phänomene wie Anästhesie, Bewegungseinschränkung, muskuläre Anspannung und vasomotorische Veränderungen können während des hypnotischen Zustands auftreten und wieder verschwinden (Collison 1979, S. 79). Nach Spiegel u. Spiegel (1978) ist der „Trancezustand" eine wesentliche Komponente der Hypnose. Dieser Zustand ist über eine intensive Aufmerksamkeitseinengung durch fokale Konzentration z. B. auf wenige viszerale und somatische Reize bei weitgehender Ausblendung von Umgebungsreizen und Herabsetzung von konkurrierenden physiologischen Reaktionen in völliger Wachheit zu erreichen.

In einer operationalisierten deskriptiven Definition konzentriert sich Halder (1976) in Anlehnung an Hilgard auf folgende Hypnosemerkmale: Reaktionen auf Instruktionen und Aufgaben im Sinne des Befehlsautomatismus, psychomotorische Entspannung (Körperhaltung, Mimik, Bewegungen), spätere Berichte über nicht suggerierte Empfindungen, z. B. Änderungen des Körpergefühls, Zeit- und Raumempfindens, trophotrope vegetative Reaktionen.

Im Gegensatz zur traditionellen medikamentösen Therapie erfordert die erfolgreiche Verwendung der Hypnose zur Schmerzlinderung eine aktive Beteiligung des Patienten. Die Anwendung der Hypnose als imaginatives und verbalsuggestives Selbstkontrollverfahren im multimodalen Rahmen der Reizmodifikation hat sich seit Jahren bewährt (Lazarus 1978). Sternbach (im Druck) betont jedoch, die Ergebnisse bei normalen Versuchspersonen (Vpn) mit Vorsicht auf Kranke zu übertragen, die lediglich bei hoher Motivation (oder „Verzweiflung") durch Hypnose eine Schmerzlinderung erfahren. Die Mechanismen der hypnotischen Analgesie sind nicht bekannt. Psychodynamische Theorien sprechen von regressiv-gelockerten Ich-Umwelt-Grenzen (Kubie u. Margolin 1944). Hilgard (1978) vertritt die sog. Entkopplungstheorie, nach der es im hypnotischen Zustand zu einer Aufspaltung in verschiedene Persönlichkeitsfunktionen (perzeptuelle, motorische, kognitive etc.) kommt.

Im durch hypnotische Instruktionen veränderten Bewußtseinszustand werden nach Hilgard (1978) die Schmerzen auf einem niedrigen Inputniveau abgeblockt, so daß sie nicht mehr als quälend wahrgenommen werden (vgl. Larbig, im Druck). Im Zusammenhang mit dem lerntheoretischen Paradigma lassen sich die hypnotischen Effekte auch als klassisch konditionierte Reaktionen interpretieren. Der Trancezustand ist nicht unbedingt notwendig zum Erreichen der Schmerzreduktion. Klassische Konditionierungsvorgänge im therapeutischen Setting werden durch eine Kopplung von Instruktionen des Therapeuten mit gleichzeitig oder kurz danach einsetzenden realen körperlichen Reaktionen des Patienten hervorgerufen (z. B. Vorhersage des Augenbrennens bei Fixation, das kurze Zeit später beim Klienten auftritt). In gleicher Weise wirkt die Vorgabe spezifischer Vorstellungsbilder, die bestimmte körperliche Veränderungen (diffuses angenehmes Wärmegefühl, Entspannung, Ruhe) auslösen.

Neben der Methode der klassischen Konditionierung werden Verfahren der verdeckten Konditionierung („covert sensitization") in der hypnotischen Behandlung verwandt. Hierbei wird ein Problemverhalten, das in Zusammenhang mit dem Schmerzverhalten steht, z. B. mangelhafte soziale Kompetenz in der Vorstellung mit einem aversiven symbolischen Ereignis gepaart oder im Sinne des verdeckten positiven Konditionierens Schmerzverhalten mit der Vorstellung einer angenehmen Aktivität als Verstärkungsbild gekoppelt.

Weitere verhaltenstherapeutische Varianten sind verdeckte negative Verstärkung, v. a. bei depressiven Schmerzpatienten mit einem Mangel an Verstärkern (erwünschte Reaktionen werden mit Vorstellungen vom Ende eines aversiven Zustands, z. B. dem Schmerzrückgang, gepaart), und verdeckte Löschung. Hierbei soll der Klient in der Vorstellung ein unerwünschtes Verhalten ohne assoziierte Konsequenzen in der Vorstellung ausüben (Mahoney 1974). Die Anwendung dieser therapeutischen Variante scheint bei chronischen Schmerzzuständen sinnvoll, die durch intensive Umweltkontingenzen aufrechterhalten werden.

Mit Hilfe standardisierter Vorstellungsbilder („structured images", z. B. Strandszene, arktische Szene etc.) oder anderen angenehmen individuellen Bildern, die der Vorstellungswelt des Klienten entstammen, wird eine Vertiefung und Intensivierung der Entspannung erreicht. Nützlich ist eine Koppelung von Vorstellungsinhalten mit unterschiedlichen Sinnesmodalitäten (Hören, Sehen, Riechen, Tasten, Schmecken), wodurch die schmerzlindernde Qualität der Suggestionen verstärkt wird. Es ist günstig, die Inhalte der Vorstellungsbilder im Laufe der Therapie zu verändern. Die beschriebenen hypnobehavioralen Techniken dienen der Verbesserung der Konzentration für hypnotische Instruktionen und v. a. der Entwicklung der Selbstkontrolle. Die systematische Verwendung des „sensory recall" für die fünf Sinne soll bei der Schmerzbehandlung Anästhesie, verändertes Zeiterleben („time expansion" für schmerzfreie Intervalle, „time condensation" für Schmerzphasen) fördern.

In der Therapie erlernte hypnotische Selbstkontrolltechniken sollen (per Hausaufgabeverschreibung) zu Hause regelmäßig (ca. 2mal täglich) eingeübt werden. Im Alltag durchgeführte autohypnotische Übungen gemeinsam mit verbalen formelhaft wiederholten Autosuggestionen, zunächst in neutralen Situationen, dann während des Schmerzerlebens („ich überlasse mich dem Körper, ich vertraue meinem Körper, ich werde es schaffen, die Schmerzen werden abnehmen" etc.) vermitteln die wichtige außertherapeutische Erfahrung, daß Schmerz mit Hypnose im Sinne der Gegenkonditionierung bekämpft werden kann.

Die erfolgreiche Versetzung in den hypnotischen Zustand kann in 3 Phasen ablaufen (Lazarus 1978):

a) Einführung in die Hypnose

Die Therapiesituation soll als Hypnosesitzung gekennzeichnet werden, Informationen über Grundlagen der Hypnose sollen gegeben werden. Dadurch wird die Atmosphäre versachlicht, und es wird verdeutlicht, daß Hypnose nichts mit magisch-mystischen Prozessen zu tun hat. Die Eigenverantwortung des Patienten wird betont mit dem Hinweis, daß er im hypnotischen Zustand nicht die Kontrolle verlieren wird, daß vielmehr seine Fähigkeiten zur Selbstkontrolle zunehmen, er auch jederzeit eigene Entscheidungen treffen kann und durch Vorsatzformeln (z. B. von eins bis drei zählen) wieder aus dem Trancezustand herauskommen kann. In den meisten Fällen ist keine tiefe Trance nötig (Barber u. Ham 1974). Im schriftlichen oder mündlichen Kontrakt wird betont, daß eine erfolgreiche Behandlung nur durch tägliches Training erzielt werden kann.

Tägliche Übungen können mit Hilfe von Tonbandkassetten zu Hause durchgeführt werden.

b) Überprüfung der Hypnosefähigkeit

Zur besseren Indikationsstellung und Prognose empfiehlt sich die Durchführung einer standardisierten Probehypnose in Form verschiedener Suggestibilitätstests (Chevreul-Pendelversuch, Lazarus 1978; Stanford Hypnotic Susceptibility Scale, SHSS, Halder et al. 1972). Nach Schätzungen sind etwa 10% aller Personen sehr gut (Sacerdote 1978 spricht von 25%), 50% leicht bis mittel und der Rest nicht hypnotisierbar (Halder 1976). So sind hochsuggestible Personen eher in der Lage, eine stärkere Reduktion der Schmerzen zu erreichen (Evans 1974).

c) Formale Hypnoseinduktion

Es gibt eine Vielzahl formaler Induktionsmethoden. Am häufigsten werden nach wie vor die klassischen Formen der Fixation bzw. Farbenkontrastmethode und der fraktionierten Hypnose angewandt (vgl. Langen 1978). Neuere Ansätze der experimentellen Hypnoseforschung befürworten praktikablere kognitive und sozialinduktive Instruktionen, die ebenso effektiv sind wie die aufwendigeren Tranceinduktionen mit „vertiefenden" Fantasien (vgl. Hilgard 1978; Katz 1978 sowie Sternbach, im Druck).

Unabhängig von verschiedenen Möglichkeiten der Hypnoseeinleitung sollten prinzipiell eine Reihe von Punkten beachtet werden:

1. Die Suggestionen sollten auf das jeweils gestörte physiologische System abgestimmt werden.
2. *Kontraindikationen:* z. B. bei Kopfschmerzen Suggestion von warmer oder heißer Stirn (Vasodilatation ist mit weiterem Anstieg der Kopfschmerzen verbunden). Vielmehr sind gezielte Kältesuggestionen sinnvoll.
3. Autoritäres Therapeutenverhalten wirkt demotivierend, nichtdirekte Suggestionen sind effektiver (Barber u. Ham 1974, „Sie werden vergessen" versus „Versuchen Sie zu vergessen").
4. Vor hypnotischen Sitzungen störende Bedingungen (z. B. Lärm, Hunger, Durst, Stuhldrang) ausschalten.
5. Störende Grübeleien und problembezogenes Denken mittels gezielter Instruktionen oder durch Gedankenstopp blockieren.
6. Intermittierend verbal verstärken bei angemessenen Reaktionen (z. B. durch aufmunterndes Loben).
7. Zu hoher Leistungsanspruch des Therapeuten stört die Hypnose im Sinne einer negativen Übertragung. Je geringer die bewußten Anstrengungen, desto tiefer ist die Hypnose (Goba 1979).

Thompson (1979) vertritt ein aktives Hypnosekonzept ohne Entspannungselemente. Er regt die Klienten non-direktiv zu spontanen, unbewußt gesteuerten Aktivitäten an. In diesem motorisch expansiveren Zustand mit erhöhtem Bewußtsein eigener Kontrolle erleben die Patienten ihre „eigene" selbstverursachte Trance.

Im folgenden möchten wir über einige Studien berichten, die die physiologischen und psychologischen Prozesse bei der Hypnose untersuchten.

In laborexperimentellen Untersuchungen prüfte Hilgard (1978) anhand des Kaltwasserreizes unterschiedliche Komponenten des hypnotischen Prozesses wie Angst, physiologische Reaktionen, Suggestibilität und verdeckte Schmerzreaktionen (Kognitionen). Mittels der Methode des „versteckten Beobachters" („hidden observer") werden vom Hypnotherapeuten unbewußte Schmerzreaktionen im hypnotischen Zustand erfragt oder automatisch fortlaufend auf numerischen Schmerzskalen vom Klienten eingeschätzt. Die Ergebnisse legen nahe, daß unbewußte Anteile des Klienten Schmerzen höher einschätzen als bewußte (z. B. verbale Mitteilungen). Diese Diskrepanz könnte z. T. erklären, warum trotz erfolgreicher hypnotisch induzierter Schmerzreduktion Ängste und physiologische Reaktionen (Herzfrequenz, Blutdruck, PGR) weiterhin verstärkt auftreten. Hilgards (1978) Hypnoseexperimente sprechen für eine Regulation sensorischer Afferenzen auf subkortikaler Ebene (retikuläre und limbische Strukturen). Mit der Methode des „automatischen" Schreibens und Sprechens während der hypnotischen Suggestionsphase teilten die Vpn mit, daß die in früheren Hypnosesitzungen erlebte Analgesie („cold pressor test") nicht auftritt. Neben physiologischen Schmerzreaktionen (kardiovaskuläre Veränderungen, Blutdruck-/Herzfrequenzanstieg) berichteten die Vpn über unveränderte Schmerzen, jedoch über eine reduzierte sensorische Schmerzerfahrung (affektiv-motivationale Schmerzdimension, Melzack 1978), die posthypnotisch den Eindruck einer Analgesie hervorgerufen haben könnte. Diese Ergebnisse stimmen auch mit Befunden von Beck et al. (1966) überein, nach denen unter hypnotischer Suggestion während noxischer Stimulation keine Amplitudenänderung früher Komponenten sekundärer evozierter Potentiale im Vergleich zu Kontrollgruppen zu beobachten waren. Als einziger hypnotischer Effekt zeige sich eine Änderung subjektiver Schmerzskalierung, jedoch keine Änderung der Schmerzsensibilität (vgl. Beck et al. 1966, S. 242).

Zimbardo et al. (1969, zit. nach Weisenberg, im Druck) berichteten über geringere Schmerzwahrnehmung sowie reduzierte physiologische Reaktionen (PRG) während hypnotischer Anästhesieinstruktionen bei elektrischer Reizung. Weisenberg (im Druck) vermutet, daß die fehlende Kovariation zwischen hypnotischer Suggestion und physiologischen Reaktionen auf Schmerz in den Experimenten von Hilgard (1978) als eine Reaktion auf Kälte und nicht auf den spezifischen Schmerzreiz interpretiert werden kann. Spekulationen darüber, daß eine hypnotische Analgesie im wesentlichen auf kognitiver Ebene abläuft, werden dadurch gestützt, daß nach Naloxongabe die hypnotische Analgesie nicht aufgehoben wird. Dies spricht dafür, daß Endorphine nicht beteiligt sind; dagegen sprechen Befunde von Stephensen (1978), der in einer Einzelfallstudie die Reversibilität hypnotisch induzierter Analgesie belegte. Levine et al. (1979) zeigten in einer Doppelblindstudie, daß die Gabe von Placebo den Endorphinspiegel erhöhen kann. Trotz erster z. T. divergierender empirischer Hinweise müssen vermutlich andere oder zusätzliche Mechanismen als die postulierte konditionierte Endorphinreaktion bei der Hypnosewirkung in Betracht gezogen werden. Zudem kann der Effekt hypnotischer Analgesie sehr schnell vor sich gehen und hält länger vor als die reizinduzierte Analgesie (Akupunktur, transkutane Nervenstimulation; Sternbach, im Druck).

In Untersuchungen von McGlashan et al. (1969) konnte gezeigt werden, daß der hypnotische Effekt u. a. auf einer Placebokomponente, auf Angstverminderung und positiven Erwartungen für einen positiven Ausgang beruht. In einem Gruppendesign wurde einer Gruppe gut hypnotisierbarer Vpn und einer Gruppe nicht hypnotisierbarer Vpn hypnotische Analgesie induziert, in einer anderen Sitzung Placebomittel und Doppelblindbedingungen gegeben. Der Effekt wurde mittels ischämischer Schmerzreize überprüft. Placebo und hypnotische Reaktionen korrelieren nicht bei gut hypnotisierbaren Vpn, jedoch signifikant bei nichthypnotisierbaren Vpn. Evans (1974) interpretierte die Placeboreaktion, die in einer Zunahme der Schmerztoleranz resultierte, mit einer Abnahme chronischer Angst.

Die *klinischen Anwendungsmöglichkeiten* der Hypnose bei ganz unterschiedlichen Schmerzpatienten sind sehr vielfältig. In den letzten Jahren ist der therapeutische Einsatz durch eine rapide Verbreitung der Methode in vielen Fachrichtungen der Medizin charakterisiert: Krebspatienten mit „wandernden" Schmerzen aufgrund metastatischer Prozesse, Verbrennungen, Geburtshilfe, Zahnheilkunde, Chirurgie.

Erickson (1966) hat eine Reihe interessanter Einzelfälle vorgestellt, bei denen er eine Schmerzfreiheit bei Krebspatienten erreicht hat. Auch Orne (1980) berichtet über die erfolgreiche Anwendung von Hypnose zur Schmerzreduktion bei Krebspatienten. Er schreibt positive Therapieresultate v. a. der Angstverminderung zu, die durch eine vertrauensvolle Arzt-Patienten-Beziehung bewirkt werden kann (vgl. auch Sacerdote 1978).

Harding (1967, zit. nach Hilgard 1978) behandelte 9 Migränepatienten mit schweren therapieresistenten Schmerzen in 4–7 Hypnosesitzungen (30 min/Sitzung). Ergebnisse der Follow-up-Untersuchungen von 6–8 Jahren: bei 38% völliger Schmerzrückgang, bei 32% mäßige Besserung, bei 30% keine Besserung der Schmerzen. In einer weiteren Untersuchung mit 200 Patienten berichtet Harding über ähnliche Erfolgsresultate.

Bei 132 Kopfschmerzpatienten (Spannungskopfschmerz) erzielte Damsbo (1979) bei 31% einen völligen Rückgang der Symptome, bei 36% eine Besserung der Beschwerden.

Andersen et al. (1975) zeigten in einem kontrollierten Gruppenvergleich bei 47 Migränepatienten, daß die Hypnosegruppe signifikant bessere Schmerzreduktionswerte erzielte als die medikamentöse Vergleichsgruppe. Die Hypnoseeinduktion bestand aus der Vorgabe von Instruktionen zur Entspannung und Vorstellung zur Engerstellung der Schläfenarterien. Die Therapiedauer betrug 12 Monate. Die Frequenz der Migräneattacken wurde durch die Therapie im Vergleich zur Frequenz 6 Monate vor Therapiebeginn signifikant verringert. Bezogen auf den Therapieverlauf ergab sich eine signifikante Reduktion der Migräneanfälle während der letzten 6 Monate im Vergleich zur ersten Therapiehälfte. Dieses Ergebnis spricht u. E. für einen Zeitfaktor (Therapiedauer) als wichtige therapieförderliche Determinante. Bei dieser Therapiestudie fehlen leider längerfristige Nachuntersuchungen.

Andreychuk u. Skriver (1975) verglichen 3 Therapiegruppen (Temperaturfeedback, α-Feedback und Hypnose) von Migränikern. Nach 10 Sitzungen innerhalb von 10 Wochen zeigten sich im Vergleich zu den Daten der 6wöchigen

Baseline eine signifikante Reduktion bei allen Gruppen der Schmerzintensität, Frequenz und Dauer. Hochsuggestible Patienten (71%) profitierten signifikant stärker von der Therapie als wenig-suggestible Patienten (41%).

Bei den im folgenden geschilderten anekdotischen Fallberichten handelt es sich um unkontrollierte Hypnosestudien mit einer kleinen Fallzahl von Migränepatienten.

Graham (1975) behandelte 2 chronische Migräniker (18jährige Kopfschmerzdauer) mit 5 Hypnosesitzungen (Hypnosevorstellung: Dominante Hand befindet sich unter einer heißen Lampe oder in heißem Wasser) und erzielte eine vollständige Remission der Beschwerden, die auch bei einer Nachuntersuchung 9 bzw. 12 Monate nach Therapieende bestehen blieb.

Daniels (1976) berichtet, daß die kombinierte Anwendung von Hypnose und Handerwärmung (gleichzeitige Stirnabkühlung) aufgrund von Tonbandinstruktionen bei 2 Patienten bis zum Follow-up-Termin 9 Monate nach der Therapie eine deutliche Abnahme der Kopfschmerzfrequenz bewirkte. Bei einem Patienten dauerte die Besserung nur bis zum Ende der Therapie. Die Studie weist erhebliche methodische Mängel auf: u. a. geringe Anzahl der Baselinedaten (einmalige Befragung), unvollständige Daten hinsichtlich der Erfolgskriterien: Intensität, Häufigkeit und Dauer, keine inferenzstatistische Analyse.

Stambaugh u. House (1977) behandelten einen 51jährigen Patienten mit Migräne und Spannungskopfschmerz (Anamnesedauer: 23 Jahre) mit Hypnose, die in 4 aufeinanderfolgenden Behandlungsphasen ablief:

1. Muskelrelaxation (Tonband), Selbsthypnose (Fixationstechnik);
2. Fremdhypnose (Entspannung);
3. Autosuggestive Formeln (Wärmetransfer von der linken Schläfe zur linken Hand);
4. Autohypnose (Selbstinduktion posthypnotischer Anästhesie (linke Hand mit Transfer auf linke Schläfe).

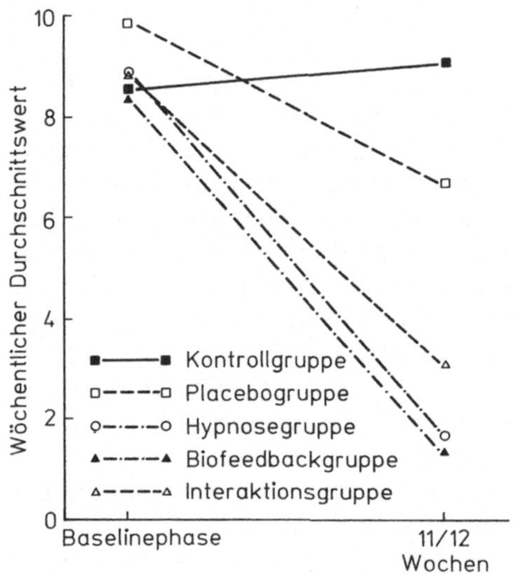

Abb. 1. Differentielle Effektivität in der Schmerztherapie durch unterschiedliche Behandlungsstrategien: Mittelwerte der Baselinephase im Vergleich zu den Mittelwerten aus der 11.–12. Therapiewoche bezüglich der subjektiven Schmerzeinschätzung auf einer Visuell-Analogskala. (Aus Elton et al. 1979)

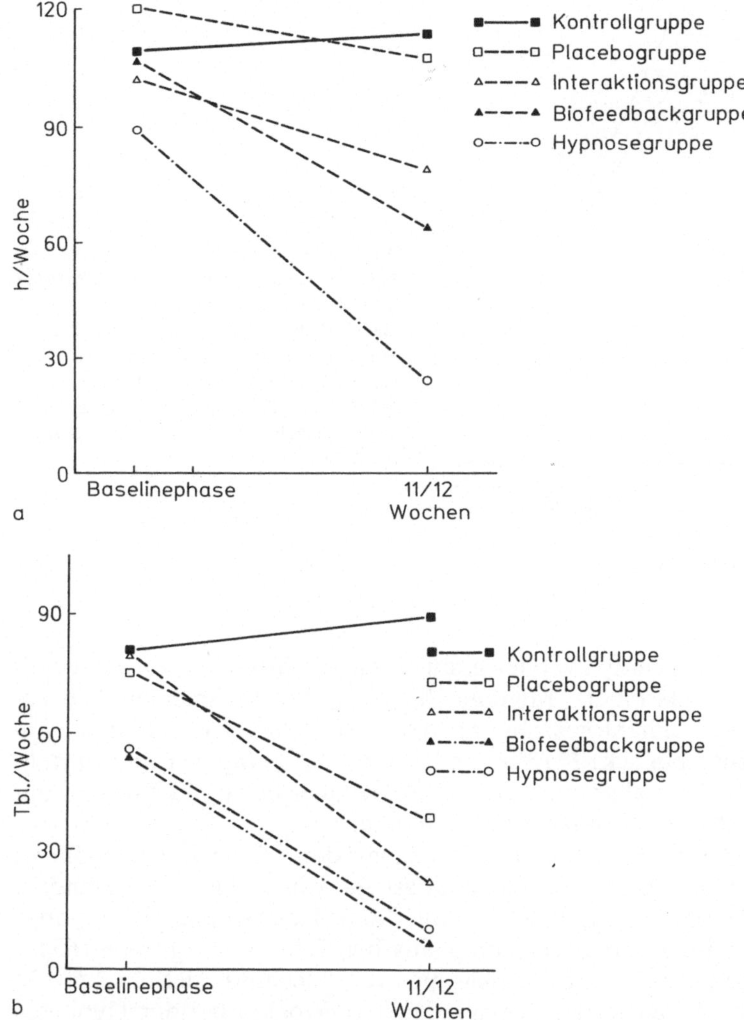

Abb. 2. a Reduktion der Schmerzdauer nach 12 Wochen Therapie: Mittelwerte der Baselinephase im Vergleich zu den Mittelwerten aus der 11.–12. Therapiewoche bezüglich der Schmerzstunden pro Woche. (Aus Elton et al. 1979). **b** Reduktion des Medikamentengebrauchs nach 12 Wochen Therapie: Mittelwerte der Baselinephase im Vergleich zu den Mittelwerten aus der 11.–12. Therapiewoche bezüglich der Tabellenzahl pro Woche. (Aus Elton et al. 1979)

Die Behandlung dauerte ca. 9 Monate. Folgende prozentuale Besserungsraten wurden nach den einzelnen Behandlungsphasen erreicht: nach Phase 1 – keine Besserung; nach Phase 2 – Frequenzreduktion um 50%, Intensitätsabnahme um 76,2%; nach Phase 3 – Intensität wurde um 85,7% reduziert; nach Phase 4 – Abnahme der Frequenz um 94%, der Dauer um 98%, der Intensität um 100%, der Medikamente um 99%. Die schrittweise Besserung nach den einzelnen Therapieschritten spricht für einen deutlichen Carry-over-Effekt der einzelnen Phasen (vgl. Birbaumer u. Haag 1981). Elton et al. (1979)

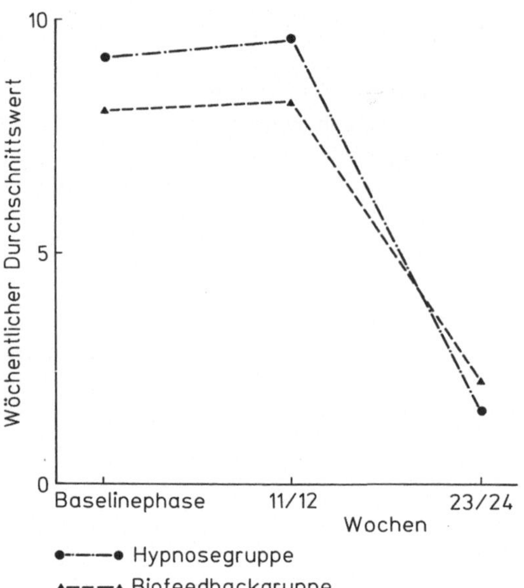

Abb. 3. Signifikante Schmerzreduktion bei der Kontrollgruppe durch Hypnose und Biofeedback: Mittelwerte für Baselinephase, Kontrollphase (11.–12. Woche) und Bedingungsumkehr (23.–24. Woche) bezüglich der subjektiven Schmerzeinschätzung auf einer Visuell-Analogskala. (Aus Elton et al. 1979)

untersuchten in einer Therapievergleichsstudie an 50 chronischen Schmerzpatienten (Spannungskopfschmerz, Migräne, Arthritis, Bauchschmerzen, Kausalgie, Zahnschmerzen, Phantomschmerz) die differentielle Effektivität von Hypnose, EMG-Biofeedback, Placebo und Verhaltenstherapie. Eine Wartelistengruppe galt als Kontrollgruppe. Die Therapiedauer betrug 12 Wochen mit täglichen therapeutischen Kontakten von 30 min.

In Abb. 1 zeigt sich ein deutlicher Rückgang der Schmerzen (subjektive Selbsteinschätzung auf einer Visuell-Analogskala von 1 bis 10) besonders deutlich bei der Hypnosegruppe (89%) und Biofeedbackgruppe (82%), aber weniger deutlich bei der verhaltenstherapeutischen Interaktionsgruppe (65%) und Placebogruppe (32%). Die Kontrollgruppe verschlechterte sich. In Abb. 2a wird ein deutlicher Abfall in der Schmerzdauer (h/Woche) bei der Hypnosegruppe (72%) sichtbar im Gegensatz zu allen anderen Gruppen (Biofeedback 37%, Interaktionsgruppe 22%, Placebo 9%). Die Kontrollgruppe zeigte erneut einen leichten Anstieg. Werte für die Änderungen in der Medikation (Anzahl Tabl./Woche) können aus der Abb. 2b entnommen werden. Die Hypnose- (81%) und die Biofeedbackgruppe (84%) zeigten wiederum signifikante Medikamentenreduktion, die Interaktionsgruppe immerhin 71%, die Placebogruppe 48%, die Kontrollgruppe eine Zunahme des Medikamentenkonsums um 10%. Nach einem Transfer der Kontrollgruppe in die Hypnose- bzw. Biofeedbackgruppe ergibt sich ein signifikanter Rückgang der Schmerzen (Abb. 3). Insgesamt gesehen ist der Erfolg der Hypnosegruppe am größten. Im Follow-up-Zeitraum von 3 Jahren hielt der gute Therapieeffekt bei der Mehrzahl der Patienten an.

Als günstige Erfolgsaussichten in der hypnotischen Behandlung der Schmerzpatienten erwiesen sich ausreichende Hypnotisierbarkeit, Motivation zur aktiven Mitarbeit in der Therapie und v. a. im regelmäßigen Heimtraining, das für eine Generalisierung der in der Therapie erlernten Selbstkontrolltechniken eine wesentliche Voraussetzung ist. Insgesamt gesehen zeigen die vorliegenden Studien, daß Hypnosetechniken – insbesondere in Kombination mit anderen Techniken – bei der Behandlung von Migränepatienten recht wirksam sein können.

2 Akupunktur

Akupunktur wird in China seit 5000 Jahren zur Behandlung verschiedener Erkrankungen (u. a. arthritische und gastrointestinale Störungen) durchgeführt (Chaves u. Barber 1976). Seit 1959 wird die Akupunktur zur intraoperativen Schmerzbekämpfung eingesetzt. Zur Akupunkturanalgesie werden spezifische Körperpunkte durch Nadeln mittels manueller Drehungen oder elektrischer Stimulation (6- bis 9-V-Batterien) gereizt. In der traditionellen chinesischen Meridiantheorie werden einer Vielzahl von Insertionsstellen verschiedene Krankheiten zugeordnet. Spezielle „Nadelungskarten" bezeichnen die Punkte für die spezifische analgetische Behandlung bei unterschiedlichen chronischen Schmerzformen oder operativen Eingriffen. Die Meridiantheorie ist in China umstritten, manche Akupunkteure halten sich nicht an geographische Zuordnungen, sondern verwenden jede beliebige Hautstelle für die chirurgische Analgesie (Chaves u. Barber 1976). Die hohen Erfolgsraten in China (bis zu 90%) beruhen nach Chaves u. Barber auf folgenden Faktoren:

1. Patienten werden unter Akupunkturanästhesie operiert, wenn sie fest vom analgetischen Effekt der Methode überzeugt sind und keine Angst zeigen. Entgegen vielen westlichen Vorstellungen wird die Akupunkturanästhesie nur bei 10% aller operativen Eingriffe eingesetzt (Schaer 1979). Ängstliche Patienten erhalten die übliche Allgemeinanästhesie. Die hohe Erwartung an optimale Akupunktureffekte wird ideologisch verstärkt. Hinzu kommt eine in der Sozialisation erworbene sehr verbreitete Einstellung, daß medizinische Interventionen erfolgreich und meist mit geringen oder gar keinen Schmerzen verbunden sind (Chaves u. Barber 1976).
2. In der Regel wird der Akupunktureffekt durch Lokalanästhesie und Sedativa verstärkt. Die Mißerfolgsrate bei der Anwendung der Akupunktur wird auf ca. 10% geschätzt. Auf der anderen Seite scheint die Akupunkturanästhesie nur in seltenen Fällen völlige Schmerzfreiheit hervorzurufen.
3. Durch operative Maßnahmen hervorgerufene Schmerzen werden meist überschätzt. Lediglich das Hautorgan ist schmerzempfindlich, Muskulatur, innere Organe und Knochen hingegen kaum (Lewis 1942). Vor der Ära einer perfektionierten Narkosemedizin wurden selbst große intraabdominelle Eingriffe in Lokalanästhesie durchgeführt, ohne daß starke Schmerzen auftraten (Lemander 1904).
4. Spezielle Vorbereitungen mehrere Tage vor der Operation mit genauen Informationen über die Technik der Akupunktur verstärken Vertrauen und positive Einstellungen. Kinder üben an Puppen oder auch an sich selber das

Anbringen von Nadeln oder sprechen mit anderen Patienten, die bereits unter Akupunkturanästhesie operiert wurden (Craig, im Druck).

5. Fortwährende Stimulation durch die Nadeln erleichtert die Ablenkung von der operativen Prozedur und möglichen Schmerzen.
6. Direkte und indirekte Suggestionen zur Schmerzfreiheit verstärken den Akupunktureffekt.

Experimentelle Überprüfung des Akupunktureffekts an 44 Schmerzpatienten (Kopfschmerzen, Trigeminusneuralgie, Osteoarthritis, Rückenschmerzen) brachten folgende Ergebnisse (vgl. Katz et al. 1974):

Gut hypnotisierbare Personen reagieren günstig auf Akupunktur im Gegensatz zu nicht suggestiblen Personen; akute Schmerzzustände ließen sich wesentlich besser beeinflussen als chronische Schmerzen. Der Rückgang der Schmerzintensität ist abhängig von der Schmerzform (Trigeminusneuralgie; 90–100%iger Schmerzrückgang bei 2 von 9 Patienten, partieller Rückgang bei 4 Patienten, bei 3 Patienten keine Beeinflussung). Während 5 Operationen benötigten 2 Patienten (Zahnextraktion, Tumorexstirpation am Oberschenkel) neben der Akupunkturanästhesie keine unterstützenden Narkotika. Bei 3 Patienten (Schulterdislokation, Zahnextraktion, Mandeloperation) wurden geringere Dosen von Analgetika und Lokalanästhesie verabreicht. Die Frage muß offenbleiben, ob die Akupunkturwirkung ein hypnotisches Phänomen ist, auf Placebowirkungen beruht oder auf anderen spezifischen Mechanismen. Wahrscheinlich ist ein kombiniertes Zusammenwirken anzunehmen.

In einer Untersuchung von Schaer (1979) wurden einzelne Wirkfaktoren wie Suggestion, Placebo, Hypnose ausgeschaltet, indem an bewußtlosen anästhesierten Patienten die Elektrostimulation durchgeführt wurde. Die Wirkung der Elektroakupunktur ließ sich am signifikant abgesunkenen Minderverbrauch von Anästhetika im Vergleich zu einer Kontrollperson nachweisen. Nach Melzack (1978) ist die Akupunkturbetäubung ein Spezialfall der Hyperstimulationsanalgesie [dazu gehören: transkutane Nervenstimulation (TNS), Hinterhornstimulation, Stimulation subkortikaler Hirnstrukturen]. Die neurophysiologische Basis der elektrischen Schmerzunterdrückung wird im Sinne der Gate-control-Theorie erklärt: Akupunktur und TNS stimulieren dickkalibrige Nervenfasern (A-Beta), die über eine Aktivierung der Substantia-gelatinosa-Zellen die T-Zellen hemmen und somit das Tor für ankommende nozizeptive Impulse (Input der A-Delta und C-Fasern) schließen (Larbig 1980a, b). Neurophysiologische Befunde von Strassburg et al. (1977) mit fehlenden Schmerzschwellenänderungen unter TNS bei überschwelligen elektrischen Schmerzreizen widersprechen der Gate-control-Theorie. Die Autoren plädieren für das Konzept der „Pattern"-Theorie mit multimodalen Interaktionen auf spinaler und supraspinaler Ebene. Nalaxon antagonisiert analgetische Effekte der Elektroakupunktur (Mayer et al. 1977; Malizia et al. 1978) und TNS (Chapman u. Benedetti 1977). Diese Befunde gelten als indirekte Hinweise für eine Beteiligung des Endorphinsystems bei der Schmerzunterdrückung.

Dickhaus et al. (1978) konnten nachweisen, daß repetitive Reizung von A-Beta-Fasern zu einer spinalen Hemmung nozizeptiver Reize führt. Ebenso fand Pauser (1980) an relaxierten Katzen unter Modellakupunktur eine deutliche Hemmung der Gesamtentladung der Hinterhornneurone auf nozizeptive Hitzereize (Erhitzung der Fußsohlenhaut auf 40–52° C). Das Maximum der Hemmung abgeleiteter nozizeptiver Aktionspotentiale ist nach 36 min erreicht. Dies entspricht auch der im klinischen Alltag beobachteten Akupunkturanalgesie, die meist erst nach 30–45 min erreicht wird. Systematisch appliziertes Enkephalin führt ebenfalls zur Hemmung der Entladung nozizeptiver Hinterhornneurone. Verabreichung von Naloxon hingegen führt zur sofortigen Zunahme der Entladung. Es ließ sich somit zeigen, daß Elektrostimulation peripherer Nerven zu einer Hemmung der nozizeptiven Antwort auf 10–15% des Ausgangswertes führt. Zeitdauer und Ausmaß der Hemmung korrelieren mit klinischen Beobachtungen.

Auch Pomeranz u. Chiu (1976) stellten tierexperimentell an Mäusen fest, daß elektrische Reizung an spezifischen Insertionsstellen der Vorderpfoten („Hoku-Punkte") eine 50%ige Verlängerung der Latenz der Reaktion auf schmerzhafte Stimulation bewirkte. Dieser Effekt ließ sich durch Naloxon antagonisieren. Sjölund u. Eriksson (1979) erhoben bei chronischen Schmerzpatienten Befunde, aus denen hervorgeht, daß nur die durch akupunkturartige (niederfrequente, 2–4 Hz) Reizung hervorgerufene Schmerzlinderung durch Naloxon wieder aufgehoben wird. Im Spinalliquor zeigte sich eine signifikante Erhöhung des vorher niedrigen Endorphinspiegels. Durch hochfrequente TNS-Stimulation erzielte Schmerzreduktion war nicht naloxonempfindlich. Dieser Befund steht im Gegensatz zu den oben zitierten Resultaten von Chapman u. Benedetti (1977), die vermuten, daß bei der TNS das Endorphinsystem beteiligt ist.

Zusammenfassend kann angenommen werden, daß dem Akupunkturanalgesieeffekt eine Freisetzung körpereigener schmerzhemmender Endorphine zugrunde liegt. Ein endgültiger Beweis dieser Hypothese liegt aber erst dann vor, wenn der vermehrte Gehalt von Endorphinen in der Substantia gelatinosa des Hinterhorns nachgewiesen werden kann.

Die Zahl der Studien zur Akupunktur, die strengen Kontrollkriterien genügt, ist sehr gering. Baust (1979a) hat im Rahmen einer Doppelblindanordnung bei 44 Migränikern die Akupunktureffekte systematisch überprüft. Nach einer Zufallsmethode wurden die Patienten in 2 Gruppen unterteilt: Gruppe 1 erhielt die Akupunktur entsprechend den klassischen Akupunkturpunkten, Gruppe 2 mittels der Nadelung an Placebopunkten. Es erfolgten insgesamt 6 Sitzungen im Abstand von 2 Tagen. Zur Kontrolle des Therapeuteneffekts wurde die Nadelung im unregelmäßigen Wechsel von 2 Therapeuten durchgeführt. Die Patienten führten während und nach der Behandlung über jeden Anfall ein Protokoll auf einer stufenlosen Intensitätsskala von extrem schwach bis extrem stark. Die Follow-up-Zeit betrug 10 Intervallzeiträume, d. h. die Patienten, die beispielsweise durchschnittlich Anfälle im 14tägigen Abstand registrierten, wurden nach 140 Tagen zur Nachuntersuchung einbestellt. Von den 44 Patienten blieben 4 über den Beobachtungszeitraum von 10 Intervallphasen beschwerdefrei, 17 Personen gaben eine sehr gute Besserung an. Bei 16 Personen zeigten sich keinerlei Therapieeffekte. Es wurden gleich gute Behandlungserfolge bei der Nadelung an klassischen Akupunktur- und Placebopunkten festgestellt. Zusammenfassend ergibt sich ein gutes Therapieresultat bei 47% der Migränepatienten.

Ähnlich gute Ergebnisse belegt Laitinen (1975) mit einer Akupunkturstudie bei 39 Migränikern. Nach Therapieabschluß (5 Akupunktursitzungen im wöchentlichen Abstand) zeigten 92% der Patienten eine deutliche Besserung der Beschwerden, die allerdings bei 54% der Personen nach dem Follow-up-Zeitraum von 6 Monaten wieder zum Ausgangswert vor Therapiebeginn zurückgingen.

Katz et al. (1974) zeigten bei 125 Schmerzpatienten (darunter 20 nicht näher beschriebene Kopfschmerzfälle) mit der Akupunkturmethode recht günstige Effekte; 9 Kopfschmerzpatienten wurden zu 90–100%, also fast vollständig gebessert, 7 Personen erreichten eine teilweise Symptomreduktion, 4 blieben unverändert. Die erfolgreichsten Patienten waren gleichzeitig diejenigen, die am höchsten in den Hypnotisierbarkeitsskalen rangierten. Nichtsuggestible Personen erreichten mittels der Akupunktur keine Schmerzreduktion. Zusammenfassend werden in den meisten Studien über z. T. gute Effekte der Akupunktur berichtet. Jedoch erscheinen aufgrund der Tatsache, daß auch Placebopunkte gute Erfolge bewirkten, die Ergebnisse attributionstheoretisch erklärbar. Diese Annahme wird durch den Umstand gestützt, daß primär hochsuggestible Patienten von der Therapie profitierten.

3 Transkutane Nervenstimulation

Eine nichtinvasive komplikationslose Methode elektrischer Reizung ist die transkutane Nervenstimulation (TNS). Mittels kleiner batteriegespeister Reizgeräte kann die Reizung des schmerzenden Körperareals, der dieses Gebiet versorgenden Nervenstränge oder der Gegenseite vom Patienten selbst durchgeführt werden. Man unterscheidet 2 Typen der TNS (Sjölund 1980):

1. Bei der konventionellen Form stimulieren hochfrequente Ströme (10–100Hz) oberflächlich liegende Nervenfasern. Hauptsächliche Anwendungsgebiete betreffen traumatische und entzündliche Neuralgien und die klassische Dorsalgie.
2. Die akupunkturähnliche TNS stimuliert bei Frequenzen von 1–4 Hz. Diese Form eignet sich am ehesten bei Rhizopathien, also Schmerzen im Bereich des Ausbreitungsgebietes eines oder mehrer Nervenwurzeln.

   Die TNS eignet sich zur Unterdrückung akuter, v. a. aber zur Linderung chronischer Schmerzen. Eine besondere Indikation besteht bei akuten Schmerzen, so z. B. beim Geburtsschmerz, besonders in der Phase der Öffnung des Muttermundes, bei postoperativen Schmerzen und bei Knochenfrakturschmerzen. Eine weitere Indikation ergibt sich bei chronischen Schmerzen, bei oberflächlichen skelettalen Schmerzen, bei Schmerzen in Gelenken, Sehnen, Muskeln, Haut, ZNS, bei Neuralgien und bei postakzidentellen Schmerzen. Unwirksam ist die TNS nach Sjölund (1980) bei viszeralen und psychisch bedingten Schmerzen. Besondere Vorsicht mit der TNS ist bei Patienten mit synchronen Herzschrittmachern geboten. Interessant ist, daß bereits die Ägypter und Griechen des Altertums

„Elektrostimulation" mittels elektrischer Schläge von elektrischen Fischen bei starken Schmerzen anwandten (Kane u. Taub 1975).

Über den therapeutischen Wert der TNS gibt es eine Vielzahl von Untersuchungen mit relativ günstigen Resultaten bei akuten und chronischen Schmerzen. Shealy u. Maurer (1974) berichten von 80%igen Erfolgen bei 125 akuten Schmerzzuständen, 25% bei 575 chronischen Schmerzsyndromen. 60% dieser Stichprobe erreichte eine partielle Linderung durch TNS.

TNS-Therapiestudien bei Migräne sind bisher noch selten. Appenzeller u. Atkinson (1976) konnten zeigen, daß bei 35 Patienten mit verschiedenen Kopfschmerzformen 6 Personen mit Migränebeschwerden durch die Anwendung der TNS völlig schmerzfrei wurden. Die Symptomfreiheit blieb während des Beobachtungszeitraumes von 8 Monaten nach der Therapie bestehen.

Einer der umfangreichsten TNS-Studien wurde von Loeser et al. (1975) bei einer unausgelesenen Stichprobe von 198 chronischen Schmerzpatienten durchgeführt. 135 Personen berichteten über signifikante Schmerzreduktionen. Bei 25 Patienten wurden längerfristige Besserungen über ein Jahr nach Therapieabschluß erzielt. Zu der Stichprobe gehörten 13 Personen mit nicht näher definierten Kopschmerzsyndromen, von denen nur 3 über eine sofortige Schmerzlinderung und eine über eine langfristige Symptombesserung (1 Jahr) berichteten.

Sonst eher kurzfristige Behandlungserfolge gaben zu Spekulationen Anlaß, daß das Wiederauftreten der Schmerzsignale aus der Aktivität anderer Nervenbahnen sich neu formieren könne (Thoden et al. 1979). In einem kontrollierten Therapievergleich von TNS und Akupunktur bei 12 Patienten mit lumbalen Rückenschmerzen zeigte sich eine 33%ige Schmerzlinderung bei 75% der Patienten durch Akupunktur, bei 66% durch TNS. Die durchschnittliche Dauer der Behandlungserfolge betrug 50 h nach Akupunktur und 23 h nach TNS (Fox u. Melzack 1976). Längerfristige Erfolge über Tage bis Wochen mit einer Reduktion der Schmerzintensität von 75% konnten bei Patienten mit Schulterarmsyndrom, lumbalen Schmerzen, Phantom- und peripheren Nervenschmerzen erzielt werden (Melzack 1975). Long u. Hagfors (1975) faßten die Daten verschiedener amerikanischer Schmerzkliniken zusammen und fanden bei einem heterogenen Krankengut von 3000 Patienten, daß bei ca. 25% TNS als Therapieform ausreicht. In Deutschland (Freiburg) beschäftigen sich insbesondere Thoden et al. (1979) mit der klinischen Schmerzforschung. In einer umfassenden Langzeitstudie an 105 chronischen Schmerzpatienten (traumatisch bedingte und postoperative Schmerzen) zeigte sich bei 52,4% eine Schmerzlinderung, die im Beobachtungszeitraum von 3 Jahren auf 42,8% absank. 16,7% der Patienten benötigten keine Schmerzmittel mehr, 78,6% der Patienten gaben eine Reduktion der Analgetikaeinnahme während der TNS-Behandlung an. Eine Verbesserung der Alltagsaktivität wurde von 72,9% angegeben. Bei diesen Patienten zeigte sich bei gutem TNS-Behandlungserfolg eine Schmerzminderung während körperlicher Arbeit. Bezüglich einer besseren Prognose für die Behandlung mit transkutaner Nervenstimulation ergaben sich folgende Gesichtspunkte: Schmerzsyndrome von weniger als einjähriger Dauer sind günstiger zu behandeln als längerdauernde Schmerzen. Postamputationsschmerzen zeigen signifikant günstigere Resultate. Ätiologie, Läsionsort oder Schmerzcharakter erlauben keine prognostische Einschätzung der Behandlungsergebnisse (Thoden et al. 1979).

Die hier referierten Untersuchungen zur Behandlung von Schmerzpatienten mit Hypnose, Akupunktur und TNS lassen sich wie folgt zusammenfassen:

1. Alle drei Verfahren zeigten deutliche Reduktionen der subjektiven Schmerzmaße.
2. Besonders hochsuggestive Patienten profitierten am meisten von der Therapie.
3. Prognostisch günstig erwiesen sich Schmerzsyndrome von weniger als einjähriger Dauer (TNS) – einUmstand, der allerdings bei der Migräneerkrankung höchst selten anzutreffen ist.

11 Behandlung durch Entspannungstechniken

W. D. Gerber

1 Einleitung

Die Anwendung von Entspannungstechniken in der klinischen Praxis hat eine lange Tradition. Die historischen Übersichten von Stokvis u. Wiesenhütter (1971) und Vaitl (1978) zeigen, daß die Entspannungstherapie seit Bonnet im Jahre 1910 zunehmend das Interesse der klinischen Psychologie gefunden hat. Mit der Entwicklung des autogenen Trainings von Schultz (1932) und der progressiven Relaxation von Jacobson (1938) gewannen Entspannungstechniken als Primär- oder Basistherapie noch größere Bedeutung in der Behandlung von psychischen Störungen.

Der Begriff „Entspannung“ ist nach Vaitl (1978, S. 2104) vieldeutig. Im allgemeinen werden darunter physiologische Zustände verstanden, die auf dem Kontinuum von „Lust–Unlust“ bzw. „Erregung–Ruhe“ anzusiedeln sind. So spricht Vaitl (1978, S. 2108) von einer Entspannungsreaktion als Zustand „einer reduzierten ergotropen Reaktionsbereitschaft während des Wachzustandes“.

Die physiologischen Wirkmechanismen von Entspannungsinstruktionen und -techniken sind aufgrund zahlreicher empirischer Untersuchungen belegt (vgl. u. a. Barber 1961; Wallace et al. 1971). So sind insbesondere Atemverlangsamungen, Herzfrequenzabnahmen, Hautwiderstandszunahmen, Tonusreduktionen der Skelettmuskulatur sowie Zunahme der EEG-Synchronisation (vgl. Birbaumer 1975) festgestellt worden. Die physiologische Wirkung der Entspannungstechniken kann somit als allgemeine sympathische Desaktivierung angesehen werden. Damit sind auch die Anwendungsbereiche, insbesondere der physiotropen (auf den Körper gerichteten) Entspannungsverfahren definiert, nämlich bei Patienten mit einem allgemein erhöhten Aktivierungszustand (vgl. Lader u. Mathews 1968, 1973) oder hohem Spannungsniveau (vgl. Bernstein u. Borkovec 1975).

Während das Jacobsonsche Relaxationstraining vorwiegend bei Störungen Anwendung fand, die erhöhte physiologische Aktivierung voraussetzten – wie z. B. angstneurotische Störungen –, wird das autogene Training oftmals als Primärtherapie zur Behandlung jener Störungen verwendet, „bei denen eine primär organische Verursachung ausgeschlossen ist und die Beschwerden mit neurovegetativen Hyperfunktionen gekoppelt sind“ (Vaitl 1978, S. 2116), wie etwa Herz-Kreislauf- und Atem-Dysregulationen.

Zur spezifischen Anwendung von Entspannungstechniken bei der Migräneerkrankung liegen eher widersprüchliche Untersuchungsergebnisse vor. Während Hoppe (1956) Entspannungstechniken und speziell das autogene Training (A. T.) bei Migräne als wenig wirksam und sogar kontraindiziert ansieht, konnten Schultz u. Luthe (1959) nach eigenen Angaben mit Hilfe des

A. T. die Häufigkeit und Intensität von Migräneattacken verringern, Paulley u. Haskell (1975) berichteten über entsprechend gute Erfolge durch das Jacobsonsche Training. Nur wenige gut kontrollierte Studien liegen allerdings zur Untersuchung der Wirksamkeit von Entspannungstechniken bei der Migräneerkrankung vor. Wir möchten im folgenden einige dieser Studien zur Frage der Effizienz von Entspannungstechniken näher betrachten. Daran anschließend möchten wir dem praxisorientierten Leser ein migränespezifisches Entspannungstraining, das wir im Laufe unserer Forschungsarbeiten entwikkelten, vorstellen.

2 Grundlagen und Effizienz von Entspannungstechniken in der Migränebehandlung

Die Mehrzahl der Autoren, die Entspannungstechniken als sinnvolle Interventionsformen bei der Migräneerkrankung ansehen, gehen von dem grundlegenden Gedanken aus, daß durch Entspannung eine Reduktion des Muskeltonus und somit eine trophotrope Umschaltung vegetativer Funktionen erreicht werden kann, wobei eine psychovegetative Stabilisierung angestrebt werden soll (Harrer 1979). Dabei wird vorausgesetzt, daß bei Migränepatienten eine pathophysiologische (ständig erhöhte) sympathische Aktivierung vorliegt, die auf psychologische Reizbedingungen (wie etwa erhöhte Leistungsansprüche an die eigene Person oder Streß) zurückgeführt werden kann (vgl. Bakal 1975). In der Tat konnten einige Untersuchungen zeigen, daß Migränepatienten deutlich höhere Muskelspannungswerte (EMG-Aktivität) im Frontalisbereich aufwiesen als Spannungskopfschmerzpatienten (vgl. Bakal u. Kaganov 1977; Philips 1978). Dagegen weisen unsere eigenen Habituationsexperimente (vgl. S. 113) sowie die Ergebnisse von Huber (1981) darauf hin, daß Migränepatienten nicht wie angstneurotische Patienten mit einer gegenüber Gesunden verlangsamten Habituationsrate reagieren (vgl. Lader u. Wing 1966). Somit können wir annehmen, daß bei Migränepatienten kein spezifisch erhöhtes Aktivierungsniveau vorliegt (vgl. Gerber et al., im Druck). Jedoch wurde auch deutlich, daß Migränepatienten in Leistungssituationen sehr spezifisch mit dem am migränösen Anfallsgeschehen beteiligten Gefäßsystem auf externe Stimulation (z. B. Streßreize) reagieren. So wird mit Recht auch in zahlreichen Studien auf anzunehmende psychologische Auslöser hingewiesen, die aufgrund einer vegetativen Imbalance des Sympathikus und Parasympathikus zu vasokonstriktorischen Reaktionen führen können (vgl. Haas 1978; Knapp 1980, unveröffentl. Dissertation, Tübingen). Allerdings sind diese Zusammenhänge empirisch nicht gesichert, da methodische Schwierigkeiten die Suche nach physiologischen Korrelaten zu solchen Auslösebedingungen erschweren.

Trotz dieser mangelnden empirischen Sicherung scheinen therapeutische Strategien sinnvoll, die prophylaktisch mit Hilfe von Entspannungstechniken spezifische Auslösebedingungen zu neutralisieren versuchen. Migränepatienten sollen dabei lernen, in Situationen, in denen sie üblicherweise mit Aktivierung reagieren, gezielt mit Entspannungsübungen entgegenzuwirken. Leider wird auf diese therapeutische Zielsetzung relativ selten hingewiesen. Ungeachtet dieser Anmerkungen möchten wir im folgenden auch jene Studien kurz darstellen, die nicht explizit auf die Bedeutung des Entspannungstrainings als Streßbewältigungstraining hingewiesen haben.

Eine Reihe von Untersuchungen wurden zur Frage der Wirksamkeit des *Relaxationstrainings* von Jacobson (1938) vorgelegt. Das Relaxationstraining (R. T.) – auch Muskelentspannungstraining genannt – geht auf die Annahme Jacobsons (1934) zurück, daß bei Spannungsgefühlen eine Muskelkontraktion beteiligt ist, die durch Emotionen (etwa Angst) ausgelöst werden kann (vgl. Bernstein u. Borkovec 1975). Das R. T. basiert nun auf der Überlegung, daß durch eine sukzessive muskuläre Anspannung (mit erhöhten Muskelkontraktionen) eine zunehmende Entspannung der verschiedenen Muskelgruppen erreicht werden kann, die zu einer allgemeinen Reduktion des Muskeltonus und somit zu einer sympathischen Desaktivierung führt.

In einer Fallstudie konnte Luther (1971) bei einem Migränepatienten aufgrund 6 einstündiger Sitzungen eine vollständige Remission erreichen. Allerdings wurden der Anfallsverlauf und die Anfallsintensität lediglich den verbalen Berichten des Patienten entnommen, die im Sinne sozialer Erwünschtheit verzerrt sein könnten (vgl. Brehm 1980). Auch die Studien von Hay u. Madders (1971) und Mitchell (1971) lassen aufgrund methodischer Mängel (wie z. B. fehlende Kontrollgruppen) keine eindeutigen Schlüsse zur Effizienz des R. T. zu. Hay u. Madders (1971) geben zwar bei 70% ihrer 98 Patienten deutliche Abnahmen der Häufigkeit und Intensität der Migräneanfälle an, jedoch lassen sich keine Aussagen über Langzeitwirkungen finden, da ein systematisches Follow-up fehlt. Die Studie von Mitchell (1971) konnte immerhin – trotz niedriger Stichprobengröße – eine signifikante Überlegenheit eines kombinierten Verfahrens (R. T. + Desensibilisierung + Selbstsicherheitstraining) gegenüber dem R. T. allein und einer Kontrollgruppe nachweisen. Aufbauend auf diese Studie und unter Berücksichtigung strengerer versuchsplanerischer Kriterien führten Mitchell u. Mitchell (1971) eine Reihe von Studien durch, die eine bessere Abschätzung der Effizienz von R. T. und kombinierten Verfahren ermöglichen sollten (vgl. auch Basler et al. 1979). Die Autoren verglichen eine R. T.-Gruppe, eine systematische Desensibilisierungsgruppe, eine kombinierte Desensibilisierungs- und eine Kontrollgruppe miteinander. Aufgrund systematischer Aufzeichnungen der Kopfschmerzsymptomatik konnte bei 86% der therapierten Patienten eine Reduktion der Beschwerden festgestellt werden. Kovarianzanalysen, die zur Differenzierung der Behandlungserfolge berechnet wurden, zeigten eine signifikante Überlegenheit der kombinierten Therapie in der Abnahme der Frequenz und Intensität der Migräne gegenüber den anderen Gruppen. Offensichtlich ist das R. T. primär dann wirksam, wenn es als Streßbewältigungstraining sehr spezifisch auf migräneauslösende Faktoren bezogen wird. Dies wird auch durch die Studien von Warner u. Lance (1975) sowie Paulley u. Haskell (1975) deutlich, die über Symptomverbesserungen durch die Addition von R. T. und andere Maßnahmen (z. B. Information über Lebensgewohnheiten oder Atemübungen) berichteten. Relaxationsübungen allein scheinen somit keinen wesentlichen Einfluß auf die

Reduktion der Häufigkeit, Intensität und Dauer von Migräneattacken zu haben (vgl. auch Zamani 1974 und Beasley 1976).

Obwohl die Literatur zum *autogenen Training* (A. T.) nach Schultz (1932) nahezu unübersehbar geworden ist (vgl. Luthe 1969 sowie Langen 1974), finden sich kaum systematische empirische Studien zur Effizienz des Verfahrens bei der Behandlung der Migräneerkrankung.

Beim A. T. handelt es sich um ein physiotropes (auf den Körper gerichtetes) Entspannungsverfahren, das eine Reihe von Übungen zur konzentrativen Selbstentspannung enthält. In den sog. Unterstufenübungen sollen mit Hilfe autohypnoider Formeln verschiedene Körperbereiche (wie etwa Stirn, Bauch) entspannt werden. Daran anschließend werden in den Oberstufenübungen meditationsverwandte Übungen vermittelt.

Während Luthe (1969) das A. T. u. a. als Primärtherapie bei der Migräneerkrankung ansieht, betont Vaitl (1978, S. 2120) gerade bei der Migränedisposition eine absolute Kontraindikation. Insbesondere die Stirnkühlübung sollte aufgrund der Gefahr der Auslösung von Migräneattacken vermieden werden (vgl. Hoppe 1956). So finden sich auch in Studien, die Elemente des A. T. einbezogen haben, primär die Wärme- und Schwereübungen der Unterstufe des A. T. In den Studien der Arbeitsgruppe von Sargent (Sargent et al. 1972, 1973a, b) wurden die ersten Übungen des A. T. mit dem Feedbacktraining der Fingertemperatur kombiniert (vgl. hierzu auch Kap. 12). Die Autoren gingen aufgrund ihrer Blutumverteilungshypothese davon aus, daß die Erhöhung der Hauttemperatur sowie die Dilatation der peripheren Arterien eine Vasokonstriktion der extrakraniellen Gefäße (speziell der Temporalisarterie) bewirken soll (vgl. Sargent et al. 1972). Allerdings erwies sich dieser Erklärungsansatz aufgrund der Korrelationsstudien von Attfield u. Peck (1979) sowie Haag et al. (in Vorbereitung) als unzutreffend. Somit kann bislang bei der Verwendung der ersten A. T.-Übungen lediglich von einer sympathischen Regulation ausgegangen werden (vgl. auch Cohen et al. 1980). Auch wenn über Einzelfälle berichtet wird, in denen durch das A. T. eine Abnahme der Häufigkeit und Intensität von Migräneattacken möglich war (Kleinsorge u. Klumbies 1959; Barolin 1969), so muß derzeit bei dem raren Forschungstand zum A. T. bei Migräne eine Indikationsstellung verneint werden, die das A. T. als Primärtherapie vorsieht.

Einige Studien wurden vorgelegt, die systematisch auto- und/oder fremd-*hypnoide* Instruktionen bzw. Formeln als Interventionsformen einsetzten. Die Verwendung autosuggestiver oder heterosuggestiver hypnoider Techniken reicht heute von Entspannungsinstruktionen durch sinnliche Wahrnehmung (z. B. bewußtes Spüren von Berührungen des Körpers mit Objekten, vgl. Goldfried u. Davison 1979) bis zur Verwendung allgemein üblicher Fixationsübungen (vgl. Langen 1978).

Anderson et al. 1975 stellten eine Hypnotherapiegruppe einer Medikamentengruppe gegenüber. Die Autoren konnten signifikant mehr Remissionen in der Hypnotherapiegruppe (43,5%) gegenüber der Medikamentengruppe (12,5%) feststellen. Graham (1975) suggerierte seinen beiden Patienten die Vorstellung, ihre Hand sei durch heißes Wasser oder unter einer heißen Lampe erwärmt. Die vollständige Remission, die beide Patienten nach einem Jahr angaben, erscheint – wie auch in der Studie von Daniels (1976) – durch den Fallstudiencharakter der Untersuchungen wenig aussagekräftig. Ähnliches ist zu der Studie von Benson et al. (1974) zu bemerken, in der die Autoren ohne die Einbeziehung einer Kontrollgruppe über nur mäßige Effekte der transzendentalen Meditation bei 17 Patienten berichteten.

Die empirische Basis zur Verwendung von hypnotherapeutischen Techniken als Primärtherapie erweist sich zusammenfassend als ebenso niedrig wie beim autogenen Training. Wie einige Untersuchungen verdeutlichen, erscheinen migränespezifische Kombinationen von Entspannungstechniken (wie R. T. und A. T.) mit hypnoiden Suggestionen, Atemtechniken und Desensibilisierungsmaßnahmen am sinnvollsten (Stambaugh u. House 1977; Werbach u. Sandweiss 1978). Dabei müssen die Übungen nach unseren Erfahrungen so spezifisch auf die individuellen Reizkonfigurationen des jeweiligen Patienten gerichtet sein, daß ein Transfer in alltägliche Lebensgewohnheiten des Patienten annähernd ermöglicht wird. Im folgenden möchten wir ein solches Vorgehen beispielhaft skizzieren.

3 Kombiniertes Entspannungstraining zur Behandlung von Migränepatienten

3.1 Vorbereitung und Einweisung des Patienten

Wie wir oben aufgeführt haben, sollte die Einleitung spezifischer Entspannungstechniken Folge einer entsprechenden Indikationstellung sein. Als mögliches Kriterium zur Einweisung eines Migränepatienten in Entspannungsverfahren kann insbesondere ein erhöhtes, auf spezifische Reizkonfigurationen bezogenes Aktivierungsniveau angesehen werden, das sich aus der psychophysiologischen Untersuchung und/oder der Verhaltensanalyse ableiten läßt (s. Kap. 5 und 6).

Wie auch bei der Einleitung anderer Interventionen (wie etwa Biofeedback) sollten die Patienten 4–6 Wochen vor der Therapie die Häufigkeit der Anfälle, die Kopfschmerzintensität, die Medikamenteneinnahme, die Stimmung, die Therapieerwartung und spezifische Ereignisse (etwa Auslöserbedingungen) in ein Kopfschmerztagebuch eintragen (s. auch Anhang 1). Diese Eintragungen sollten über die gesamte Therapiedauer sowie etwa 6 Wochen nach Therapieende weitergeführt werden (s. Kap. 7). Zur Identifikation spezifischer muskulärer Verspannungen im Kopfbereich erscheint zudem eine mehrtägige Beobachtung spezifischer Schmerzbereiche sinnvoll (vgl. Anhang 3). Die systematische Befragung des Patienten sowie die Durchsicht der in der Baseline erhobenen Aufzeichnungen (Kopfschmerztagebücher) des Patienten sollte zur Auflistung von etwaigen Auslösebedingungen der Migräneattacken führen.

Die Vorbereitung der Therapie bezieht einen ruhigen Raum ein, in dem die Patienten auf einem bequemen Sessel (besser Entspannungsstuhl) Platz nehmen können und von äußeren Einflüssen (v. a. Lärm) möglichst abgeschirmt sein sollten (vgl. Florin 1978). Für das Entspannungstraining ist eine detaillierte Instruktion des Patienten, insbesondere im Hinblick auf die Umsetzung der Übungen in Alltagssituationen, wichtig (Streßbewältigung). Die folgenden Ausführungen sollen den Instruktionsvorgang veranschaulichen.

> Bei Patienten mit Migränebeschwerden können wir immer wieder deutliche Verspannungen in verschiedenen Bereichen des Körpers feststellen. Insbesondere in oder nach aufregenden oder belastenden Situationen (wie z. B. Ärger oder Streß) neigen viele Menschen dazu, sich übermäßig muskulär zu verspannen. Sie können dies etwa im Nacken, an der Stirn oder an den Schläfen feststellen. Optimal wäre es, wenn Sie in allen Lebenssituationen gleich entspannt sein könnten; dies ist jedoch meist nicht möglich, da Sie die Verspannung nicht rechtzeitig bemerken.
> In den nächsten Wochen möchten wir mit Ihnen gemeinsam üben, Ihren Körper zu entspannen. Sie werden sehen, daß dies gar nicht so einfach ist wie es auf den ersten Blick erscheinen mag. Wichtig dabei ist, daß Sie zu Hause regelmäßig üben.
> Wir werden mit Ihnen verschiedene Entspannungstechniken einüben – so u. a. auch das autogene Training, das Sie vielleicht schon kennen oder von dem Sie vielleicht schon gehört haben. Beginnen werden wir jedoch mit einem Entspannungstraining, das Ihnen helfen wird, die Muskeln Ihres Körpers zu entspannen. Denn gerade die Muskeln sind es, die sich anspannen, wenn Sie z. B. aufgeregt oder im Streß sind. Achten Sie einmal in den nächsten Wochen darauf, wie und welche Körperbereiche sich in solchen Streß- bzw. Belastungssituationen verspannen ...

3.2 Durchführung des Entspannungstrainings

Das Entspannungstraining ist entsprechend der intendierten Zielsetzung in 2 Therapiephasen unterteilt.

Die *erste Therapiephase* zielt prophylaktisch auf die Bewältigung von Streßsituationen und somit auf die Neutralisierung von Auslöserbedingungen ab.

Die *zweite Therapiephase* ist auf die Bewältigung von Schmerzzuständen, also auf den Migräneanfall selbst gerichtet.

Das kombinierte Entspannungstraining umfaßt 20 Sitzungen. Die nachfolgende Übersicht verdeutlicht den Ablauf dieses Entspannungstrainings (Tabelle 1).

Dabei umfassen die ersten 7 Sitzungen eine systematische Einweisung des Patienten in das Relaxationstraining. Entsprechende Instruktionen finden sich bei Florin u. Tunner (1975, S. 241ff.) sowie bei Goldfried u. Davison (1979, S. 63ff.). Bereits in der VI. Sitzung sollten erste Vorstellungsübungen eingeplant werden. Zum Training von Vorstellungen eignen sich besonders konkrete Alltagssituationen (etwa beim Frühstück sitzen, beim Zahnarzt u. ä.). Da gewährleistet sein sollte, daß sich der Patient die Szenen möglichst bildhaft vorstellen kann, sollte der Therapeut sie sehr individuell beschreiben und dabei auch die sog. archaischen Sinne ansprechen (Birbaumer u. Zimmer 1980). Im folgenden möchten wir ein Beispiel für eine solche Einweisung vorstellen:

> Stellen Sie sich jetzt möglichst genau Ihr Zimmer vor; Sie sehen Ihren Tisch, der gedeckt ist: Brötchen, Wurst und Kaffee. Sie riechen den duftenden Kaffee; Sie schauen mit Ihren Augen im Zimmer herum, entdecken ein Bild und betrachten es ...

Dieses Vorstellungstraining sollte zu Vorstellungen von ersten Auslösersituationen (Stressoren) überleiten. Im folgenden ein Beispiel für eine solche Vorstellungsinstruktion:

> Sie sitzen samstagnachmittags bei Tisch und essen mit Ihrem Partner. Gerade wollen Sie den Löffel zum Mund führen, da sagt Ihnen Ihr Partner, daß Sie heute abend mit ihm zu seinem Chef, den Sie nicht leiden können, kommen müssen. Ihr Mann sagt zudem: „Hoffentlich fällst Du wegen Deiner Migräne nicht aus der Rolle". Sie spüren, wie sie sich verspannen und wütend werden ... Brechen Sie die Vorstellung ab und entspannen sie sich ...

Mit Beginn der VII. Sitzung sollte auf die An- und Entspannung der Muskelbereiche verzichtet werden. Die Vergegenwärtigung, d. h. die Selbstinstruktion zur Entspannung ohne muskuläre Aktivität sollte in der VIII. Sitzung mit der von Russell u. Sipich (1974) entwickelten, „Cue-controlled-relaxation"-Übung verknüpft werden. Dabei wird der Patient in mehreren Stufen zur konditionierten Entspannung geführt.

> Entspannen Sie sich ganz tief. – (Pause) – Achten Sie auf Ihre Atmung. Wenn Sie jetzt ausatmen, werden Sie das Wort „ruhig" hören – nehmen Sie dieses Wort auf – „Ruhig" (beim Ausatmen des Patienten insgesamt 5mal). – Jetzt atmen Sie aus und sprechen das Wort „ruhig" selbst aus ... (15mal) ... Machen Sie diese Übung möglichst mehrmals täglich ...

Mit dem Ziel der konditionierten Entspannung (Bernstein u. Borkovec 1975) sollte die differentielle Entspannung einhergehen. Damit soll der Patient lernen, sich in jeder Alltagssituation, also auch beim Gehen, Sitzen usw. zu entspannen. Dabei kann das An- und Entspannen eines relativ gut wirkenden Muskelbereichs hilfreich sein. Gleichzeitig sind jetzt erste auf spezifische Auslösesituationen bezogene Rollenspiele möglich (vgl. auch Haag u. Gerber 1981):

> Sie sagten, daß Sie sich besonders dann verspannt und nervös fühlen, wenn Sie Ihrem Chef morgens den Kaffee ins Büro bringen sollen – wir wollen dies einmal spielen, jetzt aber so, daß Sie nicht mehr nervös sind.
> Gehen Sie jetzt hinaus, und vor der Tür entspannen Sie sich – als Hilfe können Sie kurz Ihre rechte Hand an- und entspannen. Sie öffnen dann die Tür – achten auf Ihre gleichmäßige Atmung – drücken ein wenig die Knie nach hinten und achten darauf, wie Sie sich entspannen – versuchen wir's einmal ...

Solche Übungen sollten in den folgenden Sitzungen immer wieder durchgeführt werden.

Mit der XII. Sitzung beginnen heterosuggestive und autosuggestive Übungen, die insbesondere der Schmerzbewältigung dienen sollen. In der XII. und XIII. Sitzung ist der Patient in die beiden ersten Übungen des autogenen Trainings (Wärme und Schwere) einzuführen. Heterosuggestive Wärmeinstruktionen sollten dabei unterstützend eingebaut werden. Die Übungseinheiten

Tabelle 1. R.T., A.T., Hypnotherapie (Übersicht)

Bezeichnung der Technik/Autoren	Sitzung	Inhalte
Relaxationstraining (R.T.) nach Jacobson (1938); s. auch Florin (1978); Bernstein u. Borkovec (1975); Goldfried u. Davison (1979)	I	Einführung des Patienten, Baselinebesprechung mit Auflistung von Auslösebedingungen
	II	Einführung in das R.T. mit Anspannung/Entspannung der Hand (rechts und links, je nach Dominanz), Arm (rechts und links) sowie Kopf (Stirn, Nase, Zunge, Kaumuskeln)
	III	Fortführung des Trainings mit Anspannung/Entspannung des Nackens und der Schultern sowie Atemeinstellung (langsames, gleichmäßiges Atmen)
	IV	Fortführung unter Einbeziehung der Oberschenkel (rechts und links) und Unterschenkel (rechts und links)
Bernstein u. Borkovec (1975, Seite 96)	V	Reduktion der Muskelgruppen auf 7 Bereiche (1. dominante Hand + Arm; 2. nichtdominante Hand + Arm; 3. Gesichtsmuskeln; 4. Nacken + Schulter; 5. Atmung + Bauch; 6. dominante Ober- und Unterschenkel; 7. nicht dominante Ober- und Unterschenkel). Beginn der Besprechung der Auslösebedingungen
	VI	Reduktion auf 4 Muskelbereiche (1. Hände + Arme; 2. Gesicht + Nacken; 3. Atmung + Bauch; 4. beide Beine). Nach der Entspannung Vorstellung von Auslösebedingungen sowie Vorstellungstraining
Bernstein u. Borkovec (1975, Seite 90ff.)	VII	An- und Entspannung aller Muskelbereiche sowie Entspannung durch Vergegenwärtigung (mit Zählen). Entspannung und Vorstellung erster Auslösersituationen

Russel u. Sipich (1974)	VIII	Entspannung durch Vergegenwärtigung sowie Einsatz der „Cue-controlled-relaxation"-Übung, Vorstellung von Auslöserbedingungen
Paul (1966); Bernstein u. Borkovec (1978)	IX + X	Konditionierte Entspannung und differentielle Entspannung (sitzend, stehend – jeweils aktiv und inaktiv)
	XI	Differentielle Entspannung und Rollenspiel (Auslösersituationen)
Autogenes Training (A.T.)	XII	Einführung in das A.T. (Instruktion + Schwereübung)
Schultz (1932)	XIII	A.T.: Schwere- und Wärmeübung
	XIV	A.T.: Schwere- und Wärme- sowie Vorstellungsübungen (Wärmesuggestionen) – heterosuggestiv
	XV	R.T.: Differentielle Entspannung sowie Schwere- und Wärmeautosuggestionen
Hypnotherapie Goldfried u. Davison (1979); Brooks (1974)	XVI	Entspannung durch Vergegenwärtigung und A.T.; Einführung in die Entspannungen durch sinnliche Wahrnehmung
Birbaumer u. Zimmer (1980)	XVII	Entspannung durch Vergegenwärtigung – anschließend Hypnoseeinleitung
	XVIII	Fortführung von XVII mit heterosuggestiven Vorstellungen (Blutstrom–Tunnel, Musikuntermalung)
	XIX	Fortführung XVIII mit Desensibilisierung
	XX	Besprechung und Übung des Transfers

dienen als Vorbereitung zur Entspannung durch sinnliche Wahrnehmung (Goldfried u. Davison 1979, S. 72, s. dort auch die Anleitungen). Die sinnliche Wahrnehmung sollte dabei spezifisch auf die Migränesymptomatik abgestimmt sein. Der folgende Ausschnitt mag dies verdeutlichen:

... Versuchen Sie jetzt die Augen zu schließen (5 s Pause). Können Sie sich den Punkt bewußt machen, an dem Ihr Hinterkopf die intensivste Berührung mit dem Sessel hat? (5 s Pause) ... Versuchen Sie, bewußt zu spüren, wie ein Hauch Ihre Stirn berührt (Therapeut bläst leicht den Patienten an – 5 s Pause) ... Stellen Sie sich genau Ihre Schläfe direkt an Ihrem Ohr unterhalb des Haaransatzes vor ...

Die Technik der Entspannung durch sinnliche Wahrnehmung führt in der XVII. Sitzung zur Einleitung der Hypnose über. Ziel dieser Intervention ist es nicht, mit Hilfe einer bestimmten Fixationsübung einen tranceähnlichen, hypnoiden Zustand zu erreichen, sondern durch gezielte heterosuggestive Instruktionen eine migränespezifische Desensibilisierung des Schmerzerlebens anzustreben. Das nachfolgende Transskript ist an Goldfried u. Davison (1979) angelehnt:

... Strecken Sie Ihren Arm aus, schauen Sie auf die Spitze Ihres Zeigefingers – fixieren Sie die Spitze, so lange Sie können – versuchen Sie sich dabei zu entspannen ... Sie spüren, wie Ihr Arm immer schwerer wird ... Stellen Sie sich vor, daß Sie an Ihren Arm nun noch einen leeren Eimer hängen ... Ich fülle nun den Eimer mit Wasser – stellen Sie sich das bildlich vor ... (Wenn es dem Patienten nun schwer fällt, den Arm noch hochzuhalten, so suggeriert der Therapeut:) „Sie fühlen, wie das Gewicht den Arm zunehmend mehr herunterzieht ... (s. auch Goldfried u. Davison, 1979, S. 75ff.).

In der XVIII. Sitzung werden mit der Einweisung in die Hypnose Vorstellungsbilder eingeführt, die auf das Schmerzerleben und die Physiologie der Migräne gerichtet sind (s. auch Kap. 10). Das Ziel dieser Übung ist es, den Patienten Strategien zur Bewältigung des Migräneanfalls zu vermitteln. In Anlehnung an Birbaumer u. Zimmer (1980) sowie Haag u. Gerber (1981) geben wir die folgende Instruktion:

(Nach Einleitung der Hypnose:)
... Sie stellen sich vor, daß Sie einen Druck an Ihrer Schläfe verspüren – ein Druck, der immer stärker wird, bis Sie langsam einen Schmerz wahrnehmen ... Sie spüren den Schmerz nun ganz deutlich ... und Sie stellen sich vor, Sie liegen an einem kühlen Bach, das Gras ist grün und duftet. Sie liegen auf dem Rücken und greifen mit Ihrer linken Hand in das Wasser und benetzen Ihre Stirn ... Sie fühlen sich schon sehr viel besser, die Kühle an der Stirn tut Ihnen gut ... In dem Bach sehen Sie eine Forelle, die sich hin und her bewegt und im Hintergrund hören Sie eine wunderschöne Musik (Einspiel z. B. des Forellenquintetts von Schubert) ... Sie sehen der Forelle nach, wie sie langsam entschwindet. Auch Ihre Vorstellung verschwindet, und Sie stellen sich Ihre Schläfenarterie möglichst bildlich vor. Sie sehen das Blut, das durch eine prallgefüllte Arterie sich bewegt. Der Blutstrom wird nun immer enger, etwa wie wenn Sie das Bächlein zur Quelle verfolgen. Sie spüren, wie der Schmerz mehr und mehr nachläßt. Er läßt um so mehr nach, je mehr Sie das Gefühl haben, daß die Arterie enger geworden ist. Sie fühlen sich zunehmend besser und wohler, der Schmerz nimmt immer mehr ab ...

Diese Übung, durch die eine Desensibilisierung des Schmerzerlebens durch Vasokonstriktionsvorstellung angestrebt werden sollte, muß möglichst oft wiederholt und vom Patienten zu Hause bei aufkommenden Schmerzempfindungen angewendet werden.

Sicherlich sind mehrere abschließende Sitzungen notwendig, um die erlernten Techniken in den Alltag des Patienten zu übertragen. Jedem Therapeuten werden bei der Anwendung dieser Techniken mannigfaltige Schwierigkeiten begegnen (etwa, daß die Patienten Probleme beim Entspannen haben usw.). Auf all diese möglichen Schwierigkeiten können wir in diesem Rahmen nicht eingehen und möchten daher auf Florin (1978) verweisen.

Wichtig erscheint uns zusammenfassend, daß die Therapeuten auf die 2 wesentlichen Ziele des Trainings achten, die wie folgt umschrieben werden können:

Erstes Ziel: Streßbewältigung durch (differentielle) Entspannung.

Zweites Ziel: Desensibilisierung und Schmerzbewältigung durch hetero- und autosuggestive Techniken.

Das vorgestellte kombinierte Entspannungsverfahren wurde im Rahmen unserer Forschungen entwickelt und empirisch erprobt. Es erwies sich in unseren Untersuchungen bei vielen Patienten als ausgesprochen wirksam.

12 Biofeedbacktherapie

G. Haag

1 Einleitung

In diesem Kapitel soll ein Überblick über den Einsatz der systematischen Rückmeldung (*Feedback*) *bio*logischer Funktionen zur Behandlung der Migräne gegeben werden. Diese Methode wurde erstmals Mitte der 60er Jahre in den USA angewandt.

Bei der Biofeedbacktechnik werden physiologische Vorgänge (z. B. Hauttemperatur, Muskelspannung, Gefäßweite), die nicht oder nur ungenügend bewußt wahrnehmbar sind, in leicht wahrnehmbare Signale (z. B. Töne oder Lichtzeichen) umgewandelt. Ohne diese Hilfe sind uns nur wenige Körpervorgänge wahrnehmbar, z. B. das Herzklopfen bei Aufregungen. Die meisten Körperfunktionen sind unserer bewußten Wahrnehmung und Kontrolle entzogen. Dies liegt z. T. daran, daß in unserer Erziehung auf viszerale Wahrnehmung kein oder nur wenig Wert gelegt wird. So ergibt sich z. B. für den Migränepatienten das Problem, daß ihm die situative Dehnung und Verengung seiner Kopfgefäße nicht bewußt wird und er sie somit auch nicht kontrollieren kann. In der Kindheit haben wir die Kontrolle über die Darm- und Blasenentleerung nur durch (v. a. verbale) Rückmeldung erlangt. Entsprechend sollen mit Hilfe von Biofeedbackapparaturen gestörte Körperfunktionen rückgemeldet, ihre Wahrnehmung ermöglicht oder erleichtert und somit ihre bewußte Kontrolle erlernbar gemacht werden. Das bedeutet: *Selbstkontrolle über autonom ablaufende physiologische Prozesse ist erlernbar.* Selbstkontrolle wiederum kann es ermöglichen, Entgleisungen biologischer Systeme zu verhindern oder zu beseitigen.

Grundsätzlich eignen sich Biofeedbackapparaturen nicht nur zur Therapie, sondern auch zur Diagnostik physiologischer Fehlregulationen (s. Kap. 6). In diesem praxisorientierten Beitrag möchten wir auf eine ausführliche Darstellung der Grundlagen des Biofeedback verzichten und verweisen hierzu auf weiterführende Literatur (Legewie u. Nusselt 1975; Beatty u. Legewie 1977; Schwartz u. Beatty 1977; Birbaumer 1977; Birbaumer u. Kimmel 1979; Kröner u. Sachse 1981, Haag 1981).

2 Grundlagen

Um Biofeedback sinnvoll anwenden zu können, muß es möglich sein, die gewünschte Körperfunktion kontinuierlich oder wenigstens annähernd kontinuierlich zu erfassen und rückzumelden. Außerdem sollte technisch jene

Körperfunktion erfaßt werden, die für die betreffende Störung wirklich physiologisch relevant ist. So sollte z. B. bei Spannungskopfschmerzen im Stirnbereich ein Oberflächen-EMG des M. frontalis abgemeldet und rückgemeldet werden. Bei der Migräne bietet sich aufgrund der pathophysiologischen und psychophysiologischen Kenntnisse (s. Kap. 6) an, den Dehnungszustand der am migränösen Anfallsgeschehen beteiligten Gefäße (z. B. der A. temporalis) rückzumelden.

Das physiologische Maß wird dann mit geeigneten Aufnehmern (z. B. Elektroden) erfaßt, verstärkt, umgewandelt und in einer möglichst gut wahrnehmbaren Form zurückgemeldet.

Schema der Biofeedbackmethodik (stark vereinfacht):

Körperfunktion → Aufnehmer → Verstärker und Wandler → Rückmeldung.

Die gebräuchlichsten Rückmeldungsarten sind optische (z. B. Zeiger auf einer Skala, Digitalanzeige, Videoschirm) oder akustische Rückmeldungen (z. B. Veränderung eines über Kopfhörer angebotenen Tons).

Der Ablauf einer Biofeedbacksitzung kann etwa wie folgt beschrieben werden:

a) Anbringen eines oder mehrerer Aufnehmer, z. B. EMG-Elektroden, Temperaturfühler, Plethysmograph.
b) Verbindung des Aufnehmers mit Verstärker, Wandler und Rückmeldeapparatur (meist in einem Gerät).
c) Einstellung des gewünschten Verstärkungsgrades und der Rückmeldungsart.
d) Aufforderung an den Patienten, den Meßwert in der gewünschten Richtung zu verändern, z. B.: „Versuchen Sie jetzt bitte, den Ton möglichst oft zum Verklingen zu bringen“ oder „Versuchen Sie bitte, den Zeiger auf der Skala möglichst weit nach links zu bringen, d. h. Ihre Muskeln immer besser zu entspannen“.
e) Ist die gewünschte Selbstkontrolle unter Rückmeldebedingungen erreicht, dann sollten unbedingt auch Durchgänge lediglich mit Instruktionsvorgabe ohne Rückmeldung (sog. „voluntary control“) erfolgen,; z. B.: „Versuchen Sie bitte, Ihren Stirnmuskel möglichst gut zu entspannen“. Hierbei muß der Therapeut überprüfen, ob der Patient eine wirkliche Selbstkontrolle ohne Feedback erreicht hat.
f) Wenn irgendwie möglich, sollte das Training mit tragbaren Kleingeräten auch in der natürlichen Umgebung des Patienten, d. h. zu Hause oder am Arbeitsplatz, durchgeführt werden.

Das reine Biofeedbacktraining kann unterstützt bzw. ergänzt werden durch die Vorgabe geeigneter Strategien zur Beeinflussung der rückgemeldeten Körperfunktion, wie z. B. der muskulären Entspannung nach Jacobson (1938), dem autogenen Training nach Schultz (1969) oder autosuggestiven Vorstellungen.

3 Biofeedback in der Migränebehandlung

Zur Behandlung von Migräne kamen bisher v. a. 2 Biofeedbacktechniken zum Einsatz: das Hauttemperaturfeedback (v. a. Rückmeldung der Handtemperatur) und das Vasokonstriktionstraining der A. temporalis (Rückmeldung der Pulsamplitude der Temporalarterie).

3.1 Hauttemperaturfeedback

Ziel der Hauttemperaturrückmeldung ist v. a. eine willentliche Erhöhung der Hand- bzw. Fingertemperatur. Hierzu wird ein Temperaturfühler an die Hand angelegt, da mit einem entsprechenden Biofeedback verbunden und die jeweilige Temperatur dem Patienten rückgemeldet. Diese bisher am häufigsten zur Migränebehandlung angewandte Biofeedbackmethode ist durch neuere technische Entwicklungen sehr einfach und praktikabel geworden. So sind z. B. um den Finger zu legende Bänder mit Flüssigkristallen im Handel, die problemlos getragen werden können und an denen jederzeit die Fingertemperatur abgelesen werden kann. Neben dieser reinen Biofeedbacktechnik gibt es viele Varianten des methodischen Vorgehens:

a) Das Autogene Feedback Training (AFT) wurde vor allem von Sargent et al. (1972, 1973a, b, 1975) angewandt. Hierbei werden die Schwere- und Wärmeübungen des autogenen Trainings (Schultz 1969) eingeübt, wobei suggestive Formeln zur Erwärmung der Hände, wie z. B. „Meine Hände werden angenehm warm" oder „Meine Hände werden zunehmend wärmer" besonders betont werden. Neben diesen wärmeinduzierenden Entspannungsformeln erhält der Patient Rückmeldung über die Differenz zwischen seiner Hand- und Stirntemperatur, wozu Temperaturfühler an Hand und Stirn angebracht werden. Die Aufgabe des Patienten besteht darin, die Stirn möglichst kühl und die Hände möglichst warm werden zu lassen.
b) Beim AFT mit klassischer Konditionierung (v. York 1974) wird außer der Unterstufe des autogenen Trainings eine klassische Konditionierung mit Hilfe eines Heizkissens durchgeführt. Der Patient legt seine Hände auf ein Heizkissen, während er sich gleichzeitig autosuggestive Formeln zur Erhöhung der Handtemperatur vorsagt. Nach etwa einer Woche wird das Training dann ohne Heizkissen weitergeführt.
c) Handerwärmungstraining mit hypnotischer Entspannung wurden u. a. von Graham (1974) angewandt (vgl. Kap. 11). Hierbei wird mit hypnotischen Instruktionen ein tiefer Entspannungszustand hervorgerufen und ein Wärmegefühl suggeriert, bei gleichzeitiger Rückmeldung der erreichten Temperatur.

3.2 Wirkprinzip des Hauttemperaturfeedback

Die theoretische Erklärung für die Indikation des Handerwärmungstrainings zur Migränebehandlung ist nicht einfach. Ein mögliches Wirkprinzip könnte in einer Umverteilung des Blutes bestehen, d. h. in einer Verminderung des Blutflusses zum Kopf bei gleichzeitig verstärkter Durchblutung der Extremitäten. Infolge davon könnte es zu einer verminderten pulsatorischen Dehnung der am Migräneschmerz ursächlich beteiligten Kopfgefäße kommen (Sovak u. Stiefvater 1975; Sargent et al. 1972). Weiterhin könnte das Handerwärmungstraining über eine Stabilisierung des vegetativen Nervensystems einen besonders tiefen Entspannungszustand ermöglichen. Es ist auch denkbar, daß ein möglicher Effekt dieser Therapieform darin besteht, die perfektionistischen Leistungsansprüche von Migränepatienten abzubauen, da eine Erhöhung der Hauttemperatur nicht aktiv erzwungen, sondern nur durch eine passive Gelöstheit erreicht werden kann. Diese Erklärungsversuche zeigen, daß die theoretische Fundierung des Hauttemperaturfeedback sehr unbefriedigend ist.

3.3 Wirksamkeit des Hauttemperaturfeedback

Über die Anwendung dieser Therapieform zur Migränebehandlung liegen viele Arbeiten vor, u. a. von Attfield u. Peck 1979; Barrios 1978; Blanchard et al. 1978; Gold 1978; Graham 1974; Jessup 1979; Johnson u. Turin 1975; Kewman 1979; Lake 1978; Pearse et al. 1976; Sargent et al. 1972, 1973a, b, 1975 sowie Turin u. Johnson 1976.

Vor allem seit der vergleichenden Studie von Attfield u. Peck (1979) scheint es ziemlich eindeutig zu sein, daß dieses Verfahren nicht wirksamer ist als andere Entspannungsverfahren, wie z. B. die muskuläre Entspannung nach Jacobson (1938). Ein Großteil der anderen Studien leidet unter ganz erheblichen methodischen Mängeln (u. a. fehlende Kontrollgruppen, fehlende Nachuntersuchungen). Die gut kontrollierten Studien zum Handerwärmungstraining zeigen deutlich, daß es keine spezifische Wirkung besitzt. Seine Wirksamkeit bei der Behandlung von Migräne geht vielmehr auf unspezifische psychologische Wirkfaktoren zurück (Haag et al. 1981).

3.4 Vasokonstriktionstraining

Bei dieser erstmals in den 70er Jahren in den USA angewandten Methode (Koppman et al. 1974; Friar 1974) wird die Pulsamplitude der A. temporalis superficialis plethysmographisch gemessen und dem Patienten rückgemeldet. Durch die Rückmeldung der Temporalispulsamplitude sollen die Patienten in die Lage versetzt werden, den Dehnungszustand ihrer Kopfgefäße (zumindest der A. temporalis) willkürlich zu beeinflussen, um somit eine Selbstkontrolle über die an der Schmerzentstehung beteiligten Prozesse zu erreichen. Dieses Verfahren ist bisher aus technischen Gründen noch sehr viel aufwendiger und artefaktanfälliger als das Temperaturfeedback. Außerdem war das methodische Vorgehen (Aufnehmer, Rückmeldemodalität, Anzahl der Sitzungen etc.) bei den vorliegenden Studien nicht einheitlich. In der von uns selbst durchgeführten Studie (vgl. Haag et al. 1981) verwendeten wir einen Infrarotplethysmographen als Aufnehmer und sowohl optisches als auch akustisches Feedback. Die optische Rückmeldung bestand aus einem auf einem TV-Monitor sichtbaren Viereck, das sich bei erfolgter Vasokonstriktion verkleinerte und bei Dilatation vergrößerte. Als akustisches Feedback erklang im Versuchsraum ein Rauschen, das durch erfolgreiche Vasokonstriktion zum Verklingen gebracht werden konnte. Das therapeutische Vorgehen beinhaltete je Sitzung (insgesamt 10) zwei Ruheableitungen, 6 Feedbackdurchgänge, eine zwischengeschaltete Entspannungsphase und 2 Voluntary-control-Bedingungen (s. S. 205). Therapieziel war eine erfolgreiche Vasokonstriktion unter Voluntary-control-Bedingungen, das heißt ohne Rückmeldung. Im Idealfall sollte die Biofeedbacktechnik schließlich zu einer unbewußt ablaufenden Selbstregulation vaskulärer Vorgänge führen.

3.5 Wirkprinzip des Vasokonstriktionstrainings

Die Entwicklung des Vasokonstriktionstrainings beruht theoretisch auf der Wolffschen Dreiphasentheorie (s. Kap. 1). Nach dieser Theorie entsteht der Migräneschmerz durch eine Überdehnung (Vasodilatation) extrakranieller Arterien. Eine gegensteuernde Vasokonstriktion müßte also den Schmerz beseitigen. Unterstützt wird diese Theorie durch die in vielen Fällen schmerzreduzierende Wirkung des vasokonstriktorisch wirkenden Ergotamintartrats (s. Kap. 9). Das Wirkprinzip des Vasokonstriktionstrainings ist also mit dem der Ergotaminpräparate gleichzusetzen, wobei die medikamentöse Kontrolle ersetzt wird durch die gelernte Selbstkontrolle über physiologische Vorgänge.

Vor Therapiebeginn sollte das Wirkprinzip des Vasokonstriktionstrainings erklärt werden (z. B.: „Sie sollen die Kontrolle über die wichtigsten Kopfgefäße dadurch bekommen, daß Sie üben, diese rechtzeitig, bevor sie sich zu stark erweitern, weiter zusammenzuziehen. Sie sollen also lernen, die – zu stark – gedehnten oder erweiterten Blutgefäße, die den Schmerz verursachen, wieder auf ein normales Maß zusammenzuziehen“). Die dabei anzuwendende Strategie bleibt dem Patienten selbst überlassen, und offensichtlich können ganz unterschiedliche Methoden wirksam sein. Von unseren Patienten wurden als erfolgreich u. a. folgende Vorstellungen angegeben: „ich stelle mir einfach intensiv vor, daß mein Gefäß enger (meine Stirn kühler) wird“; „ich stelle mir vor, daß mein Kopfgefäß in die Länge gezogen wird“; „ich stelle mir vor, durch einen Tunnel zu fahren“, oder auch: „ich stelle mir vor, in einem Boot auf einem Fluß zu fahren, der immer enger wird“. Wichtig ist, den Patienten darauf hinzuweisen, daß er das Vasokonstriktionstraining v. a. immer nach anspannenden, unangenehmen Situationen anwenden soll.

3.6 Wirksamkeit des Vasokonstriktionstrainings

Bisher liegen etwa 15–20 Arbeiten über die Anwendung des Vasokonstriktionstrainings bei Migränekranken vor, u. a. von Bild 1976; Cohen et al. 1980; Elmore u. Tursky 1980; Feuerstein u. Adams 1977; Friar 1974; Friar u. Beatty 1976; Haag et al. 1981; Knapp im Druck; Quintanar et al. 1979; Sturgis et al. 1978; Zamani 1974. Diese Arbeiten sind insgesamt methodisch bedeutend besser als die Arbeiten über Handerwärmungstraining, auch wenn z. T.

längerfristige Nachuntersuchungen fehlen, die Stichproben und die Zahl der Trainingssitzungen klein sind und weitere gut kontrollierte, vergleichende Studien notwendig sind. Nach den ersten Arbeiten u. a. von Friar (1974), Friar u. Beatty (1976) und Zamani (1974) schien es zunächst so, als ob mit dem Vasokonstriktionstraining eine effektive, anderen Methoden klar überlegene Biofeedbacktherapie der Migräne gefunden worden sei. Wie bei so vielen Biofeedbacktechniken ist der anfängliche Enthusiasmus inzwischen einer Ernüchterung gewichen. So zeigte sich z. B. nach der zeitreihenanalytischen Auswertung unserer eigenen Studie (vgl. Birbaumer u. Haag 1981) keine unterschiedliche Wirksamkeit im Vergleich zwischen Vasokonstriktionstraining, Entspannungstherapie und einer Konkordanztherapie (s. Kap. 13) genannten Psychotherapieform. Ähnliche Ergebnisse erbrachten die Studien von Knapp (im Druck) und eine neuere Studie von Feuerstein (persönliche Mitteilung).

3.7 Weitere Biofeedbackmethoden

Keine wirkliche Bedeutung konnte die Anwendung von Biofeedback der λ-Wellen im EEG erlangen (Andreychuck u. Skriver 1975; Montgomery u. Ehrisman 1976). Des weiteren wurde und wird immer wieder EMG-Biofeedback eingesetzt (u. a. Philips 1977; Fried et al. 1977; Lake et al. 1979). EMG-Feedback ist die Methode der Wahl bei Spannungskopfschmerz (Budzynski et al. 1973; Birbaumer 1977). Da in vielen Fällen Patienten sowohl unter Migräne als auch unter Spannungskopfschmerz leiden, ist es leicht vorstellbar, daß bei diesen Patienten mit einer EMG-unterstützten Entspannung der Kopfmuskulatur eine günstige Beeinflussung der erhöhten Muskelspannung und damit der Beschwerde erreicht werden kann.

3.8 Zusammenfassende Beurteilung und Bezug zur Praxis

Biofeedbacktechnik hat aus Amerika kommend auch bei uns zunehmend an Bedeutung gewonnen. Als technisches Verfahren kommt es unserem technologiegläubigen Gesellschafts- und Gesundheitssystem sehr entgegen. Die Behandlung von Kopfschmerzen ist eines der Hauptanwendungsgebiete dieser Technik geworden. Während sich zur Behandlung von Spannungskofpschmerzen EMG-Feedback als durchaus wirksam erwiesen hat, sind bezüglich der Biofeedbackanwendung bei Migränepatienten noch viele Fragen offen. Zwar sprechen einzelne Studien für die Wirksamkeit der einen oder anderen Therapieform, doch weisen diese Arbeiten oft methodische Mängel auf und sind oft nicht replizierbar. Ein Zusammenhang zwischen physiologischen Veränderungen und Therapieeffekten ist meist nicht nachweisbar, und es bleibt fraglich, ob die berichtete Wirkung auf spezifischen oder eher auf unspezifischen Faktoren beruht. Ein unspezifischer Wirkfaktor könnte z. B. das mit den Biofeedbackmethoden hervorgerufene Gefühl der Selbstkontrolle und eine dadurch veränderte Einstellung gegenüber Schmerzen sein. Der Patient bekommt das Gefühl, eine gewisse Kontrolle zu haben und dem Schmerzgeschehen nicht länger hilflos ausgesetzt zu sein. Im Laufe der letzten Jahre wurde immer deutlicher, daß es sich bei der Wirkung von Handtemperaturfeedback, dessen Wirkmechanismen ohnehin unklar sind, um Therapieeffekte handelt, die nicht auf die Pathophysiologie der Migräne bezogen sind. So wird zunehmend beim Handerwärmungstraining von sozialpsychologischen (attributionspsychologischen) und auch von lediglich sympathisch desaktivierenden Prozessen ausgegangen. Bezüglich des Vasokonstriktionstrainings ist die Frage der Wirksamkeit nicht eindeutig zu beantworten. Da die Technik dieser Therapiemethode noch nicht genügend entwickelt ist und noch keine entsprechenden Geräte auf dem Markt sind, handelt es sich bei ihr vorläufig noch um eine reine Forschungsmethode, und es werden noch Jahre vergehen, bis sie in der Praxis eingesetzt werden kann (falls sie sich wirklich als erfolgreich erweisen sollte). Zum jetzigen Zeitpunkt kommen für die Anwendung in der Praxis lediglich EMG- und Temperaturfeedback in Betracht. Beides sind sehr praktikable, einfache und artefaktfreie Verfahren. Die Rückmeldung der Muskelspannung (EMG-Feedback) ist nur bei Patienten indiziert, die sowohl unter Migräne- als auch unter Spannungskopfschmerzsymptomen leiden. In diesen Fällen sollte zunächst die Muskelspannung im Stirn- und Nackenbereich gemessen werden; ist sie erhöht, dann ist der Einsatz von EMG-Feedback durchaus indiziert.

Da Handerwärmungstraining keine spezifische Wirkung bei der Behandlung der Migräne besitzt, kann es nur als Placebomethode bzw. als alternative Entspannungsmethode oder zur Kontrolle von Entspannungseffekten (z. B. bei den Wärmeübungen des autogenen Trainings) eingesetzt werden. Grundsätzlich ist der Einsatz von technischen Geräten sorgfältig abzuwägen, wenn die gleiche Wirkung auch mit Entspannungsverfahren (s. Kap. 11) erreicht werden kann. Biofeedback ist außerdem fast nie als alleinige Therapieform indiziert, da mit dieser Methode lediglich physiologische Fehlregulationen beseitigt werden können und einer Migräneerkrankung wohl in den seltensten Fällen eine rein physiologische Fehlregulation zugrunde liegen dürfte.

Zu warnen ist auch vor einer Biofeedbackanwendung, ohne über Grundlage und Methodik des Verfahrens gründlich Bescheid zu wissen. Biofeedbackverfahren sollten nur von theoretisch und praktisch entsprechend ausgebildeten Ärzten und klinischen Psychologen angewandt werden, die sich der mit diesem Verfahren verknüpften Probleme bewußt sind.

3.9 Praktische Durchführung einer Biofeedbackmethode am Beispiel des EMG-Feedback

Wie oben erwähnt, lassen sich für die Durchführung der Biofeedbacktherapie bei Migränepatienten beim derzeitigen Forschungsstand folgende Aussagen treffen:

1. Das Handerwärmungstraining (HET) läßt sich aufgrund empirischer Ergebnisse eher als unspezifisch und in seiner Wirksamkeit der weniger aufwendigen Entspannungstherapie nicht überlegen einstufen. Es ist daher unserer Meinung für den Praktiker wenig sinnvoll, eine aufwendige HET-Therapie bei Migränepatienten durchzuführen.

2. Das empirisch vielversprechende Vasokonstriktionstraining läßt sich derzeit in der Praxis noch nicht anwenden, da entsprechende Geräte noch nicht auf dem Markt sind.
3. Wie einige Studien zeigen, lassen sich bei einer Reihe von Migränepatienten deutliche muskuläre Verspannungen im Bereich des M. frontalis und der Nackenmuskulatur nachweisen. Ohne davon auszugehen, daß eine EMG-Biofeedbacktherapie zu einer deutlichen Reduktion von Migräneanfällen führen kann, ist die Anwendung dieses Verfahrens zur Reduktion muskulärer Hyperaktivität indiziert (vgl. Kap. 6).

Aus den genannten Gründen erscheint es uns sinnvoll, dem Praktiker am Beispiel des EMG-Biofeedback exemplarisch die Durchführung einer Biofeedbacktherapie zu verdeutlichen. Nach unseren Erfahrungen und Gesprächen mit Praktikern, die Erfahrungen mit Biofeedback haben, bestehen häufig Unklarheiten bezüglich einer systematischen Planung und Durchführung einer solchen Therapie. Im folgenden möchten wir beispielhaft ein systematisches Vorgehen skizzieren, das im großen und ganzen auch auf die Rückmeldung anderer Körperfunktionen übertragbar ist.

Zunächst sollten dem Patienten die wichtigsten Grundlagen der Biofeedbacktechnik, die Wirkmechanismen des Verfahrens und das Therapieziel ausführlich und verständlich erläutert werden. Besonderer Wert sollte nach unseren Erfahrungen auf die Bedeutung der Motivation und Attribution gelegt werden (s. Kap. 7). Der Patient sollte erkennen, daß er selbst in der Lage ist, seine Beschwerden zu beeinflussen. Hierzu muß er die psychologischen Bedingungen seiner Krankheit erkennen und akzeptieren: z. B. daß Streß zu Muskelverspannungen führt. Dies ist besonders schwierig, wenn die bisherige Ursachenerklärung des Patienten rein organmedizinisch ausgerichtet ist (s. S. 125). Der Therapeut muß unbedingt zu Therapiebeginn viel Geduld aufbringen, um den Therapieerfolg nicht von Anfang an zu gefährden und um nach Möglichkeit zu verhindern, daß die Therapie bereits nach wenigen Sitzungen abgebrochen oder die Übungen nur widerwillig und unzureichend durchgeführt werden. Gleichzeitig ist gerade bei Migränepatienten wichtig, zu hohe Erwartungen an die Therapie, v. a. an einen raschen Erfolg, abzubauen. Um Erfolge erzielen zu können, ist eine stetige engagierte Arbeit des Patienten an sich selbst unerläßlich. Er muß bereit sein, umzulernen und seine bisherigen Verhaltensweisen zu verändern. Nur so können über Jahrzehnte eingeschliffene, erworbene Fehlregulationen wieder gelöscht und neue, gesundheitsfördernde Verhaltensweisen erlernt werden.

Das Training selbst sollte in den ersten Sitzungen etwa so gegliedert werden:

1. Ruheableitung (etwa 5 min).
   Beispiel für Instruktion: „Bleiben Sie bitte ganz ruhig sitzen, ich messe jetzt die Ausgangswerte."
2. Voluntary-control-Bedingungen (2–3 min) zur Überprüfung, ob eine Selbstkontrolle ohne Feedback bereits erreicht ist.
   Beispiel für Instruktion: „Versuchen Sie jetzt bitte, Ihre Stirnmuskeln möglichst gut zu entspannen."

3. Pause (1 min).
   Beispiel für Instruktion: „Bleiben Sie bitte ruhig sitzen. Konzentrieren Sie sich bitte nicht mehr auf das Gerät, schalten Sie ab."
4. Feedback (4–5 min).
   Die Rückmeldung sollte am besten sowohl optisch (Zeiger) als auch akustisch (Töne über Kopfhörer oder Lautsprecher) erfolgen.
   Beispiel für Instruktion: „Versuchen Sie jetzt bitte, den Zeiger möglichst weit nach links zu bringen und die Töne möglichst oft auszuschalten."
5. Pause (1 min);
   wie 3).
6. Feedback (4–5 min);
   wie 4).
7. Pause (1 min);
   wie 3).
8. Entspannungsinstruktion (2–3 min);
   z. B. nach Jacobson.
9. Pause (1 min);
   wie 3).
10. Feedback (4–5 min);
    wie 4).
11. Pause (1 min);
    wie 3).
12. Voluntary control;
    wie 2).
    Instruktion: „Versuchen Sie jetzt bitte, Ihre Stirnmuskeln zu entspannen, ohne daß Sie den Zeiger sehen und die Töne hören."
13. Ruheableitung (5 min);
    wie 1).

Die Sitzungsdauer beträgt insgesamt 40–45 min. Im Verlaufe der Therapie sollten die Feedbackdurchgänge zunehmend durch Voluntary-control-Bedingungen ersetzt werden. Gleichzeitig sollte von Beginn an darauf geachtet werden, welche Strategien (Vorstellungen etc.) des Patienten erfolgreich sind. Findet der Patient selbst keine wirksamen Strategien, so sollten ihm Strategien vorgegeben werden. So kann z. B. entspannende Musik eingespielt oder es können suggestive Vorstellungen vorgegeben werden (s. Kap. 11). In späteren Sitzungen sollten vorgestellte Streßsituationen zunehmend in die Therapie eingebaut werden, wie z. B.: „Stellen Sie sich bitte vor, Sie bekommen von Ihrem Chef den Auftrag, eine schwierige Arbeit innerhalb kurzer Zeit zu erledigen". Hierbei sollten natürlich möglichst aktuelle, für den Patienten wirklich bedeutsame Streßsituationen ausgewählt werden.

Die Gesamtdauer der Biofeedbacktherapie sollte nach unseren Erfahrungen mindestens 10 Sitzungen betragen.

Wir möchten abschließend noch einmal betonen, daß die Biofeedbacktherapie eine symptomorientierte Indikationsstellung voraussetzt, d. h. daß z. B. bei einem Patienten deutliche muskuläre Verspannungen meßbar sind. Sie ist somit nur bei einigen Patienten und meist auch nur als ergänzende Therapieform wirklich indiziert.

13 Uni- und multidimensionale Therapieansätze

W. D. Gerber

1 Einleitung

In vielen Fällen werden die systematische Verhaltensanalyse und andere psychodiagnostische Erhebungen zu einer komplexen Indikationsstellung führen. So können bei einem Patienten neben irrationalen, übertriebenen und im wesentlichen streßinduzierenden Einstellungssystemen auch spezifische Verhaltensdefizite (etwa, daß er sich gegenüber anderen Menschen nicht richtig durchsetzen kann) vorliegen, die in einem kausalen Zusammenhang zur Auslösung von Migräneanfällen stehen. Sind solche sozialen und emotionalen Konfliktelemente bei dem Patienten vorherrschend, so werden sich erfahrungsgemäß Entspannungsverfahren und Biofeedbacktechniken allein als wenig wirksam erweisen.

Neben den traditionellen psychoanalytischen und gesprächspsychotherapeutischen Ansätzen zur Behandlung solcher Störungen gewinnen in neuerer Zeit Interventionsformen zunehmend an Bedeutung, die entweder auf einzelne gestörte Verhaltensbereiche (wie etwa irrationale Einstellungen) und/oder auf ein komplexes System gestörter Verhaltens- und Erlebensweisen gerichtet sind. Wir möchten erstere als *unidimensionale Therapieansätze* bezeichnen und verstehen darunter Techniken, die die Veränderung einer spezifischen Ebene des Verhaltens eines Patienten anstreben. Demgegenüber verstehen wir unter *multidimensionalen Techniken* solche Interventionsformen, die Veränderungen mehrerer Verhaltensebenen bzw. der Gesamtstruktur der Verhaltens- und Erlebensweisen intendieren.

Wenn wir im folgenden einige dieser Techniken im Zusammenhang mit der Behandlung der Migräne darstellen, so können wir nur auf wenig empirisches Grundlagenmaterial zurückgreifen. Trotzdem mögen diese Techniken dem Therapeuten sinnvolle Hilfestellungen in seinem therapeutischen Handeln geben. Dabei möchten wir solche Verfahren ausklammern, die wegen ihrer Komplexität einen breiten Raum der Darstellung benötigen (wie etwa die Gesprächspsychotherapie) oder die keine empirische Grundlage zur Behandlung der Migräne bieten.

Unidimensionale Techniken sind auf spezifische Verhaltensbereiche gerichtet und implizieren demnach eine engumgrenzte therapeutische Zielsetzung. Meist kommen diese Techniken bei entsprechend fundierter Therapieplanung nicht isoliert zur Anwendung, sondern werden als eine Therapiemethode neben anderen im Therapieprozeß eingeführt. Die folgenden unidimensionalen Techniken lassen sich im Sinne ihrer *kognitiven* und *verhaltensorientierten* Zielrichtung umschreiben und benennen:

1. Kognitive Therapieansätze wie
   - *Rational Emotive Therapie* nach Ellis (1962) und

– *kognitive Umstrukturierungstherapie* nach Goldfried u. Goldfried (1975).

2. Verhaltensorientierte Ansätze wie
   – *Therapie sozialer Fertigkeiten* („social skill") (vgl. Goldfdried u. Davison 1979),
   – *Therapie sexueller Reaktionen* nach Masters u. Johnson (1970) (s. hierzu auch Kap. 15) sowie
   – *Therapie der Selbstsicherheit* („assertive training", ATP) (vgl. z. B. Ullrich de Muynck u. Ullrich 1976).

Multidimensionale Techniken stellen demgegenüber die Totalität der menschlichen Persönlichkeit, deren Verhaltens- und Erlebensweisen in den Mittelpunkt des therapeutischen Handelns (Lazarus 1973). Es interessieren somit das gesamte Netzwerk der interagierenden Modalitäten des Klienten (vgl. Lazarus 1978, S. 23). Auch wenn einige Techniken nicht das Ganze der möglichen menschlichen Verhaltensweisen erfassen, können sie im folgenden als multidimensionale Interventionen aufgeführt werden, da mindestens je 2 Ebenen mit erfaßt werden:

1. Die *multimodale Verhaltenstherapie* nach Lazarus (1976, 1978) erhebt den Anspruch, die Gesamtheit der menschlichen Modalitäten und deren Interaktion in die Beobachtung, die Exploration und Anamnese sowie die Therapie zu integrieren.
2. Die *Gestalttherapie* nach Perls (1969) geht davon aus, daß durch die Erfahrung eines psychophysischen „In-der-Welt-Seins" die Klienten mehr an Selbsterkenntnis und Einsicht gewinnen (vgl. Bommert u. Dahlhoff 1978, Seite 146).
3. Ansätze zur verhaltenstherapeutisch orientierten *Familientherapie* versuchen, die in der Familie wirksamen Verstärkungskontingenzen zu analysieren und ggf. zu verändern (vgl. Mealiea 1976; Minuchin 1974, 1977).
4. Ein von uns entwickelter Ansatz richtet sich auf Ambivalenzen und Diskordanzen im Verhalten und Erleben von Migränepatienten und wird aus diesem Grund *Konkordanztherapie* genannt (vgl. Gerber et al., in Vorbereitung; Haag u. Gerber 1981).

Im folgenden möchten wir auf einige Techniken im Zusammenhang mit der Migräne näher eingehen und dabei einige der wenigen empirischen Belege aufgreifen. Da viele der oben aufgeführten Techniken in die Konkordanztherapie einfließen, möchten wir auf eine praxisorientierte Darstellung dieser Verfahren verzichten und den Leser stattdessen in die Methodik der Konkordanztherapie einführen. Die Konkordanztherapie bietet sich insbesondere deshalb an, da sie inhaltlich auf die Migräneerkrankung bezogen ist und empirisch sorgfältig untersucht wurde.

2 Unidimensionale Therapie

Oftmals werden bei Migränepatienten rigide Einstellungsformen beschrieben, die in manchen Abhandlungen nahezu typologischen Singehalt annehmen (vgl.

Kap. 4). So leiten einige Autoren aus Beobachtungen von Migränepatienten die Notwendigkeit zur Anwendung von „procedures that relieve anxiety and induce relaxation by improving the attitudes, habits and life situation of the patient" (Dalessio 1972, S. 414) ab. Während unangemessene Kognitionen und Einstellungen bei Migränepatienten schon seit langem in der Literatur hervorgehoben werden, finden sich nur wenige Studien, die systematisch Therapieansätze zur Veränderung solcher Kognitionen mit anderen Techniken verglichen (vgl. Digiuseppe u. Miller 1977).

Ausgehend von Beobachtungen bei mehr als 800 Patienten beschreiben Paulley u. Haskell (1975, S. 369) bei Migränepatienten „a fight to attain the highest standards and, even if they are achieved, the subject is rarely satisfied with the result". In einem halbstündigen Interview wurden die Patienten auf ihre perfektionistischen Züge und ihre „Kämpfe mit der Pünktlichkeit" hingewiesen. Zudem wurden physiotherapeutische Maßnahmen und Gruppensitzungen eingeleitet. Die ausgelesenen Patientenkommentare lassen sich indes nicht im Sinne einer empirischen Überprüfung von einstellungsändernden Techniken interpretieren. Interessant ist lediglich die Anmerkung der Autoren, daß nach ihren Erfahrungen die Gruppentherapie „ermutigender" sei als Individualtherapie.

Im Gegensatz zu Paulley u. Haskell (1975) legten Lake et al. (1979) eine kontrollierte Studie vor, die 24 Migränepatienten in 4 Gruppen randomisierte:

a) eine Wartelistegruppe mit Eintragungen ihrer Kopfschmerzen in Kopfschmerztagebücher;
b) eine EMG-Biofeedbackgruppe;
c) eine Hauttemperaturbiofeedbackgruppe (HET) und
d) schließlich eine HET-Gruppe plus Rational Emotive Therapy (RET), d. h. kognitive Therapie.

Leider wurde nicht explizit eine RET-Gruppe mit anderen Gruppen verglichen, so daß über eine alleinige Wirkung von RET keine wesentlichen Aussagen gemacht werden können. In 3 RET-Sitzungen (je 40 min) sollten die Patienten zur Identifikation idiosynkratischer Kognitionen in Streßsituationen im Sinne der ABCDE-Formel[1] von Ellis (1962, 1971, 1977) geführt werden. Während bei allen Verfahren eine signifikante Reduktion der täglichen Kopfschmerzrate nachgewiesen werden konnte, unterschieden sich die 4 Gruppen nicht signifikant voneinander. Somit führte das Bearbeiten von unangemessenen Kognitionen nicht zu einer Verbesserung des Therapieerfolgs. Obwohl die RET-Behandlung von den Autoren als sehr hilfreich angesehen wird, ergaben sich keine differentiellen Effekte des RET in der Veränderung von „irrationalen Überzeugungen" Lake et al. (1979, S. 137). Die Autoren betonen selbstkritisch, daß das Versuchsdesign selbst keine adäquaten Schlüsse bezüglich der Therapieeffekte erlaubt.

In einer gut kontrollierten (jedoch mit nur 6 Patienten) explorativen Therapiestudie konnten Huber u. Huber (1979) durch ein rational-emotiv angereichertes autogenes Training eine nachhaltige Besserung der Migräne

1 A = objektives empirisches Ereignis; B = Selbstaussagen; C = negative Gefühle; D = Veränderung von Selbstaussagen; E = kognitive Umstrukturierung (vgl. Mahoney 1977)

erreichen. Im besonderen erwies sich auch nach einer Katamnese von 13 Monaten nach Beendigung der Therapie die Reduktion der Kopfschmerzdauer um 42% sowie ein drastischer Medikamentenrückgang als äußerst stabiles Therapieergebnis. Darüber hinaus betonen die Autoren, daß bei allen Patienten die Arbeitsfähigkeit wieder hergestellt werden konnte und daß alle mit den eigenen Problemen besser umgehen konnten. Leider wurden auch in dieser Studie keine spezifischen Erfolgsmaße zur Überprüfung der RET-Wirkung eingeführt.

In einer eigenen Studie mit 36 psychosomatischen Patienten (Hypotoniker, Ulcus- und Migränepatienten) wurden diese entweder in eine Biofeedbackgruppe, eine kognitive Therapiegruppe oder eine „Social-skill"-Gruppe (Training sozialer Fertigkeiten) aufgrund von Therapeutenzuweisungen (Ratings mehrerer erfahrener Therapeuten; eingeteilt (vgl. Larbig et al. 1980). Wie in der Studie von Huber u. Huber (1979) konnten wir bei Patienten, die systematisch auf ihre unangemessenen Kognitionen hingewiesen wurden und diese Kognitionen entsprechend verbal und verhaltensorientiert bearbeiteten, keine wesentlich besseren Therapieeffekte erzielen als bei den anderen Gruppen. Dagegen zeigte sich deutlich ein Zeiteffekt der Therapie: je länger die Therapien dauerten, desto deutlicher waren die Effekte.

Peter Lambley (1976) berichtet über eine Fallstudie mit einer 38jährigen Frau, die an schweren Migräneattacken seit dem 16. Lebensjahr litt. Als Therapie der Wahl formulierte der Autor aufgrund verhaltensanalytischer Erhebungen folgende Therapieschritte und -ziele:

1. „assertive training" (Selbstsicherheitstraining) und „behavior rehearsal" (Verhaltensübungen) hinsichtlich der Vermeidung von angstbesetzten sozialen Situationen (Phase B) sowie
2. zur kognitiven Bewältigung dieser Situationen vermehrte Einsicht („insights") in die Bedeutung der Konflikte (Phase BC).

Diese beiden Therapiephasen wurden einer anfänglichen Baselinephase (vor der Therapie Phase A) gegenübergestellt, in der die Patienten ihre Migräneattacken aufzeichneten.

Systematische Aufzeichnungen während der Gesamttherapie zeigten, daß die Patienten bereits in der ersten Therapiephase mit Hilfe von Übungen zur Bewältigung von schwierigen Alltagssituationen eine deutliche Abnahme der Migräneattacken verzeichneten. Die psychodynamische Einsichtstherapie vermochte keine wesentlichen Verbesserungen zu erzielen. Lambley (1976) folgert aufgrund seiner Ergebnisse, daß es notwendig sei, mehrdimensionale Techniken eindimensionalen Ansätzen vorzuziehen, da die Gesamtstruktur der Störung bzw. des Verhaltens im Vordergrund stehen sollte.

3 Multidimensionale Therapie der Migräne

Viele Studien gehen davon aus, daß die Migräneerkrankung eine komplexe Struktur fehlangepaßter Erlebens- und Verhaltensweisen impliziert, die mit physiologischen Dysfunktionen einhergehen. Daraus werden entweder kombinierte Therapieansätze oder aufeinander folgende therapeutische Schritte abgeleitet.

In einer empirisch gut kontrollierten, explorativen Untersuchungsreihe von 2 aufeinander folgenden Untersuchungen stellten Mitchell u. Mitchell (1971) ein kombiniertes Therapieprogramm unidimensionaler Techniken gegenüber. Studie I bezog 17 Migränepatienten ein, die entweder einer kombinierten Therapie (Desensibilisierung, $n = 7$), einer Entspannungstherapie ($n = 7$) oder einer Wartegruppe ($n = 3$) zugewiesen wurden. Insbesondere in der kombinierten Therapiegruppe waren deutliche Abnahmen der Migräneattacken ersichtlich.

In Studie II wurden 20 Migränepatienten 4 experimentellen Bedingungen zugeordnet:

a) Wartegruppe ($n = 5$),
b) einfache Desensibilisierung,
c) kombinierte Desensibilisierung (enthielt Entspannungstherapie + Selbstsicherheitstraining + Desensibilisierung) sowie vorausgehende pharmakologische Therapie.
d) Wie c), jedoch ohne vorausgehende medikamentöse Therapie.

Die Ergebnisse zeigten eine deutlichere Reduktion der Migräneattacken bei den beiden kombinierten Desensibilisierungsgruppen [c) und d)] gegenüber den beiden anderen Gruppen. Die Autoren betonen die Notwendigkeit von Veränderungen der Gefühle, der Ängste, der Stimmungen, der Kognitionen und der interpersonalen Verhaltensmuster (Mitchell u. Mitchell 1971, S. 148).

Mitchell u. White (1976) schlagen eine Zweistufenbehandlung der Migräne vor. In *Stufe 1* sollen neben der Selbstkontrolle bzw. -protokollierung muskuläre Entspannungstechniken, Eigendesensibilisierung sowie Planung und Erprobung von Verhaltensänderungen durchgeführt werden. *Stufe 2* bezieht das Training von Selbstkontrolltechniken zur Kontrolle von Ärger und innerlicher Unruhe, zur Bewältigung von Sozialängsten und zur Verbesserung von interpersonaler Interaktion ein.

Bei 27 Migränepatienten konnte mit Hilfe dieser Zweistufenbehandlung zunächst eine 52%ige signifikante Reduktion (Stufe 1) und schließlich eine 72%ige Reduktion der Kopfschmerzintensität erreicht werden. Ähnliche Ergebnisse finden sich bei Mitchell u. White (1977), wobei die Zweistufenbehandlung unidimensionalen Therapieansätzen (z. B. reine Selbstprotokollierung, Entspannungstechniken) signifikant überlegen war.

Ähnlich wie die Arbeitsgruppe von Mitchell betont Richard (1978) die Notwendigkeit eines komplexen therapeutischen Ansatzes zur Behandlung psychosomatischer Erkrankungen. In 2 Falldarstellungen bei einem Patienten mit Hypertonie und einem Migränepatienten versucht Richard (1978) systematisch die Schritte der multimodalen Therapie nach Lazarus aufzuzeigen. Ausgehend von den Modalitäten nach Lazarus (1976), die sich in dem Akronym BASICJD (behavior, affect, sensation, imagery, cognition, interpersonal relations, drugs) ausdrücken, gibt Richard (1978) eine Reihe von verschiedenen Interventionsformen zur Bewältigung dieser Modalitäten an (etwa Empfindung: Modalität „kalte Hände"– Therapie: EMG-Biofeedback).

Der Autor betont selbstkritisch, daß seine beiden Falldarstellungen keine Aussage über die Wirksamkeit der multimodalen Verhaltenstherapie bei psychosomatischen Patienten erlauben. Er empfiehlt entsprechend empirische Studien.

Die in der multimodalen Verhaltenstherapie einbezogenen „interpersonal relations“ stehen in familientherapeutischen Ansätzen explizit im Mittelpunkt. Ausgehend von der psychosomatogenen Familie beschreiben Minuchin (1977) und Liebman et al. (1976) diese als

- verstrickt („enmeshed“),
- überbehütet,
- rigide,
- unfähig Konflikte zu lösen und
- das Symptom des Kindes zur Vermeidung von Konflikten benutzend.

Entsprechend sollten diese Verstrickungen mit der gesamten Familie therapeutisch aufgearbeitet werden (Angriff), wobei emotionale Krisen vermindert werden sollen (Meissner 1966), und gleichzeitig Verstärkermuster (zur Aufrechterhaltung der Störung) in der Familie verändert werden (Bowen 1966; vgl. auch die Diskussion von Pittman 1979).

Die familientherapeutischen Ansätze zur Migräne bieten bislang noch keine ausreichende empirische Basis. Mit Pittman (1979) möchten wir betonen, daß die Einbeziehung der sozialen Umgebung (z. B. der Familie) in zukünftigen Studien zur Migräne verstärkt untersucht werden sollte. Dies gilt auch für therapeutische Ansätze, die Transaktionsanalyse und Gestalttherapie zur Behandlung von Migräne vorschlagen, aber bislang über den Charakter von Falldarstellungen nicht hinausgehen (vgl. Pichel 1977).

Im folgenden möchten wir einen eigenen multidimensionalen Therapieansatz vorstellen, den wir im Rahmen unserer Forschungsarbeiten entwickelten und bislang bei 20 Migränepatienten systematisch-empirisch erprobten.

4 Die Tübinger Konkordanztherapie

4.1 Grundlagen und Ausgangspunkt

Die besprochenen Therapieansätze haben gemein, daß sie mehr oder weniger isoliert auf verschiedenen Ebenen des Verhaltens einzuwirken versuchen, auf der kognitiven, der physiologischen oder der Verhaltensebene. Paulley u. Haskell (1975) arbeiteten z. B. mit Einstellungsänderung und Wahrnehmungstraining muskulärer Verspannungen mit Hilfe von Entspannungsübungen, ohne jedoch das Verhalten der Patienten zu modifizieren. Lambley (1976) kombinierte Verhaltenstraining mit der Erarbeitung von Einsichten in konflikthafte Situationen, ohne jedoch physiologische Wahrnehmung etwa als Rückmeldung einzusetzen. Die multimodale Therapie von Lazarus (1976) trägt gewissermaßen von außen her mittels ihres Fragenkatalogs verschiedene Interventionsmethoden und -ebenen an den einzelnen Patienten heran, ohne deren Wechselwirkung zu berücksichtigen. Lediglich die Methode der kombinierten Desensibilisierung von Mitchell u. Mitchell (1971) enthält Aspekte aller möglichen Interventionsebenen und kommt damit einer ganzheitlichen Intervention am nächsten. Kritisch ist zu diesen Ansätzen zu bemerken, daß sie meist nicht spezifisch auf die migränöse Störung bezogen sind und zudem keine Wechselwirkung der einzelnen Erlebnis- und Verhaltensebenen berücksichtigen.

In unseren Vorüberlegungen zur Entwicklung der Konkordanztherapie (detailliertere Einführung in Theorie und Praxis bei Gerber et al. in Vorbereitung) gingen wir von Berichten und Beobachtungen über Migränepatienten bzw. Patienten mit psychosomatischen Beschwerden aus. Danach schien uns unter dem Gesichtspunkt von Ambivalenzkonflikten (vgl. Heyck 1975) eine fehlende Übereinstimmung einzelner Verhaltenselemente evident. So konnten wir in Explorationsgesprächen immer wieder beobachten, wie unsere Migränepatienten mit unbeweglicher Miene über emotional belastende Sachverhalte berichteten. Somit konstatierten wir eine Diskordanz bzw. einen Gegensatz zwischen muskulären Spannungen und biologischen Erregungen einerseits und dem Verhaltensrepertoire andererseits, so wie dies auch von Reich (1969) in seiner Vegetotherapie beschrieben wurde. Als ein wichtiges Ziel erschien es uns – ähnlich wie es in der Vegetotherapie angestrebt wird –, den Patienten die Vitalenergie wieder voll erleben zu lassen, indem er lernt, seine Empfindungen und Gefühle verbal oder nonverbal auszudrücken.

Im Vordergrund des therapeutischen Prozesses steht zunächst die Vermittlung und somit Wahrnehmung diskordanter Modalitäten des Klientenverhaltens. Das Erkennen von Diskordanz durch den Klienten soll dabei auf 3 Ebenen des menschlichen Verhaltens bezogen werden, die als

- subjektiv-verbale (z. B. Sprache),
- motorisch-verhaltensmäßige (z. B. Gestik, Mimik) sowie
- physiologische (vegetative Funktionen)

Ebenen, also als Denken, Fühlen und Handeln, beschrieben werden (vgl. Birbaumer 1977; Haag u. Gerber 1981).

Daß eine Wechselwirkung zwischen diesen 3 Ebenen besteht, wurde schon früh von Ax (1953) und Lacey u. Lacey (1958, 1974) hervorgehoben, für die jede subjektive, emotionale Reaktion an ein physiologisches Substrat gebunden ist. Auch begleitende motorische Reaktionen im Ausdrucksbereich sind mit physiologischen und subjektiven Zuständen eng verknüpft (vgl. Argyle 1972). Als besondere Auffälligkeit bei psychosomatischen Patienten wird in der Literatur oft deren Unfähigkeit zur Wahrnehmung von Diskrepanzen in verschiedenen Erlebnisdimensionen beschrieben (vgl. Birbaumer 1977). Hamster ist in diesem Zusammenhang in Kap. 4 auf das Problem der Alexithymie näher eingegangen.

Das Ziel der Konkordanztherapie besteht darin, den Klienten zur Wahrnehmung solcher Inkonsistenzen zu führen. Gleichzeitig werden therapeutische Strategien eingeführt, die eine adäquate Bewältigung und Veränderung der Diskordanz zwischen Denken, Fühlen und Handeln vorsehen. Im folgenden möchten wir die Inhalte der Konkordanztherapie und die entsprechenden therapeutischen Vorgehensweisen beschreiben.

4.2 Beschreibung der Konkordanztherapie

4.2.1 Allgemeine Beschreibung

Es handelt sich um eine *themenzentrierte Therapie,* die mit Hilfe von verschiedenen Techniken die Übereinstimmung zwischen Handeln, Fühlen und Denken anstrebt. Als Techniken kommen all jene in Frage, die dieser allgemeinen Zielsetzung dienen, so z. B. die kognitive Umstrukturierungstherapie nach Goldfried u. Goldfried (1977), Desensibilisierungstechniken, Vorstellungsübungen, Üben sozialer Fertigkeiten und Kompetenz, Partnertherapie, Rollenspiel usw. Dabei sollen diese Techniken nicht per se bestimmten Modalitäten zugeordnet werden – wie es etwa die multimodale Verhaltenstherapie vorsieht –, vielmehr bieten die verschiedenen Interventionsmethoden eine geeignete Grundlage zur Einleitung von Konkordanz. Ist es einem Psychotherapeuten möglich, auf gesprächspsychotherapeutischem oder psychoanalytischem Weg Konkordanz zwischen Denken, Fühlen und Handeln möglichst ökonomisch zu erreichen, so mögen diese therapeutischen Strategien ebenfalls eine sinnvolle Basis bieten. Letztendlich wird die zunehmend therapeutische Erfahrung im Umgang mit den diskordanten Erlebnis- und Verhaltensweisen der Klienten ein zu streng technik-orientiertes Agieren zugunsten eines auf Konkordanzwirkung gerichtetes Therapeutenverhalten ersetzen.

Erfahrungsgemäß zeigten sich Gruppensitzungen gerade bei Rollenspielen (Verhaltensübungen) geeignet, da Modellernen zum Einsatz kommen kann (vgl. Paulley u. Haskell 1975). Zudem ist in Gruppensitzungen das Erleben und Agieren sowohl als Sender als auch als Empfänger möglich. Diesem unterschiedlichen Rollenerleben kommt insbesondere in Rollenspielen eine besondere Bedeutung zu (vgl. hierzu auch Kap. 15). Wir bevorzugen dabei Gruppen mit 3–4 Klienten, die möglichst homogene Problembereiche erkennen lassen sollten.

Aufgrund versuchsplanerischer Überlegungen wurden für die Gesamttherapiedauer 10 Sitzungen vorgegeben. Eine empirische Evaluation (s. unten) weist jedoch auf den Vorteil einer zeitlich nicht begrenzten Therapiedauer hin. Vielmehr sollte die Beendigung der Therapie von der Bewältigung der Problembereiche des Klienten abhängig gemacht werden. Sinnvoll erscheint uns eine mindestens 90minütige Sitzungsdauer.

Die Aufgabe des Therapeuten erweist sich als vielgestaltig. Zum einen sollte er die Interaktion der Klienten untereinander fördern und Modellernprozesse anregen. Zum anderen sollte es ihm gelingen, die Konkordanzzielsetzung bei jedem Klienten durch den Einsatz von auf Konkordanzwirkung bezogenen Techniken zu realisieren. Nach unseren Erfahrungen bereitete selbst äußerst erfahrenen Verhaltens- und Gesprächstherapeuten diese Komplexität des Therapeutenverhaltens enorme Schwierigkeiten. Aus diesem Grund erschien uns ein themenzentriertes Vorgehen bei der Therapie sinnvoll. Ein themenzentriertes therapeutisches Agieren bietet sich zudem aufgrund der Alexithymieproblematik bei Migränepatienten an (s. auch Kap. 4).

4.2.2 Die Themen

Aufgrund von eigenen Beobachtungen bei Migränepatienten sowie der Durchsicht der Migräneliteratur formulierten wir folgende Problembereiche, die konkordanztherapeutisch bearbeitet werden sollten:

1. Attributionsproblematik und das Erleben von Konkordanz oder Diskordanz.
2. Erleben und Äußern von angenehmen, positiven Gefühlen, wie z. B. Lob, Dank und Komplimente.
3. Umgehen mit Körperkontakt.
4. Erleben und Äußern von berechtigten Forderungen bzw. Befähigung zur Ablehnung unberechtigter Forderungen.
5. Erleben (Ertragen) und Äußern von Kritik.
6. Umgehen mit Aggressionen.
7. Ertragen von Ambivalenzen; Perfektionismus und Pünktlichkeit.
8. Erleben und Agieren in der Partnerschaft.
9. Umgehen mit Trennung, Schuld und Zurückweisung.

ad 1): Attribution und Konkordanz

Während der ersten Sitzung bemüht sich der Therapeut, die Attribution der Patienten von umgebungsbedingten auslösenden Faktoren der Migräne, wie etwa Wetter, Diät, Arbeitsbelastung, auf Auslösefaktoren hinzulenken, auf die der Patient selbst Einfluß nehmen sollte: seine psychische Reaktionsweise, seine uneffektive Streßbewältigung, sein eigenes Verhalten. Migräne soll nicht mehr als konstitutionell oder umweltbedingt, sondern auch abhängig vom eigenen Verhalten angesehen werden. Es wird besprochen, daß Belastung in verschiedenen Erlebnisdimensionen erfahren wird, die physiologisch, gefühlsmäßig und gedanklich und im Verhalten (Mimik, Gestik) ihren Ausdruck finden. Die Notwendigkeit von Übereinstimmung (Konkordanz) der 3 Ebenen zur optimalen Streßbewältigung wird diskutiert. Zur Verdeutlichung der Vorstellung einer ganzheitlichen Reaktion auf einen Stimulus führt der Therapeut ein Experiment durch, das geeignet ist, physiologische Erregung, subjektive motorische Reaktion zu differenzieren:

> Bitte schließen Sie jetzt die Augen. Versuchen Sie, sich zu entspannen. Achten sie nun möglichst genau auf Ihre körperlichen Empfindungen, so z. B. auf Ihren Puls. – (Der Therapeut legt ein Buch bereit und schlägt das Buch auf einen Tisch; meist öffnen die Klienten erschreckt die Augen.) – Bitte berichten Sie jetzt, was Sie empfinden, was Sie denken, was Sie körperlich fühlen und wie Sie sich bei dem Erschrecken verhielten ...

Die Patienten werden angehalten, während der kommenden Woche ihren Tagesablauf auf belastende Situationen hin zu überprüfen und ihre Reaktionen auf den 3 verschiedenen Ebenen zu beobachten.

ad 2): Positive Gefühle äußern

Es wird oft davon ausgegangen, daß psychosomatische Patienten allgemein Schwierigkeiten haben, mit ihren Gefühlen in Kontakt zu kommen und Gefühle zum Ausdruck zu bringen.

Auch hier wird auf ein ganzheitliches Erleben geachtet. Der Patient soll erfahren, welche Empfindungen er mit Lob und Dank verbindet, welche Gedanken ihm durch den Kopf gehen und was er körperlich dabei empfindet (s. 4.2.3, 4.2.4).

ad 3): Körperkontakt
Oft wird berichtet, daß psychosomatische Patienten auch Schwierigkeiten mit dem Erleben von Nähe und Distanz haben. Aus diesem Grunde wurden zu Beginn des Therapiezyklus einige Körperkontaktübungen eingebaut, um distanziertes Verhalten bewußt zu machen und neue, positive Erfahrungen in diesem Bereich zu ermöglichen. Die Körperkontaktübungen sind geeignet, eine Atmosphäre des Vertrauens und der Nähe herzustellen, die für die weitere Gruppenarbeit mit dem Ziel des vollständigeren Gefühlsausdrucks förderlich ist (s. 4.2.3, Therapiebeispiele). Diese Sitzung erweist sich inhaltlich für manche Patienten stark belastend. Ein vorsichtiges therapeutisches Vorgehen erscheint daher unbedingt erforderlich.

ad 4): Forderungen stellen bzw. ablehnen
Migränepatienten stellen erfahrungsgemäß oft hohe Leistungsanforderungen an sich selbst und neigen dazu, an sie herangetragene, auch unberechtigte Forderungen zu erfüllen und sich übermäßig verantwortlich zu fühlen. Sie können nicht „nein" sagen, aus Angst vor negativen Konsequenzen. Oft stellen sie aus diesem Grunde auch keine Forderungen an ihre Umgebung (vgl. Kap. 4 und 14). Daher sollen die Klienten solche „fordernden" Situationen bewältigen lernen.

ad 5): Kritik äußern bzw. anhören
Es wurde verschiedentlich beschrieben, daß Migränepatienten dazu neigen, Ärger- und Unmutsäußerungen zu unterlassen und die damit verbundenen negativen Gefühle in sich zu unterdrücken (vgl. Kap. 4 und 14). Da sie ihre Selbstbestätigung weitgehend aus guten Leistungen ziehen, sehen sie sich andererseits durch Kritik als ganze Person in Frage gestellt. Das Ertragen und Formulieren von Kritik ist somit ein wichtiger Faktor in der Therapie.

ad 6): Aggressionen
Als Steigerung der Thematik Forderungen und Kritik erscheint es sinnvoll, daß Migränepatienten lernen, ihre Aggressionen gegen ihre Umwelt zum Ausdruck zu bringen. Oft werden Aggressionen entweder ganz geleugnet oder sie werden indirekt und manchmal unkontrolliert geäußert (vgl. Kap. 4 und 14). Eine konstruktive und differenzierte Äußerung von Aggression bereitet Mühe. Auf der anderen Seite sind die Klienten durch aggressive Äußerungen ihrer Umgebung sehr belastet und zeigen oftmals ein ausgeprägtes Vermeidungsverhalten, d. h. sie verschließen sich im sozialen Kontakt. Auch hier ist eine Erweiterung des Verhaltensrepertoires bzw. kognitive Umstrukturierung der Situation angebracht.

ad 7): Ertragen von Ambivalenzen

Als bedeutsame Verhaltensdefizite bei Migränikern werden deren Ambivalenzkonflikte angesehen (vgl. Wolff 1963). So ist es vielen Migränepatienten kaum möglich, Unordentlichkeit und Unpünktlichkeit bei sich selbst zu dulden. Sie sehen oft solche Situationen als Konflikte zwischen eigenen Wünschen und Bedürfnissen und Anforderungen ihrer unmittelbaren Umgebung. Sie sind oft nicht fähig, solche Ambivalenzen längerfristig zu ertragen und fühlen sich gedrängt, den realen oder imaginären Forderungen anderer gerecht zu werden. Auch wenn es wenig sinnvoll erscheint, aus solchen Verhaltensauffälligkeiten typologische Merkmale abzuleiten, erscheint es uns wichtig, anhand von Beispielen und Übungen (z. B. zur Ordentlichkeit) solche Ambivalenzkonflikte zu bearbeiten.

ad 8): Partnerschaft und Sexualität

Obwohl mit Zimmer (s. Kap. 15) nicht davon ausgegangen werden kann, daß Migräniker mehr Partnerschafts- und Sexualprobleme haben als Gesunde, erweist sich die unmittelbare familiäre Situation als primäres Aktionsfeld etwaiger Diskordanzempfindungen. Im idealen Falle wäre eine Integration der familiären Umgebung (Eltern, Partner) in die Therapie wünschenswert. Meist scheitert dies an organisatorischen und motivationalen Problemen. Die Gruppensituation ermöglicht es jedoch (vielleicht sogar angstfreier) Partnerkonflikte anzusprechen und Verhaltensänderungen zu erproben.

ad 9): Trennung und Schuldgefühle

Trennung und Verlust von wichtigen Bezugspersonen stellen einen bekannten Belastungsfaktor dar (Rahe 1975). Nicht geleistete Trauerarbeit oder verbleibende Schuldgefühle gegenüber der Bezugsperson behindern den Zurückbleibenden in seiner Handlungsfähigkeit. Nach der Therapie muß der Patient auch ohne die Zuwendung des Therapeuten selbständig seine emotionalen Probleme bearbeiten können. Aus diesem Grunde werden solche Themen angesprochen.

4.2.3 Inhaltlicher Aufbau und Ablauf einer Konkordanztherapiesitzung

Für die therapeutische Bearbeitung der genannten Diskordanz kommt der Wahrnehmung dieser Inkonsistenzen, deren veränderten kognitiven Bewertungen und schließlich deren alternativen Verhaltensformen eine besondere Bedeutung zu. So vollzieht sich der Therapieprozeß innerhalb der Sitzung in mehreren Schritten:

1. Zur Förderung der Wahrnehmung von Konkordanz oder Diskordanz der Erlebnis- und Verhaltensebenen werden die Patienten entweder in vivo oder per Vorstellung mit spezifischen sozialen Situationen konfrontiert (Arousalphase).
2. Mit Hilfe einer Videokamera wird das sichtbare Verhaltensrepertoire der Patienten (z. B. Mimik, Gestik) aufgezeichnet. Diese Aufzeichnung dient

als Grundlage des Analysegesprächs, das die 3 Ebenen einbezieht, wobei folgende Fragen im Vordergrund stehen:
– Wie wurde die Situation erlebt? (subjektiv-verbale Ebene)
– Welche körperlichen Vorgänge wurden wahrgenommen? (physiologische Ebene)
– Welche Gedanken kommen während der Situation?
– Wie stimmt das motorische Verhalten mit den Empfindungen überein bzw. sind Mimik und Gestik tatsächlich als Ausdruck körperlicher und kognitiver Empfindungen und Gefühle anzusehen?
In dem Gespräch sollen demnach von dem Patienten etwaige Diskordanzen erarbeitet und bewertet werden (Analysisphase).

3. Gemeinsam mit dem Patienten werden nun alternative Kognitionen und Verhaltensmuster besprochen, die zunächst im Sinne der kognitiven Restrukturierung (Goldfried u. Goldfried 1977) neu bewertet werden sollten. Zudem sollte auf die Bedeutung von Mimik und Gestik eingegangen werden. Die Patienten werden dabei angehalten, nach eigenen Alternativen zu suchen, die ihnen physiologisch (körperlich) Erleichterung verschaffen könnten (Search-for-concordance-Phase).
4. Eine erneute Konfrontation des Patienten mit derselben Situation soll ihm ermöglichen, möglichst die neuen Strategien in der Vorstellung zu erproben. Aufkommende Empfindungen und Gedanken sollten mit Hilfe von Gedankenstopp rational analysiert und neu bewertet werden (Cognitive-evaluative-Phase).
5. Im nächsten Schritt sollen zunehmend Verhaltenselemente, die auf die in früheren Phasen erarbeiteten Kognitionen und Gefühle bezogen sind, therapeutisch im Mittelpunkt stehen. Dabei werden zunächst einige Übungen eingeführt, die der erneuten Wahrnehmung von Inkonsistenzen zwischen Verhalten auf der einen Seite und Kognitionen und Empfindungen auf der anderen Seite dienen sollen. Im Rollenspiel werden spezifische Situationen durchlebt, wobei im anschließenden Gespräch anhand von Videodaten Inkonsistenzen und (Verhaltens)alternativen erarbeitet werden (Behavioral-analysis-Phase). – [Als Übungsmaterial bieten sich Antons (1975), Schwäbisch u. Siems (1974), Schmidbauer (1973) u. a. an.]
6. Die besprochenen Verhaltensalternativen werden nun in der Wiederholung der Übung erprobt, wobei der Patient insbesondere auf Kondordanz der 3 Verhaltensebenen achten sollte (Behavioral-rehearsal-Phase).
7. Bis zu diesem Zeitpunkt beschränkte sich das therapeutische Agieren auf das Hier und Jetzt der Erlebens- und Verhaltensweisen in der Therapiesituation, d. h. im Vordergrund stand bislang das Bemühen, unmittelbar erlebte Diskordanzen wahrzunehmen und zu verändern. Im nächsten Schritt werden nun Problembereiche des Alltags des Klienten besprochen und als Verhaltensübungen (Rollenspiele) eingeführt. Als Grundlagen dienen dabei die Aufzeichnungen des Klienten vor und während der Therapie (Kopfschmerztagebücher), die verbalen Berichte des Klienten über spezifische aktuelle Problemfelder sowie Daten aus psychodiagnostischen Erhebungen. Dieses „Material“ dient auch der Planung der Rollenspiele. Erneut wird der Klient angehalten, möglichst Konkordanz zwischen Denken, Fühlen und

Handeln hinsichtlich der realen Alltagsthemen zu erreichen (Transferphase). Zur Erhöhung von Transferwirkungen erscheinen „Hausaufgaben" sinnvoll, die insbesondere das in den Rollenspielen Geübte wiederholen bzw. vertiefen sollten. Dabei sollte möglichst auf eine konkrete Beschreibung der Hausaufgaben geachtet werden.

4.2.4 Beispiele themenzentrierten Handelns

Im folgenden möchten wir anhand einiger Beispiele (entnommen aus einem unveröffentlichten Manual zur Konkordanztherapie) die Inhalte und Struktur einzelner Sitzungen kurz skizzieren. Zur besseren Erläuterung des therapeutischen Ablaufgeschehens möchten wir dabei die Sitzung „Positive Gefühle äußern" strukturell ausführlicher darstellen.

a) Beispiel: Sitzung „Positive Gefühle äußern"

– **Arousalphase:** Der Therapeut bittet die Klienten, die Augen zu schließen und besonders darauf zu achten, was sie empfinden (körperlich) und denken, wenn der Therapeut folgendes sagt:

  Frau B., ich finde Ihre Art zu sprechen sehr schön – Ihre Stimme gefällt mir . . .
  Herr KG., ich möchte Ihnen sehr herzlich danken, daß Sie mir bei . . . geholfen haben . . .

– **Analysisphase:** Gespräch über Gedanken und Empfindungen.

  Therapeut: Frau B., was haben Sie empfunden, und was haben Sie gedacht?
  Klient: Ach wissen Sie, ich spürte, daß ich rot wurde und auch war mir im Kopf so heiß – und da dachte ich, das stimmt doch nicht – Sie sagen das nur so, in Wirklichkeit ist meine Stimme gräßlich – also es war mir peinlich, auch das Rotwerden . . .

– **Search-for-concordance-Phase:** Gemeinsam mit dem Klienten sucht der Therapeut nach Wegen zur Veränderung der Kognitionen und der Körperwahrnehmungen.

  Therapeut: Frau B., Sie sagten das Rotwerden sei Ihnen unangenehm. Zudem gingen Ihre Gedanken dahin, daß Sie das Kompliment nicht richtig annehmen konnten. Versuchen Sie einmal zu überlegen, wie Sie Ihre Gedanken verändern könnten – so auch, daß Sie nicht mehr rot werden, – vielleicht können die anderen ihr dabei helfen . . .
  Klient: Vielleicht müßte ich nur sagen, daß es doch egal ist, ob das Kompliment stimmt, also ehrlich ist oder auch nicht – vielleicht auch, daß meine Stimme eigentlich wirklich nett ist, und daß ich mich nicht immer so schlecht ansehen sollte . . .

– **Cognitive-evaluative-Phase**

  Therapeut: Sehr schön, versuchen Sie nun, solche alternativen – vielleicht rationaleren – Gedanken zuzulassen und versuchen Sie, sich dabei auch körperlich wohlzufühlen, wenn ich Ihnen Angenehmes sage . . .

– **Behavioral-analysis-Phase:** Der Therapeut leitet nun eine Lösung ein, mit der die Klienten in Zweiergruppen als Sender und Empfänger das Äußern und Empfangen von positiven Gefühlen (Äußerungen) im Rollenspiel erfahren sollen. Dazu sitzen sich je 2 Personen gegenüber und sollen sich

Positives (Komplimente etc.) ohne negative Wertung sagen. Mimik und Gestik sollten diesbezüglich konkordant sein. Diese Dyadengespräche werden auf Video aufgezeichnet. Nach Beendigung des Rollenspiels werden die Empfindungen, Gedanken usw. besprochen. Gleichzeitig wird nun anhand der Videoaufzeichnungen auf Mimik und Gestik geachtet. Zur Intensivierung wird eine Übung zur Förderung von mimischem und gestikulärem Ausdrucksverhalten eingeführt (Aufzeichnung mit Video).

Therapeut: Frau B., ich werde Ihnen nacheinander ein paar Zettel überreichen, auf denen ein Gefühl steht (etwa Trauer). Sie sollen ohne zu sprechen, dieses Gefühl mit Mimik und Gestik möglichst genau ausdrücken, so daß die anderen es erraten können ...

– **Behavior-rehearsal-Phase:** Hier sollen nun die besprochenen alternativen Verhaltenselemente neu erprobt und eingesetzt werden (Wiederholungen der Übung „Positive Gefühle äußern").

– **Transferphase:** Schließlich sollte mit den Klienten über Realsituationen (etwa Familie, Beruf) gesprochen werden, in denen sie mit dem Äußern von positiven Gefühlen Schwierigkeiten haben könnten. Solche Realsituationen werden nun in das Rollenspiel einbezogen.

Therapeut: Herr G., Sie sagten gerade, daß Sie oft abends Ihrer Frau etwas Nettes sagen möchten – besonders wenn es wieder mal gut geschmeckt hat – aber Sie bringen es einfach nicht über die Lippen ... Versuchen Sie nun doch einmal, gemeinsam mit Frau B. diese Situation zu spielen. Achten Sie beide dabei darauf, daß Ihre Empfindungen und Ihr Verhalten eine Einheit bilden ... Wenn Sie, Herr G., zum Beispiel ein Unbehagen spüren, sprechen Sie dies aus und versuchen Sie, es zu verändern ...
Klient G.: Du Edith, ich wollte Dir sagen, daß – ach Mensch, ich finde das so unnatürlich, ihr zu schmeicheln (Therapeut hilft). Du Edith, ich habe einfach Schwierigkeiten Dir etwas Nettes zu sagen, obwohl ich das Bedürfnis dazu habe – aber ich habe Angst, Du hältst es für ein Einschmeicheln oder Du denkst, daß es nicht echt ist ...
Klient B.: Du das stimmt gar nicht – ich wußte ja nicht, daß Du solche Sachen denkst – es freut mich ganz arg, wenn Du mir einmal was Nettes sagst ...
Klient G.: Du, ich fühle mich jetzt richtig erleichtert, daß Du dies sagst – weil ich mich ja tatsächlich sehr darüber freue, wie Du Dich mir gegenüber verhältst (Klient strahlt).

b) Beispiele aus anderen Sitzungen

– **Körperkontakt:** In dieser Sitzung wird relativ früh zur Intensivierung der Wahrnehmung von Diskordanz eine Übung eingeführt, die die Nähe von Körperkontakt verdeutlicht.

Therapeut: Wir setzen uns jetzt dicht in einem Kreis zusammen – und schließen jetzt die Augen – dann bewegen wir unsere Hände nach rechts und links, jeder sollte seinen Nachbarn versuchen, an den Händen zu ertasten – achten Sie auf Ihre Gedanken, Ihre körperlichen Empfindungen – achten Sie auch darauf, wie sich die Hände links und rechts anfühlen.

– **Forderungen stellen:** In dieser Sitzung soll dem Klienten verdeutlicht werden, daß es sehr wohl berechtigte Forderungen an andere (z. B. Partner) gibt, und daß sie das Recht haben, solche Forderungen zu erheben bzw. auch Forderungen anderer abzulehnen. Dabei werden die Klienten auf den Gebrauch selbstsicherer Aussagen hingewiesen.

Therapeut: Benutzen Sie anstelle von „man" „ich"! Sagen Sie nicht „ich kann nicht", sondern „ich will nicht" oder „ich möchte nicht". Versuchen Sie, sich nicht zu verteidigen. Drücken Sie Ihre Forderungen deutlich aus.

- **Aggressionen:** Erfahrungsgemäß bereiten den Migränikern das Ausagieren von Aggressionen sehr viel Mühe. In der Behavioral-analysis- und Behavioral-rehearsal-Phase sollte deshalb eine Übung eingeführt werden, die aggressive Inhalte berührt:

  Ein Partner (A) sitzt auf einem Stuhl, der andere (B) steht davor, B hat die Aufgabe alles zu versuchen (ggf. auch durch Einsatz körperlicher Gewalt), A zur Aufgabe des Sitzplatzes zu bewegen. A dagegen soll versuchen, den Stuhl nicht zu verlassen. Die Klienten werden aufgefordert, aufkommenden Zorn zu äußern und auszuagieren (Aufzeichnung auf Video).

- **Unordnung, Perfektionismus:** Erneut wird in dieser Sitzung zur Wahrnehmung von Diskordanz eine Konfrontation eingeleitet:

  Die Klienten betreten einen Raum, in dem Unordnung herrscht und der schmutzig ist. Die Videokamera läuft gleichzeitig unbemerkt. Die Klienten werden etwa 10 min mit der Situation konfrontiert.

- **Partnerschaft:** In diese Sitzung fließen Erfahrungen mit Themen wie Kritik, Ablehnung, Abwertung und Nähe/Distanz aus früheren Sitzungen ein. Im Gegensatz zu anderen Sitzungen liegt der Schwerpunkt therapeutischen Handelns in der Behavioralphase. Hier sollen möglichst viele Situationen im Rollenspiel erfaßt werden und alternative Verhaltenselemente erarbeitet werden. Gleichzeitig sollte den Klienten geholfen werden, konfliktbeladene Verbal- und Verhaltensketten zu erkennen und zu verändern:

  Klient A. (spielt sich selbst): Es ist aber immer das gleiche mit Dir – wenn ich abgekämpft nach Hause komme, sieht es hier aus, als ob die Vandalen gehaust hätten ...

  Klient H. (spielt den Partner): Du kannst aber nur meckern; gräßlich mit Deiner Überordentlichkeit – kein Wunder, daß Du Migräne hast – verdammt mit Deiner ewigen Meckerei ...

  Therapeut: Sie haben in Ihrem Spiel schnell gesehen, wie sich Ihr Konflikt zuspitzte – mir fielen dabei bestimmte Wörter – fast Reizwörter – auf. Wir lassen das Video noch einmal laufen. Achten Sie einmal auf solche Wörter wie „immer", „ewig" etc.

Im vorgegebenen Rahmen ist es uns leider nicht möglich, eine umfassendere Darstellung des konkordanztherapeutischen Vorgehens vorzustellen. Wir hoffen jedoch, daß die hier skizzierten Beispiele für die Verdeutlichung des therapeutischen Agierens genügen.

Die Konkordanztherapie (KT) befindet sich derzeit noch im Entwicklungsprozeß. Insgesamt 29 Patienten nahmen daran teil. Eine systematische Befragung dieser Patienten sowie der Therapeuten erbrachten eine Reihe von Hinweisen und weitere Fragen, die noch näher untersucht werden müssen. Entscheidend wird eine Veränderung sein, die auf eine individualspezifische und weniger themenzentrierte Form der Therapie gerichtet ist.

Der statistische Vergleich zwischen KT, Biofeedback und Entspannungstherapie erbrachte keine Unterlegenheit oder Überlegenheit der KT; mit dieser konnte also ebenfalls eine deutliche Reduktion der Symptome erreicht werden. Darüber hinaus zeigte sich die KT in der Veränderung von Einstellungen und normenbezogenen Verhaltenstendenzen den anderen Therapien überlegen. Auch konnte mit Hilfe dieser Therapie eine deutlichere Attributionsänderung (verminderte medizinische und zunehmende psychologische Attribution) erreicht werden.

14 Psychoanalytische Therapieansätze

W. Larbig

1 Einleitung

Die psychoanalytische Migräneforschung hat im wesentlichen 2 psychodynamische Faktoren beschrieben, die von beträchlicher Relevanz für die Therapie des Migränepatienten sind:

a) *chronisch unterdrückte Feindseligkeitsimpulse,* insbesondere gegenüber familiären Bezugspersonen sowie
b) eine *perfektionistische Leistungseinstellung,* die sich auf ganz verschiedene Lebensbereiche beziehen kann.

Im folgenden werden einige psychoanalytische Arbeiten diskutiert, in denen bestimmte Persönlichkeitsmerkmale, ätiologische Bedingungen sowie aktuelle Auslösefaktoren für Migräneattacken untersucht werden. Es handelt sich bei diesen analytischen Migränestudien vorwiegend um z. T. längerfristige Behandlungsdarstellungen.

Vorwegnehmend sei jedoch betont, daß es sich bei den zu diskutierenden Untersuchungen um wenig gut kontrollierte Studien handelt, die nicht die Kriterien der modernen Psychotherapieforschung erfüllen, so daß die unten dargestellten Ergebnisse auch nur beschränkte Gültigkeit haben. So wurde in diesen Studien meist nicht die Patientenstichprobe explizit beschrieben (z. B. durch Alters- und Geschlechtsangaben, Sozialdaten, Selektionskriterien, präzise Beschreibung der Symptomatik). Zudem wurden meist keine differenzierten Erfolgskriterien angegeben, Hinweise auf empirische Untersuchungen fehlen meist völlig (Birbaumer 1980).

Weiterhin möchten wir darauf hinweisen, daß die beobachteten charakteristischen Persönlichkeitsbezüge, frühkindliche Entwicklungsbedingungen sowie aktuelle situative Determinanten unspezifisch sind, d. h. sie gelten ebenso für zahlreiche andere psychosomatische Erkrankungen und bieten somit keine befriedigenden Erklärungsansätze für die Entstehung der Migräne.

Dennoch geben die psychoanalytischen Langzeitbeobachtungen wertvolle Aufschlüsse über die Psychodynamik des Migränegeschehens und liefern damit für das psychotherapeutische Vorgehen auch im Rahmen verhaltenstherapeutischer Interventionen wichtige Ansatzpunkte.

2 Psychodynamische Genesetheorien von Schmerz und Migräne

Der Schmerz ist mit einer weitgespannten Skala von subjektiven Erlebnissen das herausragende Symptom bei der Migräne. Psychodynamische Erklärungsansätze zum Schmerz gründen sich auf frühe hypothetische Vorstellungen Sigmund Freuds (1952), die er in den „Studien über Hysterie“ in Zusammenhang mit der Beschreibung des ätiologischen Konversionsmodells für hysterische Schmerzzustände entwickelte. Bei dem Konversionsmodell handelt es sich um nichtbewußtseinsfähige, meist triebbezogene psychische Inhalte, die ins Körperliche verschoben werden (vgl. auch das Konzept der Resomatisierung von Schor 1955). Freud betonte in der Entstehung des Schmerzes die assoziative Verknüpfung zwischen psychischem Affekt und physischem Schmerz, die über Symbolisierungsprozesse zustande kommt. Stekel (1907) entwickelte v. a. für psychosomatische Störungen das *Äquivalenzkonzept,* demzufolge vegetative Symptome als körperliche Angstkorrelate interpretiert werden. Die Beschwerden haben einen verstehbaren Sinn, der durch eine tiefenpsychologische Behandlung aufgedeckt werden müßte. Freud (1952) beschrieb allerdings auch die Möglichkeit der Schmerzentstehung durch direkte identifizierende Beobachtung von Schmerzen anderer:

> Ein hochintelligenter Mann assistiert, während seinem Bruder das ankylosierte Hüftgelenk in der Narkose gestreckt wird. Im Augenblick, wo das Gelenk krachend nachgibt, empfindet er heftigen Schmerz im eigenen Hüftgelenk, der fast ein Jahr andauert (Freud 1952, S. 83).

Dieser Vorgang der stellvertretenden klassischen Konditionierung spielt insbesondere in der Sozialisation bei der Schmerzentstehung eine wichtige Rolle (vgl. Craig 1978). Erziehungspersonen, die unter chronischen Schmerzzuständen leiden, sind ein einflußreiches Identifikationsmodell, das v. a. im Umgang mit Anforderungen der Umwelt Bewältigungsstrategien vermittelt (Abwehrvorgänge wie z. B. Somatisation), die den Lernprozeß des Heranwachsenden negativ beeiflussen können. Apley u. Mackeith (1968) fanden unter 1000 Schulkindern knapp 11% Kinder mit häufigen Bauchschmerzen, die meist zu Beginn des Schulalters auftraten. Nach den Autoren sind die Faktoren der Schmerzgenese Trennungsängste, die mittels identifikatorischer Prozesse abgewehrt werden. Die Eltern als Identifikationsobjekte wiesen im Vergleich zu Kontrollpersonen überzufällig häufig Bauchschmerzen und andere körperliche Erkrankungen auf.

In einer psychoanalytischen Studie zum psychologisch-biographischen Hintergrund der Migräne wurden von Haas (1978) bei 30 weiblichen Migränepatienten frühe Entstehungsbedingungen der Migräne untersucht. Bei einem Großteil der erkrankten Frauen war die Entwicklungsgeschichte durch eine ausgeprägte affektive Mangelkonstellation charakterisiert, die durch mütterliche Kühle, Zwanghaftigkeit und Härte bedingt war. Die Frauen wuchsen in einer von der Mutter geprägten trieb- und sexualfeindlichen Atmosphäre auf. Die meisten Väter dagegen wurden als weich, nachgiebig, wenig durchsetzungsfähig und passiv geschildert, mit einer eher verwöhnenden Haltung gegenüber den Kindern. Vor allem aus neopsychoanalytischer Sicht (u. a. Schultz-Hencke 1970) wurde auf die neurosenpsychologisch relevanten

Faktoren Härte und Verwöhnung hingewiesen, die in der kindlichen Entwicklung eine starke Verunsicherung bewirken können. Die Mütter der untersuchten Migränikerinnen waren weiterhin gekennzeichnet durch starken Leistungsehrgeiz, dem die Patientinnen durch Identifikation mit der mütterlichen Leistungsideologie entsprachen, um wenigstens auf diese Weise die ersehnte Zuwendung von der Mutter zu erhalten.

Dührssen (1971) betont, daß es um so eher zu einer positiven Identifikation mit den Leistungsidealen der Eltern kommt, je mehr die Kinder für die Erfüllung des Aufgabenpensums belohnt werden. Oft sind diese Kinder in der frühen Entwicklung schon dadurch auffällig, daß sie meist nicht in der Lage sind zu spielen und entspannt zu genießen, eine Unfähigkeit, die bei erwachsenen Migränepatienten ebenfalls häufig beobachtet wird. In Anbetracht der hochgesteckten elterlichen Leistungsprinzipien wird der aggressive Protest gegenüber den strikten Leistungsanforderungen weitgehend verdrängt. Diese Aggressionshemmung verstärkt wiederum die Hilflosigkeit gegenüber den Leistungsansprüchen der Eltern. Das von den Erziehungspersonen übernommene Leistungsideal wird somit Ausgangspunkt zur ständigen Überforderung, das in der Schule, Berufsausbildung und schließlich im beruflichen Alltag häufig Quelle für Enttäuschung und Leistungsversagen ist. Eine Möglichkeit, stark kontrollierte, aggressiv-expansive Bestrebungen im Leistungsbereich kompensatorisch auszuleben, besteht in einer perfektionistischen Arbeitsorientierung in Schule und Beruf, die mit Rivalitäts- und Konkurrenzkonflikten verbunden sein kann.

Fromm-Reichmann (1978) wies dementsprechend bei Migränepatienten auf die Verdrängung feindseliger Gefühle gegenüber bewußt geliebten Personen hin. Sie beobachtete die Abwehr beunruhigender Ambivalenzgefühle v. a. bei weiblichen Migränepatienten, die von sehr kultiviert-traditionellen Familien abstammten und durch einen ausgeprägten Familiensinn und Solidaritätsgefühl gekennzeichnet waren. In diesen Familien wurde der Ausdruck von Feindseligkeit und Kritik an konventionellen Prinzipien mit Ausschluß aus der Familie bedroht. So berichtete eine analytisch behandelte Migränepatientin von Fromm-Reichmann über ihre kindliche Entwicklung folgendes:

> Wir wurden mit dem Gesetz erzogen, daß wir Familienmitglieder zusammengehören und einander lieben sollen, als ob das das 11. Gebot sei. Und als ich ein Kind war, befolgte ich dieses Gesetz sehr streng. Wie ich aber heute weiß, haßte ich im geheimen die Mutter von ganzem Herzen und zwar wegen ihres enormen Familienstolzes . . . Sie pflegte mich nicht, wenn ich krank war, denn ihre Familieneitelkeit verbot ihr, sich vorzustellen, daß irgendein Familienmitglied irgendwann krank sein konnte. Sie genoß es aber von ganzem Herzen, sich um Kranke zu kümmern, die nicht zur Familie gehörten. Wir Kinder mußten ihr dabei helfen. Bewußt bewunderte ich sie sehr, wurde aber im geheimen wütend, wenn ich einen ihrer Schützlinge besuchen mußte, und ich kam regelmäßig mit einem Migräneanfall nach Hause (Fromm-Reichmann 1978, S. 336).

Fine (1969) beschrieb den Vorgang der Übernahme von Kopfschmerzen der Kinder von ihren Eltern im Sozialisationsprozeß (z. B. in sog. Schmerzfamilien, Craig 1978), als „Identifikation mit dem Aggressor“, einen ursprünglich von Anna Freud (1964) beobachteten Abwehrmechanismus. Das Kind introjiziert hierbei bestimmte Attribute, in diesem Fall Migräneattacken, von der Person des Angstobjekts, um eigene Ängste zu bewältigen.

Das Resultat der Aggressionsabwehr ist eine stille Gefügigkeitshaltung, zwanghafte Ordentlichkeit, Pünktlichkeit und Sauberkeit sowie ein Verzicht auf expansiv-aggressive Durchsetzungstendenzen. Eine latente Trotzhaltung gegenüber der bewußten Leistungsanpassung aufgrund des permanenten familiären Zwangselements kann sich in Mißtrauen, verstärkter Widerstandshaltung und Rivalisieren äußern, Persönlichkeitszüge, die ein psychotherapeutisches Vorgehen erschweren können.

3 Migräne und Persönlichkeit

Die im vorigen Abschnitt beschriebenen kindlichen Entwicklungsbedingungen können zu Migränebeschwerden führen sowie bestimmte Persönlichkeitscharakteristiken formen, die für das Migränegeschehen aufrechterhaltende Bedeutung haben. Nach Tourraine u. Draper (1934, zit. nach Alexander 1951, 1977) tritt Migräne meist dann auf, wenn die Patienten das Elternhaus verlassen und auf eigene Füße gestellt sind. Aufgrund der Trennung bei gleichzeitiger regressiver Fixierung an die Eltern werden Ängste und Versagensgefühle mobilisiert, die den Autoren zufolge für das Auftreten der Kopfschmerzen verantwortlich sind. Wolff (1963) und Jores (1973) betonen folgenden spezifischen *migräneanfallauslösenden Konflikt:*

Anfälle treten vorwiegend dann auf, wenn an sich selbst gestellte Leistungsanforderungen wegen verschiedener Hindernisse (z. B. Krankheit, zu hohes Leistungsideal, objektiv schwere Aufgaben) nicht erfüllt werden können. Nach Wolff (1963) ist es insbesondere das *Versagen am eigenen Wertmaßstab,* das schließlich zum Kopfschmerzanfall führt. Als Beispiel führt Wolff die sog. Montagsmigräne an, die gewöhnlich aufgrund des häufigen Leistungstiefs am Wochenbeginn auftritt, da der Patient verstärkt versucht, seinen Leistungsvorstellungen zu genügen. Wolff (1963) illustriert an einem kasuistischen Beispiel, daß die Entlastung von persönlicher Verantwortung trotz fortbestehendem Arbeitsstreß sich günstig auf die Migräne auswirken kann:

> Zwei protestantische amerikanische Missionare hatten während vieler Jahre häufige Migräneanfälle... Beide waren sehr gewissenhafte, perfektionistische, eifrige und unermüdliche Arbeiter und erfolgreich in ihrer Missionsarbeit. Bei der Invasion der Japaner gerieten beide in Kriegsgefangenschaft. Das regelmäßige Leben in Gefangenschaft war mit schwerer körperlicher Arbeit, mit disziplinarischen Schwierigkeiten, Unterernährung, Krankheit, Entbehrungen, Trennung von Familie und Freunden verbunden. Während der gesamten fast dreijährigen Gefangenschaft hatten sie keinen einzigen Migräneanfall. Nach der Befreiung erhielten beide angemessene Ernährung und kehrten wieder zu ihrer Arbeit zurück, worauf die Migräneattacken in unregelmäßigen Abständen wieder einsetzten. Obwohl beide während der Gefangenschaft ungünstigen Umständen ausgesetzt waren, bewirkten die Belastungen keine für das Migränesyndrom charakteristischen Gefühle: Es war ihnen keine persönliche Verantwortung auferlegt und es bestand keine Gelegenheit, bei der Arbeit zu versagen. Schuldgefühle wurden sogar gemindert. Einer der beiden fand, daß die Tragik der Gefangenschaft darin liege, daß man sie allmählich gern bekomme (Wolff 1963, S. 387f.).

In der klassischen Migräneuntersuchung von Wolff (1963) wurden bei 46 Migränepatienten nicht nur pathophysiologische Mechanismen der Migräneanfälle, sondern auch spezifische Persönlichkeitsmerkmale untersucht. Hierzu schreibt er folgendes:

> Mehr als neun Zehntel der Migräniker waren außergewöhnlich ehrgeizig und auf Leistung und Erfolg ausgerichtet ... Beinahe alle versuchten ihre Umgebung zu beherrschen, die weniger Erfolgreichen lediglich Kraft ihrer Ansprüche und der Tyrannei ihrer Launen, die Erfolgreicheren durch Erwerben von Macht, Geld oder Auszeichnung. Viele dieser vorwärtsdrängenden Individuen sagten, sie hätten die Fähigkeit, sich müde zu fühlen, verloren. Die meisten waren gewissenhaft, perfektionistisch, ausdauernd und fordernd beim Versuch, Ordnung zu schaffen, wo immer dies möglich ist. Sie waren pedantisch, wobei die Umgebung, in welcher sie sich befanden, ihre Ordentlichkeit widerspiegelte (Wolff 1963, S. 386).

Wolff fand bei den Migränikern weiterhin Zwangscharakteristika, exzessive Konkurrenzhaltung, unflexibles-rigides Verhalten in Belastungssituationen, Unfähigkeit, Verantwortung zu delegieren sowie dysphorisches, übelnehmerisches Verhalten. Unerwartetes, Nichteingeplantes (u. a. überraschende, kurzfristig angesetzte Termine) und Situationen, in denen die Patienten ihren eigenen Maßstäben nicht gerecht werden, begünstigen das Auftreten von Migräneanfällen.

Zahlreiche andere Autoren (u. a. Friedman et al. 1954; Klee 1968) bestätigen die Untersuchungen von Wolff. Ross u. McNaughton (1945) fanden ähnliche Persönlichkeitszüge mittels Rorschach-Tests bei 50 Migränepatienten, verglichen mit 149 Personen ohne Kopfschmerzen. Henryk-Gutt u. Rees (1973) betonen eher prädisponierende konstitutionelle Faktoren (erhöhte Reagilibität auf soziale Stressoren). Gutheil (1926) berichtete von einer Migränepatientin, die seit dem 16. Lebensjahr an Migräne litt.

„Das auffallendste Symptom ... liegt in dem Umstande, daß der Anfall in den meisten Fällen durch einen manifesten Orgasmus beschlossen wird."

Manchmal trat erst nach mehreren Orgasmen Entspannung ein, und der Anfall brach ab. Nach Gutheil stellen die Migräneanfälle bei dieser Patientin eine Art Abreaktion und Selbstbestrafung wegen unbewältigter inzestinöser Phantasien dar.

Monsour (1957) betont, daß bei Kopfschmerzpatienten sexuelle Probleme und ödipale Konflikte im Vordergrund stehen. Dabei geht er von Freuds Hypothese aus, daß sexualphysiologische Vorgänge (z. B. Erektion) symbolisch im Kopfschmerzanfall im Sinne einer „Verlegung nach oben auf Kopf und Gesicht" verschoben sein können (Freud 1940, S. 336). Freud schreibt über die Migräneattacke: „Der unsterbliche Kopf ist wohl der Phallus selbst, seine Vernichtung [z. B. Migräneanfall, der Verf.] die Kastration" (Freud 1950, S. 8). Seidenberg (1947) schreibt in diesem Zusammenhang, daß pulsierende Kopfschmerzen Ausdruck abgewehrter sexueller Wünsche seien, denen die symbolische Bedeutung der Erektion zukomme.

Weniger sexualistisch überspitzte analytische Deutungen sind den ausgezeichneten psychoanalytischen Krankendarstellungen von Fromm-Reichmann (1978) zu entnehmen, die die Aggressionshemmung in den Mittelpunkt ihres psychodynamischen Konzepts zur Migräne stellt. Die Autorin behandelte 8 Migränepatienten psychoanalytisch und betont v. a. die unterdrückte Feindseligkeit vorzugsweise gegenüber nahen Bezugspersonen als wesentlichen ätiologischen und symptomaufrechterhaltenden Faktor.

Wir haben oben bereits einen charakteristischen Familientypus beschrieben, dessen Tabuisierung destruktiver Impulse für eine generelle Hemmung der Aggression verantwortlich sein kann. Fromm-Reichmann (1978) beschäftigt sich mit der Frage, warum Patienten ihren „Kopf dazu benutzen, ... ihre Feindseligkeit auszudrücken“ (S. 337). Die von der Autorin behandelten Migränepatienten richteten ihre feindseligen Impulse meist gegen intellektuell sehr erfolgreiche Partner, mit denen sie konkurrierten. Sie waren unbewußt neidisch auf diesen und konnten dessen Überlegenheit nicht ertragen. Als Strafe für die aggressiven Tendenzen werden die feindseligen Bestrebungen im Kopfschmerzanfall gegen sich selbst gerichtet (*mentale Kastration*). Psychodynamisch bedeutet dies, daß der Patient die geliebte und gleichzeitig gehaßte Person *introjiziert* und somit im Migräneanfall sich selbst und das introjizierte Objekt verletzt. Dieser psychodynamische Mechanismus besitzt eine auffällige Parallele zur Entstehung depressiver und suizidaler Impulse, die bei Migränekranken häufig beobachtet werden. Nach Freud (1946) entstehen depressive Reaktionen und suizidale Handlungen auf der Stufe der narzißtischen Identifikation bei starker Fixierung an das Liebesobjekt (bei Migränikern oft die Mutter). Die Trennung vom Elternhaus wirkt oft, wie bereits erwähnt, auslösend für das Migränegeschehen. Gleichzeitig kann der Verlust intensiver Bindungen Kränkungen und Enttäuschungen sowie Depressionen hervorrufen. Freud (1946, S. 439) bemerkt hierzu folgendes:

„Nun lehrt uns die Analyse der Melancholie, daß das Ich sich nur dann töten kann, wenn es durch die Rückkehr der Objektbesetzung sich selbst als ein Objekt behandeln kann, wenn es die Feindseligkeit gegen sich selbst richten darf, die einem Objekt gilt und die die ursprüngliche Reaktion des Ichs gegen Objekte der Außenwelt vertritt.“

Dührssen (1967) hat darauf aufmerksam gemacht, daß Freuds Hypothese zur Suizidalität als Wendung einer nach außen gerichteten Aggression gegen das eigene Ich zu sehr vereinfacht worden ist. Der Autor meint, daß es sich dabei jedoch um einen sehr komplexen Vorgang handelt. Freud beschrieb jene Patienten, die unreife regressive und ambivalente Objektbeziehungen auf der Stufe der Identifikation zu ihren Eltern unterhalten, die schnell aufgegeben werden können. Die unbewußte Fixierung bleibt aber erhalten. Dieser Konflikt, der als Ambivalenzkonflikt bezeichnet werden kann, bewirkt schließlich, daß aggressiv-sadistische Regungen nach dem Verlust des Liebesobjektes sich gegen das eigene Ich, d. h. gegen das elterliche introjizierte Objekt wenden. Bei Migränikern werden oft Depressionen mit Minderwertigkeitsgefühlen, Apathie und allgemeiner Müdigkeit als Aggressionsabwehr gedeutet. Auslösend für die Depressionen wirken neben dem Objektverlust häufig erlebte Frustrationen aufgrund zu hochgestreckter Leistungsideale. In einem psychoanalytischen Fallbericht veranschaulicht Graven (1924, zit. nach Fine 1969) das gleichzeitige Auftreten von Kopfschmerzattacken über der linken Temporalregion mit Suizidvorstellungen, sich eine Kugel in die linke Hirnhälfte zu schießen.

Ähnlich wie Fromm-Reichmann sieht auch Alexander (1951) die latenten Feindseligkeitsantriebe als wesentliche auslösende psychodynamische Faktoren für die Migräne an. Nach Alexander läßt sich eine aggressive Aktion in 3 Phasen unterteilen:

In der 1. Phase (Vorstellungsphase) erfolgt die gedankliche Vorbereitung; die 2. Phase dient der vegetativen Vorbereitung (Stoffwechseländerung, Blutverteilung);
in der 3. Phase schließlich erfolgt die aggressive Handlung (neuromuskuläre Phase).

Alexander ordnet nun der phasenspezifischen Aggressionshemmung ein spezifisches Krankheitsbild zu. Wird der aggressive Impuls bereits in der Vorstellungsphase gehemmt, so entwickelt sich ein Migräneanfall. Eine Blockierung in der 2. Phase kann eine Hypertonie hervorrufen, während schließlich eine Aggressionshemmung in der 3. Phase die Entstehung arthritischer Symptome oder einer vasomotorischen Synkope begünstigen kann.

Auch Jonckheere (1971) stellt in einer Untersuchung von 30 Kopfschmerzpatienten im Vergleich zu kardiovaskulären Patienten die aggressive Thematik als wesentliches psychodynamisches Moment der Migränepatienten heraus, obgleich auch Patienten mit koronaren Erkrankungen, Hypertonie, Asthma und Zwangsneurosen durch die Problematik charakterisiert sind. Der Autor empfiehlt, die Konfliktspezifität für bestimmte Krankheitsbilder durch eine multidimensionale diagnostische Analyse nachzuweisen.

Sperling (1969) beschreibt aufgrund psychoanalytischer Therapien von 14 erwachsenen Migränikern (9 Frauen, 5 Männer) und 9 Kinder folgende migränespezifischen Faktoren:

1. Oral-fixierte Persönlichkeiten mit starker Mutterfixierung.
2. Ausgeprägte analsadistische Züge werden per Reaktionsbildung durch eine rigide, höflich-neutrale Fassadenhaltung abgewehrt.
3. Erhöhte Sensibilität gegenüber narzistischen Kränkungen.
4. Verdrängung chronischer Feindseligkeitstendenzen aufgrund narzißtischer Kränkung.
5. Die Symptomwahl des Kopfes wird durch unbewußte Wünsche, den Gegner am Kopf zu treffen, determiniert (kopfgerichtete Tötungsphantasien).

Diese psychodynamischen Erklärungsansätze zur Migräne fließen in die psychoanalytische Therapie der Migräne mit ein, über die wir im folgenden referieren möchten.

4 Zur psychoanalytischen Behandlung der Migräne

1937 veröffentlichte Fromm-Reichmann ihre psychoanalytische Therapiestudie bei 8 Migränikern (2 Männer, 6 Frauen). Die Autorin berichtet über folgende Therapieeffekte: 5 Patienten wurden nahezu symptomfrei, 2 Patienten zeigten deutliche Verbesserungen bezüglich der Anzahl und Schwere der Schmerzattacken, bei einem Patienten wurde keine Verbesserung erreicht. Die Autorin betont als zentrales Problem der Migränetherapie die analytische Bearbeitung der verdrängten Feindseligkeit. Sie berichtet u. a. von einer Patientin, die im Verlaufe der Sitzungen Migräneanfälle bekam. Hierzu zitiert sie eine Patientin, die den typischen ungelösten Ambivalenzkonflikt folgendermaßen selbst beschreibt (vgl. Fromm-Reichmann 1978, S. 332):

Als ich ein Kind war, stimmte ich nicht immer mit den Ideen meiner Mutter, die ich sehr liebte, überein und war böse über die eine oder andere Entscheidung, die sie traf. jedesmal hatte ich aber ein schlechtes Gewissen, fühlte mich eines Verrates schuldig und bekam schließlich diesen furchtbaren Kopfschmerz.

Während der Analyse ging die Patientin in der Übertragung durch eine ähnliche Erfahrung hindurch und glaubte jedesmal, wenn sie kritisch über die Analyse oder den Analytiker dachte, sie hätte den Analytiker verraten. Infolgedessen verdrängte sie lange Zeit jeden Antagonismus gegen den Analytiker. Daher bekam sie oft einen Migräneanfall während der Sitzung. Ihre Feindseligkeit gegen den Analytiker wurde ihr dann klar, und die Symptome „schmolzen dahin", wie sie sagte.

Wolff (1972) berichtete hingegen über erfolgslose psychoanalytische Therapien bei 8 Migränepatienten, die im New York Hospital von verschiedenen Analytikern behandelt wurden. Wolff schlußfolgert aus diesen Ergebnissen, daß die psychoanalytische Methode bei Migränikern nicht indiziert sei. Nach Wolff sei ein wesentlicher Grund für die therapeutischen Mißerfolge die Passivität des Therapeuten. Aktivität und aggressive Momente von seiten des Therapeuten seien bei den rigiden, zwanghaften Patienten die besseren therapeutischen Hilfsmittel.

Beyme (1966, 1976) konnte aufgrund einer Kombination analytischer und aktiver verhaltensmodifikatorischer Elemente günstige Therapieresultate bei Migränikern erreichen. Nach 15 Monaten waren 39% der 18 Migränepatienten anfallsfrei, 11% zeigten eine deutliche Besserung und 39% eine mittlere Besserung.

Im Vordergrund der analytischen Therapie steht die Aggressionshemmung und der Leistungsdruck aufgrund ständiger Überforderung von seiten des idealistischen Über-Ichs. Bastian (1976) betont, daß bei psychosomatischen Patienten das Ich partiell mit dem Über-ich identisch ist, d. h. der Patient ist fast ganz Ideal bzw. Gewissen. Daraus resultiert die bereits beschriebene ausgeprägte Kränkbarkeit durch Verletzung der Gewissenfunktionen oder Idealvorstellungen. Psychotherapeutische Konsequenzen bestehen in einer sorgfältigen analytischen Bearbeitung narzißtischer Aspekte, so die Relativierung perfektionistischer Leistungsideale bzw. geheimer Größenphantasien und damit verbundene infantile Schuldgefühle gegenüber Partner oder Eltern (Kohut 1974). Bastian hat einige Punkte zusammengestellt, die für die psychoanalytische Therapie psychosomatischer Patienten und somit auch Migränepatienten berücksichtigt werden sollten:

1. Bearbeitung wesentlicher Enttäuschungserlebnisse und Emotionen (wie z. B. Ärger, Angst, Agression) und damit einhergehende depressive Verstimmungsgefühle aufgrund der Dominanz des Leistungsideals.
2. Relativieren der Größenideale, Analyse der Rolle des Über-Ichs in streßhaften Lebenssituationen sowie Bearbeitung der chronifizierten Überforderungseinstellung.
3. Abbau permanenter Selbstverteidigungshaltung und perfektionistischer Fassadenhaltung.

4. Hingabe an passiv-rezeptive, regressive Gefühle, in denen verdeutlicht wird, daß Passivität nicht mit Machtlosigkeit bzw. Hilflosigkeit gleichzusetzen sei, so daß Hingabe keine Kapitulation bedeutet.

Frazier (1969) gibt weitere therapeutische Ratschläge, die sich vorwiegend auf kognitive Aspekte im Sinne positiver Selbstinstruktionen beziehen:

„Sei kein Sklave der Uhr oder von Terminen, hör auf, es jedermann recht zu machen, achte Dich selber, beunruhige Dich nicht über ambivalente oder schuldhafte Gefühle, die jeder hat."

Abschließend möchten wir einige therapeutisch relevante Gesichtspunkte zusammenfassend darstellen, die sich für die erfolgreiche Durchführung einer analytischen Therapie bei Migränepatienten als ungünstig herausgestellt haben. Engel (1959) faßte einige Persönlichkeitsmerkmale von chronischen Schmerzpatienten zusammen, die für eine analytische Behandlung problematisch werden könnten. Solche Merkmale, die er als „pain proneness" zusammenfaßt, sind: masochistisch-hypochrondrisch getönte Einstellungen, Schmerzen erleiden zu müssen, viele Operationen mit unklarer Indikationsstellung, häufig wechselnde Partnerschaften usw. Diese charakteristischen Eigenschaften prägen den oft sehr manipulativen Interaktionsstil Patient–Arzt, den Szasz (1957) mit dem Begriff „pain game" bzw. painmanship" umschrieb. Nach Weber (1932) liegt der finale Aspekt der Migräneattacke darin, das Stadium des infantilen Narzißmus und die damit verbundenen Omnipotenzgefühle zu erhalten, d. h. z. B. Partner oder Mutter gefügig und zu besorgten Sklaven zu machen. Diese Patienten haben häufig keine Motivation für eine Behandlung. Konfliktzentrierte psychoanalytische Behandlungen sind dadurch sehr erschwert, da das Schmerzverhalten als Bewältigungsform intrapsychische Konflikte neutralisiert (vgl. Adler 1979). Die Beziehung zum Therapeuten wird als bedrohlich erlebt, da mit der Symptomreduktion in der nachfolgenden Labilisierungsphase erneute Konflikte aufbrechen können. Das starke Abwehrverhalten ist u. a. dadurch gekennzeichnet, daß der Patient jede Verantwortung für sein Leben und seine Aktivität ablehnt, er langjährige Gewohnheiten, z. B. durch Schmerz die Umwelt zu kontrollieren, Aufmerksamkeit, Vergünstigungen zu erhalten, nicht aufgeben will. Es kann dann zum Therapieabbruch kommen, nachdem er dem Therapeuten zu beweisen versuchte, daß keine Schmerzursache zu finden und somit eine Hilfe nicht möglich ist. Diese negativen Reaktionen auf eine Therapie bezeichnete Freud (1940) als größtes Hindernis in einer psychoanalytischen Behandlung. Diese neurotischen Reaktionsweisen, als passive Rache oder masochistischer Triumph bezeichnet, (Heigl 1972) bestehen darin, auf jeden kurzfristigen Fortschritt in der Analyse mit einer Verschlechterung der Symptomatik zu reagieren. Wesentlicher Faktor dieses Widerstands ist das Schuldgefühl, das in den Schmerzen Befriedigung findet und auf die Strafe durch das Leiden nicht verzichten kann (Freud 1940b). Diese bei chronischen Schmerzpatienten oft zu beobachtende selbstschädigende Abwehrform hängt nach Adler (1979) mit der Einstellung zusammen, Schmerzen erleiden zu müssen, möglicherweise als Buße für frühere Verfehlungen.

Im folgenden werden wir einige manipulativen Kommunikationsmuster beschreiben, die verdeutlichen sollen, in welcher Weise chronische Migräniker ihre Beschwerden als Symbol benutzen, ihre Forderungen nach Hilfe,

Zuwendung, Berentung etc. durchzusetzen. Psychodynamisch gesehen versucht der Patient in der Auseinandersetzung mit dem Therapeuten die erlebte vitale Unterlegenheit und Abhängigkeit als Kranker in eine moralische Überlegenheit gegenüber dem Therapeuten umzumünzen. Dies kann sich in der Lebenshaltung „mir kann keiner helfen, ich bin ein unbehandelbarer Fall" etc. äußern.

Der Haustyrann
Schmerzpatient: „Nicht, daß ich nicht will (Mülleimer heruntertragen, Sexualität, arbeiten); ich kann nicht!"
Partner: „Ist doch klar. Ich versteh' dich".
Der Haustyrann benutzt den Schmerz, um Sympathie und Aufmerksamkeit zu erhalten. Dies verstärkt die Patientenrolle. Außerdem wird der Partner auf Dauer überfordert, gegenüber dem kindlichen Patienten ständig eine Elternrolle einzunehmen. Der Patient tyrannisiert die Familie, indem er Verantwortung und Verpflichtungen ablehnt.

Der Profi wird für seine Patientenrolle bezahlt (Arbeitslosenunterstützung, Sozialfürsorge, Sozialversicherungszahlungen etc.).

Der Süchtige gibt zwar vor, Angst vor Medikamenten zu haben, von denen er abhängig werden könnte, manövriert aber den Arzt dahin, immer stärkere Tabletten zu verschreiben.
Patient: „Herr Doktor, der Schmerz ist fürchterlich. Ich werd' noch verrückt".
Arzt: „Glauben Sie, daß die Schmerzen noch schlimmer geworden sind?"
Patient: „Mit dem Percodan ist es jetzt viel besser; aber ich habe etwas gegen solche Mittel. Können Sie mich nicht operieren?"
Arzt: „Nein. Wir sollten bei dieser Therapie jetzt bleiben."

An diesem Beispiel werden Gefahren deutlich, mit denen in der Behandlung chronischer Schmerzen immer zu rechnen ist: Mögliche Medikamentenabhängigkeit (Sucht) sowie psychologische Konditionierungseffekte, wenn auftretende Schmerzen kontingent mit Analgetika verstärkt werden.

Der Somatisierer (ausgeprägte medizinische Kausalattribution) erlebt Schmerzen nicht im Zusammenhang mit belastenden Lebenssituationen, sondern ausschließlich als organischen Prozeß. Er verleugnet familiäre oder berufliche Probleme und psychische Symptome (Angst, Depression).

Arzt: „Ich kann mir vorstellen, daß Ihre Kindheit für Sie und Ihre Frau sehr schwierig ist und Sie sich anpassen mußten."
Patient: „Ich habe – Gott sei Dank – eine sehr verständige Frau. Wir hatten bisher keine Probleme".
Arzt: „Aber, daß Sie nicht arbeiten konnten, dann die Krankenhausaufenthalte, die schlaflosen Nächte . . ."
Patient: „Wir haben das alles ohne Probleme hingenommen; aber der Schmerz läßt einfach nicht nach."
Arzt: „Haben Sie beobachtet, daß Ihre Schmerzen schlimmer wurden, wenn Sie aufgeregt waren oder sich Sorgen gemacht haben?"
Patient: „Nein, ich mache mir nie Sorgen. Was mich allein fertig macht, sind diese Schmerzen."

Sternbach (1974) hat bei Schmerzpatienten festgestellt, daß sie körperliche Schmerzen besser ertragen als emotionale Konflikte. Nach seiner klinischen Erfahrung ist die Verleugnung persönlicher Probleme für eine psychologische oder auch medizinische Therapie prognostisch als ungünstig zu beurteilen. Derartige Verleugnungsprozesse werden in der psychoanalytisch orientierten Forschung mit dem Begriff der Alexithymie (Nemiah u. Sifneos 1970) umschrieben. Der Begriff beschreibt die Unfähigkeit, Gefühle wahrzunehmen und angemessen auszudrücken. Dies äußert sich in endlosen Schilderungen somatischer Beschwerden, verarmter Phantasiewelt und schizoiden Kontakten. Typische Denkmuster, die sich an technischen Modellen orientieren – ohne emotional affektive Färbung – werden als „penseé opératoire" bezeichnet (Nemiah et al. 1970).

Im Interesse des Patienten sollte man sich bei den schwerbehandelbaren Fällen auf kurzpsychotherapeutische Verfahren beschränken, evtl. in Kombination mit verhaltenstherapeutischen Interventionen (s. Untersuchungen von Beyme 1976), in denen dem Patienten geholfen werden sollte, Schmerzen zu akzeptieren und ihn abzuhalten vor unaufhörlichen neuen diagnostischen und therapeutischen Eingriffen. Lambley (1976) kombinierte erfolgreich psychodynamisch orientierte Verfahren mit einem Assertivitätstraining. Legalos (1977) behandelte einen Patienten mit chronischen Magenschmerzen mittels aversiver Konditionierung und ergänzte die Therapie wegen depressiver Phasen mit analytisch-psychotherapeutischen Maßnahmen.

In einer der wenigen umfangreicheren psychotherapeutischen Studien beschrieb Pinksky (1978) bei chronischen Schmerzpatienten gruppenpsychotherapeutische Möglichkeiten auf einer chirurgischen Station.

In allen Fällen scheint es schon vor Beginn einer Behandlung ratsam, gegebene Lebensumstände und Zukunftsmöglichkeiten realistisch durchzusprechen, um im Laufe der Behandlung eine neue Lebensplanung aufzustellen, ehe sich Therapeut und Patient der mühevollen Arbeit einer längerfristigen psychoanalytischen Behandlung unterziehen.

15 Die Rolle von Partnerschaft und Sexualität bei der Aufrechterhaltung der Migräne – Implikationen für die Therapieplanung

D. Zimmer

In diesem Beitrag möchten wir diskutieren, wie groß die Rolle von Problemen mit Partnerschaft und Sexualität bei der Aufrechterhaltung (und evtl. Entstehung) der Migräne ist und welche Schlußfolgerungen für die Therapieplanung gezogen werden müssen. Zunächst wird über erste Datenerhebungen berichtet, die Hinweise auf die Bedeutung partnerschaftlicher und sexueller Konflikte bei Migränikern geben können. Anschließend sollen Hilfen für die Diagnostik in diesem Sektor zur Indikation sowie Durchführung von Partnertherapien bei Migränikern gegeben werden.

1 Einleitung

Bei der Suche nach typischen Persönlichkeitseigenschaften von Migränikern wurden folgende Züge von verschiedenen Autoren wiederholt erwähnt: „Perfektionismus, Ehrgeiz, Ordnungsliebe, Zwanghaftigkeit, Inflexibilität, Vorsicht, soziale Distanziertheit und sexuelles Desinteresse". Psychoanalytiker betonten wiederholt, daß Spannungen in der Partnerschaft und verdrängte Agressivität gegen andere häufig bei Migränikern vorkämen (Bihldorf et al. 1971; Fine 1969). Einige Klienten scheinen sehr hohe Leistungserwartungen an sich selbst, Unsicherheit hinsichtlich ihrer eigenen Erfüllung dieser Kriterien und eine starke Abhängigkeit von der Anerkennung anderer seit ihrer Kindheit zu erleben.

Aus verhaltensanalytischer Sicht lassen sich die oben genannten „Persönlichkeitseigenschaften" besser als problematische Verhaltensstrategien im Umgang mit zwischenmenschlichen Konfliktsituationen fassen. Diese kommen in relevanten Beziehungen, vermutlich also in der Ehe, Familie und Partnerschaft, besonders zum Tragen.

Dabei ist zunächst ungeklärt,

- wie groß die Untergruppe der Migräniker ist, die stärkere Partnerschafts- und Sexualschwierigkeiten hat, und auch,
- ob diese Schwierigkeiten „migränespezifisch" sind, d. h. ob sie sich von Partnerproblemen anderer Klienten unterscheiden.

Diese Fragen werden unten anhand von eigenen Daten untersucht, die sicherlich in weiteren ausführlicheren Projekten repliziert werden sollten. Vermutlich ist es eher unwahrscheinlich, daß eindeutige migränespezifische Partnerschwierigkeiten gefunden werden, die sich von anderen Beziehungskrisen unterscheiden. Wenn wir aber davon ausgehen, daß bei Migränikern und anderen psychosomatisch belasteten Klienten Eheprobleme grundsätzlich vorkommen, wird eine konkrete Problem- bzw. Verhaltensanalyse klären müssen, wann spezifische Interventionen in diesem Bereich notwendig erscheinen.

2 Erste empirische Befunde zur Partnerschaft und Sexualität von Migränikern

Eine Durchsicht der relevanten Literatur ergab keinerlei empirische Hinweise. Im Rahmen des Tübinger Migräneprojekts entschlossen wir uns daher, mit verschiedenen Meßmethoden und Populationen erste Daten zur Einschätzung der Zusammenhänge zu erheben. Wir verwendeten folgende Erhebungen:

1. Hinweise aus der *Beschwerdeliste* (v. Zerssen 1976), die von allen Klienten des Projektes ausgefüllt worden war.
2. Hinweise aus einem Anamnesebogen, der in Anlehnung an den *Fragebogen zur Lebensgeschichte* (Lazarus 1979) konstruiert worden war („Lebensfragebogen").
3. Erhebungen mittels selbstentwickelter Fragebögen zur Sexualität und Beziehungsstruktur, deren Reliabilität und Validität zuvor an einer studentischen Stichprobe überprüft wurde.
4. Hinweise aus einem Fragebogen zur Fremdwahrnehmung von Leistungserwartungen anderer (Gerber, in Vorbereitung).
5. Therapeuteneinschätzungen nach den Therapien.

Insgesamt geben uns sowohl die Stichprobengröße als auch die meist mangelnden Kontrollgruppen Anlaß, weitere Untersuchungen zu planen. Dennoch glauben wir, vorläufige Arbeitshypothesen über die oft recht konsistenten Ergebnisse formulieren zu können.

2.1 Ehe und Partnerschaft

Die Analyse der Lebensfragebögen von 43 Migränikern ergab folgendes Bild (s. Tabelle 1):

- Etwa die Hälfte der Klienten gibt an, Eheschwierigkeiten zu haben. Nur ein Drittel gibt eine eindeutig positive Beschreibung des Partners. Bei Adjektivlisten zur Einschätzung fällt auf, daß nur bei etwa 28% der Patienten ausschließlich oder vorrangig positive Eigenschaften auftauchen, die meisten Antworten sind gemischt. Relativ häufig tauchen als positive Adjektive Kategorien auf, die um Ordnung, Zuverlässigkeit kreisen.

Der Vergleich mit einer gesunden Kontrollgruppe ($n = 36$) erbrachte zwar ähnliche Partneradjektive, jedoch wurden von dieser insgesamt weniger Partnerprobleme angegeben.

Tabelle 1. Auswertung des „Lebensfragebogen" (n = 43, Zahlenangaben in Prozent)

Eheprobleme		ja (47) nein (42) unklar (11)	
Freie verbale Beschreibung des Partners		eindeutig positiv	(28)
		eindeutig negativ	(23)
		positiv + negativ	(49)
Liste der Partneradjektive (Mehrfachankreuzungen)			
Häufige Items (von 50 oder mehr angekreuzt)			
hilfsbereit	(70)	zugänglich	(51)
pflichtbewußt	(56)	empfindlich	(50)
aufgeschlossen	(54)		
Mittelhäufige Items (25–50)			
ordentlich	(70)	ausgeglichen	(37)
konsequent	(44)	*pünktlich*	(33)
fürsorglich	(40)	ehrgeizig	(42)
selbstsicher	(40)	reizbar	(35)
bestimmt	(40)	dominant	(33)
Seltenere Items (15–25)			
launisch	(23)	niedergeschlagen	(16)
aggressiv	(21)	bevormundend	(16)

Tabelle 2. Vermutete Partner- und Elternerwartungen (Skala 1–7; Mittelwerte, in Klammern: Streuung)

		Migräniker	Kontrollgruppe	Vergleich
Was erwarten andere?				
Partner:	Ordnung, Gewissenhaftigkeit	5,9 (1,3)	6,1 (1,3)	n.s.
Eltern:	dasselbe	6,5 (0,9)	6,5 (0,9)	n.s.
Partner:	Erfolg im Beruf	5,5 (1,6)	5,9 (1,2)	n.s.
Eltern:	dasselbe	6,0 (1,4)	6,4 (1,0)	5%
Wie sehr möchten Sie den Erwartungen nachkommen?				
Partner:	Ordnung	6,1 (1,2)	6,6 (0,8)	5%
Eltern:	Ordnung	5,8 (1,5)	6,3 (1,0)	5%
Partner:	Erfolg im Beruf	6,2 (1,3)	6,2 (1,0)	n.s.
Eltern:	Erfolg im Beruf	5,9 (1,3)	6,2 (1,0)	n.s.
Antizipierte negative Partnerreaktion bei Versagen:		3,7 (2,2)	4,3 (2,2)	n.s.

2.2 Fragebogen zur Fremdwahrnehmung von Leistungserwartungen

Dieser Fragebogen (s. auch Kap. 7) wurde 113 Migränikern und einer Kontrollgruppe (n = 36) vorgelegt, die andere Störungsbilder hatten (z. B. Spannungskopfschmerzen und diverse neurologische Störungen). Erfragt wurde, wie sehr die Klienten die Erwartungen der Eltern und des Partners hinsichtlich Ordentlichkeit einschätzen, wie groß der Wunsch sei, diesen

Erwartungen nachzukommen und wie stark sie bei Nichterfüllen negative Sanktionen erwarten. Diese Fragen sind insofern von Bedeutung, als sie unmittelbar Hypothesen im Familienbereich überprüfen, die aus dem Konstrukt der „Migränepersönlichkeit" abgeleitet wurden. Es ergab sich folgendes Bild (s. Tabelle 2). Interessanterweise unterscheiden sich beide Gruppen kaum. Es zeigt sich aber, daß beide Gruppen hohe Leistungserwartungen vermuten, von den Partnern beinahe so sehr wie von den Eltern, und daß sie stark bemüht sind, diesen vermuteten oder erlebten Anforderungen nachzukommen, daß sie jedoch nur mittlere Befürchtungen haben, bei Versagen negativen Sanktionen ausgesetzt zu sein.

Insgesamt stehen etwa drei Viertel der Klienten unter starkem Erwartungsdruck, dem sie auch nachkommen möchten, ohne äußere Sanktionen befürchten zu müssen. Es sind also selbstgesetzte Ziele, fremden Erwartungen nachzukommen. Dies ist allem Anschein nach kein migränespezifisches Phänomen, auch wenn es offenkundig erheblich zur allgemeinen Belastung beiträgt.

2.3 Zufriedenheit und Beziehungsgefälle in der Partnerschaft

Um einen Eindruck zu erhalten, wie stark das Selbstvertrauen innerhalb der bestehenden Beziehung ist, formulierten wir einige Fragen, die wir an einer Stichprobe von 50 Studenten einer Überprüfung der Retestreliabilität unterzogen. Sie war im Durchschnitt zufriedenstellend ($r_{tt} = 0{,}85$). Die Studentengruppe kann jedoch aufgrund ihrer demographischen Verschiedenheit nicht als Kontrollgruppe fungieren. Da diese Bögen zusammen mit der Sexualerhebung (s. unten) erhoben wurden, verschickten wir sie anonym und erhielten nur wenige zurück ($n = 20$). Es ist denkbar, daß die Antwortverweigerer die Fragen als belastend empfanden, so daß bei komplettem Rücklauf die Ergebnisse möglicherweise noch negativer ausgefallen wären.
Es ergab sich folgendes Bild:

- Knapp 30% gaben insofern erhebliche Partnerschaftsschwierigkeiten an, als sie entweder an eine Trennung dachten oder abwechselnd zusammen und getrennt lebten. Die anderen Fragen sind in Tabelle 3 aufgeführt. Betrachtet man nur die Mittelwerte, ergibt sich ein eher positives Beziehungsbild, eine Detailanalyse der Daten spricht aber dafür, daß etwa ein Drittel der Klienten deutlichen Belastungen ausgesetzt scheint.

2.4 Therapeuteneinschätzungen der Beziehungssituation

Wir erhielten 27 Therapeuteneinschätzungen im Anschluß an die Gruppentherapie (die auf Partnerschaft bezogene Rollenspiele enthielt), die mit der genannten Gruppe weitgehend identisch sind. Da die oben beschriebenen Bögen meist anonym zurückkamen, ist ein direkter Vergleich nur bei wenigen Klienten möglich.

Vergleicht man die Therapeutenangaben (Tabelle 4) mit den bisherigen Angaben, fällt auf, daß bei erheblich mehr als der Hälfte geringe Selbstsi-

Tabelle 3. Selbsteinschätzung der „Beziehung“ bei Migränikern ($n = 20$)

Item	Mittelwert (Streuung)	Interpretation	Detailanalyse
Allgemeine Zufriedenheit	2,38 (1,56)	Eher zufrieden	12 recht zufrieden 5 etwas bis sehr unzufrieden
Eigenes Selbstvertrauen in der Beziehung	2,85	Eher vorhanden	6 deutlich im negativen Bereich
Wer hat mehr Einfluß auf die Beziehung?			8 × gleichverteilt 7 × eher der Partner 5 × eher selbst
Wird die Möglichkeit des Einflusses als gerecht erlebt?	2,5 (1,91)	Eher gerecht	14 eher bis sehr zufrieden 6 stärker unzufrieden
Wäre mehr eigener Einfluß nötig zur Zufriedenheit?	2,7 (2,0)	Eher nicht nötig	14 eher zufrieden 6 eher bis sehr unzufrieden

Tabelle 4. Therapeuteneinschätzung der „Beziehung" bei Migränikern ($n = 27$)

Item	Mittelwert (Streuung)	Interpretation	Detailanalyse
Selbstsicherheit in der Partnerschaft	3,3 (1,2)	Mittel	11 eher bis deutlich hoch 16 eher bis deutlich niedrig
Kommunikative Kompetenz	3,1 (1,2)	Niedrig bis mittel	10 eher hoch 17 eher bis deutlich niedrig
Aggressive Geladenheit bei Rollenspielen	3,3 (1,4)	Mittlere Geladenheit	13 eher hoch 14 eher niedrig
Kongruenter Ausdruck von Emotionen	3,1 1,1	Eher inkongruent	8 eher kongruent 19 eher inkongruent
Tendenz zur Anpassung und zum Nachgeben	4,0 1,0	Eher vorhanden	10 eher wenig 17 eher vorhanden
Wie groß erscheint die operante/funktionale Bedeutung der Migräne?	3,3 1,0	Mittlere Bedeutung	Bei 14 eher bis deutlich vermutet, 2 unklar
Erscheint eine Partnertherapie notwendig/sinnvoll?	3,7 1,5	Eher ja	11 eher nicht sinnvoll 16 eher ja bis dringend notwendig

cherheit und kommunikative Kompetenz vorhanden ist, daß bei der Hälfte sekundärer Krankheitsgewinn in der Partnerschaft beteiligt zu sein scheint und insgesamt eine Partnerbehandlung sinnvoll wäre. Diese Unterschiede legen nun nahe, daß entweder die Therapeuten einer Fehleinschätzung unterliegen oder aber – was wir vermuten – viele Klienten sich „mit dem Unglück arrangiert haben", weil sie keine Chance zur Veränderung sehen. Diese Vermutung wird durch die Gruppe der Klienten unterstützt, die den Bogen nicht anonym zurückgesandt hat. Von 8 Klienten liegen somit Selbsteinschätzungen und Therapeuteneinschätzungen vor. Dabei zeigte sich in 4 Fällen Übereinstimmung, in 4 Fällen jedoch geben die Klienten „gute Zufriedenheit" an, während Therapeuten mit glaubwürdigen Begründungen stark problematische Beziehungen konstatieren und eine Partnertherapie sehr empfehlen. Hier liegt nun ein Faktor vor, der u. E. genauer erforscht werden sollte. Die Unterdrückung der Wahrnehmung eigener Unzufriedenheit zugunsten der Verhinderung kognitiver Dissonanz stimmt mit den frühen Konzepten zur „Persönlichkeitsstruktur" von Migränikern überein.

2.5 Zusammenfassende Einschätzung zur Erhebung der Partnerschaftslage

Je nach Erhebungsmodus sind ein bis zwei Drittel der Migräniker mit deutlichen Partnerschaftsschwierigkeiten belastet. Auffallend ist, daß Therapeuten nach längeren Kontakten die Bedeutung dieser Variablen höher einschätzen als die Klienten selbst. Unbefriedigend am Stand der bisherigen Datenerhebung ist, daß zu wenig Daten von verschiedenen Kontrollgruppen existieren. Es müßten nähere Angaben von Nichtgestörten und von anderen Klientengruppen zum Vergleich herangezogen werden.

Insgesamt ist es wenig wahrscheinlich, daß Migräniker mehr Schwierigkeiten in der Partnerschaft haben als die durchschnittliche Bevölkerung. In einer anderen Erhebung fanden wir, daß 46% einer Normalgruppe (die sich zu keiner Therapie angemeldet hatte) deutliche Eheschwierigkeiten hatten (Zimmer et al. 1978). Dies deckt sich mit der Selbsteinschätzung der Migräniker (47%). Die vorliegenden Daten geben auch keinen Aufschluß, ob es spezifische Schwierigkeiten von Migränikern im Umgang mit Partnerproblemen gibt. Über kausale Zusammenhänge kann daher bislang keine Aussage getroffen werden. Es ist daher fraglich, ob eine spezifische Partnertherapie für Migräniker notwendig ist. Aus therapeutischen Überlegungen ist dies zu befürworten, weil im Bereich der

Tabelle 5. Beschwerdeliste – Sexualität ($n = 113$)

Angaben	[%]
Keine Probleme	36,5
Kaum Probleme	26,9
Mittlere Probleme	20,2
Starke Probleme	16,3

Familie elementare Möglichkeiten für Befriedigung oder emotionale Belastung gegeben sind und es wohl wahrscheinlich ist, daß nur eine Einbeziehung aller relevanten, belasteten Lebensbereiche zur erfolgreichen Streßbewältigung befähigt, die zu einer Abnahme der Migränehäufigkeit führen kann.

3 Sexualstörungen und Migräne

Im folgenden wollen wir untersuchen, inwieweit Sexualität als spezieller Bereich der Partnerschaft bei Migränikern gestört ist. Um dieser Frage nachzugehen, haben wir die *Beschwerdeliste* (v. Zerssen 1976) ausgewertet und eine eigene Liste von Fragebögen verschickt.

a) Auswertung der Beschwerdeliste (nach v. Zerssen)
Ein Item dieser Liste bezieht sich auf die Frage sexueller Probleme ohne spezifische Angaben. Dabei konnten wir auf eine Gesamtstichprobe des Tübinger Projekts ($n = 113$) zurückgreifen. Es ergab sich das in Tabelle 5 gezeigte Bild.

Die Daten legen nahe, daß etwa ein Drittel der Klienten unter mittleren bis starken Sexualproblemen leidet.

b) Untersuchung anhand eigener Fragelisten
Um ein differenziertes Bild zu bekommen, verschickten wir – wie bereits beschrieben – anonyme Bögen, deren Reliabilität anhand einer studentischen Stichprobe gesichert wurde. 20 Bögen kamen zurück. Aus Tabelle 6 ergibt sich wieder, daß eine oberflächliche Betrachtung der Mittelwerte keine ausgeprägt problematischen Werte ergibt. Die Detailanalyse zeigt, daß ein knappes Drittel insgesamt weniger zufrieden ist. Ein gutes Drittel hat ausgeprägtere Bedenken, aktiv auf das sexuelle Geschehen Einfluß zu nehmen. Die größten Schwierigkeiten bereitet es offensichtlich, Wünsche des Partners abzulehnen (bei etwa 40%). Hier könnte sich eine Tendenz der Konfliktvermeidung und Anpassung zeigen, die mit einer Mißachtung eigener Gefühle und Bedürfnisse einhergeht. Es war nicht möglich, zum Vergleich eine Therapeuteneinschätzung heranzuziehen, da in den Gruppentherapien nicht detailliert und offen über sexuelle Themen gesprochen werden konnte, ohne zugleich ein therapeutisches Angebot zu machen.

c) Einschätzung der Befunde zur Sexualität
Es ist klar ersichtlich, daß bei einem Drittel der Klienten deutliche sexuelle Probleme auftauchen, die zu einem guten Teil einer Beratung bzw. Behandlung bedürfen. Allerdings sind diese Probleme nicht migränespezifisch. Zum einen erleben 80% aller Männer und Frauen in ihrem Leben Phasen mit sexuellen Schwierigkeiten, zum anderen zeigte eine Kontrollgruppe von 36 Patienten (die bei den Partnerfragen beschrieben wurde) mehr sexuelle Schwierigkeiten (48% vs. circa 37%). So stellt sich auch hier die Frage, ob eine individuelle Diagnostik die Notwendigkeit einer flankierenden Sexualbehandlung ergibt.

Geht man bei der Migräne von einem Konzept des gestörten Umgangs mit emotional belasteten Konflikten aus, muß man wahrscheinlich annehmen, daß

Tabelle 6. Selbsteinschätzung der Sexualität ($n = 20$)

Item	Mittelwert (Streuung)	Interpretation	Detailanalyse
Körperselbstbild	3,2 (1,2)	Mittlere Selbstakzeptierung	Nur 3 haben recht negative Beurteilung
Fühle ich mich körperlich vom Partner akzeptiert?	2,6 (2,3)	Eher akzeptiert	Alle drei (s. o.) fühlten sich akzeptiert
Bedeutung körperlicher Attraktivität	3,0 (1,4)	Eher weniger wichtig als anderes	
Frequenz sexueller Aktivitäten			
Selbstbefriedigung:	Nie bis einmal pro Monat		12 × überhaupt nicht 3 × < 1mal/Monat, 4 × 2- bis 4mal/Monat
Befriedigung dabei:	Eher wenig		4 × wenig befriedigend
Sexualität mit Partner:	2- bis 3mal pro Monat		8 × < oder max. 1mal/Monat, 6 × 2- bis 4mal/Monat, 6 × häufiger
Erregung bei parnterschaftlicher Sexualität	4,1 (1,8)	Eher erregend	14 × eher bis sehr erregend 6 × eher nicht bis gar nicht
Erleben eigener Mißerfolge	2,5 (1,4)	Eher nicht belastend	für 14 weniger belastend, für 6 eher recht belastend
Erleben von Mißerfolgen beim Partner	3,1 (1,6)	Mittel belastend	11 nehmen das nicht tragisch 9 finden das belastend
Angst vor eigener sexueller Initiative	2,9 (1,9)	Fällt eher nicht schwer	13 haben da wenig Probleme, 7 finden das schwierig
Angst, selbst aktive Rolle einzunehmen	3,3 (1,8)	Fällt mittelschwer	10 fällt es leicht, 7 finden es sehr schwer
Angst, eigene Wünsche einzubringen	3,3 (1,7)	Fällt mittelschwer	11 fällt es leicht, 9 fällt es schwer
Angst, Wünsche des Partners abzulehnen	3,8 (1,6)	Eher schwierig	8 fällt es leicht (davon 2 unzufriedene Klienten), 12 fällt es mittel bis sehr schwer

es eine große Zahl von Variablen gibt, die determinieren, in welchen Lebensfeldern derartige Belastungen zu den migränetypischen Reaktionsmustern führen. Unsere vorläufigen Daten legen nahe, daß für eine relevante Untergruppe „Partnerschaft" und „Sexualität" entscheidende Lebensfelder sein können.

4 Diagnostische Abklärung von Partnerschaftsproblemen und Sexualstörungen

In diesem Unterkapitel möchten wir den Leser in die diagnostische Abklärung von Partnerproblemen einführen. Im Rahmen dieses Beitrags können wir dabei lediglich eine Übersicht anbieten und verweisen bei näheren Ausführungen auf die entsprechende Literatur.

4.1 Diagnostik von Partnerschaftsproblemen

Von Bedeutung erscheint uns eine Abklärung relevanter Problembereiche der partnerschaftlichen Beziehung, der allgemeinen Zufriedenheit, des sekundären Krankheitsgewinns, der kommunikativen Fertigkeiten sowie der Struktur und Rollenverteilung in der Beziehung. Weiterhin sollten Fehleinstellungen zur Partnerschaft, Belastungen durch problematische Verhaltensweisen des Partners und die Fähigkeit, selbständig und autonom befriedigenden Tätigkeiten nachzugehen, geklärt werden.

1. Allgemeine Zufriedenheit in verschiedenen Beziehungsbereichen
Es sollte zunächst gefragt werden, wie zufrieden die derzeitige Beziehung erlebt wird und in welchen Bereichen Probleme liegen (Haushalt, Kinder, Freizeit usw.). Um eine Übersicht zu erhalten, eignen sich der *Partnerschaftsfragebogen* (Hahlweg 1979), die *Problemliste* (Hahlweg et al. 1979, unveröffentl. Manuale) sowie der *Partnerschaftsfragebogen* von Stuart u. Stuart (1976), der am ehesten zu einer differenzierten Therapieplanung geeignet scheint. Entsprechend derartiger Vorlagen kann auch eine gezielte Anamnese erhoben werden (Mandel et al. 1971). Es ist zu empfehlen, die Informationen von beiden Partnern zu erheben (sofern sich auch der zweite Partner hierzu bereit erklärt).

2. Sekundärer Krankheitsgewinn bzw. operante Verhaltensanalyse
Eine operante Analyse versucht, verschiedene denkbare funktionale Aspekte zu klären:

- Führt die Migräne zu einer erhöhten Zuwendung des Partners?
  Dies erscheint dann von Bedeutung, wenn der Klient wenig Möglichkeiten hat, „auf andere Weise" bzw. mit anderen Verhaltensstrategien diese Zuwendung zu erlangen.
- Das Symptom kann dazu dienen, aversive Zustände zu beenden (Flucht-

paradigma) oder präventiv zu vermeiden (Vermeidungsparadigma). Dieser Aspekt scheint oft von größerer Bedeutung zu sein.

Was könnte durch ein derartiges Symptom vermieden werden?

a) Belastungen durch den Partner: Migräne erlaubt es, sich nicht für problematisches Verhalten (z. B. Alkoholismus) des Partners verantwortlich zu fühlen.

b) Kritik durch den Partner: Uneinlösbare, überhöhte Leistungserwartungen an sich selbst, Verantwortung für den anderen, für die Beziehung zu übernehmen, kann mit einer Tendenz zur Konfliktvermeidung einhergehen. Das Symptom kann Ergebnis der Überlastung sein und durch die vermiedene Kritik verstärkt werden.

c) Vermeidung von Sexualität und Zärtlichkeit: Die Ablehnung sexueller Wünsche des Partners ist für viele Migräniker ein Problem (40% nach unserer Erhebung).

d) Vermeidung der Wahrnehmung und des Ausdrucks eigenen Ärgers: Es ist denkbar, daß bei einer Reihe von Fällen die Wahrnehmung eigener negativer Emotionen aufgrund starker Konfliktvermeidung auf die Migräne anstatt auf Partnerverhalten bezogen wird.

e) Vermeidung negativer Selbstbewertung: Eine organische Attributierung („ich bin krank“) erlaubt es, Verantwortung dafür auch vor sich selbst abzulegen, daß unerfüllbare Anforderungen nicht eingelöst werden können. Die enorme Differenz zwischen erlebter Verhaltenskompetenz und idealen Zielvorstellungen führt zu einer kognitiven Dissonanz, die über das Symptom reduziert werden könnte.

Folgende eher indirekte Fragen können zu relevanten Informationen führen:

- Wo und wie fühlen Sie sich von Ihrem Partner akzeptiert?
- Wie reagiert er bei Migräneattacken?
- Wann und wie zeigt er Zuwendung/Kritik – unabhängig von Migräne?
- Was würde sich in ihrer Beziehung ändern ohne Migräne?
- Wo sind Sie mit sich als Partner zufrieden/unzufrieden?
- Welchen Anforderungen müßten Sie genügen, um für Ihren Mann bzw. Ihre Frau ein guter Partner zu sein?

3. Kommunikative Fertigkeiten

Eigene positive und negative Gefühle einzubringen, auf die des Partners richtig einzugehen und gemeinsame Konflikte auszuhandeln, fällt nach unseren vorläufigen Daten mehr als der Hälfte der Migräniker und vermutlich auch ihren Partnern schwer. Dies deckt sich mit einer Untersuchung bei Ulkuspatienten (Kruckemeyer u. Peylo 1979, unveröffentl. Diplomarbeit), die bei einer mit Video aufgezeichneten Interaktion mit ihren Partnern mehr uneindeutige und negative Botschaften zeigten als eine Normalgruppe. Zudem vermieden die Patienten häufiger schwierige Themen und eindeutige Stellungnahmen. Dies deckt sich mit Untersuchungen zur Unterscheidung von zufriedenen und gestörten Beziehungen (Revenstorf et al. 1979; Zimmer et al. 1978). Entscheidend für die Klärung, ob ein Kommunikationstraining oder einzelne derartige Übungen notwendig sind, ist es, danach zu fragen, ob Klienten als kommunikative Sender und als Empfänger von Botschaften in folgenden Bereichen kompetent erscheinen: positive Gefühle (Zuneigung, Freude, positive Rückmeldung), negative Gefühle (Angst, Resignation), speziell Ärger und Aggression, Änderungswünsche bzw. Forderungen und Einbringen eigener Interessen sowie Aushandeln von Interessengegensätzen.

Folgende diagnostische Maßnahmen sind denkbar:

Fragen zu Selbsteinschätzung erbringen wenig valide Informationen. Fragebögen (PFB – Hahlweg 1979; KIP – Zimmer et al. 1978) eignen sich zwar zur allgemeinen Einschätzung, geben jedoch zu wenig Aussagen für eine unmittelbare Therapieplanung. Wir halten die Realbeobachtung im Sinne eines Verhaltenstests für die geeignetste Methode (Mandel et al. 1971; Revenstorf et al. 1979; Zimmer et al. 1978; Anneken et al. 1977).

Wie kann man Verhaltenstests gestalten?

Der Therapeut sollte beiden Partnern bestimmte Aufgaben geben, über die sie miteinander sprechen. Darüber hinaus kann der geschulte Beobachter auch während der normalen therapeutischen Interaktion seine Schlüsse ziehen. Zwei kurze *Beispiele* sollen unser Vorgehen verdeutlichen:

Beispiel 1: Positive Gefühle

In einer klar definierten Übung bitten wir beide Partner nacheinander, daß sich der Übende 3–5 min Zeit nimmt, die letzten 2 Wochen in die Erinnerung ruft und versucht, diejenigen Verhaltensweisen oder Gesten seines Partners zu benennen, die bei ihm selbst Freude oder Nähegefühle ausgelöst haben. Dabei bitten wir, darauf zu achten, konkrete Verhaltensweisen zu benennen, von eigenen Gefühlen zu sprechen und Vorwürfe wegzulassen. Viele Klienten können diesen Instruktionen nur bedingt folgen. Fällt ihnen nichts ein, kann eine Beobachtungsaufgabe bis zur nächsten Sitzung gegeben werden, gelingt keine klare Aussage, lassen sich Rollenspiele anschließen.

Beispiel für eine klare Aussage: „Es hat mir sehr gut getan, als Du mich Donnerstagabend in den Arm genommen hast, als ich so erschöpft war."

Beispiel für eine problematische Aussage: „Das war gut, daß Du mir gestern endlich mal im Haushalt geholfen hast. Wenn Du das früher häufiger getan hättest, wär's mit uns wohl nicht so weit gekommen!" (Kein direktes Gefühl, Vermischung positiver Aussagen mit Vorwürfen!)

Beispiel 2: Ärger

Wir bitten, einen (nur mittelstark belastenden!) Streit der letzten Wochen zu nehmen, definieren die Situation präzise (wer hat sich geärgert, worüber, wie war die Situation?) und lassen den Streit erneut spielen und versuchen eine Analyse impliziter problematischer Regeln [wie sie im Programm von Anneken et al. (1977) formuliert sind]. Kurze Beispiele sollen das erläutern. Zunächst das *Sender*-Verhalten:

Negatives Beispiel:	*Implizite Strategien:*
Daß Du nie pünktlich sein kannst! Auf Dich hat man sich noch nie verlassen können.	Kein direktes Gefühl, generalisierter Vorwurf, Vergangenheitsbezug.
Positive Alternative:	
Jetzt bin ich aber richtig sauer! Du hast gesagt, Du bist um 8 Uhr hier, und jetzt habe ich eine halbe Stunde in der Kälte stehen müssen. Was war denn los?	Direkter Gefühlsausdruck, konkrete Angabe der eigenen Wahrnehmungsbasis der Situation, Gesprächsangebot.

Entscheidend ist auch die Reaktion des Empfängers.

Negatives Beispiel: Du mit Deinen ewigen Vorwürfen. Laß mich doch in Ruhe. Wie's mir geht, interessiert Dich wohl gar nicht?	*Implizite Strategien:* Abblocken, generalisierter Gegenvorwurf auf der Metaebene.
Positives Beispiel: Du hast Dich ziemlich über mich geärgert. So, wie Du das beschreibst, verstehe ich das auch. Aber ich habe die Verabredung eigentlich anders verstanden. Deswegen fällt es mir schwer, mich schuldig zu fühlen.	Verbalisieren der Emotion des Partners aufgrund seiner Wahrnehmung. Darstellung der eigenen Wahrnehmung der Situation und der eigenen Emotion.

Hilfreich ist es, derartige Gespräche per Tonband aufzuzeichnen. Unsere Beispiele können eine gründlichere Beschäftigung mit Kommunikationsanalysen nicht ersetzen (Berlin 1975; Schindler et al. 1980; Schwäbisch u. Siems 1974; s. auch Anneken et al. 1977 mit einem Anhang differenzierter Kommunikationskategorien und -regeln). Der Vorteil dieser Tests liegt in der Möglichkeit, unmittelbar therapeutische Rollenspiele und damit die Erfahrung anzuschließen, daß das Verhalten veränderbar ist und daß positive Alternativerfahrungen möglich sind (Therapiemotivation).

4. Rollenverteilung und Struktur der Beziehung

Die Verteilung der Rollen, Aufgaben und Kompetenzen kann in der Beziehung zum Problem werden. Es erscheint weniger wünschenswert, daß beide Partner in jedem Bereich (Haushalt, Kinder, emotionale Probleme, Finanzen etc.) gleich viel zu sagen haben (symmetrische Beziehung); besser ist, wenn ein Partner deutlich mehr Einfluß und Kompetenzen hat (komplementäre Beziehung). Problematisch wird die Beziehung, wenn einer oder beide sich dadurch abhängig und im Selbstwert beeinträchtigt fühlen, wenn sie glauben, zu wenig Einfluß auf das Beziehungsgeschehen zu haben (Watzlawick et al. 1969). Wir konnten empirisch bestätigen, daß gerade bei Frauen in diesem Fall eine hohe Korrelation zur sexuellen Unzufriedenheit besteht. Problematische Verteilungen können festgefahren und langjährige Alltagsroutine kann Gegenstand andauernder Meinungsverschiedenheiten werden.

Als diagnostische Schritte möchten wir folgendes vorschlagen:

Von möglichen Fragebögen haben sich die Problemliste (Hahlweg 1979), der Bogen „Abhängigkeit und Einfluß in der Beziehung – AEB“ (Zimmer 1980) und der Partnerschaftsbogen von Stuart u. Stuart (1976) bewährt. Im explorativen Gespräch können Unzufriedenheiten und Änderungswünsche geklärt werden. Da Beziehungsstrukturen oft paralinguistisch zum Ausdruck kommen, verwenden wir oft einen eigenen Verhaltenstest (nach Mandel, mündliche Mitteilung). Wir stellen dem Paar eine Aufgabe, deren Sinn nicht offenkundig ist. Beispielsweise fragen wir in der ersten Sitzung, ob es ihnen etwas ausmache, wenn Tonband oder Video mitlaufen würde (ohne einen Partner per Blickkontakt zum Reden aufzufordern). Anschließend werten wir aus, ob beide für sich selbst sprechen und sich miteinander abstimmen oder ob beispielsweise folgende Äußerungen kommen, die auf eine problematische Struktur hindeuten:

- Mann (ohne die Frau anzusehen und zu fragen): „Nein, das macht uns nichts aus."
- „Ich weiß es nicht. Sag Du, was Du meinst."
- „Meinst Du, das macht mir etwas aus?"

Wer übernimmt die Regie, wer spricht für den anderen? Wer drängt den Partner in die Rolle des „Zuständigen"?

5. Selbständigkeit in der Beziehung und Abgrenzung zu Dritten

Diese Fragen haben engen Bezug zu den vorangegangenen Gedanken. Es ist wichtig zu sehen, daß Beziehungsprobleme nicht nur beim Zusammensein der Partner, sondern auch dann auftreten können, wenn es darum geht, daß jeder Partner befriedigende Aktivitäten allein oder mit anderen Menschen ausüben kann. Problematisch kann es werden, wenn einer oder beide lange Zeit eigene Interessen der Beziehung „opfern" oder ihnen in solchem Ausmaß nachgehen, daß kaum noch gemeinsame Zeit besteht. Hierzu sind beide Partner oft verschiedener Meinung. Weiterhin sind klare Abgrenzungen nach außen (z. B. gegenüber Nachbarn oder möglichen alternativen Partnern) und zwischen Generationen (gegenüber Eltern, Schwiegereltern oder der Generation der Kinder) nicht immer gegeben. Anhaltende Koalitionen von einem Partner mit anderen (z. B. einem Kind oder den eigenen Eltern) gegen den anderen Partner erwiesen sich nach therapeutischen Berichten als außerordentlich negativ (Selvini-Palazzoli et al. 1977; Minuchin et al. 1981).

Diagnostische Maßnahmen sind nur beschränkt möglich:

Klare Meßmethoden liegen nicht vor. Der Bogen von Stuart gibt erste Hinweise (vgl. Stuart u. Stuart 1976). Oft können erst im Rahmen eines Kommunikationstrainings mit zunehmender Offenheit einige unbefriedigte Wünsche und zugehörige Ängste thematisiert werden.

6. Fehleinstellungen zur Partnerschaft

Es muß betont werden, daß Klienten mit unterschiedlichen Konzepten von Partnerschaft glücklich leben können. Hier ist eine Zurückhaltung des Therapeuten erforderlich.

Dennoch gibt es einige Einstellungen, die Beziehungsprobleme verschärfen (Mandel et al. 1971; Jacobson u. Margolin 1979). Fehleinstellungen können sich auf verschiedene Aspekte beziehen:

- *Interpunktionsprobleme:* Jeder Partner sieht nur die problematischen Verhaltensmuster des Partners und kann die eigenen nur schwer akzeptieren (Watzlawick et al. 1969). Eigenbemühen wird jeweils von den Anstrengungen des anderen erwartet (wenn Du . . ., dann ich . . .).
- *Attributionsprobleme:* „Kritik und positive Zuneigung passen nicht zusammen." „Wenn man sich liebt, dürfen negative Dinge nicht vorkommen." „Eine gute Ehe hat keine Krisen." Wird nicht zwischen Verhalten und Persönlichkeit differenziert, erscheint Kritik am Verhalten als Ablehnung der Person, als generelles Versagen.
- *Einstellungen zu Interaktionsregeln:* „Wenn man sich liebt, muß man eigene Wünsche doch nicht erst äußern, die muß der andere doch spüren." „Positive Dinge muß man doch nicht extra sagen, es reicht doch, wenn man nichts Negatives sagt."

- *Konzepte der Beziehung:* Hier sind verschiedene Beziehungskonzepte zu nennen, die mit der Verteilung der „Rechte und Pflichten" der Partner zusammenhängen.
  „Als Mann sehe ich nicht ein, warum ich mich nach der Arbeit auch noch um Haushalt und Kinder kümmern soll."
  Lazarus (mündliche Mitteilung) erfragte bei einem Paar deren Rollenvorstellung. Auf die Frage: „Wie sehen Sie Ihre Position?" sagte der Mann: „Ich bin der General." „Und Ihre Frau?" „Die ist mein Adjudant!" „Und die Kinder?" „Das sind die Feinde."

Auch für diesen Bereich ergeben sich keine konkreten diagnostischen Erhebungsinstrumente:

Fragebögen und ähnliche Meßmittel existieren nicht. Da vielfach Einstellungen mangels kritischer Reflexion als solche nicht direkt abgefragt werden können, lassen sie sich meist nur als „implizite Verhaltensregeln" aus dem Verhalten erschließen, beispielsweise, wenn Änderungen im Kommunikationstraining diskutiert oder neue Wünsche ausgehandelt werden sollen.

7. Partnerwahl und Belastungen durch den Partner

Willi (1975) vertritt die These, daß sich häufig Partner finden, die auf einem ähnlichen Grundkonflikt komplementäre Ängste haben (z. B. hat ein Partner mehr Angst vor Nähe, der andere mehr vor Distanz, oder einer mehr vor Einschränkung der Freiheit, der andere mehr vor Unordnung und Unregelmäßigkeiten). Bislang kann nicht entschieden werden, ob derartige komplementäre Konflikte bei Migränikern vorkommen; einige unsystematische therapeutische Erfahrungen legen es jedoch nahe, daß Migräniker Partner haben, die ebenfalls mit psychischen Konflikten belastet sind (z. B. Alkoholismus, Depression, Unfähigkeit, klar definierbare Beziehungen einzugehen etc.). Krisen treten nach Willi (1975) auf, wenn die ursprüngliche Stützfunktion des Partners verloren geht und die komplementäre Andersartigkeit zur Belastung wird. So kann anfangs das Wahrnehmen von Belastungen, die der Partner erlebt, Sicherheitsgefühle und Helferwünsche ermöglichen, mit der Zeit aber in aversive Gefühle verkehrt werden. Ist es mangels kommunikativer Kompetenz und persönlicher Selbstsicherheit nicht möglich, die Beziehung über derartige Krisen hinaus weiterzuentwickeln, kann entweder Trennung oder aber Arrangement mit dem Unglück die Folge sein. Wie groß die Gruppe der Migräniker ist, die dem zweiten Muster folgt, ist offen.

Wir möchten im folgenden einige Beispiele anführen:

- Ein Klient hatte vom Arzt die Empfehlung bekommen zu heiraten, um zu einem inneren Gleichgewicht zu finden. Die Ehe führte zu stärkerem Gefühl der Geborgenheit und Sicherheit, anstehende Konflikte wurden aber regelmäßig negiert, so daß die Partnerschaft nur noch aus Alltagsroutine bestand. Die Angst vor dem Alleinsein war jedoch größer als das Unbehagen in der Ehe.
- Eine Klientin (4 Kinder) ist mit einem Alkoholiker verheiratet, der nach 10 Jahren Sucht nun seit 2 Jahren „trocken" ist. Sie versucht, ihm alle Belastungen abzunehmen, da sie sich verantwortlich fühlt, ob er wieder rückfällig wird.
- Eine Klientin war 5 Jahre mit einem verheirateten Mann befreundet, der sich nicht zwischen seiner Frau und ihr entscheiden konnte. Schließlich ließ sie sich mit einem anderen verheirateten Mann ein, von dem sie ein Kind bekam. Nachdem dieser sich zurückzog, kehrte sie zu ihrem früheren Freund zurück und versuchte wieder, alle Konflikte zu vermeiden, damit er sich leichter für sie entscheiden könne.

Diagnostische Schritte:
Da die Problematik recht unterschiedlicher Art sein kann, gilt es zunächst, explorative Gespräche zu führen. Die erwähnten Fragebögen, v. a. der Stuart-Bogen, können nun genauere Informationen geben. Eine gezielte Analyse des Beziehungsverhaltens muß individuell geplant werden.

4.2 Diagnostik von Sexualstörungen

Hierzu kann nur ein kurzer Abriß gegeben werden. Bei beiden Partnern muß zunächst eine Symptomerhebung vorgenommen werden:

Wo setzt die Störung ein:
- Beim Erleben sexueller Bedürfnisse?
- Bei der Entwicklung sexueller Erregung?
- Beim Erleben des Orgasmus?

Was kann befriedigend erlebt werden (Analyse des „noch Möglichen"):
- Allgemeine Zärtlichkeiten?
- Anblick des eigenen Körpers bzw. des Partners?
- Selbstbefriedigung?
- Sexuelle Phantasien?
- sog. „wet dreams" (Samenerguß bzw. Orgasmus bei nächtlichen Träumen)?

Weiterhin gilt es zu klären:
- Welche Wünsche existieren, welche unbefriedigt sind (z. B. homoerotische Phantasien oder bestimmte Stimulationstechniken),
- was Klienten über Sexualität wissen (Informationsstand),
- wie sie sexuelle Interaktionen bewerten (Normensystem),
- ob Drogen, Alkohol oder Medikamente eine Rolle spielen (s. Kaplan 1974; Kockott 1977).

Generell ist die Frage, wie sehr beide fähig sind, flexibel und spontan sowohl eigene Bedürfnisse einzubringen als auch auf die des Partners zu reagieren.
- Zeitwahl und Umstände (immer nach Mitternacht, einer oder beide erschöpft oder müde, Möglichkeit der Störung durch Dritte etc.).
- Wer initiiert sexuelle Kontakte (immer der eine?)?
- Allgemeines Zärtlichkeitsverhalten für beide befriedigend?
- Gelingt wechselseitige Steuerung des Verhaltens?
- Kann über sexuelle Erfahrungen gesprochen werden?
- An welchen Stellen treten Ängste, Leistungsdruck, Schamgefühle, Aggressionen auf?

Diagnostische Maßnahmen

Erste Hinweise können dem Stuart-Bogen entnommen werden, eine präzisere Analyse von Ängsten und Wünschen erlaubt der Bogen von Lopiccolo u. Steger (1977), allgemeine Hinweise auf Intensität und Zufriedenheiten gibt der ZIS (Zimmer 1980), Angst vor gegenseitiger Einflußnahme der AES (Zimmer 1980). Am sinnvollsten erscheint es jedoch, eine gezielte Anamnese durchzuführen. Sinnvolle Fragelisten wurden von Arentewicz u. Schmidt (1980), Lazarus (1978) und Kockott (1977) vorgelegt. Detailliertere Hinweise auf die

Gesprächsführung in diesem für Klienten und manche Therapeuten heiklen Gebiet geben Crombach-Seeber u. Crombach (1980). Grundsätzlich ist darauf zu achten, wert- und angstfrei und so konkret wie möglich zu fragen und das Thema nicht zu dramatisieren („Die meisten Menschen haben sexuelle Schwierigkeiten zu irgendeinem Zeitpunkt. Wie sieht es bei Ihnen aus?"; Haley 1978).

Sexualität und Migräne: Mögliche Zusammenhänge tauchen bei den üblichen Explorationslisten nicht auf, daher sollte gezielt exploriert werden,

- ob ein Zusammenhang von Menstruation und Migräne besteht und
- wie stark das Sexualleben durch die Migräne belastet scheint.

Beides kann Hinweise geben, inwieweit Migräne durch Vermeidung von Sexualität verstärkt wird. Da z. B. Menstruation meist als „sexualfreie" Zeit genommen wird, wäre in diesem Fall Migräne wenig zu erwarten.

Abschließend möchten wir mit Tabelle 7 einen Überblick über mögliche diagnostische Strategien zur Partnerschaft und Sexualität bei Migränepatienten geben.

5 Partnertherapie bei Migränikern

Die diagnostische Einschätzung der Zufriedenheit ergibt erste Hinweise auf die Notwendigkeit einer Paarbehandlung, die Abklärung eines möglichen sekundären Krankheitsgewinns mag dies erhärten. Ansonsten erscheint eine Paarbehandlung dann indiziert, wenn der Eindruck entsteht, daß weniger eine akute Krise als überdauernde, belastende Eheschwierigkeiten vorliegen. Der folgende Abriß therapeutischer Ansatzpunkte wird sich im wesentlichen an den diagnostischen Unterpunkten orientieren. Zu Beginn wollen wir jedoch auf den Spezialfall eingehen, daß der Partner nicht bereit ist zu kommen und wir mit dem Klienten in einer Gruppentherapie arbeiten (wie bei der Tübinger Konkordanztherapie, s. Kap. 13).

5.1 Themen in der Gruppentherapie ohne Partner

Folgende Ziele können auch ohne Anwesenheit des Partners bearbeitet werden:

a) Bearbeitung von Fehleinstellungen zur Partnerschaft und (bedingt auch) Sexualität:
Die Tendenz, Verantwortung in übertriebenem Maße auf sich zu laden, die starke Vermeidung der Wahrnehmung und des Ausdrucks von belastenden Gefühlen und Konflikten können u. a. für den Bereich „Partnerschaft" in Frage gestellt und in ihren langfristig negativen Auswirkungen besprochen werden. Dabei können irrationale Trennungsängste aufgearbeitet werden.

Tabelle 7. Diagnostische Strategien für Partnerschaft und Sexualität

Themenfeld	Fragebögen	Normdaten vorhanden?	Verhaltenstest sinnvoll?	Explorationshilfen
Zufriedenheit in diversen Bereichen	PFB	Ja	–	Mandel et al. 1971
	Problemliste	Ja		Jacobson u. Margolin 1979
	Anamnesebogen	–		
	Stuart-Bogen	–		
Sekundärer Krankheitsgewinn	–	–	–	Siehe S. 243
Kommunikative Fertigkeiten	KIP	Ja	Test relevanter	Anneken et al. 1977
	PFB	Ja	Verhaltensklassen	Berlin 1975
				Schindler et al. 1980
Rollenverteilung, Beziehungsstruktur	Problemliste	–	Struktur-	Mandel et al. 1971
	AEB	–	Verhaltenstest	Watzlawick et al. 1969
	Stuart-Bogen	–		Jacobson u. Margolin 1979
Selbständigkeit	Stuart-Bogen	–	–	Siehe S. 247
Fehleinstellungen	Stuart-Bogen	–	–	Mandel et al. 1971
				Jacobson u. Margolin 1979
Sexualität	Stuart-Bogen	–	–	Arentewicz u. Schmidt 1980
	LoPiccolo-Steger	Ja		Kockott 1977
	AES, ZIS, WAK	–		Lazarus 1978

b) Anregung zur Selbständigkeit und zu eigenen befriedigenden Aktivitäten:
In begrenztem Umfang wird es gelingen, Möglichkeiten zu entdecken und zu realisieren, die unabhängig von Ehe und Familie wahrgenommen werden können. Die dabei erlebte Befriedigung wirkt sich erfahrungsgemäß positiv auf die Beziehung aus, wenn sich der (nicht anwesende) Partner nicht zu sehr gegen dieses neue Verhalten sträubt und es behindert.

c) Kommunikationsstile und Problemlösefertigkeiten:
Hier ist es möglich, in Rollenspielen neue, alternative Erfahrungen zu machen und durch Modelle der anderen Gruppenteilnehmer und des Therapeuten zu lernen. Wichtig sind hier Instruktion, verbale und technische Rückmeldung (Tonband) und präzise Übungsinhalte. Folgende Lernschritte sind erwünscht:

- konkordante Wahrnehmung eigener Emotionen (Freude, Ärger, Angst, Wünsche nach Nähe und Distanz);
- Konkordante Reaktion auf unterschiedliche Kommunikationsstile, die vom Therapeuten oder Gruppenteilnehmern gespielt werden.
  So kann ein Therapeut versuchen, folgende Stile zu realisieren:
- generalisierter Angriff auf die Person versus differenzierte negative Rückmeldung auf ein problematisches Verhalten hin;
- inkongruente Botschaften versus differenzierte Darstellung ambivalenter Gefühle („Im Prinzip fühle ich mich Dir im Moment sehr nah, andererseits möchte ich Dir sagen, daß es mich stört . . .“);
- abwertende versus akzeptierende Äußerungen;
- inhaltliche Reaktion versus Reaktion auf der Metaebene (z. B. „Ich kann Deinen Ärger nicht nachvollziehen, weil ich das so und so anders sehe“ versus „So wie Du mit Aggressionen umgehst, muß einem ja der Hut hochgehen!“). Hier kann eine gewisse Sensibilität erreicht werden (Bei welchem Stil fällt es mir leichter/schwerer zu antworten? Wo fühle ich mich bedroht/abgewertet/akzeptiert usw?);
- Weiterhin kann geübt werden, *eigenes Senderverhalten* flexibler und angemessener zu machen. Auch können Strategien der Verhaltenssteuerung besprochen und geübt werden. (Zuwendung könnte anstatt durch „Jammern“ oder „Druck“ und „Erpressung“ nun durch direktes Äußern von Wünschen erreicht werden.)

Das Hauptproblem der Therapie ohne Partner liegt im Transfer. Die Übertragung des Gelernten gelingt leichter, wenn ein Teil der relevanten Umgebung, nämlich der Partner einbezogen ist. Weiterhin kann erst das Gespräch mit dem Partner klären, ob wesentliche diagnostische Hinweise fehlen und die Zielbestimmung seine Interessen berücksichtigt. Spezifische Hilfen für den Partner und seine individuelle Belastung können nur direkt vermittelt werden. Besonders wichtig ist jedoch, daß das Mißtrauen, das viele nichtbeteiligte Partner aufbauen, nur im gemeinsamen Gespräch beseitigt werden kann. Häufig sind wirkungsvolle Therapieansätze durch gegenläufige Strategien des Partners zu Fall gebracht worden.

Der Therapeut muß auf jeden Fall die Frage überlegen, wie man den Partner zur Therapie gewinnen und für die Mitarbeit motivieren kann.

Bei einer Umfrage bei 113 Migränikern erfuhren wir, daß 39% der Partner bereit seien, ebenfalls zu kommen, 46% nicht. Die restlichen Angaben waren nicht auswertbar. Wir wissen nicht, ob nun gerade diejenigen Partner bereit sind, wo wir Eheschwierigkeiten annehmen müssen, oder ob nur diejenigen bereit sind, wo derartige Probleme wenig auffällig sind.

Oft kommen Partner, wenn sie brieflich oder telefonisch zu einer diagnostischen Sitzung eingeladen werden, ohne sich von vornherein zur Therapieteilnahme zu verpflichten. In der Regel bitten wir die Klienten, ihre Partner selbst zu fragen. Oft üben wir dies zuvor im Rollenspiel. Denn vom Partner erlebte Vorwürfe und Schuldzuweisungen scheinen wenig dazu angetan, ihn zu motivieren. Sind nun beide zusammen in der Sitzung, empfiehlt es sich, die meist vorherrschende medizinische Attributierung bzw. Ablehnung von ätiologischen Faktoren auf psychischer oder gar interaktioneller Ebene nicht sofort in Frage zu stellen. Dies könnte als Bestrafung, Schuldzuweisung oder Etikettierung verstanden werden und die Mitarbeit gefährden. Wir empfehlen stattdessen eine positive Perspektive und sprechen den Partner gelegentlich sogar (vorübergehend) als Kotherapeuten an. Positive Perspektive bedeutet:

- Auch der Partner des Migränikers kann profitieren, wenn er neue Wege im Umgang mit dem Symptom erlernen kann.
- Beide können lernen, andauernde Belastungen zu reduzieren, um Probleme miteinander konstruktiver zu lösen.
- Bei der Therapie müssen die Interessen beider berücksichtigt werden.
- Veränderung und Weiterentwicklung sind wichtiger als Schuldzuweisungen.

Haley (1978) empfiehlt Formulierungen, die ohne Schuldetikettierungen auskommen. So könnte man beispielsweise sagen:

> „Jede Beziehung hat ihre Probleme, ohne gelegentliche Krisen geht es nicht. Ich würde gerne mit Ihnen darüber reden, wo sie bei Ihnen liegen können. Man kann dazulernen, mit Konflikten so umzugehen, daß Änderungen möglich sind und langandauernde Krisen und Streitereien vermeidbar werden."

5.2 Ansätze einer Partnertherapie bei Migränikern

Im folgenden möchten wir die therapeutischen Schritte, die sich aus den diagnostischen Erhebungen ableiten lassen, skizzieren.

a) Konsequenzen aus der funktionalen Analyse:
Ziel: Veränderung des funktionalen Krankheitsgewinns des Symptoms.

Strategie: Positive Zuwendung sollte u. a. während symptomfreier Zeit möglich sein. Vermiedene Konflikte müssen konstruktiv angegangen werden.

1. Schritt: Wiederaufbau positiven Austausches. Der wirkungsvollste Weg positiver Anerkennung geht über verbalen und nonverbalen Austausch. Verhaltensabsprachen gegenseitiger Wünsche sind in der Regel von einer Arbeit an den kommunikativen Fertigkeiten abhängig (s. hierzu 5.3).

2. Schritt: Verwöhnungstage. Einige Autoren empfehlen, Tage oder Abende einzurichten, an denen negative Themen und Streitereien ausgeklammert werden sollen und beide versuchen, sich gegenseitig Freude zu bereiten und den Abend miteinander zu genießen (ausführlichere Beschreibung: Schindler et al. 1980).

3. Schritt: Bearbeitung stark vermiedener Konflikte, durch die die psychosomatische Symptomatik negativ verstärkt wurde. Diese können im Umgang mit negativen Gefühlen liegen (Kommunikationstraining) oder stark belastete Themenkomplexe sein (Alkoholismus des Partners, Untreue, Erziehungsprobleme u. a.). Hier kann auch kognitive Umstrukturierung oder allgemeine Lebensberatung indiziert sein.

Von Bedeutung ist, daß das Symptom seinen (hier unterstellten) funktionalen Stellenwert nur verlieren kann, wenn die Zuwendung auf neuen Wegen erreicht bzw. die Konflikte anders als über das Symptom gelindert werden können. Erst im Rahmen dieser Arbeit ist es sinnvoll, gemeinsame Absprachen zu treffen, die verhindern, daß das Symptom weiter positiv oder negativ verstärkt wird.

b) Aufbau und Erweiterung kommunikativer Fertigkeiten

Ziele:
Senderverhalten:
- verbesserte Selbstwahrnehmung eigener Bedürfnisse und Emotionen,
- kongruenter und konkreter Ausdruck ohne implizite Mißachtung des Partners.
  Empfängerverhalten:
- „aktiver" Versuch, den anderen zu verstehen, aktives Nachfragen und Paraphrasieren. Eigenreaktion *nach* Rückversicherung, den anderen richtig verstanden zu haben.

Methoden: Übungsprogramme zur Verbesserung partnerschaftlicher Kommunikation finden sich bei Anneken et al (1977), s. auch Zimmer et al. (1977), Schindler et al. (1980), Berlin (1975) und Schwäbisch u. Siems (1974). Folgende Elemente werden oft eingesetzt:
- Verhaltenstest,
- Aufzeichnungen per Tonband oder Video,
- wiederholte Übungen im Rollenspiel,
- detaillierte Instruktionen anhand von Kommunikationsregeln,
- Modellernen durch Therapeuten,
- Rückmeldungen positiver und negativer Art (nicht als Bestrafung, sondern als Aufforderungen zu weiterer Verbesserung) durch Partner und Therapeut,

- Selbstregulationstechniken (Selbstinstruktion, Selbstverstärkung; vgl. Zimmer 1980),
- Diskussion der Erfahrung, Abstrahierung von Kommunikationsregeln,
- Einführung von „Metaregeln" zur Veränderung festgefahrener Kommunikationsverläufe,
- „paradoxe" Rollenspiele für Situationen, in denen ein Partner aus Motivationsmangel die Übung behindert (Lueg et al. 1980).

Übungsmaterial:
Nach Einschätzung verschiedener Autoren ist es am günstigsten, mit realen Themen des Paares zu üben und weniger vorgegebene oder standardisierte Situationen zur Grundlage zu nehmen. Entscheidend ist, daß es in der gemeinsamen Arbeit gelingt, sich von aktuellen Inhalten zu lösen und das „Wie" der Kommunikation zu üben. Der Therapeut sollte weniger Anwalt bestimmter inhaltlicher Lösungen als vielmehr bestimmter Problemlösungsstrategien sein, weniger Richter sein, der entscheidet, wer recht bekommt, als Helfer, der kommunikative Möglichkeiten der Konfliktlösung vermittelt. Aus diesem Grunde sollten die Konflikte in den Übungen mittlere emotionale Belastungsgrade nicht übersteigen, damit eine Distanzierung von den Inhalten gelingen kann.

Zur Reihenfolge der Inhalte:
Wir empfehlen nachdrücklich, nicht einfach mit vorgegebenen Themen zu arbeiten, wie in einigen Programmen (Schindler et al. 1980) geplant, da diese meist emotional belastet sind und zunehmende Offenheit im aversiven Austausch weder die Beziehung zufriedener macht noch die Therapiemotivation erhöht. Selbstverständlich müssen negative Emotionen und ihr Ausdruck bearbeitet werden, aber wir empfehlen zunächst Übungen, die es ermöglichen, positive Gefühle auszudrücken, Freude, Nähebedürfnisse, Wunsch nach Gemeinsamkeiten, direktes positives Feedback (s. Mandel et al. 1971 oder Anneken et al. 1977).

Wichtig ist nicht nur, direkt positive Gefühle auszudrücken, sondern sie auch wieder zuzulassen, *obwohl* die Partner Konflikte miteinander haben. Die Betonung muß auf konkreten Verhaltensklassen, die Freude ausgelöst haben, liegen und nicht auf abstrakten Gefühlen. „Beobachtungsaufgaben" können hier helfen, daß beide entdecken, daß sie nicht ausschließlich aversiv aufeinander reagieren.

Auf dieser Basis gehen wir themenzentriert weiter, um sicherzustellen, daß relevante Verhaltensklassen geübt und realisiert werden können. Dies kann kaum gelingen, wenn man nur die präsentierten Konflikte des Paares bearbeitet. Eine weitere solche Verhaltensklasse ist der ehrliche Ausdruck von Ängsten, Unsicherheiten und Zweifeln (sofern sie nicht versteckte Vorwürfe sind). Oft entdecken die Partner, daß der Ausdruck von Angst und Resignation sehr entlastet und vom Partner positiv aufgenommen werden kann. Positive Gefühle und geäußerte Ängste können einige destruktive Streite verhindern. Sicherlich ist ein zentraler Teil der Therapie die Arbeit mit aggressiven Gefühlen. Aus diesem Grunde werden wir praxisnähere Angaben ausführlicher darstellen. Aggressive Gefühle sind nur bedingt vermeidbar. Entscheidend ist es jedoch,

Kettenreaktionen gegenseitiger Verletzungen zu vermeiden. Vielfach stecken hinter den negativen Gefühlen enttäuschte Wünsche; daher lassen wir in einer Übung Ärger in Wünsche umformulieren und zielen auf neue partnerschaftliche Abmachungen hin, die für beide zu einer weitreichenden Befriedigung von Wünschen führen sollen. Schließlich gilt es, Strategien zum Aushandeln von echten Interessengegensätzen zu finden und Entscheidungen zu erleichtern.

5.3 Detailliertere Beschreibung des Kommunikationstrainings am Beispiel der Verhaltensklasse „Umgang mit Ärger“

Schritt 1: Wir beginnen mit einem Verhaltenstest. Dazu suchen wir einen leichten bis mittleren Konflikt der letzten Zeit, lassen klar definieren, wer sich in welcher Situation über was geärgert hat und lassen den Konflikt 3–5 min spielen. Er wird aufgezeichnet (Tonband, Video). Längere Rollenspiele sind kaum auswertbar.

Schritt 2: Analyse des Senderverhaltens. Meist legen wir auf den Gesprächsbeginn besonderen Wert, ansonsten suchen wir die Stelle, an der eine Streiteskalation begann.

- Hat der Sender das Gefühl als *sein* Gefühl direkt und kongruent mit seinem Ausdrucksverhalten (Blick, Mimik, Gestik etc.) mitteilen können?
- Wurde der Ärger versteckt hinter Normen oder anderweitig indirekt vermittelt („Von einer Ehefrau kann man doch erwarten . . .“)?
- Reizwörteranalyse: Generalisierende Vorwürfe, v. a. mit Vergangenheitsbezug und gegen die Persönlichkeit des Partners gerichtet, werden vom anderen meist als Entwertung erlebt und entsprechend beantwortet („schon immer, überhaupt nie . . .“).
- Gelang es die eigene Wahrnehmung, die zum Gefühl führte, darzustellen?

Schritt 3: Übungen zum Senderverhalten. Um den Verhaltenstest nicht mit gegenseitigen Vorwürfen oder Versagensgefühlen zu beenden, empfiehlt es sich, unmittelbar therapeutische Rollenspiele anzuschließen, möglichst mit mehreren (2–10) Durchgängen. Hier können die aufgezählten therapeutischen Prinzipien zum Einsatz kommen. Wichtig sind positive Rückmeldung bei kleinen Fortschritten und Umformulierung von negativer Rückmeldung in neue Instruktionen für einen neuen Durchgang. So können Klienten relativ schnell die Erfahrung machen, daß sie dazulernen können. Dies wirkt sich meist sehr günstig auf die Motivation aus. Abschlußkriterium: Der Klient hat das Gefühl, seinen Ärger klar und mit Nachdruck mitgeteilt zu haben; sein Partner hat das Gefühl, nicht so stark verletzt zu sein, daß ein weiteres Gespräch unmöglich sei. Insgesamt machen *beide* Partner jede Übung.

Schritt 4: Die bisherigen Übungen sind keineswegs hinreichend, weil es auch sehr stark von der Reaktion des Empfängers abhängt, ob ein „Ärgergespräch“ gelingen kann.

Wir fanden immer wieder, daß direkte Gegenvorwürfe wenig geeignet sind („Du hast aber auch schon . . .", „Du tickst wohl nicht richtig"), dasselbe gilt für stark defensive Reaktionen („Das wollte ich ja gar nicht . . .", „Das habe ich nicht so gemeint"), v. a. wenn sie nicht ehrlich gemeint sind. Die besten Erfahrungen haben unsere Klienten mit der äußerst schwierigen Strategie gemacht, zunächst die Gefühle und dann die Wahrnehmung des Partners zu paraphrasieren, also in eigenen Worten auszudrücken („Du warst da richtig sauer, weil Du gedacht hast, ich habe Dich einfach vergessen"). Dies ist unabhängig davon, ob der Empfänger selbst anderer Meinung ist. Das Paraphrasieren führt in der Regel zu einem starken Abbau der emotional-physiologischen Erregung. Gelegentlich sind wiederholte Nachfragen nötig, um eine zutreffende Paraphrasierung zu gewährleisten. Wenn der Empfänger nun seine eigene Wahrnehmung und seine Gefühle dagegen setzt, ist sein Partner erheblich aufnahmebereiter. Eine schnelle Eskalation ist vermieden („Du hörst mit ja gar nicht zu!" „Du willst ja gar nicht verstehen, was mich ärgert!"). Nach der Übung der Empfängerseite ist es sinnvoll, beide Strategien zum sog. „kontrollierten Dialog" zu verbinden, wobei beide ein Gespräch mit abwechselnden Rollen durchführen.

Schritt 5: Instruktion für Übungen, die zu Hause durchzuführen sind: In einer experimentellen Analyse (Zimmer et al. 1977) fanden wir, daß gezielte Anweisungen für zu Hause zwar die Ergebnisse eines Kommunikationstrainings nicht signifikant verbesserten, bei einer Nachkontrolle stellten wir aber fest, daß nur diejenigen Klienten langfristig von der Therapie profitierten, denen es gelang, das Gelernte auch zu Hause anzuwenden. Daher vereinbarten wir mit dem Paar 1–2 Termine, an denen das in der Therapie Geübte wiederholt wird. Wichtig erscheint, diese Sitzung mit einem Austausch positiver Rückmeldung zu beginnen und erst dann mit klaren Absprachen Problemgespräche zu führen.

Schritt 6: Wenn Klienten mit unterschiedlichen Verhaltensstilen entsprechend unterschiedliche Erfahrungen machen, fällt es leichter, aus diesen Erfahrungen *Regeln* oder Prinzipien zu *abstrahieren*. Diese Regeln erlauben bewußteres Verhalten und verstärkte Selbstkontrolle. „Metaregeln" beziehen sich darauf, verfahrene Gesprächsphasen zu unterbrechen und einen konstruktiven Neuanfang (evtl. zu einem anderen Zeitpunkt) zu versuchen.

Schritt 7: Mitteilung und Verständnis negativer Gefühle werden nun als risikofreier erlebt. Dennoch bleibt ein Gefühl der Resignation, wenn es nicht gelingt, Wünsche abzuleiten, Interessen und Bedürfnisse zu artikulieren, deren Enttäuschung zu Ärger und Frustration geführt haben. Wunschlisten erlauben neue Absprachen. Ziel ist es, nun den negativen Austausch dadurch abzubauen, daß Wünsche und neue Absprachen wieder Chancen für positive Bedürfnisbefriedigung und positives Feedback geben (Anneken et al. 1977; Schindler et al. 1980).

Implikationen der Kommunikationsübungen: Neben dem direkten Trainingseffekt auf das Sender- und Empfängerverhalten haben die Übungen auch Auswirkungen auf die Beziehungsstruktur. Ohne daß dies besonders betont werden muß, gelten alle Regeln und Übungen für beide Partner gleich. Jeder ist für das Zusammenleben verantwortlich. Dies wird jedoch nicht als abstrakte Moral vermittelt, sondern durch die praktischen Übungen und Gespräche zu Hause. Einige Beziehungskonflikte, die um Abhängigkeit und Gleichberechtigung kreisen, lösen sich einfacher durch die Arbeit am konkreten Verhalten auf. Statt über abstrakte Probleme wird über konkreten Ärger, konkrete Zufriedenheit und unerledigte Wünsche gesprochen.

5.4 Weitere therapeutische Verfahren für Partnerkonflikte

a) Partnerverträge

Neue Absprachen zur gegenseitigen Bedürfnisbefriedigung und zur Bewältigung von Interessengegensätzen können in Form von Verträgen fixiert werden (Schindler et al. 1980). Dabei sollten kürzere bis mittlere Zeiträume und weitere Gespräche zur Modifikation der Absprachen eingeplant werden.

b) Bibliotherapie

Lektüre kann sowohl ein Kommunikationstraining unterstützen (Berlin 1975) als auch gezielt eine Reflexion kognitiver Fehleinstellungen erleichtern (Lederer u. Jackson 1975; Lazarus u. Fay 1978).

c) Kognitive Umstrukturierungen

Die rationale Reflexion von Normen, Erwartungen und Beziehungsmodellen kann zu größerer Flexibilität führen. In der Regel ist es jedoch günstig, auf kognitive Vermeidungsstrategien zu achten und die Probleme von der Ebene abstrakter Grundsatzfragen herunterzuübersetzen und an konkreten Emotionen, Belastungen und Änderungswünschen zu arbeiten. Gerade intellektuelle Patienten tendieren zu derartigen kognitiven Vermeidungsstrategien und profitieren um so mehr davon, in einen Plan aktiven Handelns und konkreter Problemlösungen eingebunden zu werden. Dies setzt eine gute Beziehung zum Therapeuten voraus (Zimmer, im Druck).

d) Paradoxe Verschreibungen

Paradoxe Verschreibungen haben wegen ihres Gegenwartsbezugs und ihrer Orientierung am konkreten Problem gerade bei Verhaltenstherapeuten zunehmend Verwendung gefunden (Jacobson u. Margolin 1979; Zimmer 1978; Haley 1978). Ihr Einsatz ist jedoch empirisch wenig abgesichert, und sie setzen hohe therapeutische Erfahrung voraus.

e) Behandlung von sexuellen Problemen

Ein guter Überblick wird bei Arentewicz u. Schmidt (1980), Kockott (1977) und Lazarus (1978) gegeben. Ausführlichere Darstellungen sind bei Kaplan (1974, 1979) zu finden. Folgende therapeutische Prinzipien kommen zum Tragen:

- Aufklärung, Informationsvermittlung, Diskussion von Normen und Werten (evtl. durch Lektüre).
- Reduzierung von Ängsten, die aufgrund von Scham, Tabus oder Leistungsdruck entstanden sind oder auf traumatische Erfahrungen zurückgehen

(Entspannung, hierarchisches Vorgehen, in sensu oder in vivo Desensibilisierung, „Verkehrsverbot" zu Beginn).

- Verbesserung der Selbst- und Fremdwahrnehmung (durch hierarchisch gegliederte Streichelübungen, Explorationsübungen mit Feedback, evtl. auch durch Selbststimulationserfahrungen).
- Erweiterung des Verhaltensrepertoires auf der verbalen wie nichtverbalen Ebene (Übungen, über Sexualität zu sprechen, allgemeine Zärtlichkeit und Körperkontakt bis hin zur gezielten Stimulation).
- Veränderung wechselseitiger Steuerungsprozesse (gezielte Äußerung von Wünschen, Rückmeldungen verbaler und nonverbaler Art, straffreies Klima).

Diese Prinzipien werden z. T. in identischen, komplexen Übungen verwirklicht. Bei Streichelübungen kann sowohl Angstreduktion vor passiver Hingabe und aktivem Streicheln eine Rolle spielen als auch das Verhaltensrepertoire und die Kommunikation darüber ausgebaut werden. Einige Autoren betonen, daß psychodynamisch beschreibbare, grundsätzlichere Ängste vermutet werden können, je früher sexuelle Verläufe blockiert sind (Störungen der Erregung versus Störungen der Orgasmusphase). Aber sowohl Kaplan (1979) als auch Arentewicz u. Schmidt (1980) betonen, daß derartige grundsätzlichere Ängste (z. B. Angst vor Kontrollverlust, Bindungsängste, Hingabekonflikte) am günstigsten über die konkrete Durcharbeitung mit In-vivo-Übungen gelingen können.

Abschließend möchten wir anmerken, daß unsere anfänglichen Ausführungen nahegelegt haben, daß bei einer bedeutsamen Untergruppe der Migräniker mit Problemen in Partnerschaft und Sexualität gerechnet werden muß. Kausalanalaytische Erklärungen sind verfrüht angesichts der Tatsache, daß eben diese Störungen auch bei anderen Populationen häufig auftreten. Therapeutisch gesehen erscheint es plausibel, die spezifische Art des Umgangs mit emotionalen Konflikten der Migräniker genau in den relevanten Bereichen anzugehen, die besonders belastet sind. Wir können jedoch hierfür bislang keine empirischen Belege vorlegen. Es wird in gut kontrollierten Studien zu überprüfen sein, ob ein stärkerer Bezug zu diesen belasteten Feldern Erfolg und Stabilität therapeutischer Bemühungen verbessern wird.

16 Unterstützende und sonstige Behandlungsformen

G. Haag

In den Kapiteln 8–15 haben wir die wichtigsten Methoden zur Behandlung der Migräne dargestellt. Neben diesen mehr oder weniger etablierten Therapieverfahren sollen im folgenden noch einige entweder bisher kaum oder gar nicht empirisch überprüfte oder in ihrer Wirksamkeit sehr fragwürdige Behandlungsansätze sowie unterstützende Maßnahmen kurz vorgestellt werden.

Die unterstützenden Maßnahmen sind als Grundlage bzw. Ergänzung spezifischer Interventionen bei einer Vielzahl von Patienten indiziert. Hier ist v. a. ein Behandlungsschritt zu erwähnen, der mit *Änderung der Lebensführung* bezeichnet werden kann. Dabei ist zunächst anhand einer ausführlichen Verhaltensanalyse (s. Kap. 5) abzuklären, welche Faktoren der bisherigen Lebensführung eines Patienten einen ungünstigen Einfluß auf seine Migränesymptomatik haben oder gar Migräneanfälle auslösen können. Neben Problemen mit Partner oder Familie (s. Kap. 15) sind ungünstige *Arbeitsbedingungen* wohl die wichtigsten Störfaktoren. Nach unseren Erfahrungen müssen in vielen Fällen alle therapeutischen Bemühungen zwangsläufig erfolglos bleiben, wenn es nicht gelingt, die beruflichen Belastungen des Patienten und seine Auseinandersetzung mit ihnen zu vermindern. Wenn überhaupt, so kann dies nur durch eine engagierte Kooperation zwischen Ärzten, Psychologen, Sozialarbeitern etc. erreicht werden. Dies trifft (z. T.) auch auf einen weiteren, wesentlichen Bereich der Lebensführung zu: die *sinnvolle Gestaltung von Freizeit und Urlaub.*

Eine genauere Analyse der Freizeit- und Urlaubsgestaltung ergibt bei vielen Patienten, daß auch diese Zeiten verschiedenartige Belastungen, Verpflichtungen, Zeitdruck etc. enthalten.

Voraussetzung für eine erfolgreiche therapeutische Intervention ist zunächst die Einsicht des Patienten, daß diese Faktoren seiner Lebensführung einen negativen, anfälleauslösenden Einfluß auf die Migräne haben können. Diese Einsicht kann dadurch gefördert werden, daß dem Patienten z. B. anhand der Tagebuchaufzeichnungen ein Zusammenhang aufgezeigt wird zwischen Streß bzw. Entlastung nach vorherigem Streß und Migräneanfällen.

Weiterhin sind nach den in Kap. 1 beschriebenen Zusammenhängen *ausreichende, aber nicht zu lange Schlafphasen* für Migränepatienten besonders wichtig. Der weitere *Tagesablauf* sollte im allg. *nicht unregelmäßig* verlaufen, sondern möglichst in einem *individuell günstigen, im wesentlichen gleichbleibenden Rhythmus.* Dazu ist es beispielsweise wichtig, *regelmäßig ausreichende Erholungspausen* einzuschalten, täglich etwa zur gleichen Zeit die Mahlzeiten einzunehmen und rechtzeitig von Arbeit auf Freizeit umzuschalten. Die Freizeit wiederum sollte teilweise zu (im weitesten Sinne) *sportlichen Aktivitäten,* wie z. B. Schwimmen, Radfahren, Wandern genützt werden. Diese sportlichen

Betätigungen sollten möglichst so ausgeführt werden, daß sie nicht nur die körperliche Leistungsfähigkeit erhöhen, sondern gleichzeitig physisch und psychisch entspannend wirken. Am besten sollten daher diese Aktivitäten gleichzeitig der Kommunikation dienen, d. h. gemeinsam mit dem Ehepartner, Familienangehörigen, Freunden etc. durchgeführt werden. Insgesamt sollte der Tagesablauf von einer gewissen Regelmäßigkeit gekennzeichnet sein und damit zu einer psychovegetativen Stabilisierung führen (vgl. Harrer 1979). Als weitere unterstützende Maßnahmen können in vielen Fällen *physikalische Anwendungen* in Betracht gezogen werden. Diese sind v. a. dann angebracht, wenn bei den Patienten deutliche Verspannungen und/oder eine Kreislauflabilität im Vordergrund stehen. Zu erwähnen sind hier besonders Kneipp-Anwendungen, wie kalte Güsse, Wassertreten und Wechselduschen. Heiße Bäder und Sauna sind dagegen, nach Auffassung mancher Autoren (z. B. Heyck 1975), kontraindiziert. Bindegewebsmassagen (vgl. Helmrich 1978) und klassische Massagen sind als anfängliche Unterstützung der Entspannungsübungen und zur Lockerung stark verspannter Muskelzüge des Nackens und Rückens geeignet. Empfohlen werden auch Reizstrombehandlungen zur Schmerzdämpfung und Durchblutungsförderung (vgl. Gillert 1978) sowie Lockerungsgymnastik.

Nach unseren Erfahrungen lassen sich bei Patienten mit sehr schweren Symptombildern (z. B. Status migraenosus, d. h. übermäßig lange Anfallsdauer) Maßnahmen, wie sie oben beschrieben wurden, ambulant nicht effektiv genug durchführen. Aus diesem Grunde scheint uns in diesen Fällen als erster Schritt vor der Einleitung einer ambulanten Behandlung (z. B. Entspannungstherapie, Biofeedback) eine stationär durchgeführte Diagnostik und Therapie unumgänglich. Insbesondere trifft dies auf Patienten zu, bei denen ein extremer Medikamentenabusus besteht. In diesem Falle ist eine Entziehungskur unter stationärer, ärztlicher Kontrolle Therapie der Wahl. Solche Entzugstherapien werden einerseits in neurologischen Kliniken, aber auch in psychosomatisch orientierten Kurkliniken durchgeführt. *Psychosomatisch orientierte Kurkliniken* bieten sich zudem zur Intensivierung ambulant durchgeführter Therapien insbesondere dann an, wenn die in der Therapie erlernten Strategien aufgrund der Alltagsbelastungen nicht erfolgreich eingesetzt werden können. Nach unseren Vorstellungen sollte eine psychosomatische Kur bei dem Patienten v. a. zu einer Veränderung seiner Attribution in Richtung psychologischer Kontrollattribution führen. Dies bedeutet, daß weniger medizinisch orientierte Maßnahmen im Vordergrund stehen sollten, sondern eher Selbstkontrollmaßnahmen wie Streßbewältigungstraining etc. Zudem bieten psychosomatische Kurkliniken die Möglichkeit eines täglichen Trainings zur systematischen Einführung in bzw. Erweiterung von Entspannungsmaßnahmen. Hervorzuheben ist, daß alle durchgeführten therapeutischen Maßnahmen in ihrem Verlauf systematisch kontrolliert werden sollten und die Patienten vor, während und nach der Kur Aufzeichnungen über ihre Symptomatik machen (Kopfschmerztagebücher). Nur so lassen sich über den Kuraufenthalt hinaus weitere effektive Maßnahmen einleiten.

Neben diesen unterstützenden Maßnahmen findet sich in der Literatur noch eine große Reihe weiterer Ansätze, um das Problem Migräne therapeutisch anzugehen. Auch in der nichtwissenschaftlichen Literatur, v. a. in Frauenzeitschriften, werden immer wieder Berichte und Ratschläge zum Thema Migräne veröffentlicht. Dies ist in erster Linie darauf zurückzuführen, daß mit den etablierten Methoden vielen Migränekranken nicht oder nur unbefriedigend geholfen werden kann. Dazu kommen die bekannten Probleme der bisher vorrangig angewandten Therapieform, der medikamentösen Therapie (s. Kap. 9), nämlich Nebenwirkungen und die Gefahr einer zunehmenden Abhängigkeit und eines Medikamentenabusus. Die noch unbefriedigende Wirksamkeit der Therapien und die gefürchteten Nebenwirkungen schulmedizinischer Methoden führten u. a. auch dazu, daß Migräne zu den am häufigsten von Heilpraktikern behandelten Störungsformen gehört. So waren auch von unseren Patienten fast 30% zuvor bei einem Heilkpraktiker in Behandlung gewesen.

Von den in der Literatur häufiger genannten Behandlungsansätzen sollen hier folgende noch kursorisch gestreift werden: neurochirurgische Eingriffe, manuelle Therapie, Diät.

Zur Behandlung der Migräne wurde in den vergangenen Jahrzehnten auch eine Vielzahl *chirurgischer Eingriffe* angewandt. Zu den vergleichsweise einfachen Methoden zählen hierbei Stellatum- und HWS-Blockaden (vorübergehende Ausschaltung des Ganglion stellatum durch Einspritzen eines Anästhetikums im Nackenbereich), ähnliche Einspritzungen im Bereich des N. auriculotemporalis (Nervenblockaden) in der Nähe der Ohrmuschel sowie Durchtrennung einzelner Nerven (z. B. des N. frontalis, N. auriculotemporalis). Schwerwiegendere Eingriffe sind die Durchtrennungen des Grenzstranges des Sympathikus, v. a. die hohe thorakale Durchtrennung, sowie Eingriffe an den Wurzeln des N. trigeminus (vgl. Heyck 1975). Alle genannten Methoden brachten im Vergleich zur Schwere des Eingriffs nur geringen oder gar keinen Erfolg und können daher heute als nicht indiziert angesehen werden.

Die sog. *manuelle Therapie* baut auf den Erfahrungen der Chiropraxis auf. Hierbei sollen mit Hilfe von geschickten Handgriffen Wirbel und Gelenke, bei Migränepatienten v. a. die Halswirbelsäule, wieder mobilisiert werden. Diese Therapie kann nur von in dieser Methode erfahrenen Ärzten angewandt werden.

In Kap. 1 haben wir erwähnt, daß bestimmte Nahrungsmittel, wie Schokolade, Zitrusfrüchte, bestimmte Käsesorten etc., bei einigen Patienten Anfälle auslösen können. Es wurden daher immer wieder bestimmte Diätvorschriften zur Migränebehandlung eingesetzt. Einige Autoren sahen gelegentlich Erfolge mit fettarmer (z. B. Heyck 1975), andere mit kohlenhydratfreier (z. B. Lutz 1977) oder glukoseasrmer Kost (z. B. Dexter et al. 1978). Wie uneinheitlich die Ernährungsratschläge sind, läßt sich z. B. daran erkennen, daß einerseits „Heilfasten“ in „Spezialkliniken für Migräne etc.“ durchgeführt wird, obwohl Fasten bzw. das Ausfallen einer Mahlzeit auch immer wieder als migräneauslösender Faktor erwähnt wird. Es scheint uns selbstverständlich, daß Patienten, bei denen auf bestimmte Speisen hin gehäuft Anfälle auftreten, auf solche Speisen verzichten sollten. Der Patient sollte daher vom behandelnden Therapeuten darauf hingewiesen werden, solche Zusammenhänge bei Ausfüllen seiner Kopfschmerztagebüher zu beachten.

Die Mehrzahl gut kontrollierter Studien (z. B. Moffett et al. 1974; Medina u. Diamond 1978) zeigt deutlich, daß die Bedeutung von Ernährungsfaktoren bei der Behandlung von Migräne höchstens in Einzelfällen von Bedeutung sein kann. In unseren Untersuchungen konnten wir durch systematisches Erfassen (Tagebuchaufzeichnungen über ein Jahr) der Symptomatik und der den Migräneanfällen vorausgehenden Nahrungsaufnahme keinen wesentlichen Zusammenhang zwischen Ernährung und Migränehäufigkeit feststellen.

Mit Harrer (1979, S. 114) sind wir der Meinung, daß einseitige Diät zwar zu einem vorübergehend positiven „Umstimmungseffekt" führen kann, der jedoch im Sinne von Placebowirkungen meist nicht stabil ist. Grundsätzlich ist davon auszugehen, daß auch bei Migränekranken Beschwerdebilder vorliegen können, die durch eine gezielte Diät positiv beeinflußt werden können (z. B. Obstipation, Diabetes, Übergewicht etc.). Jedoch möchten wir betonen, daß diätetische Maßnahmen keine spezifische Methode zur Behandlung der Migräne darstellen. Gleichzeitig möchten wir darauf hinweisen, daß die Einleitung diätetischer Maßnahmen eine systematische, internistische und neurologische Diagnostik voraussetzt.

Besonders häufig wird von Migränepatienten über die Vermeidung von Alkohol, Nikotin und Koffein berichtet, da diese migräneauslösend seien. Obwohl die vasokonstriktorische Wirkung von Koffein pathophysiologisch seit langem bekannt ist, sind die empirischen Zusammenhänge zwischen dem Auftreten von Migräneanfällen und der Einnahme von Genußmitteln nicht gesichert. Es ist anzunehmen, daß die diesbezüglichen Berichte von Migränepatienten eher auf deren medizinische Kausalattribution zurückzuführen sind. Die Empfehlungen, die Migränekranken hinsichtlich der Einnahme von Genußmitteln gegeben werden, sind uneinheitlich. Während Heyck (1975) empfiehlt, Alkohol – im Gegensatz zu Nikotin – ganz zu meiden, hält Harrer (1979) den mäßigen Genuß von Alkohol, Kaffee und Nikotin für angezeigt. Wir sind der Meinung, daß erst eine gezielte, systematische Verlaufsbeobachtung im Einzelfall eine gültige Aussage über die Notwendigkeit einer Genußmittelreduktion zuläßt. Wir möchten hervorheben, daß zu globale Aussagen über Zusammenhänge zwischen Ernährungsfaktoren, Wetter, Vererbung etc. und Migräne zu einer Kausalattribution bei dem Patienten führen können, die eine differenzierte, auf Selbstkontrolle ausgerichtete und auch psychologische Faktoren berücksichtigende Therapie möglicherweise erschweren.

Die in diesem Kapitel genannten Verfahren entbehren teilweise einer empirischen Grundlage. Um gültige Aussagen über ihre Wirksamkeit treffen zu können, sind gut kontrollierte (z. B. Cross-over-, Doppelblindstudien) erforderlich.

17 Zusammenfassende Überlegungen zur Diagnostik und Therapie der Migräne

W. D. Gerber und G. Haag

Im folgenden möchten wir die vorliegenden Beiträge zur Diagnostik und Therapie der Migräne unter der allgemeinen Zielsetzung des Buches diskutieren. Darüber hinaus erscheinen uns einige der aufgeworfenen Fragen, speziell im Zusammenhang mit der Indikationsproblematik, so bedeutsam, daß wir sie hier noch einmal zusammenfassend aufgreifen möchten.

1 Zielsetzung und Ausgangspunkt

Das Bemühen der an diesem Buch beteiligten Autoren (Neurologen und klinische Psychologen) war vor allem, den mit Migränepatienten konfrontierten ärztlichen und psychologischen Therapeuten systematisch in die Diagnostik, Therapieplanung und Therapiedurchführung einzuführen und konkrete Handlungsstrategien zu vermitteln. Darüber hinaus war es unser Ziel, klinischen Psychologen die Grundlagen der Pathophysiologie, Symptomatologie sowie der medizinischen Diagnostik, Differentialdiagnostik und Therapie darzulegen. Demgegenüber sollten Ärzte zu einem besseren Verständnis psychologischer Bedingungen und Behandlungsformen der Migräne geführt werden. Diese Zielsetzung schließt eine Ablehnung des Dualismus von medizinischer und psychologischer Diagnostik und Therapie bei Migränepatienten ein und zielt auf eine Kooperation fern jeglicher schulenzentrierter Ausrichtung. Zu diesem Zweck wurde ein Handlungsmodell (s. S. 5) vorgestellt, das die medizinische und psychologische Interaktion im diagnostischen und therapeutischen Bereich widerspiegelt. Besonderen Wert legten wir dabei auf das Problem der Indikationsstellung, d. h. der Zuweisung des Patienten zu der für ihn günstigsten Therapiestrategie. Wir haben dabei auf die besondere Bedeutung therapiebegleitender Maßnahmen hingewiesen.

Die Darstellung der ätiologischen und pathopysiologischen Therapie zur Migräne in diesem Buch zeigte ein uneinheitliches Bild. Bislang ist es nicht gelungen, eine umfassende Modellvorstellung zur Genese und Pathophysiologie der Migräne zu erstellen, die interagierende, organismische (physiologische) und psychologische Variablen berücksichtigt. Es ist zu wünschen, daß unter dem Aspekt der *Verhaltensmedizin* vermehrt Zusammenhänge zwischen medizinisch-physiologischen und psychologischen Faktoren erforscht werden, wie es sich ansatzweise in der psychophysiologischen Grundlagenforschung abzeichnet.

Wir hoffen, daß die Darstellung empirisch überprüfter Zusammenhänge zwischen verschiedenen Variablen bei der Migräneerkrankung zu einer Neubewertung durch den Praktiker führt. So zeigten sich die typologischen bzw.

charakterologischen Beschreibungen einer „Migränepersönlichkeit" als empirisch nicht haltbar. Zudem lassen sich Globalaussagen, wie etwa „Migräne ist vererbbar" oder „Migräne ist wetterabhängig", in dieser Ausschließlichkeit nicht aufrechterhalten; ja sie stehen bei Übernahme durch den Patienten dem therapeutischen Bemühen eher entgegen (Therapiemotivation und Attribution).

Die Zusammenfassung der Erfolge zahlreicher Interventionsformen ergab nur eine geringe empirische Grundlage, die eine eindeutige Effizienzbeurteilung der Techniken erlauben würde. Dieser Umstand ist um so erstaunlicher, als die Migräneliteratur (auch zur Therapieforschung) in der Zwischenzeit nahezu unüberschaubar ist. Es liegen jedoch bisher leider nur wenige systematische Studien zur Frage der differentiellen Therapieindikation bei Migräne vor. Die Zusammenstellung der empirischen Untersuchungen zur Frage der Effizienz von Behandlungsmöglichkeiten mag die Erwartungen mancher Leser zuweilen enttäuscht haben. In der Tat ist der Migräneforschung noch kein entscheidender Durchbruch gelungen. Es erscheint daher sowohl aus klinischer als auch wissenschaftlicher Sicht angezeigt, bei der Anwendung spezifischer Techniken zur Behandlung der Migräne selbstkritisch vorzugehen und beim Patienten keine überhöhten Erwartungen zu erzeugen.

In besonderem Maße gilt dies für eher symptomorientierte Techniken wie Akupunktur, Biofeedback, medikamentöse Therapie usw., die dem Patienten aufgrund der eher medizinisch-technischen Therapiedurchführung vorwiegend das Gefühl vermitteln, ohne eigenes Zutun von seinem Leiden befreit zu werden. Der Schwerpunkt neuer empirischer Studien liegt eher auf dem Aufbau von Eigeninitiativen des Patienten bzw. der Förderung von Selbstkontrolle (vgl. z. B. Mitchell u. White 1977 sowie Cohen et al. 1980).

Wir haben in mehreren Beiträgen gesehen, daß eine möglichst fundierte Therapieplanung anhand medizinischer und psychologischer Diagnostik unumgänglich ist. Die Einleitung therapeutischer Maßnahmen wird bei einer umfangreichen Datenerhebung bei der Mehrzahl der Patienten entweder zu einer Kombination verschiedener therapeutischer Ansätze oder aber zu einem Stufenprozeß therapeutischen Handelns (mehrere Therapien in zeitlicher Abfolge) führen. Dabei sind Therapieplanung und -durchführung als Problemlösungsprozeß zu sehen, der sich im kybernetischen Sinne als Vergleich zwischen Therapieziel und tatsächlich erreichtem Erfolg beschreiben läßt. Wir können nicht davon ausgehen, eine völlige Befreiung von Migräne zu erreichen. Teilziele, wie Medikamentenreduktion und Verringerung der Kopfschmerzintensität, sind einer überhöhten Therapieerwartung vorzuziehen.

Nach unseren Erfahrungen werden bei vielen Patienten darüber hinaus Maßnahmen notwendig sein, die auf eine erneute Indikationsstellung abzielen. Bei einer Reihe von Patienten gelang uns zwar eine deutliche Reduktion der Medikamenteneinnahme und der Anfallshäufigkeit, eine wirkliche Genesung erreichten wir jedoch nicht. So bestanden z. B. weiterhin situative Konfliktmomente, die als migräneauslösend angesehen werden konnten und in die therapeutische Intervention nicht eingeschlossen waren. An diesem Beispiel wird die kritische Bewertung der Therapieeffekte und der etwaigen Therapiemißerfolge deutlich. Es erscheint uns die nachdrückliche Feststellung wichtig, daß ausbleibende Therapieeffekte nicht allein auf die Therapietechnik als solche zurückzuführen sind. Vielmehr kann eine Reihe von Gründen hierfür verantwortlich sein. Im folgenden möchten wir einige der möglichen Ursachen unbefriedigender Therapieerfolge skizzieren.

2 Zum Problem des Therapiemißerfolges

Wir haben gesehen, daß zur Überprüfung spezifischer Therapieeffekte eine therapiebegleitende Diagnostik bzw. Therapiekontrolle dem klinischen Eindrucksbild vorzuziehen ist. Erst der Vergleich von systematischen (Symptom)aufzeichnungen vor, während und nach der Therapie erlaubt die Aussage, ob weitere therapeutische Maßnahmen indiziert sind. Neben einer erneuten Diagnostik sind insbesondere die Gründe, weshalb nur Teil- oder gar Mißerfolge erzielt wurden, zu hinterfragen. Als mögliche Gründe kommen nach unseren Erfahrungen in Frage:

1. Klientenbezogene Probleme:
   - mangelnde Therapiemotivation infolge eher medizinischer Kontrollattribution oder überhöhter Therapieerwartung,
   - Medikamentenmißbrauch bzw. übermäßige Dosierung,
   - unbeeinflußbare äußere Faktoren (z. B. Beruf, Partnerschaft),
   - mangelndes Verständnis der Therapieziele,
   - „Patientenkarriere“, d. h. häufiger Therapeutenwechsel, vieljährige Erkrankungsdauer,
   - extreme neurotische Überlagerung, Depression,
   - sekundärer Krankheitsgewinn.
2. Therapeutenbezogene Probleme:
   - mangelnde Erfahrung (ungenügende therapeutische Ausbildung, fehlende theoretische Kenntnisse),
   - mangelhafte Vermittlung der Therapieziele,
   - mangelhafte Diagnostik und Therapieplanung,
   - zu technisch orientiertes Therapeutenverhalten (Vernachlässigung der Problembereiche des Klienten),
   - ungenügende Kooperationsbereitschaft mit anderen Therapeuten,
   - fehlende therapeutische Flexibilität,
   - Unfähigkeit zur Gestaltung einer günstigen Therapeut-Klienten-Beziehung.
3. Sonstige Probleme:
   - unzureichende Indikationsstellung,
   - Probleme mit der Technik (z. B. bei Biofeedback),
   - fehlender institutioneller Rahmen für therapeutische Maßnahmen (z. B. keine Videogeräte etc. vorhanden),
   - stationäre Therapie aus institutionellen Gründen nicht möglich,
   - ambulante Therapie nicht möglich (z. B. Entfernung zwischen Wohnort des Klienten und Therapeut zu groß),
   - finanzielle Probleme (nichtärztliche Therapie).

Es ist nicht möglich, für alle diese Problembereiche adäquate Lösungen anzubieten. Letztlich muß der behandelnde Therapeut im Einzelfall zu neuen Indikationsstellungen kommen. Es scheint jedoch wichtig hervorzuheben, daß nach einer eher erfolglosen Therapie die möglichen Ursachen selbstkritisch bewertet und Korrekturen über eine erneute Therapieplanung eingeleitet werden sollten. Dies schließt selbstverständlich eine Überweisung des Patienten an andere Therapeuten nicht aus, sofern die eigene Kompetenz überschritten wird.

3 Ausblick und Bewertung

Dem kritischen Leser dieses Buches ist nicht entgangen, daß trotz intensiver medizinischer und psychologischer Forschung zur Diagnostik und Therapie der Migräne mehr Fragen offen als Antworten gegeben sind.

Von der wissenschaftlichen Forschung werden durch das Verlassen dualistischer Forschungsstrategien und durch die Hinwendung zu medizinisch-psychologischem Parallelismus (vgl. Adams et al. 1980) neue Impulse zu erwarten sein. Insbesondere in der Grundlagenforschung sollten Fragen zur Migräne im Kindesalter vorrangig beantwortet werden. Zur Lösung der Indikationsproblematik sind Forschungen indiziert, die gezielt Einzelaspekte der Therapiezuweisung erfassen (z. B. Suche nach Prädiktorvariablen). Für den Praktiker sollte die Forschung zu konkreten Handlungsanweisungen führen.

In der ärztlichen und klinisch-psychologischen Praxis erscheint uns die Verwendung therapiebegleitender Materialien zur Überprüfung der Therapieeffekte unumgänglich. Vermehrt sollte bei Allgemeinärzten und Pädiatern ein frühzeitiges Erkennen mit anschließender gezielter Einleitung therapeutischer Maßnahmen (z. B. nichtmedikamentöse Therapie) angestrebt werden.

Diese Überlegungen werden sich je nach institutionellen Bedingungen mehr oder weniger realisieren lassen. Um einen Austausch über die in diesem Buch aufgeworfenen Fragen einzuleiten, möchten wir den interessierten Leser bitten, uns Anregungen, Kritik und eigene Erfahrungen zu übermitteln. Am Ende dieses Buches sind hierfür 2 heraustrennbare Seiten vorgesehen. Für die kritische Auseinandersetzung mit dem Gelesenen und eine diesbezügliche Rückmeldung möchten wir dem Leser danken.

Anhang

Anhang 1: Migränetagebuch (Kopfschmerztagebuch). (Nach Gerber et al. 1981)

MIGRÄNE – KOPFSCHMERZ – TAGEBUCH NAME: .... WOCHE VOM ...... BIS ....

	Montag				Dienstag				Mittwoch				Donnerstag				Freitag				Samstag				Sonntag			
Hatten Sie heute einen Migräneanfall?	Ja		Nein		Ja		Nein		Ja		Nein		Ja		Nein		Ja		Nein		Ja		Nein		Ja		Nein	
Wenn ja, hatten Sie																												
1. Augenflimmern?																												
2. Übelkeit?																												
3. Erbrechen?																												
4. Lähmungserscheinungen?																												
5. Lichtempfindlichkeit?																												
Stärke der Kopfschmerzen: 9 = unerträglich 0 = gar keine Na = Nachts V = Vormittags N = Nachmittags A = Abends	9 8 7 6 5 4 3 2 1 0	9 8 7 6 5 4 3 2 1 0	9 8 7 6 5 4 3 2 1 0	9 8 7 6 5 4 3 2 1 0	9 8 7 6 5 4 3 2 1 0	9 8 7 6 5 4 3 2 1 0	9 8 7 6 5 4 3 2 1 0	9 8 7 6 5 4 3 2 1 0	9 8 7 6 5 4 3 2 1 0	9 8 7 6 5 4 3 2 1 0	9 8 7 6 5 4 3 2 1 0	9 8 7 6 5 4 3 2 1 0	9 8 7 6 5 4 3 2 1 0	9 8 7 6 5 4 3 2 1 0	9 8 7 6 5 4 3 2 1 0	9 8 7 6 5 4 3 2 1 0	9 8 7 6 5 4 3 2 1 0	9 8 7 6 5 4 3 2 1 0	9 8 7 6 5 4 3 2 1 0	9 8 7 6 5 4 3 2 1 0	9 8 7 6 5 4 3 2 1 0	9 8 7 6 5 4 3 2 1 0	9 8 7 6 5 4 3 2 1 0	9 8 7 6 5 4 3 2 1 0	9 8 7 6 5 4 3 2 1 0	9 8 7 6 5 4 3 2 1 0	9 8 7 6 5 4 3 2 1 0	9 8 7 6 5 4 3 2 1 0
	Na	V	N	A	Na	V	N	A	Na	V	N	A	Na	V	N	A	Na	V	N	A	Na	V	N	A	Na	V	N	A
Beginn des Schmerzes (Uhrzeit)																												
Dauer in Std. od/u. Minuten																												
Wurde kupiert?																												
Schmerzort (ggf. mehrere Nummern) genau angeben	Links				Links				Links				Links				Links				Links				Links			
	Rechts				Rechts				Rechts				Rechts				Rechts				Rechts				Rechts			
links 1–9 rechts 11–19																												

	Na	V	N	A	Na	V	N	A	Na	V	N	A	Na	V	N	A	Na	V	N	A	Na	V	N	A	Na	V	N	A
Art und Anzahl der eingenommenen Medikamente																												
1.																												
2.																												
3.																												
Sonstige Anwendungen																												
Wie gut ging es Ihnen heute im Verlauf des Tages, bzw. wie war Ihre Stimmung? 9 = sehr gut 0 = sehr schlecht Na = Nachts V = Vormittags N = Nachmittags A = Abends	9 8 7 6 5 4 3 2 1 0	9 8 7 6 5 4 3 2 1 0	9 8 7 6 5 4 3 2 1 0	9 8 7 6 5 4 3 2 1 0	9 8 7 6 5 4 3 2 1 0	9 8 7 6 5 4 3 2 1 0	9 8 7 6 5 4 3 2 1 0	9 8 7 6 5 4 3 2 1 0	9 8 7 6 5 4 3 2 1 0	9 8 7 6 5 4 3 2 1 0	9 8 7 6 5 4 3 2 1 0	9 8 7 6 5 4 3 2 1 0	9 8 7 6 5 4 3 2 1 0	9 8 7 6 5 4 3 2 1 0	9 8 7 6 5 4 3 2 1 0	9 8 7 6 5 4 3 2 1 0	9 8 7 6 5 4 3 2 1 0	9 8 7 6 5 4 3 2 1 0	9 8 7 6 5 4 3 2 1 0	9 8 7 6 5 4 3 2 1 0	9 8 7 6 5 4 3 2 1 0	9 8 7 6 5 4 3 2 1 0	9 8 7 6 5 4 3 2 1 0	9 8 7 6 5 4 3 2 1 0	9 8 7 7 5 4 3 2 1 0	9 8 7 6 5 4 3 2 1 0	9 8 7 6 5 4 3 2 1 0	9 8 7 6 5 4 3 2 1 0
	Na	V	N	A	Na	V	N	A	Na	V	N	A	Na	V	N	A	Na	V	N	A	Na	V	N	A	Na	V	N	A
Wie überzeugt sind Sie, daß Ihnen die Therapie Erfolg bringen wird? (Bitte abends ausfüllen) 9 = sehr viel Erfolg 0 = gar keinen Erfolg	9 8 7 6 5 4 3 2 1 0				9 8 7 6 5 4 3 2 1 0				9 8 7 6 5 4 3 2 1 0				9 8 7 6 5 4 3 2 1 0				9 8 7 6 5 4 3 2 1 0				9 8 7 6 5 4 3 2 1 0				9 8 7 6 5 4 3 2 1 0			
Gab es heute besondere Ereignisse? Wenn ja, bitte kurz angeben	....				....				....				....				....				....				....			
Für Notizen/Anmerkungen bitte Rückseite benutzen																												

Anhang 2: Attributionsfragebogen (AFM). (Nach Gerber et al., in Vorbereitung)

Zu wissenschaftlichen Zwecken möchten wir Sie bitten, den nachstehenden Fragebogen auszufüllen. Wir haben dafür gesorgt, daß Ihre Antworten vertraulich behandelt werden und Ihre Therapie nicht beeinflussen. Sie sollten beim Beantworten dieses Fragebogens nicht überlegen, welche Antworten von Ihnen erwartet werden könnten, sondern frei Ihrer Meinung nach entscheiden.

Es gibt keine richtigen oder falschen Antworten. Es geht darum, wie Sie ganz persönlich zu Ihren *körperlichen* Beschwerden stehen, derentwegen Sie eine Behandlung wünschen.

Sie werden vorgegebene Meinungen finden, für die Sie vielleicht andere Worte wählen würden. Es ist trotzdem wichtig, daß Sie bei jeder Aussage angeben, wie sehr sie mit Ihrer Meinung übereinstimmt. Tun Sie dies bitte durch Ankreuzen der jeweils entsprechenden Zahl.

Beispiel:

Ich würde mich freuen, wenn mir jemand 1000 DM schenkte.

Zu dieser Meinung denke ich mir: 1 2 3 4 5

1 = trifft überhaupt nicht zu
2 = trifft eher nicht zu
3 = weiß ich nicht
4 = trifft eher zu
5 = trifft genau zu

1.	Ich glaube, man könnte bei mir organische Krankheitsursachen finden, wenn man genauer nachforschen würde.	1	2	3	4	5
2.	Am Anfang meiner Krankheit standen seelische Probleme.	1	2	3	4	5
3.	Meine bisherigen Lebensgewohnheiten haben zu meinen Beschwerden beigetragen.	1	2	3	4	5
4.	Ich werde noch einmal zu einem Psychotherapeuten gehen, wenn meine körperlichen Beschwerden nach dieser Behandlung wieder auftauchen.	1	2	3	4	5
5.	Anstatt auf Medikamente zu vertrauen, wäre es besser, meine persönlichen Probleme anzugehen.	1	2	3	4	5
6.	Ich glaube, daß hinter meinen körperlichen Beschwerden keine psychischen Probleme stehen.	1	2	3	4	5
7.	Ich kann aktiv etwas dazu tun, daß sich meine körperlichen Beschwerden bessern.	1	2	3	4	5
8.	Nur die Medizin kann mir helfen, meine Krankheit zu besiegen.	1	2	3	4	5
9.	Persönliche Probleme und körperlich krank sein, sind für mich unterschiedliche Dinge.	1	2	3	4	5
10.	Was ich früher erlebt habe, ist für meine heutige körperliche Verfassung mitverantwortlich.	1	2	3	4	5
11.	Wenn ich meine alltäglichen Probleme besser bewältigen könnte, würde ich auch mit meiner Krankheit besser zurechtkommen.	1	2	3	4	5
12.	Ich bin nicht sicher, ob mir eine psychologische Behandlung helfen kann.	1	2	3	4	5
13.	Wenn meine körperlichen Beschwerden nach dieser Behandlung wieder auftreten, muß ich mich eben doch medikamentös behandeln lassen.	1	2	3	4	5

14. Ich hoffe, daß die medizinische Forschung mit der Zeit Medikamente findet, die mir helfen.	1	2	3	4	5
15. Die Medizin ist die Wissenschaft, die die Entstehung meiner Krankheit müßte erklären können.	1	2	3	4	5
16. Ich glaube, daß meine körperlichen Beschwerden durch seelische Probleme verursacht sind.	1	2	3	4	5
17. Ich habe zu viele persönliche Probleme – das hat mein Körper einfach nicht mehr mitgemacht.	1	2	3	4	5
18. Ich glaube, daß mir ein Psychotherapeut bei der Bewältigung meiner körperlichen Beschwerden helfen kann.	1	2	3	4	5
19. Meine Krankheit ist ein Zeichen für meine nervliche Überlastung.	1	2	3	4	5
20. Ich kann noch vieles lernen, was mir helfen wird, meine Krankheit zu bewältigen.	1	2	3	4	5
21. Ein Medikament *ohne* Nebenwirkungen wäre mir lieber als eine psychologische Behandlung.	1	2	3	4	5
22. Psychotherapeuten mögen fähige Leute sein. Aber meine körperliche Gesundheit vertraue ich lieber einem Arzt an.	1	2	3	4	5
23. Ich warte noch darauf, daß ein Arzt mir eine genaue medizinische Ursache für meine Krankheit sagen kann.	1	2	3	4	5
24. Am Beginn meiner Krankheit standen körperliche Beschwerden.	1	2	3	4	5
Wenn Sie die fünf Ziele, die Ihnen gegenwärtig am wichtigsten sind, der Bedeutung nach ordnen würden, an welcher Stelle würde Ihr Wunsch nach einer psychologischen Behandlung stehen?	1 wichtigstes Ziel	2	3	4 weniger wichtiges Ziel	5

Anhang 3: Fragebogen zur Kopfschmerzlokalisation. (Nach Gerber et al., in Vorbereitung)

Name des Patienten: .... lfd Nr

Datum: ....

Uhr	KS–Intensität[a]						Medikamente (Bezeichnung; Menge/Anzahl)	KS–Lokalisation	
	0	1	2	3	4	5		Links	Rechts
6									
8									
10									
12									
14									
16									
18									
20									
na									
x[b]									
s[c]									

[a] *0* keine KS, *1* leichte, *2* mittlere, *3* stärkere, *4* starke, *5* sehr starke

[b] Mittelwert

[c] Streuung

links

rechts

Anhang 4: Fragebogen zur Messung irrationaler Verhaltenstendenzen. (Nach Gerber, in Vorbereitung)

Im folgenden finden Sie eine Reihe von gegensätzlichen Wörtern (z. B. gut – schlecht, richtig – falsch). Solche Wortpaare kann man benutzen, um bestimmte menschliche Verhaltensweisen zu beurteilen. Wir möchten Sie nun bitten, einige solcher Verhaltensweisen zu bewerten. Dafür finden Sie unten mehrere gegensätzliche Wörter, zwischen die Zahlen von +3 bis −3 gesetzt sind. Sie sollen nun Ihre Bewertungen abgeben. Schauen Sie zu diesem Zwecke zunächst folgendes Beispiel an:

Wählen gehen ist

richtig	+3	+2	+1	0	−1	−2	−3	falsch
gut	+3	+2	+1	0	−1	−2	−3	schlecht

Wenn Sie der Meinung sind, daß zu Wahl zu gehen voll und ganz richtig ist, würden Sie in diesem Beispiel +3 ankreuzen. Wenn Sie jedoch völlig anderer Meinung sind, nämlich, daß es falsch ist, zur Wahl zu gehen, würden Sie −3 ankreuzen. Die Zahlen dazwischen, also +2 usw., bedeuten, daß Sie sich nicht voll und ganz entscheiden können. Die Zahl 0 bedeutet weder – noch.

Es kann nun sein, daß Sie glauben, daß ja manche Wörter mit der Verhaltensweise nichts zu tun haben. *Versuchen Sie jedoch trotzdem – Ihrem GEFÜHL nach – die Verhaltensweise zu beurteilen.* Lassen Sie also kein Wortpaar aus und bewerten Sie, ohne viel nachzudenken.

Beginnen Sie jetzt:

Immer ordentlich und gewissenhaft zu sein ist

gut	+3	+2	+1	0	−1	−2	−3	schlecht
angenehm	+3	+2	+1	0	−1	−2	−3	unangenehm
falsch	−3	−2	−1	0	+1	+2	+3	richtig
fleißig	+3	+2	+1	0	−1	−2	−3	faul
ungebildet	−3	−2	−1	0	+1	+2	+3	gebildet
erfolgreich	+3	+2	+1	0	−1	−2	−3	erfolglos
grausam	−3	−2	−1	0	+1	+2	+3	freundlich
sinnvoll	+3	+2	+1	0	−1	−2	−3	sinnlos
schädlich	−3	−2	−1	0	−1	−2	−3	förderlich
vernünftig	+3	+2	+1	0	−1	−2	−3	unvernünftig
berechtigt	+3	+2	+1	0	−1	−2	−3	unberechtigt
weise	+3	+2	+1	0	−1	−2	−3	dumm
unnütz	−3	−2	−1	0	+1	+2	+3	nützlich
schwach	−3	−2	−1	0	+1	+2	+3	stark
wahrscheinlich	+3	+2	+1	0	−1	−2	−3	unwahrscheinlich
unmöglich	−3	−2	−1	0	+1	+2	+3	möglich
ehrlich	+3	+2	+1	0	−1	−2	−3	unehrlich
schmutzig	−3	−2	−1	0	+1	+2	+3	sauber
vorhanden	+3	+2	+1	0	−1	−2	−3	nicht vorhanden
krank	−3	−2	−1	0	+1	+2	+3	gesund

Was, glauben Sie, erwarten andere Menschen von Ihnen im Hinblick auf Ihre Gesundheit und Gewissenhaftigkeit:

– Mein Partner/Freund erwartet von mir, daß ich ordentlich und gewissenhaft bin

sehr wahrscheinlich	+3	+2	+1	0	−1	−2	−3	sehr unwahrscheinlich

– Meine Eltern erwarten (erwarteten) von mir, daß ich ordentlich und gewissenhaft bin (war)

sehr wahrscheinlich	+3	+2	+1	0	−1	−2	−3	sehr unwahrscheinlich

Inwieweit möchten Sie die Erwartungen dieser Personen (Partner/Eltern) erfüllen?
(sehr gern = +3, sehr ungern = −3)

In bezug auf meine Ordentlichkeit und meine Gewissenhaftigkeit möchte ich die Erwartungen

– meines Partners/Freundes

sehr gern	+3	+2	+1	0	−1	−2	−3	sehr ungern

– meiner Eltern
sehr gern +3 +2 +1 0 −1 −2 −3 sehr ungern erfüllen.

Geben Sie jetzt bitte noch an, inwieweit Sie zum *gegenwärtigen Zeitpunkt* (das heißt, gerade jetzt, wenn Sie diesen Fragebogen ausfüllen) beabsichtigen oder dazu neigen, folgendes zu tun:

Im Augenblick neige ich dazu, immer ordentlich und gewissenhaft zu sein
sehr wahrscheinlich +3 +2 +1 0 −1 −2 −3 sehr unwahrscheinlich

Im Augenblick neige ich dazu, immer beruflichen und privaten Erfolg anzustreben
sehr wahrscheinlich +3 +2 +1 0 −1 −2 −3 sehr unwahrscheinlich

---

Literatur

Adam EI, Gore SM, Price WH (1978) Double blind trial of clonidine in the treatment of migraine in general practice. J R Coll Gen Pract 28: 587–590

Adams HE, Feuerstein M, Fowler IL (1980) Migraine headache: review of parameters, etiology and intervention. Psychol Bull 87: 217–237

Ad Hoc Committee on Classification of Headache (1962) Classification of headache. JAMA 179: 177–718

Adie WJ (1930) Permanent hemianopia in migraine and subarachnoid haemorrhage. Lancet II: 237

Adler R (1979) Schmerz. In: Uexküll Th v (Hrsg) Lehrbuch der Psychosomatischen Medizin. Urban & Schwarzenberg, München, S 498–508

Aellig WH (1976) Influence of ergot compounds on compliance of veins in man. Postgrad Med J [Suppl] 52/1: 21–23

Aellig WH (1978) Clinical pharmacological experiments with pizotifen (Sandomigran) on superficial hand veins in man. In: Greene R (ed) Current concepts in migraine therapy. Raven, New York, pp 53–62

Aellig WH, Nüsch E (1977) Comparative pharmacokinetic investigations with tritiumlabelled ergot alkaloids after oral and intravenous administration in man. Int J Clin Pharmacol Biopharm 15: 106–112

Al-Hurula V, Myllylä VV, Arvela P, Heikkilä J, Kärki N, Hokkanen E (1979) Systemic availability of ergotamine tartrate after oral, rectal and intramuscular administration. Eur J Clin Pharmacol 15: 51–59

v Albert H-H (1980) Die Therapie in der Neurologie. Folge 7: Behandlung der Migräne und migränoider Kopfschmerzen. Fortschr Med 98: 1208–1214

Alexander F (1977) Psychosomatische Medizin, 3. Aufl. Gruyter, Berlin

Allan W (1928) The inhevitance of migraine. Arch Intern Med 42: 590–599

Alpers BJ, Yaskin HE (1951) Pathogenesis of ophthalmoplegic migraine. Arch Ophthalmol 45: 555–566

Alvarez MD (1947) The migrainous personality and constitution. Am J Med Sci 231: 1–17

Amery WK, Wuquier A, van Nueten JM, de Clerck F, van Reempts JV, Jansen PAJ (1981) The anti-migrainous pharmacology of flunarizine (R 14950), a calcium antagonist. Drugs 7: 1–10

Anderson JAD, Basker MA, Dalton R (1975) Migraine and hypnotherapy. Int J Clin Exp Hypn 23: 48–58

Andreychuck T, Skriver L (1975) Hypnosis and biofeedback in the treatment of migraine headache. Int J Clin Exp Hypn 23: 172–183

Anneken R, Echelmeyer L, Kaluza K, Klein H, Klockgeter-Kelle A, Zimmer D (1977) Kommunikationstraining für Paare. Materialie Nr. 2 der DGVT, Tübingen

Anselmi B, Delbianco PL, Knor K, Sicuteri F (1972) L'antaminique Sandomigran comme traitement de choix du migraineux anxiex, maigre et anorexique. Schweiz Med Wochenschr 102: 487

Anthony M (1976) Plasma free fatty acids and Prostaglandin E 1 in migraine and stress. Headache 16: 58

Anthony M, Lance JW (1971) Histamine and Serotonin in cluster headache. Arch Neurol 25: 225–231

Antons K (1975) Praxis der Gruppendynamik. Hogrefe, Göttingen

Apley IG, Mackeith R (1968) The child and his symptoms. Blackwell, Oxford

Appenzeller D (1969) Vasomotor function in migraine. Headache 9: 147–155

Appenzeller O (1978) Reflex vasomotor function: Clinical and experimental studies in migraine. Res Clin Stud Headache 6: 160–166

Appenzeller O, Atkinson R (1976) Transcutaneous nervous stimulation in the treatment of hemicrania and other forms of headache. Minerva Med 67: 2023–2025

Appenzeller O, Davison K, Marshall J (1968) Reflex vasomotor abnormalities in the hands of migrainous subjects. J Neurol Neurosurg Psychiatry 26: 258–263

Apperley E, Humphrey PDA, Levy GP (1976) Receptors for 5-hydroxytryptamine and noradrenaline in rabbit isolated ear artery and aorta. Br J Pharmacol 58: 211–221

Arentewicz G, Schmidt G (1980) Sexuell gestörte Beziehungen. Springer, Berlin Heidelberg New York

Argyle M (1972) Soziale Interaktion. Kiepenheuer & Witsch, Köln

Attfield A, Peck DF (1979) Temperature selfregulation and relaxation with migraine patients and normals. Behav Res Ther 17: 591–595

Ax AF (1953) The physiological differentiation between fear and anger in humans. Psychosom Med 15: 433–442

Bacourt F, Couffinhal JC (1978) Ischémie de membres par association dihydroergotamine-triacétyloléandomycine, nouvelle observation. Nouv Presse Med 7: 1561

Bakal DA (1975) Headache: a biopsychological perspective. Psychol Bull 82: 369–382

Bakal DA, Kaganov IA (1977) Muscle contraction and migraine headache: a psychophysiologic comparison. Headache 17: 208–215

Baker HL (1975) Computerized transaxial tomography (EMI scan) in the diagnosis of cerebrovascular disease. Experience at the Mayo Clinic. Cerebral vascular diseases. Ninth conference. Grune & Stratton, New York

Bandura A (1971) Social learning theory. General learning press, Morristown

Barber TX (1961) Physiological effects of hypnosis. Psychol Bull 58: 390–419

Barber TX, Ham MW (1974) Hypnotic phenomena. General learning press, Morristown

Barolin GS (1969) Migräne. Facultas, Wien

Barolin GS (1976) Über Zusammenspiel psychischer und somatischer Faktoren beim Kopfschmerz. Fortschr Neurol Psychiatr 44: 597–614

Barolin GS (Hrsg) (1981) Kopfschmerz, Bd 2. Enke, Stuttgart

Barolin GS, Saurugg D, Hemmer W (1975) Kopfschmerz. Lehmann, München

Barrios FX (1978) The behavioral assessment and modification of the physiological, subjective and socio-behavioral correlates of migraine headaches. Diss Abstr Intern 39 (5-B): 2487

Barron SA, Jacobs L, Kinkel WR (1976) Changes in size of normal lateral ventricles during aging determined by computerized tomography. Neurology 26: 1001–1013

Bartholini G, Pletscher A (1964) Two types of 5-hydroxytryptamine release from isolated blood platelets. Experientia 20: 376–378

Bartling G et al. (1980) Problemanalyse im therapeutischen Prozeß. Kohlhammer, Stuttgart

Basler HD, Otte H, Schneller T, Schwoon D (1979) Verhaltenstherapie bei psychosomatischen Erkrankungen. Kohlhammer, Stuttgart

Bastian J (1976) Der Beitrag der Psychoanalyse zur Psychosomatischen Medizin. In: Eicke D (Hrsg) Freud und die Folgen, Bd I. Die Psychologie des 20. Jahrhunderts, Bd 2. Kindler, München, S 960–994

Baumann U (Hrsg) (1981) Indikation zur Psychotherapie. Urban & Schwarzenberg, München

Baust W (1979a) Klinische Untersuchungen zur Wirksamkeit der Akupunkturbehandlung der Migräne. Dtsch Z Akup 6: 132–135

Baust W (1979b) Der vasomotorische Kopfschmerz. Med Welt 30: 761

Beasley IM (1976) Biofeedback in the treatment of migraine headaches. Diss Abstr Intern 36(11-B)

Beatty I, Legewie H (eds) (1977) Biofeedback and behavior. Plenum Press, New York

Beck AT (1976) Cognitive therapy and emotional disorders. International University Press, New York

Beck EC, Dustman RE, Beir EG (1966) Hypnotic suggestions and visually errled potentials. Electroencephalogr Clin Neurophysiol 20: 397–400

Beckmann D, Richter HE (1972) Giessen-Test (GT). Huber, Bern

Beckmann D, Scheer JW (1978) Methodenprobleme in der Psychotherapieforschung. In: Pongratz LI (Hrsg) Klinische Psychologie. Hogrefe, Göttingen (Handbuch der Psychologie, 8. Bd, 2. Halbband, S 1085–1118)

Behan PO, Reid M (1980) Propranolol in the treatment of migraine. Practitioner 224: 201–204

Bekes M, Matos L, Rausch J, Török E (1968) Treatment of migraine with propranolol. Lancet II: 980

Bennet WM (1978) Clinical syndromes of drug nephrotoxicity. In: Bennet WM, Porter GA, Bagby SP, McDonald WJ (eds) Livingstone, New York Edinburgh London, pp 65–83

Benninghaus H (1976) Ergebnisse und Perspektiven der Einstellungs-Verhaltens-Forschung. Hain, Meisenheim

Benson H, Klemchuk HP, Graham JR (1974) The usefulness of the relaxation response in the therapy of headache. Headache 14: 49–52

Berde B, Stürmer E (1978) Introduction to the pharmacology of ergot alkaloids and related compounds as a basis of their therapeutic application. In: Berde B, Schild HO (eds) Ergot alkaloids and related compounds. Springer, Berlin Heidelberg New York (Handbook of experimental pharmacology, vol 49, pp 1–28)

Bergius R (1976) Sozialpsychologie. Hoffmann & Campe, Hamburg

Berlin J (1975) Das offene Gespräch. Paare lernen Kommunikation. Pfeiffer, München

Bernstein DA, Borkovec TD (1975) Entspannungstraining. Handbuch der progressiven Muskelentspannung. Pfeiffer, München

Beyme F (1966) Der Verlauf der Migräne mit und ohne Psychotherapie. Psychother Psychosom 14: 90–117

Beyme F (1976) Die Psychosomatik der Kranken mit Migräne und Kopfschmerz. In: Jores A (Hrsg) Praktische Psychosomatik. Huber, Bern, S 239–255

Bickerstaff ER (1961) Basilar artery migraine. Lancet I: 15–17

Bickerstaff ER (1964) Ophthalmoplegic migraine. Rev Neurol 110: 582–588

Bihldorf JP, King SH, Parnes LR (1971) Psychological factors in headache. Headache 11: 117–127

Bild R (1976) Cephalic vasomotor response biofeedback as a treatment modality for vascular headache of the migraine type. Diss Abstr Intern 37(5-B): 2494

Bille B (1962) Migraine in school children. Acta Paediatr Scand [Suppl] 51/136: 13–151

Bille B, Ludwigsson J, Sanner G (1977) Prophylaxis of migraine in children. Headache 17: 61–63

Birbaumer N (Hrsg) (1973/1977) Neuropsychologie der Angst. Urban & Schwarzenberg, München

Birbaumer N (1975) Physiologische Psychologie. Springer, Berlin Heidelberg New York

Birbaumer N (1978) Biofeedback. In: Pongratz LI (Hrsg) Klinische Psychologie, 2. Halbband. Hogrefe, Göttingen, S 2082–2103

Birbaumer N (1980) Psychosomatische Störungen. In: Wittling W (Hrsg) Handbuch der Klinischen Psychologie, Bd 5. Hoffmann & Campe, Hamburg, S 139–176

Birbaumer N, Haag G (1981) Verhaltensmedizin der Migräne oder sitzt der Schmerz wirklich im Kopf? In: Brengelmann JC (Hrsg) Entwicklungen der Verhaltenstherapie in der Praxis. Röttger, München, S 1–19 (Erscheint 1982 bei Plenum Press, New York)

Birbaumer N, Kimmel HD (1979) Biofeedback and self-regulation. Erlbaum, New Jersey

Birbaumer N, Zimmer D (1981) Hypnose und Schmerz. Pfeiffer, München

Blackwell B, Marley E, Price J, Taylor D (1967) Hypertensive interactions between monoamine oxidase inhibitors and foodstaffs. Br J Psychiatry 113: 345–365

Blanchard EB, Theobald DE, Williamson DA, Silver BV, Brown DA (1978) Temperature biofeedback in the treatment of migraine headaches: a controlled evaluation. Arch Gen Psychiatry 35/5: 581–588

Blaser P, Gehring H (1972) MMPI – Ein programmierter Kurs zur deutschsprachigen Auswertung des Minnesota Multiphysic Personality Inventory von SR Hathaway und JC Mckinley. Huber, Bern

Blau JN (1978) Migraine: a vasomotor instability of the meningeal circulation. Lancet II: 1136–1139

Blend R, Bull JWD (1967) The radiological investigation of migraine. In: Smith R (ed) Background to migraine. Heinemann, London, p 1

Boisen E, Deth S, Hübbe P, Jansen J, Klee A, Leunbach G (1978) Clonidine in the prophylaxis of migraine. Acta Neurol Scand 58: 288–295

Boissier JR, Giudicelli JF, Fichelle J, Schmitt H, Schmitt H (1968) Cardiovascular effects of 2-(2,6-dichlorphenylamino)-2-imidazoline hydrochloride (St 155) I. Peripheral sympathetic system. Eur J Pharmacol 2: 333–339

Bommert H, Dahlhoff HD (1978) Das Selbsterleben (Experiencing) in der Psychotherapie. Urban & Schwarzenberg, München

Bonnet G (1910) Précis d'autosuggestion volontaire. Paris

Børgesen SE, Nielsen JL, Møller CE (1974) Prophylactic treatment of migraine with propranolol. Acta Neurol Scand 50: 651–656

Bousser MG, Baron JC, Iba-Zizen MT, Comar D, Cabanis E, Castaigne P (1980) Migrainous cerebral infarction: A tomographic study of cerebral blood flow and oxygen extraction fraction with the oxygen- 15 inhalation technique. Stroke 11: 145–148

Bowen M (1966) The use of family therapy in clinical practice. Compr Psychiatry 7: 345–374

Branston NM, Symon L, Strong AJ (1978) Evoked responses, blood flow and extracellular potassium. In: Greene R (ed) Current concepts in migraine research. Raven Press, New York, pp 25–30

Bräutigam W, Christian P (1981) Psychosomatische Medizin. Thieme, Stuttgart New York

Brehm S (1980) Anwendung der Sozialpsychologie in der klinischen Praxis. Huber, Stuttgart

Brengelmann JC, Brengelmann L (1960) Deutsche Validierung von Fragebogen der Extraversion, neurotischer Tendenz und Rigidität. Z Exp Angew Psychol 7: 291–331

Brenner BM, Hofstetter TH, Humes HD (1980) Tubulointerstitial diseases of the kidney. In: Isselbacher KJ (ed) Harrison's principles of internal medicine, 9th edn. McGraw-Hill, New York, pp 1334–1335

Brewis M, Poskanzer DC, Rolland C, Miller H (1966) Neurological disease in an English city. Acta Neurol Scand [Suppl 24] 42: 1–89

Briggs RS, Millac PA (1979) Timolol in migraine prophylaxis. Headache 19: 379–381

Brogden RN, Pinder RM, Sawyer PR, Speight TM, Avery GS (1976) Low-dose clonidine: A review of its therapeutic efficacy in migraine prophylaxis. Drugs 10: 357–365

Brooks CVW (1974) Sensory awareness: The rediscovery of experiencing. Viking, New York

Buckle RM, du Boulay G, Smith B (1964) Death due to cerebral vasospasm. J Neurol Neurosurg Psychiatry 27: 440–444

Budzynsky T, Stoyva IM (1977) Biofeedbacktechniken in Verhaltenstherapie und im autogenen Training. In: Birbaumer N (Hrsg) Psychophysiologie der Angst. Urban & Schwarzenberg, München, pp 335–355

Bücking H, Baumgartner G (1974) Klinik und Pathophysiologie der initialen neurologischen Symptome bei fokalen Migränen (Migraine ophthalmique, Migraine accompagnée). Arch Psychiatr Nervenkr 219: 37–52

Burrows GD, Collison DR, Dennerstein L (1979) Hypnosis 1979. Elsevier/North-Holland, Amsterdam

Cameron R (1978) The clinical implementation of behavior change techniques. In: Foreyt JP, Rathjen DP (eds) Cognitive behaviour therapy. Plenum Press, pp 233–250

Capel ID, Grant EC, Dorell HM, Pinnock MH, Rose FC, Williams DC (1979) Disturbed liver function in migraine patients. Headache 19: 270–272

Caplan LR, Weiner H, Weintraub RM, Austen WG (1976) "Migrainous" neurologic dysfunction in patients with prosthetic cardiac valves. Headache 16: 218–221

Carrol PR, Ebeling P, Glover WE (1974) The response of the human temporal and rabbit ear artery to 5-hydroxytryptamine and some of its antagonists. Aust J Exp Biol Med Sci 52: 813–823

Carstairs LS (1958) Headache and gastric emptying time. Proc R Soc Med 51: 790–793

Cassidy WL, Flanagan NB, Spellman ME (1957) Clinical observations in manic-depressive disease. JAMA 164: 1535–1546

Caviness VS, O'Brien P (1980) Headache. N Engl J Med 302: 446–450

Chapman CR, Benedetti C (1977) Analgesia following transcutaneous electrical stimulation and its partial reversal by a narcotic antagonist. Life Sci 21: 1645

Chaves JF, Barber TX (1976) Acupuncture analgesia: a six-factor theory. In: Weisenberg M, Tursky B (eds) Pain. New perspectives in therapy and research. Plenum, New York London, pp 43–65

Christiani K (1979) Pharmakologische Therapie. In: Soyka D (ed) Die Migräne Nr . 7. Labaz Erfolg durch Forschung, Erkrath, S 99–110

Clements JA, Heading RC, Nimmo WS, Prescott LF (1978) Kinetics of acetaminophen absorption and gastric emptying in man. Clin Pharmacol Ther 24: 420–431

Coe WC, Bruckner LG (1977) Therapieerwartung, Hypnose und suggestive Methoden. In: Kanfer FH, Goldstein AP (Hrsg) Möglichkeiten der Verhaltensänderung. Urban & Schwarzenberg, München, S 451–502

Cohen MJ (1978) Psychophysiological studies of headache: Is there similarity between migraine and muscle contraction headaches? Headache 18: 189–196

Cohen MJ, Schandler SL (1979) A modular system for detecting and displaying plethysmographic blood volume pulse amplitude. Psychophysiology 16: 80–83

Cohen MJ, Taylor JR (1979) Persistent neurologic sequelae of migraine: a case report. Neurology 29: 1175–1177

Cohen MJ, Rickles WH, McArthur DL (1978) Evidence for physiological response stereotypy in migraine headache. Psychosom Med 40/4: 344–354

Cohen MJ, McArthur DL, Rickles WH (1980) Comparison of four biofeedback treatments for migraine headache: Physiological and headache variables. Psychosom Med 42: 463–480

Cohn R (1949) Clinical electroencephalography. McGraw-Hill, New York

Cohn R (1969) Systematische Tendenzen bei Persönlichkeitsbeurteilungen. Huber, Bern

Collaborative Group for the study of stroke in young women (1973) Oral contraception and increased risk of cerebral ischemia or thrombosis. N Engl J Med 288: 871–878

Collison DR (1979) An approach to hypnotherapy: my method. In: Burrows GO, Collison DR, Dennerstein L (eds) Hypnosis 1979. Elsevier/North-Holland, Amsterdam, pp 79–86

Conner RCC (1962) Complicated migraine. Lancet II: 1072–1075

Coppen A, Eccleston EG, Peet M (1973) Total and free tryptophan concentration in the plasma of depressive patients. Lancet II: 60–63

Corbat F (1976) Clonidin in der Migränebehandlung. Schweiz Rundsch Med (Praxis) 65: 82–83

Couch JR, Hasanein R (1977) Platelet aggreability in migraine. Neurology 27/9: 643–648

Couch JR, Ziegler DK, Hasanein R (1976) Amitryptiline in the prophylaxis of migraine. Neurology 26: 121–127

Craig DS (1967) Favourite prescriptions in general practice. Practitioner 198: 34–39

Craig KD (1978) Social modeling influences on pain. In: Sternbach RA (ed) The psychology of pain. Raven Press, New York, pp 73–109

Craig KD (1981) Aspekte des Modellernen beim Schmerz. In: Keeser W, Pöppel E, Mitterhusen P (Hrsg) Schmerz. Fortschritte der Klinischen Psychologie. Urban & Schwarzenberg, München

Crisp AH, Kalucy RS, Guiness B, Ralph PC, Harris G (1977) Some clinical, social and psychological characteristics of migraine subjects in the general population. Postgrad Med J 53: 691–697

Crombach-Seeber B, Crombach G (1980) Gesprächsführung bei der Sexual-Anamnese. Audiokassette in der Reihe „Praxis der Psychotherapie“. Pfeiffer, München

Curran DA, Hinterberger H, Lance JW (1965) Total plasma serotonin, 5-hydroxyindoleacetic and p-Hydroxy-m-methoxymandelic acid excretion in normal and migraineous subjects. Brain 88: 997–1010

Cuypers J, Altenkirch H, Bunge S (1981) Personality profiles in cluster headache and migraine. Headache 21: 21–24

Dalessio DJ (1963) Recent experimental studies on headache. Neurology 13: 7–10

Dalessio DJ (1972) Wolff's headache and other head pains, 3rd edn. Oxford University Press, New York

Dalessio DJ (1979) Classificatino and mechanism of migraine. Headach 19: 114–121

Dalessio DJ, Otis S, Smith R (1979) Vasomotor phenomena, platelet antagonism and migraine therapy. Res Clin Stud Headache 6: 34–40

Dalsgaard-Nielsen T (1965) Migraine and heredity. Acta Neurol Scand 41: 287–300

Dalsgaard-Nielsen T (1969) Some aspects of the epidemiology of migraine in Denmark. Background of migraine. Third symposion, 1969. Heinemann, London

Dalsgard-Nielsen T (1970) Some aspects of the epidemiology of migraine in Denmark. Background of migraine. Third Symposion. Heinemann, London

Damsbo AM (1979) Tension headache treated with hypnosis. In: Burrows GD, Collison DR, Dennerstein L (eds) Hypnosis 1979. Elsevier/North-Holland, Amsterdam, pp 157–164

Daniels LK (1976) The effects of automated hypnosis and handwarming: a pilot study. Am J Clin Hypn 19: 91–94

Dannon A, Sulman FG (1969) Ionizing effect of winds of ill repute on serotonin metabolism. Int J Biometeorol [Suppl] 13: 135–136

Davies DM (1977) Textbook of adverse drug reactions. Oxford University Press, New York, pp 183–193

Davies DS, Wing LMH, Reid JL, Neil E, Tippett P, Dollery CT (1977) Pharmacokinetics and concentration-effect relationships of intravenous and oral clonidine. Clin Pharmacol Ther 21: 593–601

De Jong R, Ferstl R (1980) Die Entwicklung eines Therapieprogrammes für depressive Patienten: erste Ergebnisse. In: De Jong R (Hrsg) Verhaltensmodifikation bei Depressionen. Urban & Schwarzenberg, München, S 171–196

Deshmuk SV, Meyer JS (1977) Cyclic changes in platelet dynamics and the pathogenesis and prophylaxis of migraine. Headache 17/3: 101–108

De Silva KL, Ron MA, Pearce J (1974) Blood sugar response to glucagon in migraine. J Neurol Neurosurg Psychiatry 37: 105

Deubner DC (1977) An epidemiologic study of migraine and headache in 10–20 year olds. Headache 17: 173–180

Dexter JD, Roberts J, Byer JA (1978) The five hour glucose tolerance test and effect of low sucrose diet in migraine. Headache 18/2: 91–94

Diamond S, Medina JL (1976) Double blind study of propranolol for migraine prophylaxis. Headache 16: 24–27

Diamond S, Medina JL (1980) Newer drug therapies for headache. Postgrad Med 68: 125–129, 133–134, 137–138

Dickhaus H, Paser G, Zimmermann M (1978) Hemmung im Rückenmark, ein neurophysiologischer Wirkungsmechanismus bei der Hypalgesie durch Stimulationsakupunktur. Wien Klin Wochenschr 90: 59–64

Digiuseppe RA, Miller NJ (1977) A review of outcome studies on rational-emotive therapy. In: Ellis A, Grieger R (eds) Handbook of rational-emotive therapy. Springer, New York

Doepfner W, Cerletti A (1958) Comparison of Iysergic acid derivatives and antihistamines as inhibitors of the edema provoked in the rat's paw by serotonin. Int Arch Allergy Appl Immunol 12: 89–97

Dollery CT et al. (1976) Clinical pharmacology and pharmacokinetics of clonidine. Clin Pharmacol Ther 19: 11–17

Dorfman LJ, Marshall WH, Enzmann DR (1979) Cerebral infarction and migraine: Clinical and radiologic correlations. Neurology 29: 317–322

Dow DJ, Whitty CMW (1947) Electroencephalographic changes in migraine. Lancet II: 52

Downey JA, Frewin DB (1972) Vascular responses in the hands of patients suffering from migraine. J Neurol Neurosurg Psychiatry 35: 258–263

Drillisch C, Girke W (1980) Ergebnisse der Behandlung von Migräne-Patienten mit Cinnarizin und Flunarizin. Med Welt 31: 1870–1872

Dührssen A (1954) Psychogene Erkrankungen bei Kindern und Jugendlichen. Verlag für Medizinische Psychologie, Göttingen

Dührssen A (1967) Zum Problem des Selbstmordes bei jungen Mädchen. Vandenhoeck & Ruprecht, Göttingen

Dührssen A (1971) Psychogene Erkrankungen bei Kindern und Jugendlichen. Vandenhoeck & Ruprecht, Göttingen

Dukes HT, Vieth RG (1964) Cerebral arteriography during migraine prodrome and headache. Neurology 14: 636–639

Dukes MNG (1980) Drug affecting autonomic functions or the extrapyramidal system. In: Dukes MNG (ed) Meyler's side effects of drugs, 9th edn. Excerpta Medica, Amsterdam Oxford Princeton, p 226

D'Zurilla TJ, Goldfried MR (1971) Problemsolving and behaviormodification. J Abnorm Psychol 78: 107–126

Eckert H, Kiechel JR, Rosenthaler S, Schmidt R, Schreiner E (1978) Biopharmaceutic aspects. Analytical methods, pharmacokinetics, metabolism and bioavailability. In: Berde B, Schild HO

(eds) Ergot alkaloids and related compounds. Springer, Berlin Heidelberg New York (Handbook of experimental pharmacology, pp 719–813)
Edmeads J (1977) Cerebral blood flow in migraine. Headache 17: 148–152
Edvinsson L, Hardebo JE (1976) Characterization of serotoninreceptors in the intracranial and extracranial vessels. Acta Physiol Scand 97: 523–525
Ekbom K, Ahlborg B, Schéle R (1978) Prevalence of migraine and cluster headache in Swedish men of 18. Headache 18: 9–19
Elliot K, Frewin DM, Downey JA (1974) Reflex vasomotor responses in the hands of patients suffering from migraine. Headache 1: 188–196
Ellis A (1962) Reason and emotion in psychotherapy. Stuart, New York
Ellis A (1971) Growth through reason. Science & Behavior, Palo Alto
Ellis A (1977) The rational-emotive therapy. Pfeiffer, München
Elmore A, Tursky B (1980) A comparison of the psychophysiological and clinical response to biofeedback for temporal pulse amplitude reduction and biofeedback for increases in hand temperature in the treatment of migraine. Headache 20: 162
Elton D, Burrows GD, Stanley GV (1979) Hypnosis in new management of chronic pain. In: Burrows GD, Collison DR, Dennerstein L (eds) Hypnosis 1979. Elsevier/North-Holland, Amsterdam, pp 113–120
Engel LG (1959) Psychogenic pain and the pain prone patient. Am J Med 26: 899–918
Epstein M, Hockaday JM, Hockaday TD (1975) Migraine and reproductive hormones throughout the menstruel cycle. Lancet I: 543–544
Erickson MH (1966) The interpersonal hypnotic technique for symptom correction and pain control. Am Clin Hypn 8: 198–209
Evans FJ (1974) The placebo response in pain reduction. In: Bonica N (ed) Advances in neurology, vol 4. Raven, New York, pp 289–300
Eysenck HJ (1959) Maudsley personality inventory (MPI). Hogrefe, Göttingen
Eysenck HJ (1964) Maudsley Persönlichkeits-Fragebogen (MMQ), 2. Aufl. Hogrefe, Göttingen
Eysenck HJ (1974) Eysenck Persönlichkeits-Inventar (E-P-I). Hogrefe, Göttingen
Eysenck HJ, Eysenck SGB (1976) Personality Questionaire (PQ). University of London Press, London
Fahrenberg J, Selg H, Hampel R (1978) Das Freiburger Persönlichkeitsinventar (FPI), 3. Aufl. Hogrefe, Göttingen
Falck B, Mchedlishvili GI, Owman Ch (1965) Histochemical demonstration of adrenergic nerves in the cortexpia of the rabbit. Acta Pharmacol Toxicol (Copenh) 23: 133–142
Fanchamps A (1974) The role of humoral mediators in migraine headache. Can J Neurol Sci 1: 189–195
Fanchamps A (1975) Einteilung, Pathogenese und medikamentöse Behandlung der Migräne und verwandter Kopfschmerzen. Med Welt 26: 1518–1523
Fanchamps A, Doepfner W, Weidmann H, Cerletti A (1960) Pharmakologische Charakterisierung von Deseril, einem Serotonin-Antagonisten. Schweiz Med Wochenschr 90: 1040–1046
Fenichel O (1945) Psychoanalytic aspects of head pain. New York
Feuerstein M, Adams HE (1977) Cephalic vasomotor feedback in the modification of migraine headache. Biofeedback Self Regul 2: 241–254
Fine BD (1969) Psychoanalytic aspects of head pain. In: Friedman AP (ed) Research and clinical studies in headache, vol 2. Karger, New York, pp 169–194
Fischer M, Alexander K, Vogelsang H, Haller P (1980) Diagnostik von Verschlußprozessen der A-carotis mit der supraorbitalen Lichtplethysmographie. Vasa 9
Fish IM (1973) Placebo therapy. Jossy-Bass, San Francisco
Fisbein M (1967) Attitude and the prediction of the behavior. In: Fishbein M (ed) Readings in attitude theory and measurement. Wesley, New York
Fishbein M, Ajzen J (1975) Belief, attitude, intention and behavior. An introduction to theory and research. Wesley, New York
Fiske DW (1974) The limits of the coneventional science of personality. J Pers 42: 1–11
Florin I (1978) Entspannung – Desensibilisierung. Kohlhammer, Stuttgart
Florin I, Tunner W (1975) Therapie der Angst. Urban & Schwarzenberg, München
Forssman B, Henriksson KG, Johannsson V, Lindvall L (1976) Propranolol for migraine prophylaxis. Headache 16: 238–245

Forster DMC, Steiner L, Hakanson S (1972) Arteriovenous malformations of the brain. A long term clinical study. J Neurosurg 37: 562–620

Fox EJ, Melzack R (1976) Transcutaneous electrical stimulation and acupuncture comparison of treatment for low-back pain. Pain 2: 141–148

Fozard JR (1973) Clonidine and methysergide on an isolated artery. Naunyn Schmiedebergs Arch Pharmacol [Suppl] 279: 21

Fozard JR (1976) Comparative effects of four imipramine prophylactic drugs on an isolated extracranial artery. Eur J Pharmacol 36: 127–139

Fozard JR, Carr SR (1979) Spasmogen release from an extracranial bed evoked by neurohumoral stimuli and periods of vascular stasis. Res Clin Stud Headache 6: 41–52

Franco A, Bourlard P, Massot C, Lecoeur J, Guidicelli H, Bessard G (1978) Ergotism aigu par association dihydroergotamine-triacetyloleandmycine. Nouv Presse Med 7: 205

Frankhuizen AL, Bonta IL (1974) Receptors involved in the action of 5-HT and tryptamine in the isolated rat stomach fundus preparation. Eur J Pharmacol 26: 220–230

Frazier SH (1969) The psychotherapy of headache. In: Friedman AP (ed) Research and clinical studies in headache, vol 2. Karger, New York, pp 195–220

French EB, Lassers BW, Desai MG (1967) Reflex vasomotor responses in the lands of migrainious subjects. J Neurol Neurosurg Psychiatry 30: 276–278

Freud A (1964) Das Ich und die Abwehrmechanismen. Kindler, München

Freud S (1940a) Vorlesungen zur Einführung in die Psychoanalyse. XXI. Libidotheorie und Sexualorganisation, Bd 11. Imago, London, S 331–350

Freud S (1940b) Jenseits des Lustprinzips. In: Gesammelte Werke, Bd 13. Imago, London, S 3–69

Freud S (1946) Trauer und Melancholie. Imago, London, S 428–446

Freud S (1950) Zur Gewinnung des Feuers. In: Gesammelte Werke, Bd 16. Imago, London, S 3–9

Freud S (1952) Studien über Hysterie. In: Gesammelte Werke, Bd 1. Imago, London, S 75–312

Friar LR (1974) Operant training with biofeedback of pulse amplitude decreases in normal and migraine subjects. Diss Abstr Intern 35(2-B): 1046–1047

Friar LR, Beatty I (1976) Migraine management by trained control of vasoconstriction. J Consult Clin Psychol 44/1: 46–53

Fried FE, Lamberti I, Sneed P (1977) Treatment of tension and migraine headaches with biofeedback techniques. Mo Med 74/6: 253–255

Friedman AP (1964) Reflections on the problem of headaches. J Am Med Assoc 41: 445

Friedman AP (1968a) Migraine. Pathophysiology and pathogenesis. In: Vinken PJ, Bruyn GW (eds) Handbook of clinical neurology, vol 5. North Holland, Amsterdam

Friedman AP (1968b) The migraine syndrome. Bull NY Acad Med 44: 45

Friedman AP (1978) Migraine. Med Clin North Am 62/3: 481–494

Friedman AP, v Storch TJC, Merritt HH (1954) Migraine and tension headache. A clinical study of two thousand cases. Neurology 4: 773–788

Friedman AP, Buchsbaum HW, Maslynd WS (1978) Computerized axial tomography observation on its role in the examination of patients with headache. In: Green R (ed) Current concepts in migraine research. Raven Press, New York, pp 73–77

Friedman AP, Sattler H, Ianni P (1979) Scoring photoplethysmographie DaFa. Biofeedback Self Regul 4: 277

Frishman WH (1981) β-adrenoceptor antagonist new drug and indications. N Engl J Med 305: 500–506

Fromm-Reichmann F (1978) Psychoanalyse und Psychotherapie. Klett-Cotta, Stuttgart

Fromm-Reichmann MD (1937) Contribution to the psychogenesis of migraine. Psychoanal Rev 24: 30

Gänshirt H (1981) Migräne: Mitunter steckt ein Hirnödem dahinter. Ärztl Prax 23: 634–638

Gauthier I, Bois R (1980) Comparison between peripheral and cephalic temperature biofeedback in the treatment of migraine headache. Proceedings of the Biofeedback Society of America, Colorado Springs, pp 46–49

Geisler P (1980) Versagen am eigenen Wertmaßstab als spezifische Konfliktsituation bei Migränepatienten. Z Psychosom Med Psychoanal 26: 40–45

Gerber WD (1978) Der Erwachsene als Vorbild im Straßenverkehr. Einstellungen und Verhalten. Lang, Frankfurt

Gerber WD (in Vorbereitung) Attitudes normative beliefs and behaviour intentions and their change in migraine therapy

Gerber WD, Haag G (1982) Problemfelder der Patient-Therapeut-Beziehung bei psychosomatischen Störungen. In: Zimmer D (Hrsg) Die therapeutische Beziehung – Konzepte und empirische Befunde zur Therapeut-Klient-Beziehung und ihre Gestaltung. Edition Psychologie, Weinheim

Gerber WD, Haag G, Miltner W (in Vorbereitung) Psychosomatik und Körperwahrnehmung. Konkordanztherapie: ein neuer Ansatz zur Behandlung psychosomatischer Erkrankungen.

Gerber WD, Haag G, Birbaumer N, Mayer K (1981) Studie zur differentiellen Indikation zur Psychotherapie der Migräne. DFG Bericht, Tübingen

Gerber WD, Haag G, Cevey B, Lutzenberger W (in Vorbereitung) Psychophysiological responses related to specific social situations

Gerber WD, Haag G, Birbaumer N, Mayer K (in Vorbereitung) Attribution and therapy process: an empirical analysis.

Ghose K, Coppen A, Carroll D (1978) Studies of the interactions of Tyramine in migraine patients. In: Greene R (ed) Current concepts in migraine research. Raven Press, New York, pp 89–95

Gillert O (1978) Hydrotherapie und Balneotherapie in Theorie und Praxis. Pflaum, München

Goba HK (1979) Guided selfhypnosis. In: Burrow GD, Collison DR, Dennerstein L (eds) Hypnosis 1979. Elsevier/North Holland, Amsterdam

Gold JD (1978) Comparison of unidirectional and bidirectional hand temperature feedback training in a migraine headache population. Diss Abstr Intern 38: (12-B)6152

Goldberg NC, Duncan SC, Winkelmann RK (1978) Migraine and systemic scleroderma. Arch Dermatol 114: 550–551

Goldfried MR, Davison GC (1979) Klinische Verhaltenstherapie. Springer, Berlin Heidelberg New York

Goldfried MR, Goldfried AP (1975) Cognitive change methods. In: Kanfer FH, Goldstein AP (eds) Helping people change. Pergamon Press, New York

Goldfried MR, Goldfried AP (1977) Kognitive Methoden der Verhaltensänderung. In: Kanfer FH, Goldstein AP (Hrsg) Möglichkeiten der Verhaltensänderung, Urban & Schwarzenberg, München

Goldfried MR, Kent RN (1972) Herkömmliche gegenüber verhaltenstheoretischer Persönlichkeitsdiagnostik. Ein Vergleich methodischer und theoretischer Voraussetzungen. In: Schulte D (Hrsg) Diagnostik in der Verhaltenstherapie. Urban & Schwarzenberg, München, S 3–23

Goldfried MR, Pomeranz DM (1968) Role of assessment in behavior midification. Psychol Rep 23: 75–87

Goldfried MR, Sprafkin IN (1976) Behavioral personality assessment. In: Spence IT, Carson RC, Thibaut IW (eds) Behavioral approaches to therapy. General learning press, Morristown, pp 295–321

Goldfried MR, D'Zurilla TJ (1969) Behavioral-analytic modes for assessing competenz. In: Spielberger CD (ed) Current topics in clinical and community psychology, vol I. Academic Press, New York, pp 151–196

Gomersall JD, Stuart A (1973) Amitryptiline in migraine prophylaxis. J Neurol Neurosurg Psychiatry 36: 684–690

Goodman LS, Gilman AG (1980) The pharmacological basis of therapeutics, 6th edn. Macmillan, New York, p 1686, 1730

Grace JW, Graham DT (1952) Relationship of specific attitudes and emotions to certain bodily diseases. Psychosom Med 14: 243

Graham GW (1974) Hypnosis and biofeedback as treatment for migraine headache. Diss Abstr Intern 35(5-B): 2428–2429

Graham GW (1975) Hypnotic treatment for migraine headaches. Int J Clin Exp Hypn 3: 165–171

Graham JR (1954) Rectal use of ergotamine tartrate and caffeine alkaloid for the relief of migraine. N Engl J Med 250: 936–938

Graham JR (1969) Mathysergide for prevention of headache. N Engl J Med 270: 67–72

Graham JR (1979a) Migraine headache: Diagnosis and management. Headache 3: 133–141
Graham JR (1979b) Migraine headache: Diagnosis and management. Headache 19: 133–141
Graham JR, Wolff HG (1938) Mechanism of migraine headache and action of ergotamintartrat. Arch Neurol Psychiatry 39: 737–763
Graham JR, Suby HI, LeCompte PR, Sadowsky NL (1966) Fibrotic disorders associated with methysergide therapy for headache. N Engl J Med 274: 359–368
Graveson GS (1945) Retinal arterial occlusion in migraine. Br. Med J II: 838
Grawe K (1976) Differentielle Psychotherapie, Bd I, Huber, Bern
Grawe K (1978) Indikation in der Psychotherapie. In: Pongratz L (Hrsg) Klinische Psychologie. Hogrefe, Göttingen (Handbuch der Psychologie, Bd 8, II. Halbband
Grawe K (1981) Überlegungen zu möglichen Strategien der Indikationsforschung. In: Baumann O (Hrsg) Indikation zur Psychotherapie. Urban & Schwarzenberg, München
Grawe K, Dziewas H (1978) Interaktionelle Verhaltenstherapie. Sonderheft I der „Mitteilungen der DGVT", Tübingen, S 27–49
Green M (1978) Persistent pain in children: how to find the non-or-ganic causes. Mod Med Asia 14: 50–51
Greene R (1959) Drug treatment of disease. Migraine. Br Med J I: 574–575, 639–640
Greene R (ed) (1978) Current concepts in migraine research. Raven Press, New York
Guest JA, Woolf AL (1964) Fatal infarction of brain in migraine. Br Med J I: 225–226
Gutheil E (1926) Analyse eines Falles von Migräne. Fortschr Sexualwissensch Psychoanal 2: 104–126
Haag G (1981) Biofeedback. In: Linden U, Hautzinger U (Hrsg) Psychotherapie-Manual. Springer, Berlin Heidelberg New York, S 33–36
Haag G, Gerber WD (1981) Psychologische Behandlung der Migräne. Pfeiffer, München
Haag G, Gerber WD, Birbaumer N, Mayer K, Lutzenberger W, Schroth G (1981) Differentielle Indikation zur Psychotherapie der Migräne. In: Huber H (Hrsg) Migräne. Urban & Schwarzenberg, München
Haag G, Gerber WD, Schimmele K, Tomoschak W (in Vorbereitung) Handerwärmung und Blutvolumenpuls, eine Korrelationsstudie bei Migränepatienten
Haas JP (1978) Der psychologisch-biographische Hintergrund der Migräne. Dissertation, Universität Salzburg
Hachinski VC, Norris JW, Cooper PW, Edmeads JG (1978) Migraine and the cerebral circulation. In: Greene R (ed) Current concepts in migraine research. Raven Press, New York, pp 11–15
Häcker H, Schmidt LR, Schwenkmezger P, Utz HE (1975) Objektive Testbatterie, OA-TB 75, Beltz, Weinheim
Hahlweg K (1979) Konstruktion und Validierung des Partnerschaftsfragebogens. Z Klin Psychol 8: 17–40
Hakkarainen H, Gustafsson B, Stockman O (1978) A comparative trial of ergotamine tartrate, acetylosalicylicacid and a dextropropoxyphen compound in acute migraine attacks. Headache 18: 35–39
Hakkarainen H, Quiding H, Stockman O (1980) Mild analgesics as an alternative to ergotamine in migraine. J Clin Pharmacol 20: 590–595
Halder P (1976) Eine Pilot- Studie zur Standardisierung der deutschen Form der Stanford-Profil-Skalen (SPS) zur Erfassung der hypnotischen Suszeptibilität. Med Psychol 1: 77–90
Halder P (1977) Verhaltenstherapie und Patientenerwartung. Huber, Bern
Halder P, Junkers G, Latka H (1972) Die Stanford-Skala zur Erfassung der hypnotischen Suszeptibilität. Diagnostica 18: 141–159
Haley J (1978) Direktive Familientherapie. Pfeiffer, München
Halliday AM, McDonald WI, Mushin J (1973) Visual evoked response in diagnosis of multiple sclerosis. Br Med J 4: 661–664
Hamster W, Gerber WD, Hehl F (in Vorbereitung) Psychologische Testbefunde bei Migräne. Empirische Studien mit psychosomatischen Vergleichs- und Kontrollgruppen. Prax Psychother Psychosom
Hanington E (1976) Migraine. Garden City Press, Letchworth
Hanington E, Harper AM (1968) The role of tyramine in the etiology of migraine and related studies on the cerebral and extracerebral circulations. Headache 8: 84–97

Hanington E, Horn M, Wilkinson M (1970) Further observations on tyramine. In: Cumings JN (ed) Background to migraine, 3rd Migraine Symposium. Springer, Berlin Heidelberg New York, pp 113–119

Hanselmayer H, Werner W (1973) Netzhautarterienspasmus nach oraler, überdosierter DHE-Medikation. Klin Monatsbl Augenheilkd 162: 807–811

Hardebo JE, Edvinsson L, Owman C, Svendgaard NA (1978) Potentiation and antagonism of serotonin effects on intra- and extacranial vessels. Neurology 28: 64–70

Harrer G (1979) Nichtpharmakologische Therapie der Migräne. In: Soyka D (Hrsg) Die Migräne, Labaz, Düsseldorf

Harrison R (1975) Psychological testing in headache. A review. Headache 15: 177–185

Harvald B, Hauge M (1956) A catamnestic investigation of Danish twins. A preliminary report. Dan Med Bull 3: 150–158

Hathaway SR, McKinley JC (1963) MMPI-Saarbrücken. Handbuch zur deutschen Ausgabe des Minnesota Multiphasic Personality Inventory. Huber, Bern

Hay KM, Madders I (1971) Migraine treated by relaxtion therapy. J R Coll Gen Pract 21: 664–669

Hehl FJ (1981) Eine Entgegnung auf eine exemplarische Kritik am Persönlichkeitsskalensystem (PSS25). Diagnostica 27: 2

Hehl FJ, Hehl R (1975) Persönlichkeitsskalen System 25 (PSS 25). Beltz, Weinheim

Heider F (1958) The psychology of interpersonal relation. Wiley, New York

Heigl F (1972) Indikation und Prognose. Psychoanalyse und Psychotherapie. Vandenhoek & Ruprecht, Göttingen

Helmrich HE (1978) Die Bindegewebsmassage, Haug, Heidelberg

Henning HJ (1980) Zur Testkonstruktion und Testanwendung von Persönlichkeitsfragebogen: Eine exemplarische Kritik am Persönlichkeits-Skalen-System 25 (PSS 25). Diagnostica 26: 119–134

Henryk-Gutt R, Rees WL (1973) Psychological aspects of migraine. J Psychosom Res 17: 141–153

Heppner F (1957) Die Migräne und ihre Pathogenese. Mandrich, Wien

Hermann WM, Horowski R, Dannehl K, Kramer U, Lurati K (1977) Clinical effectiveness of lisuride hydrogenmaleate: a double blind trial versus methysergide, Headache 17: 54–60

Hermann W, Kristof M, Sastrey Hernandez M (1978) Preventive treatment of migraine headache with a new soergenyl derivative. J Int Med Res 6: 476–482

Heyck H (1956) Neue Beiträge zur Klinik und Pathogenese der Migräne, Thieme, Stuttgart

Heyck H (1958/1975) Der Kopfschmerz. Differentialdiagnostik, Pathogenese und Therapie für die Praxis. Thieme, Stuttgart

Heyck H (1969) Pathogenesis of migraine: A contribution. Res Clin Stud Headache 2: 1–28

Heyck H (1975) Kopfschmerz vaskulärer Genese: Migräne. In: Heyck H (Hrsg) Der Kopfschmerz. Thieme, Stuttgart, S 98

Hilgard ER (1978) Hypnosis and pain. In: Sternbach RA (ed) The psychology of pain. Raven Press, New York, pp 219–240

Hilton BP, Cumings IN (1972) 5-hydroxytryptamine levels and platelet aggregation response in subjects with acute migraine headache. J Neurol Neurosurg Psychiatry 35: 505–509

Hilton BP, Zilkha KJ (1974) Effects of ergotamine and methysergide on blood platelet aggregation responses of migrainous subjects. J Neurol Neurosurg Psychol 37: 593–597

Hockaday JM (1978) Late outcome of childhood onset migraine and factors affecting outcome, with particular reference to early and late EEG findings. In: Greene R (ed) Current concepts in migraine research. Raven Press, New York, pp 41–48

Hockaday JM, Whitty CWM (1969) Factors determing the electroencephalogram in migraine: A study of 560 patients according to clinical type of migraine. Brain 92: 769–788

Hockaday JM, MacMillin AL, Whitty CWM (1967) Vasomotorreflex response in idiopathic and hormon-dependent migraine. Lancet I: 1023–1026

Hockaday JM, Peet KMS, Hockaday TDR (1976) Bromocriphne in migraine. Headache 16: 109–114

Hoppe K (1956) Clutogene Migränekuppierung. Psychother Med Psychol (Stuttg) 1: 114

Horowsky R, Wachtel H (1976) Direct dopaminergic action of lisuride hydrogen maleate, an ergot derivative in mice. Eur J Pharmacol 36: 373–383

Hsu LKG, Crisp AH, Kalucy RS, Koval J, Chen CN, Carruthers M, Zilkha KJ (1978) Noctural plasma levels of Catecholamines, Tryptophan, Glucose and free fatty acids and the sleeping encephalographs of subjects experiencing early morning migraine. In: Greene R (ed) Current concepts in migraine research. Raven Press, New York, pp 121–130

Hubert HP (1981) Migräne. Urban & Schwarzenberg, München

Huber HP, Huber D (1979) Autogenic training and rational emotive therapy for long-term migraine patients an explorative study of a therapy. Behav Anal Mod 3: 169–177

Huber HP, Herper R, Huber D (1981) Migräne und Persönlichkeit: eine psychometrische Studie. In: Huber HP (Hrsg) Migräne. Urban & Schwarzenberg, München, S 96–110

Hümpel M, Nieuweboer B, Hasan SH, Wendt M (1981) Radioimmunoassay of plasma lisuride in man following intravenous and oral administration of lisuride hydrogen maleate effect on plasma prolactin level. Eur J Clin Pharmacol 20: 47–51

Hungerford GD, du Boulay GH, Zilka KJ (1976) Computerized axial tomography in patients with severe migraine. A preliminary report. J Neurol Neurosurg Psychiatry 39: 990–994

Hunt WA, Majchrowicz E (1974) Turnover rates and steadystate levels of brain serotonin in alcohol-dependent rats. Brain Res 72: 181–184

Hurst AF, Stewart MJ (1929) Gastric and duodenal ulcer. Oxford University Press, London, p 233

Ingvar DH (1976) Pain in the brain and migraine. Hemicrania 7: 2–6

Irey NS, McAllister HA, Henra JM (1978) Oral contraceptives and stroke in young women: a clinicpathologic correlation. Neurology 28: 1216–1219

Isler W (1969) Akute Hemiplegien und Hemisyndrome im Kindesalter. Thieme, Stuttgart

Jacobi G, Emerich R, Ritz A, Herranz-Fernandez J (1972) Kopfschmerzen beim Kind. Cephalea und Migräne – eine Gegenüberstellung klinischer hirnelektrischer Befunde. Fortschr Med 90: 199–205

Jacobson E (1934) You must relax. McGraw-Hill, New York

Jacobson E (1938) Progressive relaxation. University of Chicago Press, Chicago

Jacobson NS, Margolin G (1979) Marital therapy. Brunner-Mazel, New York

Jäger R, Lischer S, Münster B, Ritz B (1976) Biographisches Inventar zur Diagnose von Verhaltensstörungen (BIV). Hogrefe, Göttingen

Janke W (1973) Das Dilemma von Persönlichkeitsfragebogen. In: Reinert G (ed) Bericht über den 27. Kongreß der DGP in Kiel. Hogrefe, Göttingen, S 41–44

Janke W, Debus G (1978) Die Eigenschaftswörterliste (EWL). Hogrefe, Göttingen

Jensen JA (1979) Clinical medical hypnotic treatment of physiological disease a holistic approach. In: Burrows GD, Collison DR, Dennerstein L (eds) Hypnosis 1979. Elsevier/North-Holland, Amsterdam, pp 231–238

Jessup BA (1979) Autogenic relaxation and hand temperature biofeedback for migraine. Diss Abstr Intern 39: 4582

Johnson WG, Turin A (1975) Biofeedback treatment of migraine headache: a systematic case study. Behav Ther 6: 394–397

Jonckeere P (1971) The chronic headache patient. A psychodynamic study of 30 cases compared with cardiovascular patients. Psychother Psychosom 19: 53–61

Jones EE, Davis KE (1971) From acts to dispositions. The attribution process in person perception. In: Berkow R (ed) Advances in experimental social psychology, vol 2. Academic Press, New York

Jones MC (1924) A laboratory study of fear: The case of Peter. Paedagog Semin 31: 308–315

Jores A (1973) Der Kranke mit psychovegetativen Störungen. Vandenhoeck & Ruprecht, Göttingen

Kadish AH (1950) Clinical observation on the rectal and oral use of various ergot derivatives in headache. N Engl J Med 242: 581–582

Kalendovsky Z, Austin JH (1977) Changes in blood clotting systems during migraine attacks. Headache 16: 293–312

Kallos u. Deffner L (1955) Allergy and migraine. Int Arch Appl Allergy Appl Immunol 7: 367–372

Kaminski G (1970) Verhaltenstheorie und Verhaltensmodifikation. Klett, Stuttgart

Kane K, Taub A (1975) A history of local electrical analgesia. Pain 1: 125–138

Kaneko Z, Shiraishi J, Inaoka H, Furukawa T, Sekiyama M (1978) Intra- and extracerebral hemodynamics of migraine headache. Greene R (ed) Current concepts in migraine research. Raven Press, New York, pp 17–24

Kanfer FH (1969) Verhaltenstherapie. Ein neues Theoriegerüst zur Lösung klinisch-psychologischer Probleme. Psychol Prax 13: 1–17

Kanfer FH, Saslow G (1969) Behavioral diagnosis. In: Franks CN (ed) Behavioral therapy. McGraw-Hill, New York

Kanto J et al. (1981) Pharmacokinetics of dihydroergotamine in healthy volunteers and in neurological patients after a single intravenous injection. Int J Clin Pharmacol Biopharm 19: 127–130

Kaplan HS (1979) Disorders of sexual desire. Brunner-Mazel, New York

Kaplan HS (1974) The new sex therapy. Brunner-Mazel, New York

Kashiwagi T, McClure JN, Wetzl RD (1972) Headache and psychiatric disorders. Headache 12: 659–663

Katz NW (1978) Hypnotic inductions as training in cognitive self-control. Cogn Ther Res 4: 365–369

Katz RL, Kao CY, Spiegel H, Katz GJ (1974) Pain acupuncture hypnosis. In: Bonica JJ (ed) Advances in neurology. International symposium on pain, vol 4. Raven Press, New York, pp 819–825

Kaufman J, Levine I (1936) Acute gastric dilatation of stomach during attack of migraine. Radiology 27: 301–302

Kaufmann W (1955) Food-induced allergic headaches in migrainous and migrainous individuals. Int Arch Allergy Appl Immunol 7: 405–444

Kehr W, Speckenbach W (1978) Effects of lisuride and LSD on monamine synthesis after axotomy or reserpine treatment in rat brain. Naunyn Schmiedebergs Arch Pharmacol 301: 163–169

Kehrer FA (1948) Die konstitionelle Verkleinerung der Hirnventrikel (Mikroventrikulie) und ihre nosologische Bedeutung. Arch Psychol Nervenkr 179: 430–450

Keller HH, DaPrada M (1979) Central dopamine agonistic activity and microsomal biotransformation of Lisuride, Lergotrile and Bromocriptine. Life Sci 24: 1211–1222

Keller HH, Burkhard WP, DaPrada M (1977) Lisuride and D-LSD effect on the monaminergic system in the rat brain. Experientia 33: 806

Kelley HH (1967) Attribution theory in social psychology. In: Levine D (ed) Nebraska Symposium on motivation. Lincoln Nebraska Press

Kennard C, Gawel M, Rudolph N de M, Rose FC (1978) Visual evoked potentials in migraine subjects. Res Clin Stud Headache 6: 73–80

Kewits H (1978) Therapie der Migräne. In: Kewitz H (Hrsg) Medizinisch und wirtschaftlich rationale Arzneitherapie. Springer, Berlin Heidelberg New York, S 246–249

Kewman DG (1978) Voluntary control of digital skin temperature for treatment of migraine headaches. Diss Abstr Int B 38/7: 3399–3400

Kewman DG, Roberts AH (1980) Skin temperature biofeedback and migraine headaches. A double-blind study. Biofeedback Self Regul 4: 257

Kiesler D (1971) Experimental designs in psychotherapy research. In: Bergin A, Garfield S (eds) Handbook of psychotherapy and behavior change. Wiley, New York, pp 36–74

Klee A (1968) Clinical study of migraine. Munksgaard, Kopenhagen

Kleinsorge H, Klumbies G (1959) Psychotherapie in Klinik und Praxis. Urban & Schwarzenberg, München

Knapp T (im Druck) Vasokonstruktions-Biofeedback als Methode zur Behandlung der Migräne. Z Klin Psychol

Knopf OV (1935) Preliminary report on personality studies in thirty migraine patients. J Nerv Ment Dis 82: 270–285, 400–414

Kobinger W (1978) Central α-adrenergic systems as targets for hypotensive drugs. Rev Physiol Biochem Pharmacol 81: 39–100

Kobinger W, Walland A (1967) Kreislaufuntersuchungen mit 2-(2,6-Dichlorphenylamino)-2-imidazolinhydrochlorid. Arzneim Forsch 17: 292–300

Koch C (1981) Fragebogen zur Abschätzung psychosomatischen Krankheitsgeschehens (FAPK). Beltz, Weinheim

Kockott G (1977) Sexuelle Störungen. Urban & Schwarzenberg, München

Kohut H (1974) Narzißmus. Eine Theorie der psychoanalytischen Behandlung narzißtischer Persönlichkeitsstörungen. Suhrkamp, Frankfurt

Koppman JW, McDonald RD, Kunzel MG (1974) Voluntary regulation of temporal artery diameter by migraine patients. Headache 14: 133–138

Krause R, Echelmeyer L (1981) Analyse-Ebenen im diagnostisch-therapeutischen Prozeß. In: Bommert H, Hockel N (Hrsg) Therapie-orientierte Diagnostik. Kohlhammer, Stuttgart, S 94–114

Kreel L (1973) The use of metoclopramide in radiology. Postgrad Med J [Suppl 4] 49: 42–44

Kröner B, Sachse R (1981) Biofeedbacktherapie. Kohlhammer, Stuttgart

Kubie LS, Margolin S (1944) The process of hypnotism and the nature of the hypnotic state. Am J Psychiatry 100: 611–622

Kudrow L (1975) The relationship of headache frequency to hormone use in migraine. Headache 15: 36–40

Kudrow L (1979) Thermographic and doppler flow. Asymmetry in cluster headache. Headache 19: 204–208

Kudrow L, Sutkus BJ (1979) MMPI Pattern specificity in primary headache disorders. Headache 19: 18–24

Lacey BC, Lacey JI (1974) Studies of heart rate and other bodily processes in sensorimotor behavior. In: Obrist P et al. (eds) Cardiovascular psychophysiology. Aldine, Chicago, pp 538–564

Lacey JI (1967) Somatic response patterning and stress: Some revisions of activation theory. In: Appley MH, Trumbull R (eds) Psychological stress: Issues in research. Appleton, New York

Lacey JI, Lacey BC (1958) Verification and extension of the principle of autonomic response stereotyp. Am J Psychol 71: 50–73

Lacey JI, Bateman DE, van Lehr R (1953) Autonomic response specificity: an experimental study. Psychosom Med 15: 8–21

Lader MH, Mathews AM (1973) A physiological model of phobic anxiety and desenditization. Behav Res Ther 6: 411–421

Lader MH, Wing L (1966) Physiological measures. Sedative drugs and morbid cluxiety. Oxford University Press, London

Laitinen J (1975) Acupuncture for migraine prophylaxis: a prospective clinical study with six month's follow-up. Am J Clin Med 3: 271–274

Lake AE (1978) Biofeedback and rational-emotive therapy in the management of migraine headache. Diss Abstr Intern 39(6-B): 2991–2992

Lake A, Rainey I, Papsdorf ID (1979) Biofeedback and rational-emotive therapy in the management of migraine headache. J Appl Behav Anal 12: 127–140

Lambley P (1976) The use of assertion training and psychodynamic insight in the treatment of migraine headache: a case study. J Nerv Ment Dis 163/1: 61–64

Lance JW (1980) Migraine. Current approach to prevention and treatment. Drugs 19: 306–311

Lance JW, Anthony M (1966) Some clinical aspects of migraine. A prospective survey of 500 patients. Arch Neurol 15: 356–361

Lance JW, Anthony M (1971) Thermographic studies in vascular headache. Med J Aust 1: 240

Lance JW, Anthony M, Hinterberger H (1967) The control of cranial arteries by humoral mechanism and its relation to the migraine syndrome. Headache 7: 93–102

Lance JW, Anthony M, Sommerville B (1970) Comparative trial of serotonin antagonists in the management of migraine. Br Med J II: 327–330

Lang PJ (1971) The application of psychophysiological methods in psychotherapy and behavior modification. In: Bergin AE, Garfield SL (eds) Handbook of psychotherapy and behavior change. Wiley, New York, pp 75–125

Lang PJ (1977) Die Anwendung psychophysiologischer Methoden in Psychotherapie und Verhaltensmodifikation. In: Birbaumer N (Hrsg) Psychophysiologie der Angst. Urban & Schwarzenberg, München, S 15–84

Langen D (1974) Bibliographie deutschsprachiger Veröffentlichungen über Hypnose, autogenes Training und andere Versenkungsmethoden 1890–1969, Bd 23. Schriftenreihe zur Theorie und Praxis der Medizinischen Psychologie. Hippokrates, Stuttgart

Langen D (1978) Möglichkeiten einer Hypnosetherapie unter gleichzeitiger Berücksichtigung der Selbstversenkungsmethoden. In: Pongratz LJ (Hrsg) Klinische Psychologie. Hogrefe, Göttingen, S 2144–2160

Larbig W (1980a) Schmerzforschung und Schmerzbehandlung. In: Wittling W (Hrsg) Handbuch der Klinischen Psychologie, Bd. 6. Hoffman & Campe, Hamburg, S 289–340

Larbig W (1980b) Psychologische Theorien zur Genese von Verhaltensstörungen. In: Wittling W (Hrsg) Handbuch der Klinischen Psychologie, Bd 3. Hoffmann & Campe, Hamburg, S 150–175

Larbig W (im Druck) Schmerz, Theorie, Forschung und Praxis. Kohlhammer, Stuttgart

Larbig W, Haag G, Birbaumer N, Lutzenberger W (1980) Verhaltensmodifikation bei psychosomatischen Störungen. Therapiewoche 30: 2262–2266

Lassen NA, Ingvar DH (1961) The blood flow of the cerebral cortex determined by krypton 85. Experientia 17: 42ff

Lazarus A (1973) Multimodal behavioral therapy: Treating the "Basic-ID". J Nerv Ment Dis 156: 404–411

Lazarus A (1976) Multimodal behavioral therapy. Springer, Berlin Heidelberg New York

Lazarus A (1978) Multimodale Verhaltenstherapie. Fachbuchhandlung für Psychologie, Frankfurt

Lazarus A (1979) Fragebogen zur Lebensgeschichte. Materialie Nr. 8 der DGVT, Tübingen 1977 der Verhaltenstherapie im Übergang. Reinhardt, München

Lazarus A, Fay A (1978) Ich kann, wenn ich will. Klett, Stuttgart

Leao AAP (1944) Spreading depression of activity in cerebral cortex. J Neurophysiol 7: 359–390

Lederer WJ, Jackson DD (1975) Ehe des Lernprozesses. Pfeiffer, München

Legalos CN (1973) Biofeedback and psychotherapy. Semin Psychiatry 5: 4

Legalos CN (1977) Multimodal behavioral therapy for stomach pain: a case study. Pain 4: 67–72

Legewie H, Nusselt L (1975) Biofeedbacktherapie. Urban & Schwarzenberg, München

Lehtonen JB (1974) Visual evoked cortical potentials for single flashes and flickering light in migraine. Headache 14: 1–12

Lehtonen JB, Hyppä MT, Kaihola HL, Kangasniem P, Lang AH (1979) Visual evoked potentials in menstrual migraine. Headache 19: 63–70

Lemander KG (1904) Weitere Beobachtungen über Sensibilität in Organe und Gewebe und über lokale Anaesthesie. Dtsch Z Chir 73: 297–350

Lennox WG (1960) Epilepsy and related disorders, vol 1. Boston

Lessel E (1981) Zur Veränderungsmessung mit dem Gießentest in Test-Retestsituation. Diagnostica 27: 3, 227–241

Levine JD, Gordon NC, Fields HL (1979) Naloxone dose dependently produces analgesia and hyperalgesia in postoperative pain. Nature 278: 740–741

Leviton A, Camenga D (1969) Migraine associated with hyper-pre-beta-lipoproteinemia. Neurology 19: 963–966

Leviton A, Malvea B, Graham IH (1974) Vascular diseases, mortality and migraine in the parents of migraine patients. Neurology (Minneap) 24: 669–672

Levy VG, Nusinovich V, Rosner D, Darnis F (1980) Chenodeoxycholic acid in the prevention of migraine. N Engl J Med 298: 630

Lewis T (1942) Pain. Macmillan, New York

Liebman R, Minuchin S, Baker L, Rosman B (1976) The role of the family in the treatment of chronic asthma. In: Guerin P (ed) Family therapy. Gardner, New York, pp 309–324

Lindahl O (1974) Pain. A general chemical explanation. In: Bonice JJ (ed) Advances in neurology. International symposium on pain. Raven Press, New York

Litman GJ, Friedman HM (1978) Migraine and the mitral valve prolaps syndrome. Am Heart J 96: 610–614

Loeser JD, Black RG, Christman A (1975) Relief of pain by transcutaneous stimulation. J Neurosurg 42: 308–314

Loeser JD et al. (1979) Behandlung der Migräne durch Hypnose. J Neurosurg 42: 308–314

London P (1972) The end of ideology in behavior modification. Am Psychol 27: 913–920

Long OM, Hagfors N (1975) Electrical stimulation in the nervous system: The current status of electrical stimulation of the nervous system for relief of pain. Pain 1: 109–123

Lopiccolo J, Steger G (1977) Fragebogen zur sexuellen Interaktion. Materialie Nr. 10 der DGVT, Tübingen. Reinhardt, München

Lucas N, Falkowski W (1973) Ergotamine and methysergideabuse in patients with migraine. Br J Psychiatry 122: 199–203

Ludvigsson J (1974) Propranolol uses in prophylaxis of migraine in children. Acta Neurol Scand 50: 109–115

Lueg E, Walker C, Zimmer D (1980) Das paradoxe Rollenspiel. Eine erste empirische Überprüfung. Partnerberatung 4: 201–211

Luthe W (ed) (1969) Autogenic therapy, vol 1–4. Grune & Stratton, New York

Luther ER (1971) Treatment of migraine headache by conditioned relaxation: a case study. Behav Ther 2: 592–593

Lutz R, Windheuser HI (1974) Therapiebegleitende Diagnostik. In: Schulte D (Hrsg) Diagnostik in der Verhaltenstherapie. Urban & Schwarzenberg, München, S 196–218

Lutz W (1977) Leben ohne Brot. Selecta, Planegg

Lutzenberger W, Haag G, Birbaumer N, Stegano L (1980) Biofeedback langsamer kortikaler Potentiale (LKP): Der Zusammenhang von LKP und Reaktionslatenz bei Patienten mit psychosomatischen Störungen. Med Psychol 6: 140–151

MacLean C, Appenzeller O, Cordaro JZ, Rhodes I (1975) Flash-evoked potentials in migraine. Headache 14: 193–198

Mahoney MJ (1974/1977) Kognitive Verhaltenstherapie. Pfeiffer, München

Mahoney MJ (1978) Cognitive and self control therapies. In: Garfield SL, Bergin AE (eds) Handbook of psychotherapy and behaviour Change. Wiley, New York

Malan DH (1972) Psychoanalytische Kurztherapie. Huber, Bern

Malizia E, Andrencci G, Cerbo R, Colombo G (1978) Effect of naloxone on the acupuncture-elicited analgesia in addicts. In: Costa E, Trabucchi M (eds) The endosphines. Raven Press, New York, pp 361–362

Malvea BP, Gwon N, Graham JR (1973) Propranolol prophylaxis of migraine. Headache 12: 163–167

Mambourg A, Girotti M, Hauser GA (1973) Der Kopfschmerz bei der Frau. (Hinweis auf hormonelle Faktoren). Ther Umsch 30: 524–532

Mandel A, Mandel KH, Stadter E, Zimmer D (1971) Einübung in Partnerschaft. Pfeiffer, München

Markush RE, Karp HR, Heyman A, O'Fallon WM (1975) Epidemiologic study of migraine symptoms in young women. Neurology (Minneap) 25: 430–435

Marshall J (1978) Cerebral blood flow in migraine. In: Greene R (ed) Current concepts in migraine Research. Raven Press, New York, pp 131–139

Masland WS, Friedman AP, Buchsbaum HW (1978) Computerized axial tomography of migraine. Res Clin Stud Headache 6: 136–140

Masters WH, Johnson VE (1970) Die sexuelle Reaktion. Rowohlt, Hamburg

Mathew NT (1978) Computerized axial tomography in migraine. In: Greene R (ed) Current concepts in migraine research. Raven Press, New York, pp 63–71

Mathew NT, Hrastnick F, Meyer JS (1976) Regional cerebral blood flow in the diagnosis of vascular headache. Headache 15: 252–260

Mathew NT, Meyer JS, Welch KMA, Neblett CR (1977) Abnormal CT-scans in migraine. Headache 16: 272–279

Maxwell H (1966) Migraine. Wright, Bristol

Mayer JJ, Price JD, Rafii A (1977) Antagonism of acupuncture analgesia in man the narcotic antagonist Brain Res 121: 368

McCulloch J, Harper AM (1978) Phenylethylamine and cerebral circulation. In: Greene R (ed) Current concepts in migraine research. Raven Press, New York, pp 85–88

McCulloch J, Murray, Harper AM (1977) Phenylethylamine and cerebral blood flow. Neurology 27: 817–821

McGlashan TH, Evans FI, Orne MT (1969) The nature of hypnotic analgesia and placebo response to experimental pain. Psychosom Med 31: 227–246

McQueen JD, Sklar FK, Posey JB (1978) Autoregulation of blood flow during alcohol infusion. J Stud Alcohol 39: 1477–1487

Mealiea WL (1976) Conjoint – behavior therapy: The modification of family constellations. In: Arch EI, Handy LC, Hamerlynck LA (eds) Behavior modification approaches to parentin. New York

Medina JL, Diamond MD (1978) The role of diet in migraine. Headache 3: 31–34

Meier J, Schreier E (1976) Human plasma levels of some antimigraine drugs. Headache 16: 96–104

Meissner W (1966) Family dynamics and psychosomatic processes. Fam Proc 5: 142–161

Melzack R (1975) Prolonged relief of pain by brief intense transcutaneous comatic stimulation. Pain 1: 357–373

Melzack R (1978) Das Rätsel des Schmerzes. Hippokrates, Stuttgart

Melzack R, Wall PD (1965) Pain mechanisms. An new-theory. Science 150: 971

Meszaros J, Nimmerfall R, Rosenthaler J, Weber H (1975) Permanent bile duct cannulation in the monkey. A model for studying intestinal absorption. Eur J Pharmacol 32: 233–242

Middlemiss DN, Buxton DA, Greenwood DT (1981) Beta-adrenoceptor antagonists in psychiatry and neurology. Pharmacol Ther 12: 413–437

Mihatsch MJ, Hofer HO, Gutzwiler F, Brunner FP, Zollinger HU (1980a) Phenacetinabusus, Bd I. Häufigkeit, Pro-Kopf-Verbrauch und Folgekosten. Schweiz Med Wochenschr 110: 108–115

Mihatsch MJ et al. (1980b) Phenacetinabusus, Bd III. Maligne Harnwegtumoren bei Phenacetinabusus in Basel, 1963–1977. Schweiz Med Wochenschr 110: 255–264

Mihatsch MJ, Schmidlin P, Brunner FP, Hofer HO, Six P, Zollinger HU (1980c) Phenacetinabusus, Bd II. Die chronisch renale Niereninsuffizienz im Basler Autopsiegut. Schweiz Med Wochenschr 110: 116–124

Minsel WR (1974) Praxis der Gesprächspsychotherapie. Böhlaus, Graz

Minuchin S (1974) Families and family therapy. Havard University Press, Cambridge

Minuchin S (1977) A conceptual model of psychosomatic illness in children, family organization and family therapy. In: Wittkower ED, Warnes H (eds) Psychosomatic medicine. Harper, Hagerstown, pp 116–128

Minuchin S, Rosman BL, Baker L (1981) Psychosomatic families. Anorexia Nervosa in context. Havard University Press, Cambridge

Minuchin S, Rosman BL, Baker L (1981) Psychosomatische Krankheiten in der Familie. Klett, Stuttgart

Mischel W (1973) Towards a cognitive social learning reconceptualization of personality. Psychol Rev 80: 252–283

Mitchell KR (1971) A psychological approach to the treatment of migraine. Br J Psychiatry 119: 533–534

Mitchell KR, Mitchell DM (1971) Migraine: an exploratory treatment application of programmed behavior therapy techniques. J Psychosom Res 15: 137–157

Mitchell KR, White RG (1976) The control of migraine headache by behavioral self-management: a controlled case study. Headache 16: 4, 178–184

Mitchell KR, White RG (1977) Behavioral self-management: an application to the problem of migraine headaches. Behav Ther 8: 213–221

Mittenecker E (1963) Subjektive Tests zur Messung der Persönlichkeit. In: Heiss R et al. (Hrsg) Psychologische Diagnostik. Hogrefe, Göttingen, S 461–487

Moffett AM, Swash M, Scott DF (1974) Effect of chocolate in migraine: a double blind study. J Neurol Neurosurg Psychiatry 37: 445–448

Monsour K (1957) Migraine: dynamics and choice of symptom. Psychoanal Q 26: 476–493

Montgomery PS, Ehrisman WI (1976) Biofeedback – alleviated headaches: a follow-up. Headache 16: 2, 64–65

Moody RA, Poppen JL (1970) Arteriovenous malformations. J Neurosurg 32: 503–511

Morley S (1977) Migraine: a generalized vasomotor dysfunction. A critical review of evidence. Headache 17: 71–74

Mowrer OH (1950) Learning theory and personality dynamics. Ronald, New York

Mück-Seler D, Deanovic Z, Dupelj M (1979) Platelet Serotonin (5HT) and 5-HT releasing factor in plasma of migrainous patients. Headache 19: 14–17

Müller KH, Haarmann K, Neff K (1972) Wirkung von BC 105 auf depressive Verstimmung bei Migräne. Ther Umsch 29: 628

Müller-Schweinitzer E (1976) Responsiveness of isolated canine cerebral and peripheral arteries to ergotamine. Naunyn Schmiedebergs Arch Pharmacol 292: 113–118

Mummenthaler M (1979) Neurologie. Thieme, Stuttgart

Nattero G, Bisbocci D, Ceresa F (1979) Sex hormones, Prolactin levels, osmolarity and electrolyte patterns in menstrual migraine-relationship with fluid retention. Headache 19: 25–30

Nemiah IC, Sifneos PE (1970) Affect and fantasy in patients with psychosomatic disorders. In: Hill OW (ed) Modern trends in psychosomatic medicine, vol 2. Butterworths, London, pp 26–34

Nemiah IC et al. (1970) Psychoanalytische Ansätze, 2. Teil. Krankheitsbild der Migräne. Neurology (Minneap) 1: 13

New PFI, Scott WR (1975) Computed tomography of the brain and orbit – emi scanning. Williams & Wilkens, Baltimore

Nimmerfall R, Rosenthalter J (1976) Ergot alkaloids: hepatic distribution and estimation of absorption by measurement of total radioactivity in bile and urine. J Pharmacokinet Biopharm 4: 57–66

Nimmo WS, Wilson J, Prescott LF (1975) Narcotic and delayed gastric emptying during labour. Lancet I: 890–893

Norris IW, Hachinski VC, Cooper PW (1975) Changes in cerebral blood flow during a migraine attack. Br Med J III: 676–677

Norris IV, Hachinski VC, Cooper PW (1976) Cerebral blood flow changes in cluster headache. Acta Neurol Scand 54: 371–374

O'Brien MD (1967) Cerebral cortex perfusion rates in migraine. Lance I: 1036

O'Brien MD (1971) Cerebral blood flow changes in migraine. Headache 10: 139–143

O'Brien MD (1973) The hemodynamics of migraine: A review. Headache 12: 160–162

Obrist WD, Thompson HK, Wang HS (1975) Regional cerebral blood flow restimated by ^{133}Xe inhalation. Stroke 6: 245–256

Olesen J (1978) Some Clinical features of the acute migraine attack. An analysis of 750 patients. Headache 18: 268–271

Olver IN, Jennings GL, Bobik A, Esler M (1980) Low bioavailability as a cause of apparent failure of dihydroergotamine in orthostatic hypertension. Br Med J II: 275–276

O'Neill BP, Mann JD (1978) Aspirin prophylaxis in migraine. Lancet II: 1179–1181

O'Neill BP, Kapur JJ, Good AE (1979) ALA antigens in migraine. Headache 19: 71–73

Orne MT (1980) Hypnotic control of pain toward a classification of the different psychological process involved. In: Bonica JJ (ed) Pain. Raven Press, New York, pp 155–172

Osgood CE, Suci GI, Tannenbaum PH (1957) THe measurement of meaning. University of Illinois Press, Urbana

Otis SM, Smith RM, Kroll AD, Krasny SE, Seltzer KA, Delessio DJ (1979) Vasospasmus and vascular headaches: Selective vasoconstriction in the carotid vascular system measured by the Doppler ophthalmic method in migraineurs. Headache 19: 200–203

Otto J (1979) Attributionsproblematik und kognitive Therapie. In: Hoffmann N (Hrsg) Grundlagen kognitiver Therapien. Huber, Bern

Patterson RHJ, Goodell H, Dunning HS (1964) Complications of carotid arteriography. Arch Neurol 10: 513–520

Paul GL (1966) Insight as desens psychotherapy. University Press, Stanford

Paulley FW, Haskell DAL (1975) The treatment of migraine without drugs. J Psychosom Res 19: 367–374

Pauser G (1980) Akupunktur beim Nacken-Schulter-Arm-Syndrom. Therapeutische Aspekte und Grundlagenforschung. In: Kocher R, Gross D, Kaeser HE (Hrsg) Nacken-Schulter-Arm-Syndrom. Fischer, Stuttgart, S 192–199

Pawlik K (1976) Diagnose der Diagnostik. Klett, Stuttgart

Pearce J (1977) Migraine: A psychosomatic disorder. Headache 17: 125–128

Pearce J, Forster JB (1965) An investigation of complicated migraine. Neurology (Minneap) 15: 333

Pearse BA, Walters ED, Sargent JD, Meers M (1976) Intensive biofeedback for treatment of migraine headache. Paper presented to 6th Annual Research Meeting, February 1975, Montery, California (Kongreßmanuskript)

Perls FS (1969) Gestalt therapy verbatim. Real People Press, Lafayette

Petermann F, Hehl FJ (1979) Einzelfallanalyse. Urban & Schwarzenberg, München

Philips C (1976) Headache and personality. J Psychosom Res 20: 535–542

Philips C (1977) The modification of tension headache pain using EMG biofeedback. Behav Res Ther 15: 119–129

Philips C (1978) Tension headache: theoretical problems. Behav Res Ther 16: 246–261

Pichel CH (1977) Treating migraine with TA and Gestalt: A case history. Trans Anal J 71: 58–60

Pickenhain L (1968) Methodologische Probleme der Untersuchung biologischer Faktoren bei psychiatrischen Erkrankungen. In: Pickenhain L, Thom A (Hrsg) Beiträge zu einer allgemeinen Theorie der Psychiatrie VEB. Fischer, Jena

Pickering GW (1939) Experimental observations on headache. Br Med J I: 907–912

Pieringer W, Dornauer U, Lechner H (1975) Migräne und Persönlichkeitsstruktur. In: Barolin GS, Sauvugg D, Hemmer W (Hrsg) Kopfschmerz. Spatz, München

Pinsky JJ (1978) Chronic intractable benign pain: a syndrome and its treatment with intense short-term group psychotherapy. J Hum Stress 4: 17–21

Pittman FS (1979) Family therapy approach to incapacitating migraine. Int J Fam Ther 1: 56–62

Planz S, Maxion H (1978) Ergebnisse einer Untersuchung mit drei Persönlichkeitsinventaren bei 80 Migränepatienten. Nervenarzt 49: 357–360

Podvolova I, Dlabac A (1972) Lysenyl, a new antiseratonin agent. Pharmacology and clinical survey. Res Clin Stud Headache 3: 325–334

Pomeranz B, Chiu D (1976) Naloxone blockade of acupuncture, analgesia: Encorphius unplicated. Life Sci 19: 1757–1762

Prescott LF (1979) The nephrotoxicity and hepatotoxicity of antipyretic analgesics. Br J Clin Pharmacol 7: 453–462

Price KP, Blackwell S (1980) Trait levels of anxiety and psychology responses to stress in migraineurs and normal controls. J Clin Psychol 36

Price KP, Clarke LK (1979) Classical conditioning of digital pulse volume in migraineurs and normal controls. Headache 19: 328–332

Price KP, Tursky B (1976) Vascular reactivity of migraineurs and nonmigraineurs: A comparison of responses to selfcontrol procedures. Headache 16: 210–217

Price RP, Tursky B (1976) Vascular reactivity of migraneurs and non-migraineurs. A comparison of responses to self-control procedures. Headache 16: 210–217

Quekelberghe VR (1979) Systematik der Psychotherapie. Urban & Schwarzenberg, München

Quintanar LR, Caccioppo JT, Monyak N, Alvarez L, Snyder CW (1979) Effects of cranial vasoconstriction and paced respiration on migraine headache. Paper presented at the Annual Meeting of the Society for Psychophysiological Research, Cincinnati, Ohio (Kongreßbericht)

Quintanar LR, Caccioppi JT, Corwell CR, Sklar JA, Snyder CW (1980) Comparative effects of cranical vasoconstriction and digital vasodilatation feedback on migraine. Paper presented at the 20th Annual Meeting of the Society of Psychophysiological Research, Vancouver (Kongreßbericht)

Rabkin R, Stables DP, Levin NW (1966) Propranolol and prophylaxis of angina pectoris. Am J Cardiol 18: 370–383

Rao NS, Pearce J (1971) Hypothalamopituitary-adsenalaxis studies in migraine with special reference to insulin sensitivity. Brain 94: 289

Raskin NH, Appenzeller O (1980) Headache. In: Smith LH (ed) Major problems in internal medicine, vol 19. Philadelphia

Raskin NH, Knittle SC (1976) Icecream headache and orthostatic symptoms in patients with migraine. Headache 16: 222–225

Raskin NH, Prusiner S (1977) Caroticlynia. Neurology (Minneap) 27: 43–46

Rau H, Vetterli A (1978) Lieber die kopfschmerzfreie Migränevariante. Arch Psychiatr Nervenkr 225: 325–332

Reagan D, Heron JR (1979) Simultaneous recording of visual evoked potentials from the left and right hemispheres in migraine. In: Reagan D, Heron J (eds) Background to migraine. Heinemann, London, pp 66–77

Rees WL (1974) Personality and psychodynamic mechanisms in migraine. Psychother Psychosom 23: 111–122

Refsum S (1968) Genetic aspects of migraine. In: Vinken PJ, Bruyn GW (eds) Handbook of clinical neurology, vol 5. Wiley, New York, pp 258–269

Reich W (1969) Die Entdeckung des Organs. Die Funktion des Orgasmus, 2. Aufl. Köln

Renn WH, Rhoton AL (1975) Microsurgical anatomy of the sellar regian. J Neurosurg 43: 288–298

Reutern GM v, Voigt K, Ortega-Suhrkamp E, Büdingen JH (1977) Dopplersonographische Befunde bei intrakraniellen vaskulären Störungen. Arch Psychiatr Nervenkr 223: 181–193

Revenstorf D, Hahlweg K, Schindler L (1979) Interaktionsanalyse von Partnerkonflikten. Z Soz Psychol 10: 183–196

Richard JT (1978) Multimodal therapy: an integrating model for behavioral medicine. Psychol Rep 42: 635–639

Richey ET, Kooi KA, Waggoner RW (1966) Visually evoked responses in migraine. Electroencephalog. Clin Neurophysiol 21: 23–27

Rickles WH, Cohen MJ, McArthur DL, Grove RN (1979) Physiological response stereotypy in migraine headache is not modified by biofeedback training. Biofeedback Self Regul 4: 287

Rieger H, Seyfeddinipur N (1975) Katamnestische Untersuchungen bei Kopfschmerzpatienten mit pathologischen EEG. Münch Med Wochenschr 117/38: 1505–1508

Risberg J, Smith P (1980) Prediction of hemispheric blood flow from carotid velocity measurements. A study with the Doppler and 133Xe inhalation techniques. Stroke 11: 399–402

Risberg J, Uzzell BP, Obrist WD (1977) Spectrum subtraction technique for minimizing extracranial influence of cerebral blood flow measurements by 133Xe inhalation. Stroke 8: 380–382

Rodago AZ, Harrison RH, Graham JR (1974/75) Personality profiles in cluster headache, migraine and normal controls. Arch Neurobiol (Modr) [Suppl] 37

Ross WD, McNaughton FL (1945) Objective personality studies in migraine by means of the Rorschach method. Psychosom Med 7: 73–79

Russell RK, Sipich JF (1974) Treatment of test anxiety by cue-controlled relaxation. Behav Ther 5: 673–676

Ryan RE (1978) A controlled study of the effect of oral contraceptives on migraine. Headache 17: 250–252

Ryan RE, Ryan RE (1975a) Clonidine-its use in migraine therapy. Headache 15: 190–192

Ryan RE, Ryan RE (1975b) The effects of clonidine in the prophylactic treatment of migraine. Headache 15: 199–212

Ryan RE, Diamond S, Ryan RE (1975) Double blind study of clonidine and placebo for the prophylactic treatment of migraine. Headache 15: 202–206

Sacerdote P (1978) Teaching self-hypnosis to patients with chronic pain. J Human Stress 4: 18–21

Sakai F, Meyer JS (1978) Regional cerebral hemodynamics during migraine and cluster headaches measured by the ^{133}Xe inhalation method. Headache 18: 122–132

Sakai F, Meyer JS (1979) Abnormal cerebrovascular reactivity in patients with migraine and cluster headache. Headache 19: 257–266

Saller R, Hellenbrecht D (1981) Phenacetinabusus. Int Prax 21: 360–361

Samarasinghe DD (1965) The innervation of the cerebral arteries in the rat: an electron microscope study. J Anat 99: 815–828

Sandler M (1977) Transitory platelet monoamine oxidase deficit in migraine: Some reflections. Headache 17: 153–158

Sandler M, Youdim MBH, Hanington E (1974) A phenylethylamineoxidising defect in migraine. Nature 250: 335–337

Sargent JD, Green EE, Walters ED (1972) The use of autogenic feedback training in a pilot study of migraine and tension headaches. Headache 12: 120–124

Sargent JD, Green EE, Walters ED (1973a) Prelimary report on the use of autogenic feedback training in the treatment of migraine and tension headaches. Psychosom Med 35/2: 129–135

Sargent JD, Walters ED, Green EE (1973b) Psychosomatic selfregulation of migraine headaches. Semin Pschiatry 5/4: 415–428

Sargent JD, Taylor JB, Coyne L, Thetford PE, Walter ED, Segerson JA (1975) Autogenic feedback in migraine headaches. J Kans Med Soc 76/11: 266–267

Sargent JD, Lawson RC, Solbach P, Coyne L (1979) Use of CT scans in an out-patient headache population: An evaluation. Headache 19: 388–390

Sartorius H (1966) Langzeitbehandlung vaskulärer Kopfschmerzen. Med Welt 17: 297–501

Sartorius H, Schwidergoll D (1963) Migränebehandlung mit einem nicht hypnotischen Barbiturat. Therapiewoche 13: 1205–1207

Saxena PR (1974) Selective vasoconstriction in carotid vascular bed by methysergide: possible relevance to its antimigraine effect. Eur J Pharmacol 27: 99–105

Schaer H (1979) Akupunktur-Analgesie/Anaesthesie: Placebo für Arzt und Patient? Schweiz Med Wochenschr 109: 865–869

Schandry R (1981) Psychophysiologie. Körperliche Indikatoren menschlichen Verhaltens. Urban & Schwarzenberg, München

Schindler L, Hahlweg K, Revenstorf D (1980) Partnerschaftsprobleme: Möglichkeiten der Bewältigung. Springer, Berlin Heidelberg New York

Schlottke P, Röhrle B (1982) Verhaltenstheoretisch orientierte Diagnostik. Müller, Salzburg

Schmidbauer W (1973) Sensitivitätstraining und analytische Gruppendynamik. Piper, München

Schmidt LR (1975) Objektive Persönlichkeitsmessung in diagnostischer und klinischer Psychologie. Beltz, Weinheim

Schmidt LR, Becker P (1977) Psychogene Störungen. In: Pongratz (Hrsg) Klinische Psychologie. (Handbuch der Psychologie, Bd 8, 1. Halbband, Hogrefe, Göttingen S 330–407)

Schmidt R, Fanchamps A (1974) Effect of caffeine on intestinal absorption of ergotamine in man. Eur J Clin Pharmacol 7: 213–216

Schmidt LR, Häcker H, Cattell RB, Schwenkmezger P, Utz HE (1974) Objektive Testbatterie. OA–TB 74, Testhefte, Beltz, Weinheim

Schnarch DM, Hunter JE (1979) Personality differences between randomly selected migrainous and non-migrainous people. Psychother Theory Res Pract 16 3: 297–309

Schönbaum E, Vargaftig BB, Lefort J, Lamar JC, Haseneck T (1975) An unexpected effect of serotonin antagonists on the canine nasal circulation. Headache 15: 180–187

Schraeder PL, Burns RA (1980) Hemiplegic migraine associated with an aseptic meningeal reaction. Arch Neurol 37: 377–379

Schroth G, Gerber WD, Langohr HD (im Druck) Klinische, neurophysiologische und neuroradiologische Untersuchungen bei 121 Migränepatienten. Arch Psychiatr Nervenkr

Schumacher GA (1941) Experimental studies on headache. Arch Neurol 45 2: 199–214

Schulte D (Hrsg) (1974) Diagnostik in der Verhaltenstherapie. Urban & Schwarzenberg, München

Schultz TH (1932, 1969, 1974) Das autogene Training. Konzentrative Selbstentspannung. Thieme, Stuttgart

Schultz TH, Luthe W (1959) Autogenic training: a psycho-physiological approach in psychotherapy. Grune & Stratton, New York

Schultz-Hencke H (1970) Lehrbuch der analytischen Psychotherapie. Thieme, Stuttgart

Schur M (1955) Comments on the metapsychology of somatization. Psychoanal Study Child 10: 119–164

Schwäbisch L, Siems M (1974) Anleitung zum sozialen Lernen für Paare, Gruppen und Erzieher. Rowohlt, Hamburg

Schwartz GE, Beatty J (eds) (1977) Biofeedback. Theory and research. Academic Press, New York

Seidenberg R (1947) Psychosexual headache. Quarterly 21: 351

Selby G, Lance JW (1960) Observations on 500 cases of migraine and allied vascular headache. J Neurol Neurosurg Psychiatry 23: 23–32

Selinsky H (1939) Psychological studies of migrainous syndrome. Bull NY Acad Med 15: 757

Selvini-Palazzoli M et al. (1977) Paradoxon und Gegenparadoxon. Klett, Stuttgart

Serratrice G (1976) Aspekte der Migräne für die Praxis. Huber, Bern

Serry D, Serry M (1965) Masked depression and the use of antidepressants in general practice. Med Aust 1: 334–338

Shafar J, Tallet FR, Knowlson PA (1972) Evaluation of clonidine in prophylaxis of migraine. Lancet II: 403–407

Shaw SWJ, Johnson RH, Keogh HJ (1978) Oral tyramine in dietary migraine sufferers. In: Greene R (ed) Current concepts in migraine research. Raven Press, New York, pp 31–39

Shealy CN, Maurer D (1974) Transartaneous nerve stimulation for control of pain. A preliminary technical note. Surg Neurol 2: 45

Sicuteri F (1959) Prophylactic and therapeutic properties of 1-methyl-lysergic acid butanol-amide in migraine. Int Arch Allergy Appl Immunol 15: 300–307

Sicuteri F (1963) Mast cells and their active substances. Their role in the pathogenesis of migraine. Headache 3: 86

Sicuteri F, Testi A, Anselmi B (1961) Biochemical investigations in headache: increase in hydroxyindole acid excretion during migraine attacks. Int Arch Allergy Appl Immunol 19: 55–58

Sicuteri F, Anselmi B, Fanciullucci M (1974) The serotonin (5-HT) theory of migraine. Adv Neurol 4: 383–394

Sicuteri F (1976) Migraine pathophysiology: New vistas. Clin Neurol 16: 865–866

Simard D, Paulson OB (1973) Cerebral vasomotor paralysis during migraine attack. Arch Neurol 29: 207–209

Singh S, Dass R (1960) The central artery of the retina. Origin and course. Br J Ophthalmol 44: 193–212

Sjaastad O, Stensrud P (1972) Clinical trial of a betareceptor blocking agent (LB 46) in migraine prophylaxis. Acta Neurol Scand 48: 124–128

Sjölund BH (1980) Neurotransmitters of antinociceptive systems and transcutaneous nerve stimulation (TNS). Florentine headache week, International Congress Headache '80 (Kongreßbericht)

Sjölund BH, Eriksson M (1979) Endorphins and analysia produced by peripheral conditioning stimulation. In: Bonica JJ, Liebeslind JC, Albe-Fessard DG (eds) Advances in pain research and therapy. Raven Press, New York, pp 587–592

Skinhøj E (1970) Regional cerebral blood-flow in the migraine attack. Hemicrania 2/1: 24–25

Skinhøj E (1971) The value of regional cerebral blood flow in the migraine attack. Headache 11: 93–94

Skinhøj E (1973) Hemodynamic studies within the brain during migraine. Arch Neurol 29: 95–98

Skinhøj E, Paulson OB (1969) Regional cerebral blood flow in internal carotid distribution during migraine attack. Br Med J III: 569–570

Somerville BW (1972) The role of estradiol withdrawal in the etiology of menstrual migraine. Neurology (Minneap) 22: 355–365

Somerville BW, Hermann WM (1978) Migraine prophylaxis with lisuride hydrogen maleate: a double blind study of lisuride versus placebo. Headache 18: 75–79

Sovak M, Stiefvater EW (1975) Migräne-Therapie. Biofeedback. Akupunktur. Haug, Heidelberg

Sovak M, Kunzel M, Sternbach RA, Dalessio DJ (1978) Is volitional manipulation of hemodynamics a valid rationale for biofeedback therapy of migraine. Headache 18: 197–202

Soyka D (1978) Migräne: Ursache – Diagnose. Zweites Interdisziplinäres Forum. Berlin, 1977 Schattauer, Stuttgart New York

Soyka D, Trettin H (1977) Rheoencephalographic investigations in migraine. 11. World Congress of Neurology, 1977. Excerpta Medica, Amsterdam, p 427, 12

Soyka J (1979) Die Migräne. Erfolg durch Forschung 7, Labaz, Erkrath

Speight TM, Avery GS (1972) Pizotifen (BC 105). A review of its pharmacological properties and its therapeutic efficacy in vascular headaches. Drugs 3: 159–203

Sperling M (1964) A further contribution to the psychoanalytic study of migraine and psychogenic headaches. Int J Psychoanal 45: 549–557

Spiegel H, Spiegel D (1978) Trance and treatment – clinical uses of hypnosis. Basic, New York

Spreen O (1961) The translation of personality scales and their adaption for cross-cultural and clinical use. Acta Psychol (Amst) 19: 337–341

Stambaugh EE, House AE (1977) Multimodality treatment of migraine headache: a case study utilizing biofeedback relation, autogenic and hypnotic treatment of migraine headache: ma case study utilizing biofeedback relatation, autogenic and hypnotic treatments. Am J Clin Hypn 19: 235–240

Starke K, Endo T, Taube HD (1975) Relative prae- and postsynaptic potencies of adrenoceptor agonists in the rabbit pulmonary artery. Naunyn Schmiedebergs Arch Pharmacol 191: 55–58

Stefan HK (1964) Kopfschmerzsyndrom nach Schädel-Hirn-Trauma und bei Migräne und deren Therapie. Die Heilkunst 77/4

Stekel W (1907) Die somatischen Äquivalente der Angst und ihre Differentialdiagnose. In: Nunberg H, Federn E (Hrsg) Protokolle der Wiener Psychonanalytischen Vereinigung, Bd 2. Fischer, Frankfurt, S 191–193

Stegano L (1980) Biofeedback langsamer korticaler Potentiale (LKP): Der Zusammenhang von LKP und Reaktionslatenz bei Patienten mit psychosomatischen Störungen. Med Psychol 6: 140–151

Stephensen JBP (1978) Reversal of hypnosis-induced analgesia by nalotone. Lancet II: 991–992

Sternbach RA (1974) Pain patients. Traits and treatment. Academic Press, New York

Sternbach RA (im Druck) Psychologische Verfahren bei der Behandlung von Schmerz. In: Keeser WGJ, Pöppel J, Mitterhusen P (Hrsg) Schmerz. Fortschritte der klinischen Psychologie, Bd 26. Urban & Schwarzenberg, München

Stöhr P (1922) Über die Innervation der Pia Mater und des Plexus Choroideus des Menschen. Z Anat Entw Gesch 63: 562–607

Stokvis B, Wiesenhütter E (1977) Der Mensch in der Entspannung. Lehrbuch autosuggestiver und übender Verfahren der Psychotherapie und Psychosomatik. Hippokrates, Stuttgart

Stone CA, Wenger, HC, Ludden CT, Stavorsky JM, Ross CA (1961) Antiserotonine-antihistamine properties of cyproheptadine. J Pharmacol Exp Ther 131: 73–84

Strassburg HM, Krainick JK, Thoden U (1977) Influence of trans taneous nerve stimulation (TNS) on acute pain. Neurology (Minneap) 217: 1–10

Strauss H, Selinsky H (1941) EEG findings in patients with migrainous syndrome. Trans Am Neurol Assoc 67: 205

Strong SR (1978) Social psychological approach to psychotherapy research. In: Garfield SL, Bergin AE (eds) Handbook of psychotherapy and behaviour change. Wiley, New York

Strupp H, Bergin A (1969) Some empirical and conceptual bases for coordinated research in psychotherapy: A critical review of issues. Trends and evidence. Int J Psychiatry Med 7: 18–90

Stuart R, Stuart R (1976) Ehe- und Partnerschaftsfragebogen. Materialien der DGVT Nr. 9, Tübingen

Sturgis ET, Adams HE (1977) Use of cephalic vasomotor and electromyogram feedback in the treatment of migraine, muscle-contraction and combined headaches. Paper presented at the 1st International Meeting on Biofeedback and Sel-Regulation, Tübingen. In: Birbaumer N, Kimmel HD (eds) Biofeedback and self-regulation. Hillsdale, New Yersey

Sturgis ET, Tollison CD, Adams HE (1978) Modification of combined migraine-muscle contraction headache using BVP and EMG. J Appl Behav Anal 11: 215–223

Stux G, Ehlers W, Strohmeyer G (1980) Psychologische Testbefunde im PSS 25 beim irritablen Colon. Prax Psychosyndrom 25: 59–67

Sulman FG, Pfeifer Y, Tal E (1976) Migränebehandlung durch Enzyminduktion mit Proxibarbal. Ther Ggw 115: 2088–2103

Sutherland JM, Hooper WD, Eadie MJ, Tyrer JA (1974) Buccal absorption of ergotamine. J Neurol Neurosurg Psychiatry 37: 1116–1120

Szas T (1957) Pain and pleasure. Tavistock, London

Tfelt-Hansen P, Eickhoff JH, Olesen J (1980) The effect of single dose ergotamine tartrate on peripheral arteries in migraine patients: methodological aspects and time effect curve. Acta Pharmacol Toxicol 47: 151–156

Thetford WN, Schucman H (1968) Personality patterns in migraine and ulcerative colitis patientes. Psychol Rep 23: 1206

Thoden U, Gruber RP, Krainick JH, Huber-Mück L (1979) Langzeitergebnisse transcutaner Nervenstimulation bei chronisch neurogenen Schmerzzuständen. Nervenarzt 50: 179–184

Thompson KF (1979) The case against relaxation. In: Burrows GD, Collison DR, Dennerstein L (eds) Hypnosis. Elsevier/North-Holland, Amsterdam, pp 41–45

Thonnard-Neumann E, Taylor WL (1968) The basophilic leukocyte and migraine. Headache 8: 98–107

Tokola RA, Neuvonen PJ (1981) Absorption of effervescent paracetamol during migraine. Acta Pharmacol Toxicol [Suppl 1] 49: 32

Tomeranz B, Chin D (1976) Naloxone blockade of acupuncture analysia: Endorphins implicated. Life Sci 19: 1757–1762

Tourane GA, Draper C (1934) The migrainous patient. J Nerv Ment Dis 80: 1,183 (zit. nach Alexander)

Towart R (1981) The selective inhibition of serotonin-induced contractions of rabbit cerebral vascular smooth muscle by calcium antagonistic dihydropyridines. An investigation of action of nimodipine. Circ Res 48: 650–657

Towart R, Perzborn E (1981) Nimodipine inhibits carbocyclic thromboxane-induced contractions of cerebral arteries. Eur J Pharmacol 69: 213–215

Trautmann E (1928) Die Beeinflussung migräneartiger Zustände durch ein sympathicus-hemmendes Mittel (Gynergen). Münch Med Wochenschr 75: 513

Troost BT, Newton TH (1975) Occipital lobe arteriovenous malformations. Clinical and radiologic features in 26 cases with comments on the differentiation from migraine. Arch Ophthalmol 93: 250–256

Troost BT, Mark LE, Maroon JC (1979) Resolution of classic migraine after removal of an occipital lobe AVM. Ann Neurol 5: 199–201

Truax CB, Carkhoff RR (1967) Toward effective counseling and psychotherapy: Training and practice. Aldine, Chicago

Tunis MM (1956) Cranial artery vasculography and (extra) cranial headache. Can Med Assoc J 74: 185–192

Tunner W (1978) Kausale Attribution und Probehandlung. Eine Therapiestudie zur Kombination der Methoden. Z Klin Psychol Bd 7: 207–234

Turin A, Johnson WG (1976) Biofeedback therapy for migraine headaches. Arch Gen Psychiatry 33: 517–519

Tzanck A (1928) Le traitement de migraines par le tartrate d'ergotamine. Bull Soc Méd (Paris) 44: 1057

Ullrich de Muynck R, Ullrich R (1976) Das Assertiveness-Training-Programm ATP: Einübung von Selbstvertrauen und sozialer Kompetenz. Pfeiffer, München

Vahlquist B (1955) Migraine in children. Int Arch Allergy Appl Immunol 7: 348–355

Vahlquist B (1961) Migraine in childhood. Triangle 5: 89–94

Vaisberg M (1954) Dramamine (injectable in migraine, preliminary report. Ann Allergy 12: 180–181

Vaitl D (1978) Entspannungstechniken. In: Pongratz LJ (Hrsg) Klinische Psychologie, 2. Halbband. Hogrefe, Göttingen, S 2104–2143

Vardi Y, Rabey IM, Streffer M, Schwartz A, Zor U (1976) Migraine attacks. Alleviation by an inhibitor of prostaglandin synthesis and action. Neurology (Minneap) 26: 447–450

Vayssairat M, Fiessinger JN, Becquemin MH, Housset E (1978) Association dihydroergotamine et triacétyloléandomycine, rôle dans une nécrose digital iatrogène. Nouv Presse Méd 7: 2077

Volans, GN (1974) The absorption of effervescent aspirin during migraine. Br Med J IV: 265–269

Volans GN (1975) The effect of metoclopramide on the absorption of effervescent aspirin in migraine. Br J Clin Pharmacol 2: 57–63

Volans GN (1976) The treatment of migraine. In: Turner P (ed) Topics in therapeutics, vol 2. Pitman, Kent, pp 156–172

Volger I, Schulz W (1980) Kopfschmerztherapie: Nicht mehr alles runterschlucken. Psychologie heute, Heft 7. Beltz, Weinheim, S 11.

Walker CM (1959) Migraine and its relationship to hypertension. Br Med J II: 1430–1433

Wallace RK, Benson H, Wilson AF (1971) A wakeful hypometabolic state. Am J Physiol 221: 795–799

Walsch JP, O'Doherty DS (1960) A possible explanation of the mechanism of ophthalmoplegic migraine. Neurology (Minneap) 10: 1079–1084

Waltimo O, Hokkanen E, Pirskanen R (1975) Intracranial arteriovenous malformations and headache. Headache 15: 133–135

Warner G, Lance JW (1975) Relaxation therapy in migraine and chronic headache. Med J Aust 1: 298–301

Waters WE (1971) Migraine: Intelligence, social class and familial prevalence. Br Med J II: 77–81

Waters WE (1978) The prevalence of migraine. Headache 18: 53–54

Waters WE, O'Connor PJ (1970) The clinical validation of a headache questionnaire. Background to migraine. 3. Symposion. Heinemann, London

Waters WE, O'Connor PJ (1971) Epidemiology of headache and migraine in women. J Neurol Neurosurg Psychiatry 34: 148–153

Waters WE, O'Connor PJ (1975) Prevalence of migraine. J Neurol Neurosurg Psychiatry 38: 613–616

Watts AD, Feniuk W, Humphrey PPA (1981) A prejunctional action of 5-hydroxy-tryptamine and methysergide on noradrenergic nerves in dog isolated saphenous vein. J Pharm Pharmacol 33: 515–520

Watzlawick P, Beavin JH, Jackson DD (1969) Menschliche Kommunikation. Huber, Stuttgart

Weber H (1932) The psychological factor in migraine. Br J Med Psychol 12: 151–173

Weber RB, Reinmuth OM (1972) The treatment of migraine with propranolol. Neurology (Minneap) 22: 366–369

Weigelin E (1956) An investigation of the intracranial circulation in cases of vasomotor headache. Int Arch Allergy Appl Immunol 8: 307–327

Weisenberg M (im Druck) Schmerz und Schmerzkontrolle. In: Keeser W, Pöppel E, Mitterhusen P (Hrsg) Schmerz. Fortschritte der klinischen Psychologie, Bd 26. München, Urban & Schwarzenberg

Welch KMA, Chabi E, Bartosh K, Achar VS, Meyer JS (1975) Cerebrospinal fluid y-aminobutyric acid levels in migraine. Br Med J III: 516–517

Welch KMA, Chabi E, Nell J, Bartosh K, Meyer JS (1976) Similarities in biochemical effects of cerebral ischemia in patients with cerebrovascular disease and migraine. Stroke 7: 4–5

Welch KMA, Chabi E, Nell J, Bartosh K, Chee ANC, Mathew NT, Achar VS (1976) Biochemical comparison of migraine and stroke. Headache 16: 160–167

Welch KMA, Nell J, Bartosh K, Meyer JS, Mathew NT (1978) Similarities in biochemical effects of cerebral ischemia in patients with cerebrovascular disease and migraine. In: Greene R (ed) Current concepts in migraine research. Raven Press New York, pp 1–9

Wennerholm M (1961) Postular vascular relations in cases of migraine and related vascular headaches. Acta Med Scand 169: 131–139

Werbach MR, Sandweiss JH (1978) Peripheral temperatures of migraineurs undergoing relaxation training. Headache 18/4: 211–214

Whitty CWM (1953) Familial hemiplegic migraine. J Neurol Neurosurg Psychiatry 16: 172

Wideroe T, Vigander T (1974) Propranolol in the treatment of migraine. Br Med J II: 699–701

Wilkinson M (1971) Migraine-treatment of acute attack. Br Med J II: 754–755

Wilkinson M, Woodrow J (1979) Migraine and weather. Headache 19: 375–378

Willi J (1975) Die Zweierbeziehung. Rowohlt, Hamburg

Winsor T (1981) Plethysmographic comparison of sublingual and intramuscular ergotamine. Clin Pharmacol Ther 29: 94–99

Wörz R (1980) Abuse and paradoxical effects of analgesic drug mixtures. Br J Clin Pharmacol [Suppl] 2: 391–393

Wolff HG (1955) Headache mechanisms. Int Arch Allergy 7: 210–278

Wolff HG (1948, [2]1963) Headache and other headpain. Oxford University Press, New York

Wolff HG (1972) Headache and other head pain. 3rd edn revised by Dalessio DJ. Oxford University Press, New York

World Federation of Neurology (1970) Research group on migraine and headache: Definition of migraine. In: Cochrane AL (ed) Background to migraine. Heinemann, London, pp 181–182

Wykes P (1968) The treatment of angina pectoris with coexisting migraine. Practitioner 200: 702–704

Yamamoto M, Meyer JS (1980) Hemicranial disorder of vasomotor adrenoceptors in migraine and cluster headache. Headache 20: 321–335

Yamamoto M et al. (1979) Mechanisms of cerebral vasomotor responsiveness to carbon dioxide in health and disease. 9th International Salzburg Conference, Amsterdam (Kongreßbericht)

York DA (1975) Voluntary control of vasodilatation by migraine and non-migraine subjects with autogenic feedback training. Diss Abstr Int B 35/8: 4206

Zamani R (1974) Treatment of migraine headache trough operant conditioning of vasoconstriction of the extracranial temporal artery (biofeedback) and trough deep muscle relaxation. Diss Abstr Int 35(6-B)

Zangenmeister WH, Bushart W (1977) Statistische und Verlaufsuntersuchungen zur 4/5-Variante der EEG Grundaktivität. Arch Psychiat Nervenkr 224: 273–280

Zenglein R (1975) Behandlung der Migräne. Dtsch Med Wochenschr 100: 557–559

Zerssen D (1976) Die Beschwerdeliste. Beltz, Weinheim

Ziegler DK, Hassanein RS, Harris D, Stewart R (1975) Headache in a non-clinic twin population. Headache 14: 213–214

Ziegler DK, Hassanein RS, Couch JR (1977) Characteristics of life headache histories in a non-clinic population. Neurology (Minneap) 27: 265–269

Zimmer D (1978) Kommunikationstherapeutische Formen der Therapeut-Klient-Beziehung in der Verhaltenstherapie. Partnerberatung 1: 1–10

Zimmer D (1980) Die Ausbildung des Klienten zum eigenen Therapeuten: Experimente zur Selbstregulation und zum Bideofeedback, Selbstsicherheitstraining. In: Ullrich R, Ullrich R, Grawe K, Zimmer D (Hrsg) Soziale Kompetenz, Bd 2. Pfeiffer, München S 161–179

Zimmer D (1982) Die therapeutische Beziehung – Konzepte und empirische Befunde zur Therapeut-Klient-Beziehung und ihre Gestaltung. Edition psychologie, Weinheim

Zimmer D et al. (1977) Beschreibung und erste Überprüfung eines Kommunikationstrainings für Paare. Mitteilungen der DGVT Nr. 4, Tübingen, S 566–576

Zimmer D, Raschert K, Weinert M (1978) Manual zum Fragebogen: „Kommunikation in der Partnerschaft (KIP)". Materialie Nr. 12 der DGVT, Tübingen

Sachverzeichnis

Migräne

Herausgegeben von W. D. Gerber und G. Haag

Um einen Austausch über die in diesem Buch aufgeworfenen Fragen einzuleiten, möchten wir den interessierten Leser bitten, uns Anregungen, Kritik und eigene Erfahrungen zu übermitteln. Für die kritische Auseinandersetzung mit dem Gelesenen und eine diesbezügliche Rückmeldung möchten wir dem Leser danken.

W. D. Gerber · G. Haag

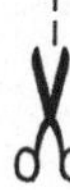

R. Nieuwenhuys, J. Voogd, C. van Huijzen

Das Zentralnervensystem des Menschen

Ein Atlas mit Begleittext

Übersetzt aus dem Englischen von W. Lange

1980. 154 Abbildungen. VIII, 254 Seiten. DM 56,–
ISBN 3-540-10031-8

Inhaltsübersicht: Einleitung. – Makroskopische Anatomie: Orientierung. Äußere Ansichten und Mediananansichten. Binnenstrukturen. – Hirnschnitte: Frontalschnitte. Schnitte senkrecht zur Achse des Hirnstamms. Sagittalschnitte. Horizontalschnitte. – Mikroskopisch-anatomische Schnitte: Frontalschnitte durch die basale Region des Prosencephalons. Transversalschnitte durch den Hirnstamm und das Rückenmark. – Funktionelle Systeme: Die Hirnnervenkerne im Hirnstamm. Allgemeine sensorische Systeme und Geschmackssinn. Spezielle sensorische Systeme. Aufsteigendes reticuläres System. Kleinhirn. Thalamocorticale und corticothalamische Verbindungen. Motorische Systeme. Absteigende reticuläre Systeme. Olfactorisches und limbisches System. Lange Assoziationsbahnen und commissurale Verbindungen. Monoaminerge Neuronensysteme. – Literatur. – Sachverzeichnis.

Der Atlas gibt einen umfassenden, illustrierten Überblick über die makroskopische und mikroskopische Struktur des menschlichen Zentralnervensystems. Die 154 Halbton-Abbildungen und Strichzeichnungen wurden nach original makro-mikroskopischen Präparaten angefertigt. Dabei wurde besondere Aufmerksamkeit auf bestmögliche Klarheit und Genauigkeit der Abbildungen gelegt. Der Atlas ist in erster Linie für Medizin- und Psychologiestudenten gedacht, dient aber auch den Ärzten verschiedener neurologischer Fächer als Nachschlagewerk.
Die englische Ausgabe wurde unter die „50 schönsten Bücher des Jahres 1978" von der Stiftung Buchkunst gewählt.

Aus den Besprechungen der englischen Ausgabe: „Dieses Werk setzt einen neuen Maßstab in der Darstellungskunst und der fachlichen Sorgfalt im Bereich der Anatomie des zentralen Nervensystems. Die Graphik ist in ihrer Klarheit wohl nicht mehr zu überbieten. Die Auswahl der Aufrisse ermöglicht in dem komplizierten Apparat des zentralen Nervensystems optimale räumliche Vorstellungen der verschiedenen Strukturen. Die Bilder werden sich bald für den vorklinischen und auch klinischen Unterricht als unentbehrlich erweisen." *(Deutsches Ärzteblatt)*

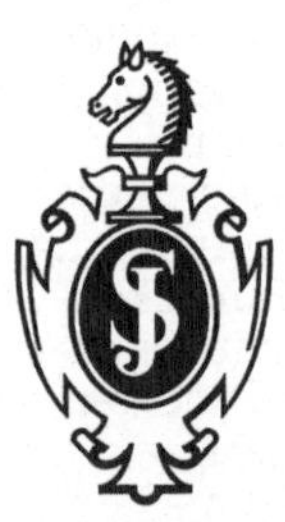

Springer-Verlag
Berlin
Heidelberg
New York